PHARMACIST

药师
处方审核要点

主　编　卢晓阳　马葵芬
副主编　方　罗　李功华　黄　萍
　　　　韩　钢　戴海斌

U0343347

人民卫生出版社
·北京·

图书在版编目（CIP）数据

药师处方审核要点 / 卢晓阳，马葵芬主编 . —北京：
人民卫生出版社，2023.10

ISBN 978-7-117-35180-5

Ⅰ. ①药… Ⅱ. ①卢…②马… Ⅲ. ①药剂师 −处方
−检查 Ⅳ. ①R192.8

中国国家版本馆 CIP 数据核字（2023）第 158180 号

| 人卫智网 | www.ipmph.com | 医学教育、学术、考试、健康，购书智慧智能综合服务平台 |
| 人卫官网 | www.pmph.com | 人卫官方资讯发布平台 |

药师处方审核要点

Yaoshi Chufang Shenhe Yaodian

主　　编：卢晓阳　马葵芬
出版发行：人民卫生出版社（中继线 010-59780011）
地　　址：北京市朝阳区潘家园南里 19 号
邮　　编：100021
E - mail：pmph @ pmph.com
购书热线：010-59787592　010-59787584　010-65264830
印　　刷：中煤（北京）印务有限公司
经　　销：新华书店
开　　本：850×1168　1/32　印张：18
字　　数：451 千字
版　　次：2023 年 10 月第 1 版
印　　次：2023 年 11 月第 1 次印刷
标准书号：ISBN 978-7-117-35180-5
定　　价：69.00 元

打击盗版举报电话：010-59787491　E-mail：WQ @ pmph.com
质量问题联系电话：010-59787234　E-mail：zhiliang @ pmph.com
数字融合服务电话：4001118166　E-mail：zengzhi @ pmph.com

编　委 (以姓氏笔画为序)

丁海樱　浙江省肿瘤医院

马葵芬　浙江大学医学院附属第一医院

王融溶　浙江大学医学院附属第一医院

方　罗　浙江省肿瘤医院

卢晓阳　浙江大学医学院附属第一医院

阳　平　浙江大学医学院附属第一医院

寿张轩　浙江中医药大学附属第二医院

严　伟　浙江大学医学院附属杭州市第一人民医院

李　璐　浙江大学医学院附属第一医院

李功华　浙江省立同德医院

李亚芳　浙江大学医学院附属杭州市第一人民医院

李银燕　浙江大学医学院附属第一医院

杨秀丽　浙江省人民医院

吴巧爱　浙江大学医学院附属妇产科医院

辛传伟　浙江省立同德医院

金　蕴　浙江大学医学院附属妇产科医院

周丽娟　浙江大学医学院附属邵逸夫医院

郑彩虹　浙江大学医学院附属妇产科医院

柳浦青　浙江中医药大学附属第二医院

姜赛平　浙江大学医学院附属第一医院

黄　萍　浙江省人民医院

黄育文　浙江大学医学院附属第二医院

韩　钢　浙江大学医学院附属邵逸夫医院

戴海斌　浙江大学医学院附属第二医院

序

　　处方审核是减少用药错误、保障患者用药安全不可或缺的重要环节。《中华人民共和国药品管理法》《处方管理办法》《医疗机构药事管理规定》《医院处方点评管理规范(试行)》等法律、法规都明确指出药师必须对处方进行审核。2018年7月10日,国家卫生健康委员会、国家中医药管理局、中央军委后勤保障部联合印发了《医疗机构处方审核规范》,进一步明确了药师是处方审核工作的第一责任人,同时对处方审核的基本要求、审核依据和流程、审核内容、审核质量管理、培训等作出规定。通过规范处方审核,一方面可以提高处方的质量,促进临床合理用药,保障患者利益;另一方面也为药师融入临床,开展高质量药学服务工作提供了很好的抓手。

　　随着《医疗机构处方审核规范》的发布,浙江、广东、上海、北京等多个省市陆续启动了审方药师培训的工作,以满足医疗机构对药师技术服务提升转型的需求,让更多的药师参与到处方审核、合理用药监控的队伍中。浙江省质量技术监督局意识到审方工作的重要性,于2017年9月11日发布了《处方审核规范》地方标准(DB33/T 2049—2017),并同步启动了浙江省审方药师培训工作,以集中理论学习结合基地实践培训的方式,开启了审方药师培训考核标准化建设的序幕。截至2023年6月,已开展培训16期,培养学员2 635名。

　　然而,作为处方审核培训工作的载体以及处方审核工作的参考书籍,目前市面上相关书籍较少,已经上市的处方审核相关书籍大多部头较大或者采用分册的形式。2019 年,浙江省医院药学团队编写了《药师处方审核基本技能与实践》,书中涵盖了大量临床常用的药师处方审核要点,但同样存在部头大、影响读者阅读体验的问题。此外,目前尚未找到将重点审方干预内容与信息化审方规则制定内容相结合的书籍,难以让审方系统发挥更精准及高效的干预价值。因此,一本精简而实用的审方工具书仍然是广大审方药师急需的参考资料。

　　值得庆幸的是,浙江省医院药学团队在多年审方实践及审方培训工作中积累了丰富的经验,并不断归纳整理,将审方工作中的重点、要点以书籍的形式与我国广大药学同仁共享,方便一线审方药师在实际工作中快速抓取关键信息,提高审方工作效率与准确性。并且本书撰写形式创新,将与审方密切相关的核心要点,用加粗和下划线的形式标注;每项审方要点都切实考虑临床的干预价值,例如在相互作用栏目中仅整理有重要临床意义且需要提醒或干预处方医生行为的相互作用内容;每个药物下还整理了该药的易错处方,便于读者快速了解该药的常见易错之处。此外,本书中撰写的审方要点可以编辑成审方规则,从而拦截不合理处方,以借助信息系统更加高效地保障临床合理用药,为各医疗机构的审方工作提供切实有效的参考!

2023 年 5 月

前　言

　　处方审核工作难度大、头绪多。面对医疗机构每日开具的海量处方,审方药师需要快速规范地按照处方审核流程判断一份处方的安全性、有效性、经济性、适当性,这就要求审方药师必须抓住审方重点与要点。部分医院采用处方审核数字化平台协助审方,但由于平台对信息的数据结构化要求高,临床上各种病患情况复杂,很多审方平台未能发挥很好的作用。审方平台审方规则的合理设置是保障审方平台能够发挥智能拦截作用、保障临床合理用药的核心所在。设置审方规则需要汇集一线审方药师的智慧,并不断更新完善,才能真正帮助药师快速规范地审核处方。

　　2019 年,浙江省医院药事管理质控中心、浙江省医院协会药事管理专业委员会组织编写了《药师处方审核基本技能与实践》,书中涵盖了临床常用的药物处方审核要点,并用表格的形式进行了归纳总结,内容全面,对处方审核有一定的指导价值。但由于开本的限制,很多字数较多的药品在表格排版时被分割成多面,影响了读者的阅读体验。另外目前市面上有关"处方审核"的书籍较少,已经上市或者已经立项的选题大多部头较大或者采用分册的形式。内容虽全,但不方便审方药师的查阅与记忆。因此,我们召集了省内大型医疗机构中的一线临床药师和资深审方药师,启动了编撰处方审核参考书的工作,旨在编写一本精薄的审方工具书,方便药师迅速掌握各个药物的审方要点与易错处方,在实际工作中能快速抓住关键信息,提高工作效率与审方的准确性,并为处方审核平台审方规则的合理设置提供参考,提高审方效率。

本书在撰写中从常用药物切入,紧抓药物中与审方工作密切相关的核心要点,并用加粗和下划线的形式标注出,区别于常规的药品说明书,便于读者快速识别每个药物的审方要点。每个要点栏目撰写的知识点均可以作为审方规则来设置进入审方系统,比如在相互作用栏目中,我们对于不需要干预临床处方行为的内容不作赘述,只整理了有临床意义的,需要与医生探讨、沟通的部分,以提高审方效率与质量,真正保障临床安全用药。此外,我们也结合临床审方工作经验,整理每个药物的易错处方,便于读者识别及了解本药的常见易错情况,提高警惕。

为了使本书更为精简,我们也考虑了多种方式:①对于用药时或用药后需要监护或注意的一般信息,如不良反应、常规给药速度、需要向患者进行用药交代的内容、储存条件、饮食及生活注意事项、需要监测的实验室指标等,因为这些与审方无直接关联,一般不予描述,仅对于特别重要的信息予以简述。②每类药物都有一段审方要点描述,若为该类药物的共同特点,则统一撰写在此处,在具体药物的相应栏目中不再描述。③把不同剂型及规格的同一通用名的药品整合在一个药物内撰写,写其在临床中使用的主要剂型和给药途径,对其适应证、用法用量进行整合和归纳。④特殊人群用药、有临床意义的相互作用、其他注意事项各栏目中仅撰写用药中确需注意及审方中确需干预的部分,用药没有特殊要求的,则该栏目不保留。对于"过敏者禁用"等常识性内容也不予列出。

我们期待本书能真正为一线审方药师提供快速参考,同时也能帮助医疗机构进行审方规则设置,以提升审方工作的价值及效率,促进医疗机构审方工作规范、有序、持续发展!

　　限于时间紧迫及知识的不断更新，书中难免有疏漏之处，敬请广大读者批评指正！

浙江大学医学院附属第一医院药事管理科主任
浙江省医院药事管理质控中心常务副主任
2023 年 5 月

目　录

第一章
抗感染药物及审方要点

感染性疾病是指由致病微生物(包括蛋白感染粒、病毒、衣原体、支原体、立克次体、细菌、螺旋体、真菌、寄生虫)通过不同方式引起人体发生感染并出现临床症状的疾病。抗感染药物是治疗感染性疾病的主要手段,本章阐述的抗感染药物主要包括临床最常使用的抗菌药物、抗真菌药及抗病毒药。

第一节　抗菌药物

抗菌药物是指具有杀细菌或抑制细菌活性的药物,包括抗生素及人工合成的抗菌药物。抗生素是指微生物在代谢中产生的,在低浓度下就能抑制他种微生物的生长和活动,甚至杀死他种微生物的化学物质,也包括由化学合成得到的相应类似化合物。临床常用的抗菌药物有 β-内酰胺类、氨基糖苷类、大环内酯类、四环素类、糖肽类等。人工合成的抗菌药物有噁唑烷酮类、喹诺酮类、磺胺类、硝基咪唑类等。

一、常用药物介绍

1. β-内酰胺类　β-内酰胺类抗生素是化学结构式中具有

内酰胺环的一大类抗生素,其抗菌作用主要机制是通过作用于青霉素结合蛋白,抑制细菌细胞壁的合成。β-内酰胺类抗生素主要包括青霉素类、头孢菌素类、头霉素类、单环 β-内酰胺类及其他非典型 β-内酰胺类抗生素。

(1)青霉素类:青霉素类抗生素按抗菌谱和抗菌作用的特点,可分为三类。具体如下:

1)主要作用于革兰氏阳性菌的青霉素类,如青霉素、普鲁卡因青霉素、苄星青霉素等。

2)耐青霉素酶青霉素,如苯唑西林、氯唑西林、氟氯西林等。

3)广谱青霉素,包括:①对部分肠杆菌科细菌有抗菌活性,如氨苄西林、阿莫西林;②对多数革兰氏阴性杆菌包括铜绿假单胞菌具有抗菌活性,如哌拉西林、阿洛西林、美洛西林。

近年来,细菌的青霉素耐药问题日趋严重,耐药现象使青霉素及青霉素类抗生素的临床疗效受到一定影响。但由于青霉素类抗生素具有杀菌活性,且毒性低,治疗敏感细菌所致感染仍具有满意疗效,因此该类药物在临床上仍占有重要地位。

(2)头孢菌素类:根据其抗菌谱、抗菌活性、对 β-内酰胺酶的稳定性及肾毒性的不同,目前分为五代。①第一代头孢菌素主要作用于需氧革兰氏阳性球菌,仅对少数革兰氏阴性杆菌有一定的抗菌活性;常用品种为头孢唑林、头孢拉定、头孢氨苄和头孢羟氨苄等。②第二代头孢菌素对革兰氏阳性球菌的活性与第一代头孢菌素相仿或较之略差,对部分革兰氏阴性杆菌亦具有抗菌活性;常用品种为头孢呋辛、头孢替安、头孢克洛和头孢丙烯等。③第三代头孢菌素对肠杆菌科细菌等革兰氏阴性杆菌具有强大抗菌作用,头孢他啶和头孢哌酮除肠杆菌科细菌外,对铜绿假单胞菌亦具有较强抗菌活性,常用品种为头孢噻肟、头孢曲松、头孢他啶、头孢克肟和头孢泊肟酯等。④第四代头孢菌素对肠杆菌科细菌作用与第三代头孢菌素大致相仿,其中对阴沟肠杆菌、产气肠杆菌、柠檬酸菌属等部分菌株作用优于第三代头孢菌素,对铜绿假单胞菌的作用与头孢他啶相仿,对革兰氏阳性球菌的作用较第三代头孢菌素略强,常用品种为头孢吡肟。⑤第五代头孢菌素目前仅有头孢洛林和头孢吡普两种。与第四代头孢菌素相比,第五代头孢菌素对革兰氏阳性菌有更广的抗菌谱,而对革兰氏阴性菌抗菌谱、β-内酰胺酶稳定性、肾毒性与第四代相似。

(3)头霉素类:头霉素类抗生素是一类性质与头孢菌素类似的抗菌药物,临床常用品种有头孢西丁、头孢美唑、头孢米诺等。头霉素类抗生素的抗菌谱和抗菌作用与第二代头孢菌素相仿,但对脆弱拟杆菌等厌氧菌的抗菌作用较头孢菌素类强。头霉素类对大多数超广谱β-内酰胺酶(ESBL)稳定,但其治疗产ESBL细菌所致感染的疗效未经证实。

(4)β-内酰胺类/β-内酰胺酶抑制剂:β-内酰胺酶抑制剂主要针对细菌产生的β-内酰胺酶而发挥作用,目前临床常用的有3种,分别为克拉维酸、舒巴坦和他唑巴坦。临床中常用的β-内酰胺类/β-内酰胺酶抑制剂包括阿莫西林克拉维酸、氨苄西林舒巴坦、头孢哌酮舒巴坦和哌拉西林他唑巴坦。阿莫西林克拉维酸、氨苄西林舒巴坦对甲氧西林敏感葡萄球菌、粪肠球菌、流感嗜血杆菌、卡他莫拉菌、大肠埃希菌、沙门菌属等肠杆菌科细菌,脆弱拟杆菌等厌氧菌具有良好的抗菌作用。氨苄西林舒巴坦、头孢哌酮舒巴坦对不动杆菌属具有抗菌活性。头孢哌酮舒巴坦、哌拉西林他唑巴坦对甲氧西林敏感葡萄球菌,流感嗜血杆菌,大肠埃希菌、克雷伯菌属、肠杆菌属等肠杆菌科细菌,铜绿假单胞菌以及拟杆菌属等厌氧菌具有良好的抗菌活性。

(5)碳青霉烯类:碳青霉烯类抗菌药物具有对大多数β-内酰胺酶稳定的特点,常见的药物包括亚胺培南西司他丁钠、美罗培南、比阿培南、多尼培南和厄他培南等。亚胺培南、美罗培南、帕尼培南、比阿培南等对各种革兰氏阳性球菌、革兰氏阴性杆菌

（包括铜绿假单胞菌、不动杆菌属）和多数厌氧菌具有强大的抗菌活性，对多数 β- 内酰胺酶高度稳定，但对耐甲氧西林葡萄球菌和嗜麦芽窄食单胞菌等抗菌作用差。厄他培南与其他碳青霉烯类抗菌药物有两个重要差异：血半衰期较长，可一天一次给药；对铜绿假单胞菌、不动杆菌属等非发酵菌抗菌作用差。

（6）单环 β- 内酰胺类：单环 β- 内酰胺类仅有一个 β- 内酰胺环，抗菌谱窄，对需氧革兰氏阴性菌具有良好的抗菌活性，而对需氧革兰氏阳性菌和厌氧菌无抗菌活性。该类药物与青霉素类、头孢菌素类交叉过敏少。目前临床中使用的主要代表药物为氨曲南。

（7）氧头孢烯类：氧头孢烯类的结构类似于头孢菌素，头孢菌素母核上硫原子被氧原子替代，此类药物的代表药为拉氧头孢和氟氧头孢，具有与第三代头孢菌素相似的抗菌谱，对 β- 内酰胺酶稳定。

2. 氨基糖苷类 氨基糖苷类抗菌药物是一类含有氨基糖分子和氨基醇环，并由配糖键连接而成的药物，其抗菌机制主要是抑制细菌蛋白质的合成，破坏细菌细胞膜的完整性。氨基糖苷类抗菌药物抗菌谱广，与青霉素类或头孢菌素类联合常可获得协同作用，但不能与 β- 内酰胺类抗生素混合于同一容器。临床中常用的品种包括庆大霉素、妥布霉素、阿米卡星、异帕米星、依替米星等。

3. 大环内酯类 大环内酯类是一类含有 14、15 和 16 元大环内酯环的药物，其机制为不可逆地结合细菌核糖体 50S 亚基，抑制细菌蛋白质的合成。目前临床应用的大环内酯类有红霉素、阿奇霉素、克拉霉素、罗红霉素等。该类药物对革兰氏阳性菌、厌氧菌、支原体及衣原体等具有抗菌活性。

4. 甘氨酰环素类 替加环素属甘氨酰环素类，通过抑制细菌蛋白质合成发挥抗菌作用。替加环素的抗菌谱包括革兰氏阳性菌、革兰氏阴性菌（如大肠埃希菌、肺炎克雷伯菌等肠杆菌科细菌,鲍曼不动杆菌,嗜麦芽窄食单胞菌等)和厌氧菌(大多数脆弱拟杆菌、产气荚膜梭菌、消化链球菌等),但铜绿假单胞菌和普通变形杆菌属对其耐药。

5. 林可酰胺类　林可酰胺类抗菌药物的作用机制为作用于敏感菌核糖体的 50S 亚基,阻止肽链的延长,从而抑制细菌细胞的蛋白质合成。该类药物有林可霉素及克林霉素。林可酰胺类抗菌药物对革兰氏阳性菌及厌氧菌具有良好的抗菌活性,目前肺炎球菌等细菌对其耐药性高。

6. 利福霉素类　利福霉素类药物的作用机制为抑制细菌聚合酶的活性,阻止 mRNA 形成,从而阻断菌体蛋白质合成。目前利福霉素类在临床应用的品种主要有利福平、利福喷丁及利福布汀。该类药物抗菌谱广,对分枝杆菌属、革兰氏阳性菌、革兰氏阴性菌和不典型病原体有效。

7. 糖肽类　目前临床上应用的糖肽类抗菌药物有万古霉素、去甲万古霉素和替考拉宁等。糖肽类的化学结构具有相似的糖和肽链,对革兰氏阳性菌都有活性,包括耐甲氧西林葡萄球菌(耐甲氧西林金黄色葡萄球菌即 MRSA 和耐甲氧西林表皮葡萄球菌即 MRSE 等)、棒状杆菌、肠球菌属、李斯特菌属、链球菌属、梭状芽孢杆菌等。

8. 多黏菌素类　多黏菌素类主要作用于细菌细胞膜,使胞内物质外漏而起杀菌作用。临床常用的有多黏菌素 B 及硫酸黏菌素,对需氧革兰氏阴性杆菌包括铜绿假单胞菌的作用强。近年来,多重耐药革兰氏阴性菌日益增加,本类药物重新成为多重耐药革兰氏阴性菌感染治疗的备选药物之一。

9. 环脂肽类　环脂肽类的代表药物为达托霉素,通过与细菌细胞膜结合,引起细胞膜电位的快速去极化,最终导致细菌死亡。达托霉素对葡萄球菌属(包括耐甲氧西林菌株)、肠球菌属(包括万古霉素耐药菌株)、链球菌属(包括青霉素敏感和耐药株)等革兰氏阳性菌具有良好抗菌活性,对革兰氏阴性菌无抗菌活性。

10. 噁唑烷酮类 噁唑烷酮类的代表药物为利奈唑胺,通过抑制细菌蛋白质合成发挥抗菌作用。对葡萄球菌属(包括甲氧西林耐药株)、肠球菌属(包括万古霉素耐药株)、肺炎球菌(包括青霉素耐药株)等均具有良好的抗菌作用。对结核分枝杆菌和鸟分枝杆菌亦有一定的抑制作用。肠杆菌科细菌、假单胞菌属和不动杆菌属等非发酵菌对该药耐药。

11. 磷霉素 磷霉素可与催化肽聚糖合成的磷酸烯醇丙酮酸转移酶不可逆结合,使该酶灭活,阻断细菌细胞壁的合成,从而导致细菌死亡。磷霉素抗菌谱广,对葡萄球菌属、链球菌属、肠球菌属、肠杆菌科细菌、铜绿假单胞菌等具有抗菌活性。磷霉素主要有磷霉素氨丁三醇、磷霉素钙口服制剂与磷霉素钠注射剂。

12. 喹诺酮类 喹诺酮类抗菌药物作用于细菌 DNA 促旋酶(一种Ⅱ型 DNA 拓扑异构酶)和Ⅳ型 DNA 拓扑异构酶,阻碍细菌 DNA 的复制。临床常用的喹诺酮类抗菌药物主要有氧氟沙星、环丙沙星、莫西沙星等。左氧氟沙星具有广谱抗菌作用,对包括铜绿假单胞菌在内的大多数革兰氏阴性杆菌有较强的抗菌活性,对部分甲氧西林敏感葡萄球菌属、链球菌属等革兰氏阳性菌和支原体、衣原体、军团菌也有良好的抗菌作用。环丙沙星具有广谱抗菌作用,对革兰氏阴性杆菌抗菌活性高,对铜绿假单胞菌的作用是目前上市的喹诺酮类药物中最强者,其他抗菌谱与左氧氟沙星类似。莫西沙星具有广谱抗菌作用,抗菌谱与左氧氟沙星类似,对革兰氏阳性球菌抗菌活性较左氧氟沙星、环丙沙星高,对厌氧菌效果好。

13. 磺胺类 临床常用的磺胺类药物为复方磺胺甲噁唑片,复方磺胺甲噁唑为磺胺甲噁唑与甲氧苄啶的复合制剂,两者具有协同作用,可使细菌的叶酸代谢受到双重阻断,从而干扰细菌的蛋白质合成。复方磺胺甲噁唑具有广谱抗菌作用,首选用于肺孢子虫病。体外对下列病原微生物亦具有活性：星形诺卡菌、恶性疟原虫和鼠弓形虫。

14. 呋喃类　呋喃类抗菌药物属广谱抗菌药物，能作用于细菌的酶系统，干扰细菌的糖代谢而有抑菌作用。细菌对之不易产生耐药性，口服吸收差，血药浓度低。本类药物包括呋喃妥因、呋喃唑酮等。

15. 硝基咪唑类　硝基咪唑类药物的作用机制是进入敏感的微生物细胞后，在无氧或少氧环境和较低的氧化还原电位下，其硝基易被电子传递蛋白还原成具有细胞毒作用的氨基，抑制细胞 DNA 的合成，并使已合成的 DNA 降解，破坏 DNA 的双螺旋结构或阻断其转录复制，从而使细胞死亡，发挥其迅速杀灭厌氧菌的作用。目前临床常用的药物包括甲硝唑、替硝唑及奥硝唑。

16. 其他　本部分主要介绍常用的抗结核药，如异烟肼、乙胺丁醇及吡嗪酰胺（其余有效的抗结核药参见相应内容，如利福平参见利福霉素类）。这些药物在临床应用时与其他抗结核药联合，用于各种类型的结核病，异烟肼和乙胺丁醇还可用于非结核分枝杆菌病的治疗。

二、审方要点

抗菌药物的处方审核须重点关注以下几点：①处方用药与诊断是否相符，需要注意抗菌药物是否可用于感染部位，培养细菌对抗菌药物是否敏感，**如达托霉素不适宜用于肺部感染，碳青霉烯类抗菌药物不适宜用于嗜麦芽窄食单胞菌感染**。此外，还需关注药物超适应证用药，审方中应遵循说明书及治疗指南，判断药品适应证的合理性。②药物的用法、用量以及配伍是否正确，需要掌握药物的常规用法用量以及配伍禁忌。③特殊人群用药，需关注肝肾功能不全患者、儿童、孕妇等特殊人群药物品种选择及给药剂量。④是否有重复给药和有临床意义的相互作用,对于抗菌谱有重叠的药物不建议同时使用,如碳青霉烯类可覆盖厌氧菌,使用碳青霉烯类抗菌药物时一般不建议加用硝基咪唑类抗菌药物。⑤是否有用药禁忌,除了有过敏史禁用之外,还应该关注药物是否会加重患者病情,**如血小板水平过低的患者不建议使用利奈唑胺**。各抗菌药物的审方要点具体如下。

青霉素钠

【适应证】

用于敏感细菌所致的各种感染,如脓肿、菌血症、肺炎和心内膜炎等。

【用法用量】

成人:肌内注射,一日 80 万 ~ 200 万单位,分 3~4 次给药;静脉滴注,一日 200 万 ~ 2 000 万单位,分 2~4 次给药。

【特殊人群用药】

1. 肾功能不全者 轻、中度肾功能不全者使用常规剂量不需要减量,严重肾功能不全者应延长给药间隔或调整剂量。当内生肌酐清除率为 10~50ml/min 时,给药间期自 8 小时延长至 8~12 小时或给药间期不变,剂量减少 25%;内生肌酐清除率小于 10ml/min 时,给药间期延长至 12~18 小时或每次剂量减至正常剂量的 25%~50% 而给药间期不变。

2. 儿童 按公斤体重给药。肌内注射,2.5 万单位 /kg,每 12 小时给药 1 次;静脉滴注,每日 5 万 ~ 20 万单位 /kg,分 2~4 次给药。新生儿(足月产):每次 5 万单位 /kg,肌内注射或静脉滴注给药;出生第 1 周每 12 小时 1 次,1 周以上者每 8 小时 1 次,严重感染每 6 小时 1 次。早产儿:每次 3 万单位 /kg,出生第 1 周每 12 小时 1 次,2~4 周者每 8 小时 1 次,以后每 6 小时 1 次。

【注意事项】

1. 使用前需做皮试。青霉素过敏反应较常见,包括荨麻疹等各类皮疹、白细胞减少、间质性肾炎、哮喘发作、血清病等；过敏性休克偶见，一旦发生，必须就地抢救。

2. 肌内注射时，**每50万单位青霉素钠溶解于1ml灭菌注射用水，超过50万单位则需加灭菌注射用水2ml，不应以氯化钠注射液作为溶媒**；静脉滴注时给药速度不能超过每分钟50万单位，以免发生中枢神经系统毒性反应。

【常见错误处方及解析】

处方描述 诊断：梅毒。用药信息：注射用青霉素钠50万单位 + 0.9%氯化钠注射液 1ml q.i.d. i.m.。

处方问题 溶媒选择不适宜。青霉素肌内注射选择氯化钠注射液作为溶媒不合理。

解析及处理 肌内注射时，每50万单位青霉素钠溶解于1ml灭菌注射用水，不应以氯化钠注射液作为溶媒。

苯唑西林

【适应证】

用于治疗产青霉素酶葡萄球菌感染，包括败血症、心内膜炎、肺炎和皮肤软组织感染等，也可用于化脓性链球菌或肺炎球菌与耐青霉素葡萄球菌所致的混合感染。

【用法用量】

肌内注射，每日4~6g，分4次给药；静脉滴注，每日4~8g，分2~4次给药，重症感染日剂量可增加至12g。

【特殊人群用药】

1. 轻、中度肾功能不全患者不需要调整剂量，严重肾功能不全患者应避免应用大剂量，以防中枢神经系统毒性反应发生。

2. 儿童体重40kg以下者，每6小时按体重给予12.5~25mg/kg，体重超过40kg者予以成人剂量。新生儿体重低于2kg者，日龄1~14日者每12小时按体重25mg/kg，日龄15~30

日者每 8 小时按体重 25mg/kg；体重超过 2kg 者，日龄 1~14 日者每 8 小时按体重 25mg/kg，日龄 15~30 日者每 6 小时按体重 25mg/kg。

【注意事项】

肌内注射时，每 0.5g 加灭菌注射用水 2.8ml。

【常见错误处方及解析】

处方描述　诊断：社区获得性肺炎。痰培养：甲氧西林敏感金黄色葡萄球菌。用药信息：注射用苯唑西林钠 8g+0.9% 氯化钠注射液 100ml q.d. i.v.gtt.。

处方问题　用法、用量不适宜。苯唑西林给药频次不适宜。

解析及处理　苯唑西林静脉滴注，每日 4~8g，分 2~4 次给药。建议调整为 2g q.6h. i.v.gtt.。

头孢唑林

【适应证】

适用于治疗敏感细菌所致的呼吸道感染、尿路感染、皮肤感染、胆道感染、骨和关节感染、生殖器感染、败血症、心内膜炎等，也可作为外科手术预防用药。

【用法用量】

可静脉注射、静脉滴注或肌内注射。一次 0.5~1g，一日 2~4 次，严重感染可增加至一日 6g，分 2~4 次给予。用于预防外科手术后感染时，一般在术前 0.5~1 小时肌内注射或静脉注射或静脉滴注 1g，手术时间超过 2 小时者术中加用 0.5~1g，术后每 6~8 小时给 0.5~1g，至手术后 24 小时。

【特殊人群用药】

1. 肾功能不全者　首次给予常规剂量，再根据肌酐清除率给予后续剂量。肌酐清除率为 35~55ml/min 时，可以按正常剂量给药，但给药间隔应该控制在 8 小时以上；肌酐清除率为

11~34ml/min 时,应每 12 小时给正常剂量的一半;肌酐清除率小于 11ml/min 时,每 18~24 小时给正常剂量的一半。

2. 儿童 按公斤体重给药,每日 25~50mg/kg,分 3~4 次给药,重症患者每日 100mg/kg。

【常见错误处方及解析】

处方描述 诊断:社区获得性肺炎。用药信息:注射用头孢唑林钠 1g+0.9% 氯化钠注射液 100ml q.d. i.v.gtt.。患者信息:儿童,18 个月,体重 8kg。

处方问题 用法、用量不适宜。头孢唑林用量及频次不适宜。

解析及处理 儿童宜按公斤体重给药,每日 25~50mg/kg,分 3~4 次给药,重症感染每日 100mg/kg,建议医嘱修改为 50~200mg q.6h. i.v.gtt.。

头孢呋辛 / 头孢呋辛酯

【适应证】

主要治疗甲氧西林敏感的葡萄球菌、链球菌属和肺炎球菌等革兰氏阳性菌,以及流感嗜血杆菌、大肠埃希菌、奇异变形杆菌等敏感株所致的呼吸道感染、尿路感染、皮肤软组织感染、血流感染、骨关节感染和腹腔及盆腔感染。用于腹腔感染和盆腔感染时需与抗厌氧菌药合用。头孢呋辛也常用作围手术期预防用药物。

【用法用量】

1. 肌内注射、静脉注射或静脉滴注 一次 0.75~1.5g,每 8 小时 1 次;严重感染或复杂感染:一次 1.5g,每 6 小时 1 次。

2. 口服 一次 0.25g,一日 2 次;重症感染:一次 0.5g,一日 2 次。

【特殊人群用药】

1. 肾功能不全者　对于有较明显肾功能不全的成人(肌酐清除率 10~20ml/min),推荐剂量为每次 750mg,每日 2 次。而对于肾功能严重损害患者(肌酐清除率小于 10ml/min),适宜用量为每次 750mg,每日 1 次。

2. 儿童　注射剂:①出生超过 28 天的儿童患者,每日剂量为按体重 30~100mg/kg,分 3 次或 4 次给药。对于大多数感染,每日剂量按体重 60mg/kg 较为适合。②新生儿,每日剂量为按体重 30~100mg/kg,分 2 次或 3 次给药。口服制剂:儿童通常给药剂量为每日 2 次,每次 125mg;或每日 2 次,每次 10mg/kg。每日最大剂量为 250mg。

【常见错误处方及解析】

处方描述　诊断:慢性肾病,尿路感染。患者信息:肌酐清除率 15ml/min。用药信息:注射用头孢呋辛 1.5g+0.9% 氯化钠注射液 100ml q.12h. i.v.gtt.。

处方问题　用法、用量不适宜。头孢呋辛用量及频次不适宜。

解析及处理　患者肾功能不全,肌酐清除率 10~20ml/min,建议剂量调整为每次 750mg,每日 2 次。

头孢曲松

【适应证】

对头孢曲松敏感的致病菌引起的感染,如:脓毒血症;脑膜炎;播散性莱姆病(早、晚期);腹部感染(腹膜炎、胆道及胃肠道感染);骨、关节、软组织、皮肤及伤口感染;免疫功能低下患者的感染;肾脏及尿路感染;呼吸道感染,尤其是肺炎、鼻喉感染;生殖系统感染,包括淋病;术前预防感染。

【用法用量】

可静脉注射、静脉滴注或肌内注射。成人及 12 岁以上儿童:本品的通常剂量是 1~2g,每日 1 次(每 24 小时)。危重病例或由中度敏感菌引起的感染,剂量可增至 4g,每日 1 次。

【特殊人群用药】

1. 肾功能不全者 肌酐清除率小于 10ml/min,最大日剂量为 2g。

2. 严重肝肾功能不全者或肝硬化患者应调整剂量。

3. 儿童 每日 20~80mg/kg,每日 1 次。**头孢曲松不得用于高胆红素血症的新生儿和早产儿的治疗。如果新生儿(娩出母体并自脐带结扎起,至出生后满 28 天的婴儿)需要使用含钙的静脉输液包括静脉滴注营养液治疗,则禁止使用头孢曲松。**

【有临床意义的相互作用】

1. 同时静脉注射含乙醇的药物,可引起双硫仑样反应。

2. **头孢曲松与含钙溶液在同一根输液管中混合可能产生头孢曲松 - 钙沉淀物,与含钙剂或含钙产品合并用药有可能导致致死性结局的不良事件。**

【常见错误处方及解析】

处方描述 诊断:感染性心内膜炎。用药信息:注射用头孢曲松钠 2g + 复方氯化钠注射液 500ml q.d. i.v.gtt.。

处方问题 溶媒选择不适宜。头孢曲松不应选用复方氯化钠注射液作为溶媒。

解析及处理 头孢曲松不可与含钙溶液配伍,建议调整溶媒为氯化钠注射液静脉滴注。

头孢吡肟

【适应证】

可用于敏感菌引起的中重度感染,包括下呼吸道感染(肺炎和支气管炎)、单纯性和复杂性尿路感染(包括肾盂肾炎)、非复杂性皮肤和皮肤软组织感染、复杂性腹腔内感染(包括腹膜炎和胆道感染)、女性生殖系统感染、败血症、中性粒细胞减少症伴发热患者的经验治疗、儿童细菌性脑脊髓膜炎。

【用法用量】

可静脉滴注或深部肌内注射给药。一次 1~2g,每 12 小时 1 次。中性粒细胞减少症患者发热及危重感染:一次 2g,每 8 小时 1 次。

【特殊人群用药】

1. 肾功能不全者 肌酐清除率≤60ml/min 者需调整剂量。

2. 儿童 每日 40mg/kg,每 12 小时 1 次,最大单次剂量为 2g。

【常见错误处方及解析】

处方描述 诊断:败血症。用药信息:注射用盐酸头孢吡肟 4g+0.9% 氯化钠注射液 250ml q.d. i.v.gtt.。

处方问题 用法、用量不适宜。头孢吡肟一日 4g 用量过小。

解析及处理 头孢吡肟给药剂量一次 1~2g,每 12 小时 1 次,危重感染一次 2g,每 8 小时 1 次,建议给药剂量调整为 2g q.8~12h.。

头孢美唑

【适应证】

适用于治疗对头孢美唑钠敏感的细菌所引起的下述感染:败血症、急性支气管炎、肺炎、肺脓肿、脓胸、慢性呼吸道疾病继发感染、膀胱炎、肾盂肾炎、腹膜炎、胆囊炎、胆管炎、前庭大腺炎、子宫内感染、输卵管卵巢炎、子宫旁组织炎、颌骨周围蜂窝织炎、颌炎。

【用法用量】

成人,每日 1~2g(效价),分 2 次静脉注射或静脉滴注。难治性或严重感染,可随症状将每日量增至 4g(效价),分 2~4 次给药。

【特殊人群用药】

1. 肾功能不全患者 按肌酐清除率调整。>60ml/min 者，一次 1g（效价），每 12 小时给药 1 次；30~60ml/min 者，一次 1g（效价），每 24 小时给药 1 次，或一次 0.5g（效价），每 12 小时给药 1 次；10~30ml/min 者，一次 1g（效价），每 48 小时给药 1 次，或一次 0.25g（效价），每 12 小时给药 1 次；≤10ml/min 者，一次 1g（效价），每 120 小时给药 1 次，或一次 0.1g（效价），每 12 小时给药 1 次。

2. 儿童 每日 25~100mg（效价）/kg，分 2~4 次静脉注射或静脉滴注。难治性或严重感染，增至 150mg（效价）/kg，分 2~4 次给药。

【有临床意义的相互作用】

与含乙醇的药物合用可能会产生双硫仑样反应。

【常见错误处方及解析】

处方描述 诊断：急性胆囊炎。用药信息：注射用头孢美唑钠 1g（效价）+ 0.9% 氯化钠注射液 10ml q.12h. i.v.；甲硝唑氯化钠注射液 0.5g q.8h. i.v.gtt.。

处方问题 联合用药不适宜。头孢美唑不宜与甲硝唑联用。

解析及处理 头孢美唑对厌氧菌具有很强的抗菌作用，能覆盖甲硝唑的抗菌谱。因此无须联用，建议与医生沟通，可停用甲硝唑。

哌拉西林他唑巴坦

【适应证】

适用于对哌拉西林耐药，但对哌拉西林他唑巴坦敏感的产内酰胺酶的细菌引起的中、重度下述感染：社区获得性肺炎、医院获得性肺炎、泌尿道感染、腔内感染、皮肤及软组织感染、细菌性败血症、子宫内膜炎或盆腔炎、骨与关节感染、多种细菌混合感染等。

【用法用量】

静脉滴注。常用剂量为每 8 小时给予 4.5g 哌拉西林他唑巴坦(8:1)。每日的用药总剂量根据感染的严重程度和部位增减,剂量范围可每 6 小时、8 小时或 12 小时 1 次,每次 2.25~4.5g。

【特殊人群用药】

1. 肾功能不全者 内生肌酐清除率<20ml/min,建议剂量 4.5g q.12h.。

2. 儿童 对于 9 月龄以上、体重不超过 40kg、肾功能正常的患阑尾炎和 / 或腹膜炎的儿童,本品推荐剂量为哌拉西林 100mg/kg + 他唑巴坦 12.5mg/kg,每 8 小时 1 次。对于在 2~9 个月的儿童患者,基于药代动力学模型,本品的推荐剂量为哌拉西林 80mg/kg + 他唑巴坦 10mg/kg,每 8 小时 1 次。

【常见错误处方及解析】

处方描述 诊断:医院获得性肺炎。用药信息:注射用哌拉西林钠他唑巴坦钠 4.5g + 碳酸氢钠注射液 250ml q.8h. i.v.gtt.。

处方问题 溶媒选择不适宜。哌拉西林他唑巴坦使用碳酸氢钠注射液作为溶媒不适宜。

解析及处理 哌拉西林他唑巴坦不宜使用碳酸氢钠注射液作为溶媒,建议与医生沟通,改为葡萄糖注射液或氯化钠注射液。

头孢哌酮舒巴坦

【适应证】

头孢哌酮舒巴坦适用于治疗由敏感菌所引起的下列感染:上、下呼吸道感染;上、下泌尿道感染;腹膜炎、胆囊炎、胆管炎和其他腹腔内感染;败血症;脑膜炎;皮肤和软组织感染;骨骼和关节感染；盆腔炎、子宫内膜炎、淋病和其他生殖道感染。

【用法用量】

　　静脉滴注或静脉注射。成人使用头孢哌酮舒巴坦（1∶1）制剂，推荐头孢哌酮 1.0~2.0g/d，舒巴坦 1.0~2.0g/d，每 12 小时给药 1 次。在治疗严重感染或难治性感染时，头孢哌酮舒巴坦的每日剂量可增加到 8g（头孢哌酮舒巴坦 1∶1，即 4g 头孢哌酮）。病情需要时，接受 1∶1 头孢哌酮舒巴坦治疗的患者可另外单独增加头孢哌酮的用量，所用剂量应等分，每 12 小时给药 1 次。舒巴坦每日推荐最大剂量为 4g。

【特殊人群用药】

　　1. **肾功能明显不全的患者（肌酐清除率<30ml/min）舒巴坦清除减少，应调整头孢哌酮舒巴坦的用药方案**。肌酐清除率为 15~30ml/min 的患者每日舒巴坦的最高剂量为 2g，分等量，每 12 小时注射 1 次。肌酐清除率<15ml/min 的患者每日舒巴坦的最高剂量为 1g，分等量，每 12 小时注射 1 次。遇严重感染，必要时可单独增加头孢哌酮的用量。

　　2. **同时合并有肝功能不全和肾功能不全的患者，应监测头孢哌酮的血清浓度，根据需要调整用药剂量**。

【有临床意义的相互作用】

　　患者在应用本品时应避免服用含有乙醇的药物，也应避免胃肠外给予含乙醇成分的高营养制剂。

【常见错误处方及解析】

　　处方描述　诊断：腹腔感染，肝硬化失代偿期，慢性肾病Ⅴ期。用药信息：注射用头孢哌酮钠舒巴坦钠（1∶1）2g+0.9% 氯化钠注射液 20ml q.12h. i.v.。

　　处方问题　用法、用量不适宜。

　　解析及处理　**患者合并有肝功能不全和肾功能不全，每日头孢哌酮剂量不应超过 2g**，建议调整为头孢哌酮舒巴坦 1g q.12h. 给药。

亚胺培南西司他丁钠 / 美罗培南 / 厄他培南 / 比阿培南

【适应证】

多重耐药但对该类药物敏感的需氧革兰氏阴性杆菌所致严重感染,包括血流感染、肺炎、上尿路感染、中枢神经系统感染、腹腔感染等;脆弱拟杆菌等厌氧菌与需氧菌混合感染的重症患者;粒细胞缺乏症伴发热等病原菌尚未查明的免疫缺陷患者中重症感染的经验治疗。

【用法用量】

亚胺培南西司他丁钠:静脉滴注。成人,0.25~1g,每 6~12 小时 1 次。

美罗培南:静脉滴注或静脉注射。成人,根据感染的类型和严重程度而决定,0.5g~1g,每 8 小时 1 次。脑膜炎,一次 2g,每 8 小时 1 次。

厄他培南:静脉滴注或肌内注射。成人,一次 1g,一日 1 次。

比阿培南:成人一日 0.6g,分 2 次静脉滴注。可根据患者年龄、症状适当增减给药剂量。但一日的最大给药量不能超过 1.2g。

【特殊人群用药】

1. 妊娠患者不推荐选用亚胺培南西司他丁钠和比阿培南;肾功能不全患者及儿童不推荐选用比阿培南。

2. **肾功能不全者** 亚胺培南西司他丁钠:肾功能不全患者和体重轻的患者需按肌酐清除率调整剂量和用药间隔时间。41~70ml/min 者,一日总量不超过 2.25g。21~40ml/min 者,一日总量不超过 2g。6~20ml/min 者,一日总量不超过 1g。肌酐清除率 <6ml/(min·1.73m^2) 时,除非患者在 48 小时内进行血液透

析,否则不应给予本品。美罗培南:肌酐清除率小于 50ml/min 者,应减少给药剂量或延长给药间隔。厄他培南:内生肌酐清除率 ≤ 30ml/min 者剂量调整为每日 1 次,每次 0.5g。

3. 儿童 亚胺培南西司他丁钠按照体重调整用量。美罗培南:3 个月 ~12 岁的儿童,一次 10~20mg/kg,每 8 小时 1 次。体重大于 50kg 的儿童,按照成人剂量给药。脑膜炎一次 40mg/kg,每 8 小时 1 次。厄他培南:3 个月 ~ 12 岁儿童为每日 2 次,每次 15mg/kg,每日剂量不超过 1g。

【有临床意义的相互作用】

与丙戊酸钠合用时,血液中丙戊酸的血药浓度会下降,有时会引起癫痫再发作。

【注意事项】

中枢神经系统感染应选用美罗培南,如考虑耐药革兰氏阴性杆菌所致感染应选用美罗培南;不宜选用亚胺培南西司他丁钠、比阿培南和厄他培南;耐碳青霉烯的肠杆菌科细菌感染及重症感染应选用推荐剂量较大的亚胺培南和美罗培南;铜绿假单胞菌、不动杆菌属等非发酵菌的感染不应选用厄他培南。

【常见错误处方及解析】

处方描述 诊断:颅内感染,脑出血,癫痫。用药信息:注射用美罗培南 2g+0.9% 氯化钠注射液 100ml q.8h. i.v.gtt.;丙戊酸钠片 500mg b.i.d. p.o.。

处方问题 存在配伍禁忌。美罗培南与丙戊酸钠二者存在配伍禁忌。

解析及处理 美罗培南与丙戊酸钠合用会使丙戊酸的血药浓度降低,导致癫痫发作风险增高,因此不能合用,需改变抗菌药物或换用其他抗癫痫药。

氨 曲 南

【适应证】

适用于治疗敏感需氧革兰氏阴性菌所致的各种感染,如尿路感染,下呼吸道感染,败血症,腹腔内感染,妇科感染,术后伤口及烧伤、溃疡等皮肤软组织感染等。

【用法用量】

静脉滴注或肌内注射。

尿路感染:0.5g~1g/次,q.8h. 或 q.12h.。

中度感染:1g~2g/次,q.8h. 或 q.12h.。

重症感染:2g/次,q.6h. 或 q.8h.,每日最大剂量为 8g。

【特殊人群用药】

1. 肾功能不全者　对肌酐清除率小于 10~30ml/min 的患者,第一次用量 1g 或 2g,以后用量减半;对肌酐清除率小于 10ml/min,如依靠血液透析的严重肾衰竭者,首次用量为 0.5g、1g 或 2g,维持量为首次剂量的 1/4,间隔时间为 6、8 或 12 小时;对严重或危及生命的感染者,每次血液透析后,在原有的维持量上增加首次用量的 1/8。

2. 儿童　每次 30mg/kg,q.8h.;重症感染可增至 q.6h.,每日最大剂量为 120mg/kg。

【注意事项】

1. 与青霉素之间无交叉过敏反应,但对青霉素、头孢菌素过敏及过敏体质者仍需慎用。

2. **静脉滴注氨曲南浓度不得超过 2%**。

【常见错误处方及解析】

处方描述　诊断:败血症。用药信息:注射用氨曲南 4g+0.9% 氯化钠注射液 100ml q.8h. i.v.gtt.。

处方问题　用法、用量不适宜。氨曲南一日 12g 剂量偏大。

解析及处理 氨曲南每日最大剂量为 8g, 建议给药剂量调整为 2g q.6h.。建议与医生沟通, 修改用量。

拉氧头孢

【适应证】

用于敏感菌引起的各种感染, 如败血症、脑膜炎、呼吸系统感染(肺炎、支气管炎、支气管扩张症、肺化脓症、脓胸等)、消化系统感染(胆道炎、胆囊炎等)、腹腔内感染(肝脓肿、腹膜炎等)、泌尿系统及生殖系统感染(肾盂肾炎、膀胱炎、尿道炎、淋病、附睾炎、子宫内感染、输卵管卵巢炎、盆腔炎等)等, 以及皮肤及软组织感染, 骨、关节感染及创伤感染。

【用法用量】

静脉滴注、静脉注射或肌内注射。成人一日 1~2g, 分 2 次。难治性或严重感染时, 成人增加至一日 4g, 分 2~4 次给药。

【特殊人群用药】

儿童一日 40~80mg/kg, 分 2~4 次, 并依年龄、体重、症状适当增减, 难治性或严重感染时, 一日 150mg/kg, 分 2~4 次给药。

【有临床意义的相互作用】

与抗凝血药如肝素等, 以及抗血小板药如阿司匹林、二氟尼柳等合用时可增加出血倾向。

【注意事项】

应用本品期间患者饮酒可发生双硫仑样反应, 故治疗期间及治疗结束后应避免使用含乙醇的药物制剂。

【常见错误处方及解析】

处方描述 诊断: 盆腔炎。用药信息: 注射用拉氧头孢钠 2g+0.9% 氯化钠注射液 100ml q.8h. i.v.gtt.。

处方问题 用法、用量不适宜。拉氧头孢一日 6g 用量过大。

　　解析及处理　给药剂量过大,建议调整为 2g q.12h. i.v.gtt.。建议与医生沟通,修改用量。

阿米卡星

【适应证】

　　适用于敏感革兰氏阴性杆菌与葡萄球菌属(甲氧西林敏感株)所致严重感染,如菌血症或败血症、细菌性心内膜炎、下呼吸道感染、骨和关节感染、胆道感染、腹腔感染、复杂性尿路感染、皮肤软组织感染等。

【用法用量】

　　肌内注射或静脉滴注。单纯性尿路感染,对常用抗菌药物耐药者每 12 小时 0.2g;用于其他全身感染,每 12 小时 7.5mg/kg,或每 24 小时 15mg/kg。成人一日不超过 1.5g,疗程不超过 10 日。

【特殊人群用药】

　　1. 肾功能不全患者　肌酐清除率>50~90ml/min 者每 12 小时给予正常剂量(7.5mg/kg)的 60%~90%;肌酐清除率 10~50ml/min 者每 24~48 小时用 7.5mg/kg 的 20%~30%。

　　2. 儿童　肌内注射或静脉滴注,首剂按体重 10mg/kg,继以每 12 小时 7.5mg/kg,或每 24 小时 15mg/kg。

【有临床意义的相互作用】

　　1. 与骨骼肌松弛药合用可加重神经肌肉阻滞作用,导致肌肉软弱、呼吸抑制等症状。

　　2. 与顺铂、依他尼酸、呋塞米或万古霉素等合用,或先后连续局部或全身应用,可能增加耳毒性与肾毒性。

　　3. 与多黏菌素类注射剂合用或先后连续局部或全身应用,可增加肾毒性和神经肌肉阻滞作用。

【注意事项】

　　在可行的情况下,应监测阿米卡星的血药浓度以确保其达到足够的治疗浓度并避免其产生潜在的毒副作用,其血中浓度的峰值应小于 35μg/ml。

【常见错误处方及解析】

处方描述　诊断:尿路感染。用药信息:硫酸阿米卡星注射液 1.6g+0.9% 氯化钠注射液 250ml q.d. i.v.gtt.。

处方问题　用法、用量不适宜。阿米卡星一日 1.6g 用量过大。

解析及处理　给药剂量过大,建议根据体重调整剂量,一日不超过 1.5g。建议与医生沟通,修改用量。

阿奇霉素

【适应证】

适用于敏感病原菌所致的上呼吸道感染、下呼吸道感染、皮肤及软组织感染、非复杂性尿道炎 / 子宫颈炎,以及幽门螺杆菌引起的胃及十二指肠感染。

【用法用量】

1. 口服　第 1 日,500mg 顿服,第 2~5 日,一日 250g 顿服;或一日 500mg 顿服,连服 3 日。若为沙眼衣原体或敏感淋病奈瑟球菌所致性传播疾病,单次口服本品 1 000g。

2. 静脉滴注　一次 500mg,一日 1 次,至少连续用药 2 日后改为口服 500mg,一日 1 次,疗程 7~10 日。

【特殊人群用药】

儿童常用剂量:第 1 日 10mg/kg 顿服,第 2~5 日,一次 5mg/kg,一日 1 次,连续 5 日给药。也可一次 10mg/kg,一日 1 次,连续 3 日给药。一日最大剂量 500mg。

【有临床意义的相互作用】

1. 与胺碘酮、索他洛尔等合用可增加 QT 间期延长的风险。

2. 与通过细胞色素 P450 系统代谢的药物合用可提高以上药物的血药浓度。

3. 与地高辛合用,可使地高辛血药浓度升高,应密切监测。

4. 与阿托伐他汀、洛伐他汀、辛伐他汀等合用可增加横纹肌溶解的风险。

【注意事项】

1. 已知对阿奇霉素、红霉素以及其他大环内酯类或酮内酯类药物过敏的患者禁用。

2. 既往使用阿奇霉素后有胆汁淤积性黄疸/肝功能不全病史的患者禁用。

3. 注射用阿奇霉素应制备成 1.0~2.0mg/ml 溶液静脉滴注。

【常见错误处方及解析】

处方描述 诊断:社区获得性肺炎。用药信息:注射用阿奇霉素 500mg+0.9% 氯化钠注射液 100ml q.d. i.v.gtt.。

处方问题 溶媒选择不适宜。阿奇霉素 500mg 用 100ml 氯化钠注射液溶解,浓度过高。

解析及处理 注射用阿奇霉素应制备成 1.0~2.0mg/ml 溶液静脉滴注,应修改医嘱为 250ml 或 500ml 0.9% 氯化钠注射液。

克拉霉素

【适应证】

用于敏感菌所引起的感染:扁桃体炎、咽炎、鼻窦炎;下呼吸道感染、皮肤软组织感染;尿道炎及子宫颈炎等。与其他药物联合用于鸟分枝杆菌感染、幽门螺杆菌感染的治疗。

【用法用量】

口服:常释制剂,一次 250~500mg,2 次/d,疗程为 7~14 日;缓释制剂,一次 500mg,1 次/d。

【特殊人群用药】

1. 孕妇禁用。

2. 儿童　常释制剂,6个月以上者一次 7.5mg/kg,每 12 小时 1 次。根据感染的严重程度应连续服用 5~10 日。

3. 老年人及轻度肾功能不全者无须减量,肌酐清除率低于 30ml/min 时,剂量应减半。

【有临床意义的相互作用】

1. 与细胞色素 P4503A(CYP3A)诱导药(如利福平)合用可降低本药的血药浓度。

2. 与氟康唑类合用,可使本药血药浓度升高。

3. 与地高辛、氨茶碱、卡马西平、华法林、他汀类药物合用时,会使这些药物血药浓度升高,建议进行监测。

4. 禁止与特非那定、阿司咪唑、西沙必利等合用,以避免心脏毒性。

【常见错误处方及解析】

处方描述　诊断:鼻窦炎。用药信息:克拉霉素缓释片 500mg b.i.d. p.o.。

处方问题　用法、用量不适宜。克拉霉素缓释片一日 2 次给药频次不适宜。

解析及处理　克拉霉素缓释片宜 500mg q.d. 给药。建议与医生沟通,修改给药频次。

替加环素

【适应证】

复杂性腹腔感染、复杂性皮肤和软组织感染、社区获得性肺炎的重症患者;多重耐药鲍曼不动杆菌感染(不包括中枢神经系统和尿路感染);碳青霉烯类耐药肠杆菌科细菌感染(不包括中枢神经系统和尿路感染)。

【用法用量】

静脉滴注。首剂负荷量 100mg,维持量 50mg q.12h.。

【特殊人群用药】

1. 孕妇及哺乳期妇女禁用。

2. 轻中度肝功能不全患者 [蔡尔德 - 皮尤改良评分 (即 Child-Pugh 改良分级评分,简称 CTP 评分) 为 A 和 B 级] 无须调整剂量;重度肝功能不全者 (CTP 评分为 C 级) 剂量应调整为首剂 100mg,然后每 12 小时 25mg。

3. ≥8 岁儿童 8~11 岁,每 12 小时 1.2mg/kg,最大剂量为每 12 小时滴注 50mg;12~17 岁,每 12 小时 50mg。

【注意事项】

对四环素类抗生素过敏的患者可能对替加环素过敏。

【常见错误处方及解析】

处方描述 诊断:复杂性腹腔感染。用药信息:注射用替加环素 50mg+0.9% 氯化钠注射液 100ml q.12h. i.v.gtt.。

处方问题 用法、用量不适宜。替加环素未给负荷剂量不适宜。

解析及处理 替加环素应给以首剂负荷量 100mg,维持量 50mg q.12h.,建议医嘱增加首剂 100mg。

克林霉素

【适应证】

适用于敏感菌引起的急性支气管炎、慢性支气管炎急性发作、肺炎、脓胸及肺脓肿;皮肤及软组织感染;女性盆腔及生殖器感染,阴道侧切术后感染;腹腔感染如腹膜炎、腹腔脓肿等;骨髓炎、败血症、化脓性中耳炎和口腔感染等。

【用法用量】

成人每日口服 0.6~1.8g,分 3~4 次服用;静脉滴注常用剂量

0.6~1.2g,严重感染者每日 1.2~2.7g,分 2~3 次给药。

【**特殊人群用药**】

1. 轻中度肾功能不全患者不需要调整剂量,严重肾功能不全患者剂量减半。

2. 中度以上肝功能不全患者避免使用本药。

3. 儿童(不推荐用于新生儿)　口服:超过 4 周儿童,每日 8~20mg/kg,分 3~4 次服用;静脉滴注:每日 15~25mg/kg,严重感染 25~40mg/kg,分 2~3 次给药。

【**有临床意义的相互作用**】

克林霉素可增强骨骼肌松弛药的作用,应避免与后者合用。

【**注意事项**】

1. 与林可霉素有交叉耐药性。对克林霉素或林可霉素有过敏史者禁用。

2. 将克林霉素 0.3g 用 100ml 0.9% 氯化钠注射液或 5% 葡萄糖液稀释,静脉滴注 30 分钟。

【**常见错误处方及解析**】

处方描述　诊断:骨髓炎。用药信息:注射用盐酸克林霉素 0.6g+0.9% 氯化钠注射液 100ml q.12h. i.v.gtt.。

处方问题　溶媒选择不适宜。克林霉素 0.6g 用 100ml 溶媒溶解,溶媒量过少。

解析及处理　克林霉素 0.3g 用 100ml 0.9% 氯化钠注射液或 5% 葡萄糖液稀释,0.6g 应使用至少 200ml 溶媒。建议与医生沟通,修改 0.9% 氯化钠注射液用量为 250ml。

利 福 平

【**适应证**】

与其他抗结核药联合用于结核病的初治与复治,包括结核性脑膜炎的治疗;用于麻风病、非结核分枝杆菌感染的治疗;与万古霉素联用治疗甲氧西林耐药葡萄球菌属所致的严重感染；用于无症状脑膜炎球菌带菌者，以消除鼻咽部脑膜炎球菌；滴眼用于治疗沙眼、结膜炎、角膜炎等。

【用法用量】

1. 口服制剂　抗结核治疗：成人，一次 0.15g，一日 3~4 次，空腹顿服，每日不超过 1.2g。脑膜炎球菌带菌者：成人按每日 5mg/kg，每 12 小时 1 次，空腹顿服，连续 2 日。

2. 注射剂　结核病：成人，一次 10mg/kg，一日 1 次，一日剂量不超过 0.6g；其他感染：军团病或重症葡萄球菌感染，成人剂量，建议一日剂量为 0.6~1.2g，分 2~4 次给药。

【特殊人群用药】

1. 妊娠 3 个月以内孕妇禁用。婴儿、妊娠 3 个月以上孕妇和哺乳期妇女慎用。

2. 肝功能不全患者每日剂量不应超过 8mg/kg。

3. 儿童　口服制剂：①抗结核治疗，1 个月以上儿童每日 10~20mg/kg，空腹顿服，每日量不超过 0.6g；②脑膜炎球菌带菌者，1 个月以上儿童每日 10mg/kg，每 12 小时 1 次，连服 4 次。注射剂：一次 10~20mg/kg，一日 1 次，一日剂量不超过 0.6g。

4. 老年患者　按每日 10mg/kg，空腹顿服。

【有临床意义的相互作用】

1. 利福平为肝药酶诱导剂，与通过 CYP3A4 代谢的药物合用时，可增加药物的消除，应监测疗效。

2. 对氨基水杨酸盐可影响利福平吸收，导致血药浓度降低，两药服用间隔至少 6 小时。

3. 可降低口服避孕药的作用，患者在服用利福平期间，应改用其他避孕方式。

【注意事项】

利福平注射液仅用于静脉滴注，不能肌内注射或皮下注射。静脉滴注时应避免药液外渗。输液应现配现用，配制药液仅限一次使用。不能与其他药物混合在一起使用,以免发生沉淀。

肝功能严重不全者禁用,酒精中毒、肝功能不全者慎用。

【 常见错误处方及解析 】

处方描述　诊断:结核病。用药信息:利福平片 0.15g t.i.d. 餐后口服。

处方问题　用法、用量不适宜。利福平餐后给药不适宜。

解析及处理　进食影响利福平吸收,利福平应于餐前 1 小时或餐后 2 小时服用,应与医生沟通改为空腹服用。

万古霉素

【 适应证 】

适用于耐甲氧西林金黄色葡萄球菌及其他细菌所致的感染。

【 用法用量 】

通常用盐酸万古霉素每日 2g(效价),可分为每 6 小时 500mg 或每 12 小时 1g,每次静脉滴注在 60 分钟以上,可根据年龄、体重、症状适量增减。

【 特殊人群用药 】

1. 儿童、婴儿每天 40mg/kg,分 2~4 次静脉滴注,每次滴注在 60 分钟以上。新生儿每次给药量 10~15mg/kg,出生 1 周内的新生儿每 12 小时给药 1 次,出生 1 周至 28 天新生儿每 8 小时给药 1 次,每次静脉滴注在 60 分钟以上。

2. 老年人每 12 小时 500mg 或每 24 小时 1g,每次静脉滴注在 60 分钟以上。

【 有临床意义的相互作用 】

1. 氨基糖苷类、多黏菌素类、两性霉素 B 等药物与万古霉素合用或先后应用,可增加耳毒性和 / 或肾毒性的潜在可能。

2. 与麻醉药合用时,可能出现红斑、类组胺样潮红和过敏反应。

【注意事项】

肾功能不全及老年患者应调节用药量和用药间隔,监测血药浓度,慎重给药。

【常见错误处方及解析】

处方描述 诊断:慢性肾病,腹腔感染。引流液培养:屎肠球菌。用药信息:注射用盐酸万古霉素 1g+0.9% 氯化钠注射液 250ml q.12h. i.v.gtt.。患者信息:肌酐清除率 50ml/min。

处方问题 用法、用量不适宜。万古霉素给药剂量过大。

解析及处理 肾功能不全患者应调整给药剂量,建议 750mg q.d. 抗感染,同时监测万古霉素血药浓度。

多黏菌素 B/ 硫酸黏菌素

【适应证】

对本品敏感的耐多药菌和泛耐药菌感染,包括耐多药或泛耐药鲍曼不动杆菌、铜绿假单胞菌或肺炎克雷伯菌所致感染。

【用法用量】

多黏菌素 B:肌内注射,每日按每公斤体重 1 万 ~2 万单位计算,分 3 次注射,以适量注射用水或氯化钠注射液溶解后应用。静脉滴注,每日 50 万 ~ 100 万单位,分 2 次给药,以适量氯化钠注射液或葡萄糖注射液溶解和稀释后应用。鞘内注射,**成人每日 1 万 ~ 5 万单位**,儿童每日 0.5~2 万单位,3~5 日后改为隔日 1 次,疗程 2~3 周。

硫酸黏菌素:成人常用量,每日 100 万 ~ 150 万单位,分 2~3 次静脉滴注。最大剂量不得超过每日 150 万单位,一般疗程 10~14 日。

【注意事项】

禁用于对多黏菌素类过敏患者。严格掌握指征,一般不作为首选药物。剂量不宜过大,疗程不宜超过 10~14 日,疗程中定期复查肾功能。

【常见错误处方及解析】

　　处方描述　诊断:颅内感染。脑脊液培养:碳青霉烯耐药肺炎克雷伯菌。用药信息:注射用硫酸多黏菌素 B 50 万单位 q.12h. 鞘内注射。

　　处方问题　用法、用量不适宜。多黏菌素 B 鞘内注射剂量、频次不适宜。

　　解析及处理　多黏菌素 B 鞘内注射每日 1 万～5 万单位,3~5 日后改为隔日 1 次,该处方频次及剂量错误。建议与医生沟通,修改用法用量。

达托霉素

【适应证】

　　主要用于复杂性皮肤及软组织感染、葡萄球菌属(包括甲氧西林敏感和甲氧西林耐药)导致的血流感染,包括伴发右侧感染性心内膜炎患者。**达托霉素可在肺部灭活,因此不适用于肺炎的治疗**。

【用法用量】

　　静脉滴注。用于**血流感染时,每次 6mg/kg,q.24h.**,疗程 2 周,对伴发心内膜炎患者延长至 6 周左右;用于**皮肤感染时,每次 4mg/kg,q.24h.**,疗程 7~14 日。

【特殊人群用药】

　　肌酐清除率<30ml/min 的患者,包括血液透析或持续不卧床腹膜透析(CAPD)的患者,6mg/kg,q.48h.。对血液透析患者,可完成血液透析后再给予达托霉素。

【有临床意义的相互作用】

　　与 **HMG-CoA** 还原酶抑制剂合用可能引起肌病,表现为与肌酸激酶(CK)水平升高相关的肌痛和肌无力。

【注意事项】

1. 达托霉素不用于治疗肺炎。

2. 达托霉素不得与含右旋糖的稀释液联合使用。

【常见错误处方及解析】

处方描述 诊断:医院获得性肺炎。痰培养:MRSA。用药信息:注射用达托霉素 500mg+5% 氯化钠注射液 100ml q.d. i.v.gtt.。

处方问题 遴选药品不适宜。达托霉素用于肺部感染不适宜。

解析及处理 达托霉素不用于治疗肺炎。建议与医生沟通换成利奈唑胺 600mg q.12h.。

利奈唑胺

【适应证】

金黄色葡萄球菌(对甲氧西林敏感和耐药的菌株)、肺炎球菌、对万古霉素耐药的屎肠球菌等对利奈唑胺敏感的革兰氏阳性菌引起的感染。

【用法用量】

成人每次 600mg,每 12 小时静脉滴注或口服。

【特殊人群用药】

儿童每次 10mg/kg, q.8h.。

【有临床意义的相互作用】

具有轻度可逆的、非选择性的单胺氧化酶抑制作用,因此与肾上腺素能药物合用可使部分患者血压升高,需监测血压。与5-羟色胺类药物合用应注意发生精神错乱、高热、震颤、动作不协调等 5-羟色胺综合征。

【注意事项】

对应用利奈唑胺的患者应每周进行全血细胞计数的检查，对发生骨髓抑制或骨髓抑制发生恶化的患者应考虑停用利奈唑胺治疗。

【常见错误处方及解析】

处方描述 患者腹腔感染。腹水培养：屎肠球菌。用药信息：利奈唑胺注射液 600mg q.12h. i.v.gtt.。患者信息：血小板计数 $30 \times 10^9/L$。

处方问题 遴选药品不适宜。利奈唑胺用于血小板降低患者不适宜。

解析及处理 患者血小板计数 $30 \times 10^9/L$，不适宜使用利奈唑胺注射液。建议与医生沟通，可选择万古霉素或替考拉宁。

磷 霉 素

【适应证】

治疗葡萄球菌属（包括 MRSA、耐甲氧西林凝固酶阴性葡萄球菌即 MRCN）和链球菌属、流感嗜血杆菌、肠杆菌科细菌和铜绿假单胞菌所致呼吸道感染、尿路感染、皮肤及软组织感染等。

【用法用量】

静脉滴注，轻、中度感染每日 4~12g，重症感染每日剂量可增至 16g，分 2~3 次。

【注意事项】

静脉滴注速度宜缓慢，每次静脉滴注时间应在 1~2 小时以上。

【常见错误处方及解析】

处方描述 患者拟行二尖瓣置换术。用药信息：磷霉素钠注射液 4g i.v.gtt. 手术预防用药。

处方问题 遴选药品不适宜。磷霉素用于Ⅰ类切口手术预防用药药物选择不合理。

解析及处理 Ⅰ类切口宜选用第一、二代头孢菌素用于手术预防,不宜选用磷霉素预防感染。建议与医生沟通,改用头孢呋辛。

喹诺酮类

【适应证】

环丙沙星

用于敏感菌引起的泌尿生殖系统感染、呼吸道感染、胃肠道感染、伤寒、骨和关节感染、皮肤软组织感染及败血症等全身感染。

左氧氟沙星

1. 敏感菌株所引起的医院获得性肺炎、社区获得性肺炎、急性细菌性鼻窦炎、慢性支气管炎的急性细菌性发作、复杂性及非复杂性皮肤及皮肤软组织感染、慢性细菌性前列腺炎、复杂性及非复杂性尿路感染、急性肾盂肾炎。

2. 吸入性炭疽(暴露后)的治疗。

莫西沙星

1. 敏感菌引起的急性细菌性鼻窦炎、慢性支气管炎急性发作、社区获得性肺炎、复杂和非复杂性皮肤和皮肤软组织感染及复杂性腹腔内感染。

2. 鼠疫。

【用法用量】

环丙沙星

1. 口服制剂 非缓释口服剂型:单纯性淋病,单次口服0.5g。其他感染一日0.5~1.5g,分2~3次。缓释口服剂型:0.5g,一日1次。

2. 注射剂　成人一般用量一次 0.1~0.2g,每 12 小时静脉滴注 1 次,每 0.2g 滴注时间至少在 30 分钟以上,严重感染或铜绿假单胞菌感染可加大剂量至一次 0.4g,一日 2~3 次。

左氧氟沙星

口服制剂:250~750mg q.d. p.o.;注射剂用法为静脉滴注,用量同口服制剂。

莫西沙星

口服制剂:400mg q.d. p.o.;注射剂用法为静脉滴注,用量同口服制剂。

【**特殊人群用药**】

1. 孕妇及哺乳期女性禁止用药。

2. 肾功能不全患者。

(1)环丙沙星:①静脉滴注,肌酐清除率(Ccr)>50ml/min,无须调整;Ccr 10~50ml/min,50%~75% 原剂量;Ccr<10ml/min,50% 原剂量。②口服剂型调整剂量同静脉滴注。

(2)左氧氟沙星:①静脉滴注,Ccr>50ml/min,正常剂量。Ccr 20~49ml/min,原剂量 750mg q.d.,调整为 750mg q.48h.;原剂量 500mg,首剂不变,维持剂量调整为 250mg q.d.;原剂量 250mg,无须调整剂量。Ccr 10~19ml/min,原剂量 750mg q.d.,调整为首剂 750mg,维持剂量调整为 500mg q.48h.;原剂量 500mg,首剂不变,维持剂量调整为 250mg q.48h.;原剂量 250mg,调整为 250mg q.48h.,若是针对单纯性尿路感染,无须调整剂量。②口服剂型调整剂量同静脉滴注。

3. 肝功能不全者　莫西沙星在肝功能不全(CTP 评分为 C 级)和转氨酶升高大于 5 倍健康人群高限(ULN)的患者禁用。

4. 儿童　除炭疽吸入暴露后左氧氟沙星的治疗外,喹诺酮类禁用于 18 岁以下的儿童患者。

【**有临床意义的相互作用**】

1. 避免与尿碱化剂、替扎尼定、西沙必利、延长 QT 间期的药物(如ⅠA类或Ⅲ类抗心律失常药、三环类抗抑郁药、抗精神病药、大环内酯类抗生素)联用。

2. 同时使用喹诺酮类药物和华法林应加强监测凝血酶原时间和国际标准化比值。

3. 同时使用喹诺酮类药物和降血糖药应密切监测血糖水平。

4. 同时使用环丙沙星、左氧氟沙星和环孢素应监测环孢素血药浓度和肾功能。

5. 同时使用喹诺酮类药物和茶碱应密切监测茶碱水平。

【注意事项】

1. 使用喹诺酮类药物的患者可能发生 QT 间期延长。

2. 使用喹诺酮类药物可能会出现严重肝毒性,需密切监测肝功能水平。

【常见错误处方及解析】

左氧氟沙星

处方描述 诊断:肺部感染。用药信息:左氧氟沙星氯化钠注射液 0.5g q.d. i.v.gtt.。患者信息:肾小球滤过率 35ml/min。

处方问题 用法、用量不适宜。肾功能不全患者使用左氧氟沙星应减量。

解析及处理 按照患者肾小球滤过率 35ml/min,左氧氟沙星剂量应调整为首剂不变,维持剂量 250mg q.d.。处方描述中未减量,审方中需特别注意审核肾功能不全患者的给药剂量。

莫西沙星

处方描述 诊断:尿路感染。用药信息:盐酸莫西沙星氯化钠注射液 0.4g q.d. i.v.gtt.。

处方问题 适应证不符。莫西沙星用于尿路感染不适宜。

解析及处理 莫西沙星较少经肾排泄,因此尿路感染不应选择莫西沙星。尿路感染可选择经肾脏排泄较多的左氧氟沙星 0.5g q.d. 或环丙沙星 0.2g q.12h.。

磺 胺 类

复方磺胺甲噁唑

【适应证】

1. 敏感菌引起的呼吸道、泌尿道、肠道等感染及败血症、淋病等。

2. 肺孢子虫病的治疗及预防。

【用法用量】

1. 口服制剂　治疗细菌性感染,一次甲氧苄啶160mg + 磺胺甲噁唑800mg,每12小时服用1次。**治疗肺孢子虫病,一次甲氧苄啶3.75~5mg/kg + 磺胺甲噁唑18.75~25mg/kg,每6小时服用1次**。成人预防用药,初予甲氧苄啶160mg+ 磺胺甲噁唑800mg,一日2次,继以相同剂量一日服1次,或一周服3次。

2. 注射剂　静脉滴注。一次磺胺甲噁唑400mg + 甲氧苄啶80mg,一日1~2次。

【特殊人群用药】

1. 孕妇及哺乳期妇女应禁止使用。

2. 肾功能不全者　Ccr>50ml/min,无须调整;Ccr 15~29ml/min,剂量减少至常用剂量的50%;Ccr<15ml/min,剂量减少至常用剂量的25%~50%,并加强监测。

3. 肝功能不全者　重度肝功能不全者禁用。

【有临床意义的相互作用】

1. 与骨髓抑制药合用需加强监测血常规。

2. 与肝毒性药物合用需监测肝功能。

3. 与华法林合用需监测凝血功能。

【注意事项】

1. 加强对肝肾功能、尿常规及血常规的监测。

2. **避免使用对磺胺类药物交叉过敏的药物,如呋塞米、噻嗪类利尿药、磺酰脲类、碳酸酐酶抑制药等**。

【 常见错误处方及解析 】

处方描述 诊断:肺孢子虫病。用药信息:复方磺胺甲噁唑片磺胺甲噁唑 800mg/ 甲氧苄啶 160mg b.i.d. p.o.。患者信息:体重 48kg。

处方问题 用法、用量不适宜。**复方磺胺甲噁唑治疗肺孢子虫病给药频次过少**。

解析及处理 复方磺胺甲噁唑用于治疗肺孢子虫病用法用量应为一次甲氧苄啶 3.75~5mg/kg + 磺胺甲噁唑 18.75~25mg/kg,每 6 小时服用 1 次。按照患者体重,用法用量应为磺胺甲噁唑 1 600mg/ 甲氧苄啶 320mg q.i.d.。审方中需特别注意复方磺胺甲噁唑应根据不同的适应证审核给药频次。

呋 喃 类

呋喃唑酮

【 适应证 】

主要用于难以根除的幽门螺杆菌感染。

【 用法用量 】

口服,一次 0.1g,一日 3~4 次。

【 特殊人群用药 】

1. 孕妇及哺乳期妇女禁止使用该药。

2. 儿童 14 岁以下儿童禁用。

【 有临床意义的相互作用 】

1. 避免与三环类抗抑郁药合用。

2. 本品可增强左旋多巴的作用。

3. 拟交感胺、富含酪胺的食物、单胺氧化酶抑制剂等可增强本品作用。

【注意事项】

一般不宜用于溃疡病或支气管哮喘患者。

呋喃妥因

【适应证】

用于对其敏感的大肠埃希菌、肠球菌属、葡萄球菌属以及克雷伯菌属、肠杆菌属等细菌所致的急性单纯性下尿路感染，也可用于尿路感染的预防。

【用法用量】

口服，一次 50~100mg，一日 3~4 次。

预防尿路感染反复发作，成人一日 50~100mg，睡前服。

【特殊人群用药】

1. 肾功能不全患者 肌酐清除率低于 60ml/min 或血清肌酐有临床意义上的显著升高患者禁用。Ccr $\geq$ 30ml/min，每 12 小时给予 100mg。

2. 儿童 新生儿禁用。

【有临床意义的相互作用】

1. 避免与诺氟沙星合用。

2. 与导致溶血的药物合用需加强溶血反应的监测。

3. 与肝毒性药物合用需加强对肝功能的监测。

【注意事项】

用药期间加强对溶血反应及肝功能的监测。

【常见错误处方及解析】

处方描述 诊断：幽门螺杆菌感染。用药信息：呋喃唑酮片 0.1g q.d. p.o.。

处方问题 用法、用量不适宜。呋喃唑酮用药频次不适宜。

解析及处理 呋喃唑酮常用量应为 0.1g，一日 3~4 次给药。处方描述中用药频次过少。建议与医生沟通，修改用药频次。

硝基咪唑类

甲 硝 唑

【适应证】

用于治疗肠道和肠外阿米巴病,还可用于治疗阴道毛滴虫病、小袋纤毛虫病和皮肤利什曼病、麦地那龙线虫感染等。目前还广泛用于治疗厌氧菌引起的各种感染。静脉制剂仅限于治疗厌氧菌感染。

【用法用量】

1. 口服制剂 口服,成人常用量:①肠道阿米巴病,一次0.4~0.6g,一日3次;肠外阿米巴病,一次0.6~0.8g,一日3次。②贾第虫病,一次0.4g,一日3次。③麦地那龙线虫病,一次0.2g,一日3次。④小袋纤毛虫病,一次0.2g,一日2次。⑤皮肤利什曼病,一次0.2g,一日4次。⑥阴道毛滴虫病,一次0.2g,一日4次。⑦厌氧菌感染,一日0.6~1.2g,分3次服。

2. 注射剂 静脉滴注。首剂15mg/kg,维持量为7.5mg/kg,每6~8小时1次。

【特殊人群用药】

重度肝衰竭推荐一次500mg,一日1次或一日2次。

【有临床意义的相互作用】

1. 避免与胺碘酮、麦角生物碱类药物、氟尿嘧啶合用。

2. 与华法林合用需加强凝血酶原时间的监测。

3. 与环孢素、他克莫司合用需加强免疫抑制剂的血药浓度监测。

4. 与锂类药物合用需加强血清锂和血肌酐水平的监测。

【注意事项】

1. 用药前后监测白细胞水平。

2. **中枢神经系统疾病和血液病患者应避免使用**。

替 硝 唑

【适应证】

1. 用于各种厌氧菌引起的感染。

2. 用于结肠直肠手术、妇产科手术及口腔手术等的术前预防用药。

口服给药还用于肠道及肠外阿米巴病、阴道毛滴虫病、贾第虫病、加德纳菌阴道炎等的治疗；还可作为甲硝唑的替代药用于幽门螺杆菌所致的胃窦炎及消化性溃疡的治疗。

注射给药可用于预防术后由厌氧菌引起的感染，尤适合于胃肠道和女性生殖系统厌氧菌感染。

【用法用量】

1. 口服制剂

(1) 厌氧菌感染：第 1 日起始剂量为 2g，以后一日 1 次，每次 1g。或者一日 2 次，每次 500mg。

(2) 预防手术后厌氧菌感染：手术前 12 小时单次用药 2g。

(3) 原虫感染：①阴道毛滴虫病、贾第虫病，单剂量 2g 顿服。②肠道阿米巴病，一次 0.5g，一日 2 次；或一次 2g，一日 1 次。③肠外阿米巴病，一次 2g，一日 1 次。

(4) 细菌性阴道炎：一日 2g，服用 2 日，或一日 1g，服用 5 天。

(5) 用于根治幽门螺杆菌相关的十二指肠溃疡：一日 2 次，每次 500mg。

2. 注射剂

(1) 预防手术后由厌氧菌引起的感染：总量 1.6g。分 1 次或 2 次缓慢静脉滴注，第一次手术前 2~4 小时静脉滴注，第二次手术期间或术后 12~24 小时内静脉滴注。

(2) 治疗厌氧菌引起的感染：缓慢静脉滴注，每次 0.8g，一日 1 次。

【特殊人群用药】

1. 孕妇在<u>妊娠 3 个月内应禁用,哺乳期妇女禁用</u>。

2. 儿童 3 岁以上儿童可用于贾第虫病和阿米巴病的治疗。

【有临床意义的相互作用】

1. 与华法林合用需加强凝血酶原时间的监测。

2. 与环孢素、他克莫司合用需加强免疫抑制剂的血药浓度监测。

3. 与锂类药物合用需加强血清锂和血肌酐水平的监测。

4. 与氟尿嘧啶合用需监测氟尿嘧啶相关毒性反应。

【注意事项】

1. 器质性中枢神经疾病患者禁用。

2. 血液病患者或恶病质史患者禁用。

奥 硝 唑

【适应证】

1. 口服剂型 治疗毛滴虫引起的男女泌尿生殖道感染;治疗阿米巴原虫引起的肠、肝阿米巴病;治疗肠、肝变形虫感染引起的疾病;治疗贾第虫病;治疗各种厌氧菌感染;预防手术后厌氧菌感染。

2. 静脉注射剂型 ①治疗由厌氧菌所引起的多种感染性疾病;②手术前预防感染和手术后厌氧菌感染的治疗;③治疗消化系统严重阿米巴病。

【用法用量】

1. 口服制剂 ①预防术后厌氧菌感染:手术前 12 小时口服 1.5g,以后一次 0.5g q.12h.;②治疗厌氧菌感染:成人一次 0.5g q.12h.;③阿米巴病:成人一次 0.5g q.12h.;④贾第虫病:成人一次 1.5g q.d.1~2 天;⑤滴虫病:成人一次 1.0~1.5g q.d.,急性滴虫病可采用一次性服药,即成人一次 1~1.5g 顿服。

2. 注射剂　①术前术后预防用药：成人手术前 1~2 小时静脉滴注 1g，术后 12 小时静脉滴注 500mg，术后 24 小时静脉滴注 500mg；②治疗厌氧菌引起的感染：成人起始剂量为 0.5~1.0g，然后每 12 小时静脉滴注 0.5g；③治疗严重阿米巴病：静脉滴注，成人起始剂量为 0.5~1.0g，然后 0.5g q.12h.。

【特殊人群用药】

1. 孕妇在妊娠前 **3** 个月和哺乳期妇女慎用。

2. 儿童　**3** 岁以下儿童不建议使用。

3. 肝功能不全者　用药间隔时间需延长。

【有临床意义的相互作用】

1. 避免使用　巴比妥类药、雷尼替丁和西咪替丁等。

2. 与华法林合用需监测凝血酶原时间。

3. 与苯妥英钠、苯巴比妥等诱导肝药酶的药物合用可使奥硝唑血药浓度下降。

【注意事项】

1. 禁用于脑和脊髓发生病变的患者、癫痫患者。

2. 禁用于器官硬化症、造血功能低下、慢性酒精中毒患者。

3. 对于有血液病史的患者，加强对白细胞计数的监测。

【常见错误处方及解析】

处方描述　诊断：牙周脓肿。用药信息：甲硝唑片 0.2g q.d p.o.。

处方问题　用法、用量不适宜。甲硝唑用药频次不适宜。

解析及处理　甲硝唑虽然是浓度依赖性抗生素，但由于不良反应较大，应一日 3 次给药。一日 1 次给药频次过少。建议与医生沟通，修改给药频次。

其 他

异 烟 肼

【适应证】

1. 与其他抗结核药联合,适用于各型结核病的治疗,包括结核性脑膜炎以及其他分枝杆菌感染。

2. 单用适用于各型结核病的预防。

【用法用量】

1. 口服制剂 预防:成人每日 0.3g,顿服;治疗:每日 5mg/kg,最高 0.3g;或每日 15mg/kg,最高 0.9g,每周 2~3 次。

2. 注射剂 肌内注射、静脉注射或静脉滴注。①成人每日 0.3~0.4g 或 5~10mg/kg;②急性血行播散性肺结核(又称为急性粟粒型肺结核)或结核性脑膜炎患者,每日 10~15mg/kg,每日不超过 0.9g;③采用间歇疗法时,每次 0.6~0.8g,每周 2~3 次。

3. 局部用药 ①雾化吸入:每次 0.1~0.2g,每日 2 次;②局部注射(胸膜腔、腹腔或椎管内注射),每次 50~200mg。

【特殊人群用药】

1. 孕妇及哺乳期妇女应避免使用。

2. 儿童

(1)口服给药:①预防,小儿每日按体重 10mg/kg,每日总量不超过 0.3g,顿服。②治疗,小儿每日按体重 10~20mg/kg,每日不超过 0.3g,顿服。严重结核病患儿一日量最高 0.5g。

(2)肌内注射、静脉注射或静脉滴注:儿童每日按体重 10~15mg/kg,每日不超过 0.3g。

【有临床意义的相互作用】

1. 与抗凝血药合用时需加强监测。

2. 与神经毒性药物合用时需加强神经毒性的监测。

3. 与卡马西平合用需加强监测卡马西平毒性反应和肝功能。

4. 与阿芬太尼合用,加强对阿芬太尼不良反应的监测。

【注意事项】

1. 精神病、癫痫、肝功能不全及严重肾功能不全的患者应慎用本品。

2. 用药前、疗程中应定期检查肝功能。

乙胺丁醇

【适应证】

1. 用于与其他抗结核药联合治疗结核分枝杆菌所致的肺结核。

2. 亦可用于结核性脑膜炎及非结核分枝杆菌感染的治疗。

【用法用量】

1. 初治　按体重 15mg/kg,每日 1 次顿服;或每次口服25~30mg/kg,最高 2.5g,每周 3 次;或 50mg/kg,最高 2.5g,每周2 次。

2. 复治　按体重 25mg/kg,每日 1 次顿服,连续 60 天,继以按体重 15mg/kg,每日 1 次顿服。

3. 非结核分枝杆菌感染　每日 15~25mg/kg,一次顿服。

【特殊人群用药】

1. 哺乳期妇女应避免使用。

2. 肾功能不全者　Ccr<30ml/min:20~25mg/kg,口服,每周 3 次。

3. 肝功能不全者　酌情减量。

4. 儿童　13 岁以下不宜应用;13 岁以上儿童用量同成人。

【有临床意义的相互作用】

1. 与乙硫异烟胺合用可增加不良反应。

2. 与氢氧化铝同用能减少本品的吸收。

3. 与神经毒性药物合用可增加本品的神经毒性。

吡嗪酰胺

【适应证】

本品仅对分枝杆菌有效，与其他抗结核药联合用于治疗结核病。

【用法用量】

片剂：每日 15~30mg/kg（每日不超过 2g）顿服，或 50~70mg/kg，每周 2 次（每次不超过 4g）或 3 次（每次不超过 3g）。

【特殊人群用药】

1. 孕妇及哺乳期妇女应避免使用。

2. **肾功能不全患者**　肌酐清除率<30ml/min：25~35mg/kg，口服，每周 3 次。成人血液透析者：25~35mg/kg，透析后口服，每周 3 次。

3. **儿童**　不宜应用。

【有临床意义的相互作用】

1. 本品与别嘌醇、秋水仙碱等合用，需加强对血尿酸浓度的监测。

2. 与环孢素合用需加强对环孢素的血药浓度监测。

3. 与乙硫异烟胺合用需加强不良反应的监测。

【注意事项】

1. 对乙硫异烟胺、异烟肼、烟酸等药物过敏患者可能对本品产生交叉过敏。

2. 需加强对血尿酸及肝功能水平的监测。

【常见错误处方及解析】

处方描述　诊断：肺结核。用药信息：利福平片 0.6g q.d. + 异烟肼片 0.6g q.d. + 乙胺丁醇片 0.75g q.d. + 吡嗪酰胺片 0.75g q.d. 口服。患者信息：尿酸 678μmol/L。

处方问题　遴选药品不适宜。患者尿酸偏高，选用吡嗪酰胺不适宜。

解析及处理 吡嗪酰胺有导致尿酸增高的不良反应,对于本身尿酸较高的患者,不宜选用吡嗪酰胺。应选择其他二线抗结核药。

第二节 抗真菌药

目前应用于临床的抗真菌药,按照其作用机制,大致可以分为3种:①作用于真菌细胞膜中固醇合成的抗真菌药,如三唑类、多烯类抗生素;②作用于真菌细胞壁合成的抗真菌药,如棘白菌素类药物;③作用于核酸合成的抗真菌药,如氟胞嘧啶。

一、常用药物介绍

(一)深部抗真菌药

1. 多烯类 多烯类抗真菌药,通过与敏感真菌细胞膜上的麦角固醇相结合,损伤细胞膜的通透性,导致细胞内重要物质外漏,破坏细胞正常代谢从而抑制其生长,主要是两性霉素B及类似物。目前临床上应用的有两性霉素B、两性霉素B脂质体复合物、两性霉素B胆固醇复合物和两性霉素B脂质体。

2. 吡咯类 吡咯类系羊毛固醇 14α- 去甲基化酶抑制剂,其作用机制为影响麦角固醇合成,使真菌细胞膜合成受阻,影响真菌细胞膜的稳定性,导致真菌细胞破裂而死。该类药物包括伊曲康唑、氟康唑、伏立康唑、泊沙康唑等。

3. 棘白菌素类 棘白菌素通过抑制 1,3-β- 葡聚糖合成酶复合物的形成而破坏真菌细胞壁,导致真菌细胞壁渗透性改变,细胞溶解死亡。国内市场目前提供的包括卡泊芬净和米卡芬净。

4. 氟胞嘧啶 氟胞嘧啶能被真菌代谢成氟尿嘧啶,进入其脱氧核糖核酸,影响真菌核酸和蛋白质的合成。临床上很少单独使用,多与氟康唑和两性霉素 B 等合用。

(二)浅表部抗真菌药

浅表部抗真菌药的代表药物为特比萘芬,其为丙烯胺类抗真菌药,通过抑制真菌细胞麦角固醇合成过程中的鲨烯环氧化酶,并使鲨烯在细胞中蓄积而起到杀菌作用,具有广谱抗真菌活性。

二、审方要点

抗真菌药审核必须关注以下几点:①处方用药与诊断是否相符,应根据病原体选择合适的抗真菌药。**如氟康唑对曲霉无效,那么曲霉感染时不宜选用。**②药物的用法、用量是否正确,需要掌握药物的常规用法、用量,对于治疗窗窄的药物需进行治疗药物监测,并根据血药浓度结果调整给药剂量,如伏立康唑。③特殊人群用药,对于肾功能不全患者需要根据肾小球滤过率调整给药剂量,**对于肝功能不全患者,可根据肝硬化程度分级调整药物给药剂量,如伏立康唑、卡泊芬净**。④是否有有临床意义的相互作用,**三唑类药物为 CYP450 酶系的抑制剂,对其他经 CYP450 代谢的药物有较大影响,用药过程中需加强监测药物的不良反应**。⑤是否有明显药物不良反应,审方中需特别关注个别药物严重的不良反应,比如两性霉素 B 在用药期间需密切监测血尿常规、肝肾功能、血钾及心电图等。

两性霉素 B 脂质体 / 注射用两性霉素 B

【适应证】

敏感真菌所致深部真菌感染,如败血症、心内膜炎、脑膜炎(隐球菌及其他真菌)、腹腔感染(包括与透析相关者)、肺部感染、尿路感染和眼内炎等。

【用法用量】

1. 两性霉素 B 脂质体　静脉滴注,起始剂量 0.1mg/(kg·d)。第二日开始增加 0.25~0.50mg/(kg·d),剂量逐日递增至维持剂量 1~3mg/(kg·d)。

2. 注射用两性霉素 B

(1)静脉滴注:初始先以 1~5mg 或按体重一次 0.02~0.1mg/kg 给药,以后根据患者耐受情况每日或隔日增加 5mg,当增至一次 0.6~0.7mg/kg 时即可暂停增加剂量,成人最高一日剂量不超过 1mg/kg,每日或隔 1~2 日给药 1 次,累积总量 1.5~3.0g。

(2)鞘内给药:第一次 0.05~0.1mg,以后渐增至每次 0.5mg,最大量一次不超过 1mg,每周给药 2~3 次,总量 15mg 左右。

(3)局部用药:气溶吸入时成人每次 5~10mg,用灭菌注射用水溶解成 0.2%~0.3% 溶液应用;超声雾化吸入时本品浓度为 0.01%~0.02%,每日吸入 2~3 次,每次吸入 5~10ml;持续膀胱冲洗时每日以两性霉素 B 5mg 加入 1 000ml 灭菌注射用水中,按每小时注入 40ml 的速度进行冲洗。

【特殊人群用药】

1. 哺乳期妇女慎用。

2. 肾功能不全者　肌酐清除率(Ccr)>10ml/min 者无须剂量调整。肌酐清除率(Ccr)<10ml/min 者常规剂量静脉注射,每 24~36 小时使用 1 次。

3. 肝功能不全者　严重肝病的患者禁用。

4. 儿童　10 岁以上儿童按体重计算。

【有临床意义的相互作用】

1. 与抗肿瘤药、皮质类固醇和促皮质素合用需加强对血清电解质和心脏功能的监测。

2. 与骨骼肌松弛药合用需要密切监测血清钾水平。

3. 与洋地黄葡萄糖苷合用需加强血清钾水平和洋地黄毒性的监测。

4. 与有肾毒性的药物合用需加强对肾功能的监测。

5. 与骨髓抑制药合用可能加重贫血,需加强监测。

【常见错误处方及解析】

处方描述 诊断:隐球菌性脑膜炎。用药信息:注射用两性霉素 B 25mg q.d. + 氟胞嘧啶注射液 1g q.i.d. i.v.gtt.。

处方问题 用法、用量不适宜。两性霉素 B 使用时应从小剂量开始,逐渐加量。

解析及处理 两性霉素 B 由于不良反应较大,开始使用时先试以 1~5mg 或按体重一次 0.02~0.1mg/kg 给药,以后根据患者耐受情况每日或隔日增加 5mg,最高日剂量不超过 1mg/kg。两性霉素 B 给药剂量比较特殊,审方中应特别注意,建议与医生沟通,修改处方。

氟 康 唑

【适应证】

1. 用于治疗隐球菌病、念珠菌病及球孢子菌病等。

2. 预防复发风险高的隐球菌病、念珠菌病及中性粒细胞减少症患者的念珠菌感染。

【用法用量】

胶囊或片剂:口服;注射剂:静脉滴注。每次 50~800mg,每日 1 次。

【特殊人群用药】

1. 孕妇及哺乳期妇女应避免使用。

2. 肾功能不全患者 Ccr>50ml/min 无须调整。Ccr ≤ 50ml/min 用药剂量在常用剂量基础上减少 50%。

【有临床意义的相互作用】

1. 避免与特非那定合用。

2. 禁止与西沙必利、红霉素等已知可延长 QT 间期且经

CYP3A4 代谢的药物合用。

3. 与磺酰脲类口服降血糖药同时使用时,应密切监测血糖浓度。

4. 与华法林同时使用时,需监测凝血酶原时间。

5. 与苯妥英钠同时使用需监测苯妥英钠浓度。

6. 与环孢素同时使用,应监测环孢素浓度和血清肌酐。

7. 与茶碱同时使用,应监测血清茶碱浓度。

【**注意事项**】

1. 已有潜在心律失常的患者应谨慎使用氟康唑。

2. 同时使用经 CYP2C9、CYP2C19 及 CYP3A4 代谢且治疗窗窄的药物时需密切监测。

【**常见错误处方及解析**】

处方描述 诊断:侵袭性肺曲霉病。用药信息:氟康唑氯化钠注射液 400mg q.d. i.v.gtt.。

处方问题 遴选药品不适宜。曲霉感染不适宜使用氟康唑。

解析及处理 曲霉首选伏立康唑治疗,且氟康唑对曲霉耐药率高,不宜选用。建议与医生沟通,改为伏立康唑治疗。

伊曲康唑

【**适应证**】

1. 妇科 外阴阴道念珠菌病。

2. 皮肤科 / 眼科 花斑癣、皮肤真菌病、真菌性角膜炎和口腔念珠菌病。

3. 由皮肤癣菌和 / 或酵母菌引起的甲真菌病。

4. 系统性真菌感染 系统性曲霉病及念珠菌病、隐球菌病(包括隐球菌性脑膜炎)、组织胞浆菌病、孢子丝菌病、副球孢子菌病、芽生菌病和其他各种少见的系统性或热带真菌病。

5. 治疗人类免疫缺陷病毒(HIV)阳性或免疫系统损害患者的口腔和/或食管念珠菌病。

6. 对血液系统肿瘤、骨髓移植患者和预期发生中性粒细胞减少症(亦即中性粒细胞 0.5×10^9/L)的患者,可预防深部真菌感染的发生。

【用法用量】

1. 口服制剂 口服,每次 0.1~0.2g,每日 1~2 次。

2. 注射剂 第 1、2 日,每日 2 次,每次 200mg 静脉滴注;从第 3 日起,每天 1 次,每次 200mg 静脉滴注。

【特殊人群用药】

1. 孕妇和哺乳期妇女应避免使用。

2. 重度肾功能不全患者(肌酐清除率<30ml/min)应禁用伊曲康唑注射液,轻中度肾功能不全患者使用期间出现肾损害时,应考虑改用口服制剂治疗。

3. 肝功能不全患者无须调整,但需密切监测肝功能。

4. 儿童 不建议伊曲康唑用于儿童患者。

【有临床意义的相互作用】

1. 避免与可引起 QT 间期延长的 CYP3A4 代谢底物,如特非那定、咪唑斯汀、西沙必利等合用。

2. 避免与麦角生物碱类合用,如双氢麦角胺、麦角新碱、麦角胺、甲麦角新碱。

3. 避免与三唑仑和咪达唑仑合用。

4. 与经 CYP3A4 代谢的药物合用时应加强对这些药物的血药浓度监测。

5. CYP3A4 诱导剂/抑制剂可能增加/降低伊曲康唑的血药浓度,需加强伊曲康唑疗效的观察。

6. 与地高辛、白消安、多西他赛、长春碱类、钙通道阻滞剂、免疫抑制剂、口服降血糖药等合用时需加强对这些药物的疗效和不良反应的监测。

【注意事项】

1. 用药期间需加强对肝功能的监测。

2. 本品不应用于心室功能不良患者,对于存在充血性心力衰竭危险因素的患者应慎用。

【常见错误处方及解析】

处方描述　诊断:侵袭性肺曲霉病。用药信息:伊曲康唑注射液 200mg t.i.d. i.v.gtt.。

处方问题　用法、用量不适宜。伊曲康唑一日给药 3 次频率过高。

解析及处理　伊曲康唑用于治疗曲霉病通常一日 2 次即可,一日 3 次给药频次过高。建议与医生沟通,修改给药频次。

伏立康唑

【适应证】

本品是一种广谱的三唑类抗真菌药,适用于治疗成人患者的下列真菌感染:

1. 侵袭性曲霉病。

2. 非中性粒细胞减少患者中的念珠菌血症。

3. 对氟康唑耐药的念珠菌引起的严重侵袭性感染。

4. 由足放线病菌属和镰刀菌属引起的严重感染。

5. 预防接受异基因造血干细胞移植的高危患者中的侵袭性真菌感染。

【用法用量】

1. 口服制剂　口服,负荷剂量,体重大于等于40kg的患者,每次 400mg,每 12 小时 1 次;体重小于40kg的患者,每次 200mg,每 12 小时 1 次。维持剂量,体重大于等于40kg的患者,每次 200mg,每日 2 次;体重小于40kg的患者,每次 100mg,每日 2 次。

2. 注射剂 静脉滴注,负荷剂量,6mg/kg,每12小时给药1次;维持剂量,4mg/kg,每12小时给药1次。

【特殊人群用药】

1. 孕妇及哺乳期妇女应避免使用。

2. **肾功能不全患者** 口服制剂无须调整剂量;中至重度肾功能不全患者为防止静脉制剂中赋形剂蓄积(肌酐清除率小于50ml/min),应优先选择口服制剂。

3. **肝硬化患者** 轻至中度(CTP评分为A和B级)肝硬化患者负荷剂量不变,维持剂量减半。

4. **儿童** 2岁以下的儿童安全性和有效性尚未建立。

【有临床意义的相互作用】

1. 禁止与西罗莫司、特非那定、阿司咪唑、西沙必利、匹莫齐特、奎尼丁、利福平、利福布汀、卡马西平、麦角生物碱和长效巴比妥酸盐合用。

2. 禁止将伏立康唑与依非韦伦400mg/24h的剂量合用。

3. 禁止将注射剂型的伏立康唑与大剂量利托那韦(400mg/12h)同时使用。

4. 与华法林合用时,需加强监测凝血酶原时间。

5. 与苯二氮䓬类药物联用应加强监测苯二氮䓬类药物导致的镇静作用。

6. 与环孢素、他克莫司合用时需加强对免疫抑制剂的血药浓度监测。

7. 与CYP3A4、CYP2C9底物,如阿片类药物、非甾体抗炎药、他汀类、磺酰脲类、长春碱类、口服避孕药、蛋白酶抑制剂及其他非核苷类反转录酶抑制剂合用时需对该类药物的不良反应加强监测。

【注意事项】

用药期间需对肝功能水平、心血管系统、电解质水平加强监测。

【常见错误处方及解析】

处方描述 诊断：侵袭性肺曲霉病。用药信息：伏立康唑注射液 200mg q.12h. i.v.gtt.。患者信息：肝硬化，CTP 评分为 B 级。体重 50kg，年龄 25 岁。

处方问题 用法、用量不适宜。伏立康唑给药应给予负荷剂量，且肝功能受损患者应减少剂量。

解析及处理 伏立康唑要快速达到血药浓度必须给予负荷剂量，伏立康唑在肝硬化（CTP 评分为 A 和 B 级）的负荷剂量不变，但维持剂量减半。因此对于肝硬化 CTP 评分为 B 级的患者，建议给予负荷剂量 300mg q.12h.（第 1 个 24 小时），维持剂量为 100mg q.12h.。同时建议在给药后 3 天监测伏立康唑血药谷浓度。

泊沙康唑

【适应证】

1. 预防侵袭性曲霉菌和念珠菌感染 适用于预防 13 岁和 13 岁以上因重度免疫缺陷而导致侵袭性曲霉菌和念珠菌感染风险增加的患者。这些患者包括接受造血干细胞移植后发生移植物抗宿主病的患者或化疗导致长时间中性粒细胞减少症的血液系统恶性肿瘤患者。

2. 适用于治疗口咽念珠菌病，包括伊曲康唑和 / 或氟康唑难治性口咽念珠菌病。

【用法用量】

1. 混悬液 口服。①预防侵袭性真菌感染：200mg，每日 3 次；②口咽念珠菌病：第 1 天负荷剂量 100mg，每日 2 次，之后 100mg，每日 1 次；③伊曲康唑和 / 或氟康唑难治性口咽念珠菌病：400mg，每日 2 次。

2. 肠溶片 口服。预防侵袭性曲霉菌和念珠菌感染：负荷剂量 300mg，第 1 日给药 2 次。维持剂量 300mg，第 2 日开始，每日 1 次。

【特殊人群用药】

孕妇及哺乳期妇女应避免使用。

【有临床意义的相互作用】

1. 禁止与麦角生物碱、利福布汀、苯妥英合用。

2. 禁止与 HMG-CoA 还原酶抑制剂合用。

3. 与通过 CYP3A4 代谢的免疫抑制剂西罗莫司、环孢素或他克莫司合用时需加强对免疫抑制剂的血药浓度监测。

4. 与苯二氮䓬类药物、蛋白酶抑制剂类药物、长春碱类药物、钙通道阻滞剂合用时需密切监测该类药物的不良反应。

5. 与地高辛合用需加强对地高辛血药浓度的监测。

【常见错误处方及解析】

处方描述　诊断：侵袭性肺曲霉病。用药信息：泊沙康唑肠溶片 300mg q.12h. p.o.。

处方问题　用法、用量不适宜。泊沙康唑给药剂量过大。

解析及处理　泊沙康唑肠溶片首次使用负荷剂量后维持剂量应减半。300mg q.12h. 剂量过大，建议与医生沟通，降低维持剂量。

卡泊芬净

【适应证】

1. 用于经验性治疗中性粒细胞减少伴发热患者的可疑真菌感染。

2. 治疗念珠菌血症和以下念珠菌感染，如腹腔脓肿、腹膜炎和胸膜腔感染。

3. 食管念珠菌病。

4. 用于治疗对其他治疗无效或不能耐受的侵袭性曲霉病。

【用法用量】

静脉滴注,第 1 日单次 70mg 负荷剂量,维持剂量每日单次 50mg。

【特殊人群用药】

1. 孕妇和哺乳期妇女禁止使用。

2. 肝功能不全者　对中度肝功能不全的成年患者,推荐在给予第一次 70mg 负荷剂量之后,将本品的治疗剂量调整为 35mg,每日 1 次。

【有临床意义的相互作用】

1. 与他克莫司合用,应对他克莫司的血液浓度进行监测。

2. 与环孢素合用时需加强对肝功能监测。

【注意事项】

与利福平、奈韦拉平、依非韦伦、卡马西平、地塞米松或苯妥英合用应将卡泊芬净剂量提高至 70mg,每日 1 次。

米卡芬净

【适应证】

由曲霉和念珠菌引起的下列感染:真菌血症、呼吸道真菌病、胃肠道真菌病。

【用法用量】

1. 曲霉病　成人一般每日单次剂量为 50~150mg,每日 1 次静脉滴注。

2. 念珠菌病　成人一般每日单次剂量为 50mg,每日 1 次静脉滴注。

3. 对于严重或者难治性念珠菌病或曲霉病患者,根据患者情况剂量可增加至 300mg/d。

【特殊人群用药】

孕妇和哺乳期妇女应避免使用该药。

【注意事项】

溶解本品切勿使用注射用水。

【常见错误处方及解析】

处方描述 诊断：念珠菌血症。用药信息：卡泊芬净注射液 70mg+0.9% 氯化钠注射液 250ml q.d. i.v.gtt.。患者信息：酒精性肝硬化，CTP 评分为 B 级。

处方问题 用法、用量不适宜。肝功能中度不全的患者卡泊芬净维持剂量应减量。

解析及处理 对中度肝功能不全的成年患者，使用卡泊芬净时应在给予第一次 70mg 负荷剂量之后，将本品的治疗剂量调整为 35mg，每日 1 次。患者 CTP 评分为 B 级，属于中度肝功能不全，应将维持剂量调整至 35mg，每日 1 次。卡泊芬净给药剂量比较特殊，审方中应特别注意，建议与医生沟通，修改处方。

氟胞嘧啶

【适应证】

用于念珠菌属及隐球菌属所致的感染。

【用法用量】

1. 口服给药 一次 1.0~1.5g，一日 4 次。

2. 静脉滴注 一日 0.1~0.15g/kg，分 2~3 次给药。

【特殊人群用药】

1. 孕妇和哺乳期妇女应避免使用该药。

2. 肾功能不全患者 肾小球滤过率（GFR）>50ml/min，间隔 6 小时给药；GFR 10~50ml/min，间隔 12~24 小时给药；GFR<10ml/min，间隔 24~48 小时给药。

【有临床意义的相互作用】

1. 与两性霉素 B 合用时需加强对肾功能的监测。

2. 与骨髓抑制药合用时需加强对造血系统不良反应的

监测。

【常见错误处方及解析】

处方描述 诊断:隐球菌性脑膜炎。用药信息:氟康唑胶囊 800mg q.d. p.o.+ 氟胞嘧啶片 1g b.i.d. p.o.。

处方问题 用法、用量不适宜。氟胞嘧啶用药频次偏少。

解析及处理 氟胞嘧啶一日 2 次用药频次太低,应给药 4 次才能达到较好的杀菌效果。建议与医生沟通,修改处方。

特比萘芬

【适应证】

1. 由毛癣菌、犬小孢子菌和絮状表皮癣菌等引起的皮肤、头发和甲的感染。

2. 各种癣病以及由念珠菌引起的皮肤酵母菌感染。

3. 由皮肤癣菌引起的甲癣。

4. 外阴阴道念珠菌病。

【用法用量】

1. 口服制剂 口服,每次 250mg,每日 1 次。

2. 外用制剂

(1)乳膏剂、涂膜剂、凝胶剂:每日 1~2 次涂于患处。

(2)喷雾剂:喷于患处,每日 2~3 次。

(3)泡腾片:每晚临睡前取出 1 片,送入阴道后穹窿处。

【特殊人群用药】

1. 孕妇及哺乳期妇女使用较安全。

2. 肝功能不全患者禁用。

3. 老年患者 慎用,从剂量范围内最小剂量开始用药。

【有临床意义的相互作用】

1. 细胞色素 **P450** 诱导剂或抑制剂可能会影响特比萘芬的血药浓度,需加强监测。

2. 特比萘芬和环孢素合用时需加强对环孢素血药浓度的监测。

3. 特比萘芬与三环类抗抑郁药、β 受体拮抗剂、选择性 5-羟色胺再摄取抑制剂等合用时,需加强对这些药物的血药浓度监测。

【常见错误处方及解析】

处方描述 诊断:甲癣。用药信息:特比萘芬片 250mg t.i.d. p.o.。

处方问题 用法、用量不适宜。特比萘芬用药频次偏多。

解析及处理 特比萘芬一日 3 次用药频次过高,一日 1 次给药即可。建议与医生沟通,修改处方。

第三节 抗病毒药

抗病毒药主要通过直接抑制或杀灭病毒、干扰病毒吸附、阻止病毒穿入细胞、抑制病毒生物合成、抑制病毒释放或增强宿主抗病毒能力等途径实现抗病毒作用。本节叙述的抗病毒药主要包括抗流感病毒药、抗疱疹病毒药、广谱抗病毒药、抗乙肝病毒药及免疫调节剂。

一、常用药物介绍

1. 抗流感病毒药 临床常见的抗流感病毒代表药物是奥司他韦,它在体内转化为对流感病毒神经氨酸酶具有抑制作用的代谢产物,有效地抑制病毒颗粒,阻抑甲、乙型流感病毒的传播。

2. 抗疱疹病毒药 临床常用抗疱疹病毒药包括阿昔洛韦和更昔洛韦。阿昔洛韦可在体内转化为阿昔洛韦三磷酸酯,干扰单纯疱疹病毒 DNA 聚合酶的作用,抑制病毒 DNA 的复制;更昔洛韦进入细胞后由病毒的激酶诱导生成三磷酸更昔洛韦,竞争性抑制病毒的 DNA 聚合酶而终止病毒 DNA 链增长。

3. 广谱抗病毒药 利巴韦林是广谱抗病毒药的代表，是一种强的单磷酸次黄嘌呤核苷脱氢酶抑制剂，通过抑制肌苷一磷酸（IMP）阻碍病毒核酸的合成，可用于治疗呼吸道合胞病毒引起的病毒性肺炎、支气管炎和肝功能代偿期的慢性丙型肝炎。

4. 抗乙肝病毒药 抗乙肝病毒药可强效抑制病毒复制，改善肝脏炎症和乙型肝炎肝硬化患者的组织学病变，显著降低肝硬化并发症和肝癌的发生率，降低病死率。目前，口服抗乙肝病毒药主要是指核苷（酸）类似物，包括拉米夫定、阿德福韦酯、恩替卡韦、替比夫定、替诺福韦、丙酚替诺福韦等。

5. 免疫调节剂（干扰素） 干扰素（IFN）是一组由病毒或其他诱生剂使生物细胞产生的分泌性糖蛋白，是具有多种生物学功能的细胞因子，具有抗多种病毒感染、抑制肿瘤细胞生长、促进细胞免疫功能等生物活性。临床使用的干扰素包括天然干扰素、重组干扰素和聚乙二醇化干扰素。

二、审方要点

抗病毒药审核必须关注以下几点：①处方用药与诊断是否相符，应根据病毒种类选择合适的抗病毒药。如阿昔洛韦只对疱疹病毒有效，其他病毒感染时不宜选用阿昔洛韦。②药物的用法、用量是否正确，根据不同适应证掌握药物的用法用量，比如单纯疱疹性脑炎，建议按照 10mg/kg 剂量给药。③特殊人群用药，对于肾功能不全患者需要根据肾小球滤过率调整给药剂量，对于孕妇和哺乳期女性，需选择对这类人群较为安全的药物。④是否有明显的药物不良反应，如抗疱疹病毒药和核苷类似物抗乙肝病毒药（阿德福韦酯、富马酸替诺福韦二吡呋酯）都有肾毒性，审方中应关注肾功能，避免与肾毒性药物合用；如核苷类似物抗乙肝病毒药都有可能导致乳酸中毒和严重肝大伴随脂肪变性，使用过程中应加强监测。

奥司他韦

【适应证】

用于成人甲型和乙型流行性感冒(简称流感)治疗及预防。

【用法用量】

1. 流感的治疗 成人和 13 岁以上青少年的推荐口服剂量是每次 75mg,每日 2 次。

2. 流感的预防 用于与流感患者密切接触后的流感预防时的推荐口服剂量为 75mg,每日 1 次。

【特殊人群用药】

1. 孕妇及哺乳期妇女应尽量避免使用该药。

2. 1 岁以上的儿童推荐按照公斤体重口服用药:≤15kg,30mg,每日 2 次;>15~23kg,45mg,每日 2 次;>23~40kg,60mg,每日 2 次;>40kg,75mg,每日 2 次。

3. 肾功能不全患者 肌酐清除率 30~60ml/min:30mg 口服,每日 2 次(治疗)/每日 1 次(预防);肌酐清除率 10~30ml/min:30mg 口服,每日 1 次(治疗)/隔日 1 次(预防)。

【常见错误处方及解析】

处方描述 诊断:甲型流感。用药信息:磷酸奥司他韦胶囊 75mg b.i.d. p.o.。患者信息:肾小球滤过率:45ml/min。

处方问题 用法、用量不适宜。肾功能不全患者应减少剂量。

解析及处理 治疗肌酐清除率大于 30ml/min 但不大于 60ml/min 的甲型流感患者,奥司他韦剂量应为 30mg b.i.d.,建议医生根据患者肾功能调整剂量。

阿昔洛韦

【适应证】

1. 口服给药

(1)单纯疱疹病毒感染：用于生殖器疱疹病毒感染初发和复发病例,对反复发作病例口服本品用作预防。

(2)带状疱疹：用于免疫功能正常者带状疱疹和免疫缺陷者轻症病例的治疗。

(3)免疫缺陷者水痘的治疗。

2. 还用于单纯疱疹性脑炎和急性视网膜坏死的治疗。

3. 外用 用于单纯疱疹或带状疱疹。

【用法用量】

1. 口服制剂 口服,一次 0.2~0.8g,一日 3~5 次。

2. 注射剂 静脉滴注,5~10mg/kg,一日 3 次。成人一日最高剂量按体重 30mg/kg 给药,或按体表面积 1.5g/m² 给药。

3. 外用 眼用制剂：滴入眼睑内,每 2 小时 1 次。乳膏剂：局部外用。取适量本品涂患处,白天每 2 小时 1 次,一日 4~6 次。

【特殊人群用药】

1. 肾功能不全患者

(1)Ccr 为 50~90ml/min,5~12.5mg/kg,q.8h.,静脉滴注。

(2)Ccr 为 10~50ml/min,5~12.5mg/kg,q.12~24h.,静脉滴注。

2. 儿童用药

(1)口服给药：2 岁以上儿童按体重一次 20mg/kg,一日 4 次。40kg 以上儿童常用量为一次 0.8g,一日 4 次。

(2)静脉滴注：按体表面积一次 250~500mg/m² 或按体重一次 10mg/kg,隔 8 小时静脉滴注 1 次。

【常见错误处方及解析】

处方描述 诊断：病毒性脑炎。用药信息：注射用阿昔洛韦250mg+0.9%氯化钠注射液500ml q.8h. i.v.gtt.。患者体重：50kg。

处方问题 用法、用量不适宜。阿昔洛韦用于病毒性脑炎剂量过小。

解析及处理 阿昔洛韦用于疱疹性脑炎，应按照体重10mg/kg，q.8h.。因此根据患者体重，给药剂量应为500mgq.8h.。建议医生根据患者体重给予足够剂量。

更昔洛韦

【适应证】

1. 注射剂 用于治疗危及生命或视觉的免疫缺陷患者的巨细胞病毒感染，以及预防器官移植患者的巨细胞病毒感染。

2. 口服给药 ①用于免疫缺陷患者的巨细胞病毒性视网膜炎的维持治疗；②预防可能发生于器官移植受者的巨细胞病毒感染；③预防晚期HIV感染患者的巨细胞病毒感染。

3. 外用给药 眼用制剂、凝胶剂：用于治疗单纯疱疹性角膜炎。

【用法用量】

1. 注射剂 静脉滴注，诱导剂量：5mg/kg，每12小时1次；维持剂量：5mg/kg，每日1次，每周用药7日，或者6mg/kg，每日1次，每周用药5日。

2. 口服制剂 口服，在诱导治疗后，推荐维持量为每次1 000mg，一日3次。

3. 外用 眼用制剂、凝胶剂：外用，滴入结膜囊中，一次1滴，一日4次。

【特殊人群用药】

1. 孕妇及哺乳期妇女避免使用。

2. 肾功能不全患者

（1）静脉注射给药：肌酐清除率≥70ml/min，无须调整；肌酐清除率50~69ml/min，诱导治疗剂量每12小时2.5mg/kg，维持治疗剂量每日2.5mg/kg；肌酐清除率25~49ml/min，诱导治疗剂量每日2.5mg/kg，维持治疗剂量每日1.5mg/kg；肌酐清除率10~24ml/min，诱导治疗剂量每日1.25mg/kg，维持治疗剂量每日0.625mg/kg；肌酐清除率小于10ml/min，诱导治疗剂量1.25mg/kg，3次/周，维持治疗剂量0.625mg/kg，3次/周，血液透析后给药。

（2）口服给药：肌酐清除率≥70ml/min，无须调整；肌酐清除率50~69ml/min，每日1 500mg或500mg，一日3次；肌酐清除率25~49ml/min，每日1 000mg或500mg，一日2次；肌酐清除率10~24ml/min，每日500mg，一日1次；肌酐清除率小于10ml/min继血液透析后，每周3次，一次500mg。

3. 儿童　慎用。

4. 老年人　服药前监测肾功能以及及时调整剂量。

【**有临床意义的相互作用**】

1. 不建议与<u>亚胺培南西司他丁钠合用</u>。

2. <u>与其他已知有骨髓抑制作用或引起肾脏损害的药物合用时，毒性可能增强，需加强监测</u>。包括核苷类似物（如齐多夫定、去羟肌苷、司他夫定）、免疫抑制剂（如环孢素、他克莫司、吗替麦考酚酯）、抗肿瘤药（如多柔比星、长春新碱、长春碱、羟基脲）和抗感染药物（如甲氧苄啶/磺胺类药、氨苯砜、两性霉素B、氟胞嘧啶、喷他脒）等。

【**注意事项**】

1. 在治疗期间对所有患者监测全血细胞计数和血小板计数，尤其是肾脏损害患者、新生儿及婴儿。

2. 用药期间需加强对血清肌酐的监测。

【**常见错误处方及解析**】

处方描述　诊断：肝移植术后。用药信息：注射用更昔洛韦 250mg q.d. i.v.gtt.。患者信息：体重 50kg。

处方问题 用法、用量不适宜。更昔洛韦未使用诱导剂量不适宜。

解析及处理 更昔洛韦用于预防可能发生于器官移植受者的巨细胞病毒感染。应先使用诱导剂量 5mg/kg，每 12 小时 1 次，后使用维持剂量 5mg/kg，每日 1 次。因此，该患者在用药时未先给诱导剂量不适宜。建议医生根据患者体重给予诱导剂量后再给予足够剂量。

利巴韦林

【适应证】

1. 用于呼吸道合胞病毒引起的病毒性肺炎与支气管炎及病毒性上呼吸道感染，皮肤疱疹病毒感染，流行性感冒及单纯疱疹性口炎。

2. 滴眼液适用于单纯疱疹性角膜炎。

【用法用量】

1. 口服制剂 口服，成人一次 0.15~0.3g，一日 3 次。

2. 注射剂 静脉滴注，成人一次 0.5g，一日 2 次。

3. 吸入制剂 ①喷剂、喷雾剂：每 4~5 小时 1 次，鼻腔 1 喷，咽喉 1~2 喷。②气雾剂：第一次使用 1 小时内揿喷 4 次，一次 2~3 揿，以后每隔 1 小时喷 1 次，一次 2~3 揿。2 日以后一日 4 次，一次 2~3 揿，成人每日平均剂量 20~30mg。

4. 外用 滴眼：滴入眼睑内，一次 1~2 滴，每小时 1 次，好转后每 2 小时 1 次。

【特殊人群用药】

1. 孕妇及哺乳期妇女禁止使用。

2. **肾功能不全者** 肌酐清除率低于 **50ml/min** 禁用。

3. **肝功能不全者** 慎用。

4. 儿童

(1) 口服给药：6 岁以上儿童每日按体重 10mg/kg，分 4 次服用。

(2) 吸入给药：气雾剂，同成人气雾剂用法，儿童每日平均剂量 15~20mg。

(3) 注射给药：儿童按体重一日 10~15mg/kg，分 2 次给药。

5. 老年人　不推荐应用。

【有临床意义的相互作用】

1. 避免与拉米夫定、去羟肌苷合用。

2. 与华法林合用需加强国际标准化比值（INR）监测。

3. 与硫唑嘌呤合用需加强对骨髓毒性的监测。

4. 与齐多夫定合用导致齐多夫定药效降低，需监测 HIV 的 RNA 水平。

【注意事项】

用 **0.9%** 氯化钠注射液或 **5%** 葡萄糖注射液稀释成每 **1ml** 含 **1mg** 的溶液后缓慢静脉滴注。

【常见错误处方及解析】

处方描述　诊断：呼吸道合胞病毒感染。用药信息：注射用利巴韦林 0.5g+0.9% 氯化钠注射液 100ml q.12h. i.v.gtt.。

处方问题　溶媒选择不适宜。利巴韦林 0.5g 用 100ml 氯化钠注射液溶解，溶媒量太小。

解析及处理　利巴韦林应用 0.9% 氯化钠注射液或 5% 葡萄糖注射液稀释成 1mg/ml 溶液后缓慢静脉滴注。因此，利巴韦林 0.5g 需用 0.9% 氯化钠注射液或 5% 葡萄糖至少 500ml 溶解后静脉滴注。建议医生修改溶媒用量。

拉米夫定

【适应证】

1. 适用于伴有谷丙转氨酶升高和病毒活动复制的，肝功能代偿的成年慢性乙型肝炎患者的治疗。

2. 与其他抗反转录病毒药物联合用于治疗人类免疫缺陷病毒感染的成人和儿童。

【用法用量】

1. 用于慢性乙型肝炎患者的治疗,每日 1 次,每次 100mg,口服。

2. 用于治疗人类免疫缺陷病毒感染,推荐的口服日剂量为 300mg,分 2 次服用,每次 150mg,或一次性服用 300mg。

【特殊人群用药】

1. **孕妇及哺乳期妇女禁止使用**。

2. **肾功能不全患者**

(1)用于 HIV 感染患者:肌酐清除率 30~49ml/min,150mg,每日 1 次;肌酐清除率 15~29ml/min,首剂 150mg,然后予 100mg,每日 1 次;肌酐清除率 5~14ml/min,首剂 150mg,然后予 50mg,每日 1 次;肌酐清除率小于 5ml/min,首剂 50mg,然后予 25mg,每日 1 次。

(2)用于乙型病毒性肝炎患者:肌酐清除率 30~49ml/min,首剂 100mg,然后予 50mg,每日 1 次;肌酐清除率 15~29ml/min,首剂 100mg,然后予 25mg,每日 1 次;肌酐清除率 5~14ml/min,首剂 35mg,然后予 15mg,每日 1 次;肌酐清除率小于 5ml/min,首剂 35mg,然后予 10mg,每日 1 次。

3. **儿童** 体重 ≥ 25kg,推荐剂量为拉米夫定每日 300mg,可选择服用 150mg 每日 2 次或 300mg 每日 1 次;3 月龄且体重<25kg,按照体重范围给药,推荐 4mg/kg,每日 2 次。如体重范围是 14~20kg,可上午下午各服用 75mg;如体重范围是 21~25kg,可上午 75mg,下午 150mg。

【有临床意义的相互作用】

避免使用:利巴韦林、扎西他滨、恩曲他滨或者含有恩曲他滨的复方制剂。

【常见错误处方及解析】

处方描述　诊断：慢性乙型肝炎，妊娠状态。用药信息：拉米夫定片 100mg q.d. p.o.。

处方问题　遴选药品不适宜。拉米夫定用于孕妇不合理。

解析及处理　<u>孕妇应避免使用拉米夫定抗病毒</u>。建议与医生沟通，改为替比夫定或替诺福韦。

阿德福韦酯

【适应证】

适用于治疗有乙型肝炎病毒活动性复制证据，并伴有血清转氨酶持续升高或肝脏组织学活动性病变的肝功能代偿的成年慢性乙型肝炎患者。

【用法用量】

成人（18~65 岁）推荐剂量为每日 1 次，每次 10mg，口服。

【特殊人群用药】

1. <u>孕妇和哺乳期妇女避免使用</u>。

2. **肾功能不全患者**　肌酐清除率 30~49ml/min，10mg，每 48 小时 1 次；肌酐清除率 10~29ml/min，10mg，每 72 小时 1 次。

3. **儿童**　不宜用于 18 岁以下儿童和青少年。

【注意事项】

用药期间需密切监测肾功能和血清磷水平。

【常见错误处方及解析】

处方描述　诊断：慢性乙型肝炎。用药信息：阿德福韦酯胶囊 10mg q.d. p.o.。患者信息：肾小球滤过率 35ml/min。

处方问题　遴选药品不适宜。阿德福韦酯用于肾功能不全患者剂量偏大。

解析及处理　<u>肾功能不全患者应尽量选择肾毒性较小的抗病毒药，阿德福韦酯本身有肾毒性，肾功能不全时不建议使用，</u>

若一定要使用,应根据肾小球滤过率调整剂量。建议与医生沟通,更改给药方案。

恩替卡韦

【适应证】

适用于病毒复制活跃,血清谷丙转氨酶持续升高或肝脏组织学显示有活动性病变的慢性成人乙型肝炎的治疗。

【用法用量】

成人和 16 岁及以上的青少年,每日 1 次,每次 0.5mg,口服。拉米夫定治疗时发生病毒血症或出现拉米夫定耐药突变的患者为每日 1 次,每次 1mg,口服。

【特殊人群用药】

1. 孕妇及哺乳期妇女慎用。

2. 肾功能不全者　肌酐清除率 30~49ml/min,剂量减半或隔日 1 次;肌酐清除率 10~29ml/min,减量至 1/3 或每 72 小时 1 次。

【常见错误处方及解析】

处方描述　诊断:慢性乙型肝炎。用药信息:恩替卡韦片 0.5mg q.n. p.o.。患者信息:肾小球滤过率:45ml/min。

处方问题　用法、用量不适宜。恩替卡韦在肾功能不全时用量过大,不适宜。

解析及处理　恩替卡韦在肾功能不全时需减量,肾小球滤过率在 30~50ml/min 时,用量应为 0.25mg q.d. 或 0.5mg q.48h.。拉米夫定治疗失效患者为 0.5mg q.d.。建议与医生沟通,患者是否初次使用恩替卡韦,若为初始治疗患者,建议改为 0.25mg q.d. 或 0.5mg q.48h.。

替比夫定

【适应证】

1. 用于有病毒复制证据以及有血清转氨酶持续升高或肝组织活动性病变证据的慢性乙型肝炎成人患者。

2. 超说明书适应证 慢性乙型肝炎、围产期慢性乙型肝炎传播的预防。

【用法用量】

成人和青少年（≥16岁），推荐剂量为600mg，每日1次，口服。

【特殊人群用药】

肾功能不全者 肌酐清除率30~49ml/min，600mg每48小时1次；肌酐清除率低于30ml/min（不需要透析），600mg每72小时1次。

【有临床意义的相互作用】

避免同时使用聚乙二醇干扰素。

【注意事项】

监测肾功能、肌酸激酶。

【常见错误处方及解析】

处方描述 诊断：慢性乙型肝炎。用药信息：替比夫定片600mg q.d. p.o.。患者信息：肌酸激酶567U/L。

处方问题 遴选药品不适宜。肌酸激酶过高不宜选用替比夫定。

解析及处理 替比夫定会造成肌酸激酶增高，因此肌酸激酶增高的患者不宜选用替比夫定。建议与医生沟通，更改抗病毒治疗方案。

富马酸替诺福韦二吡呋酯

【适应证】

1. 适用于与其他抗反转录病毒药物联用,治疗成人 HIV-1 感染。

2. 适用于治疗慢性乙型肝炎成人和 ≥ 12 岁的儿童患者。

【用法用量】

每次 300mg,每日 1 次,口服。

【特殊人群用药】

肾功能不全者 肌酐清除率 30~49ml/min,300mg 每 48 小时 1 次;肌酐清除率 10~29ml/min,300mg 每 72~96 小时 1 次。

【有临床意义的相互作用】

1. 与去羟肌苷联合给药时,增加去羟肌苷有关不良事件的发生风险。

2. 与蛋白酶抑制剂如阿扎那韦、洛匹那韦、利托那韦等联用时,会升高替诺福韦的浓度,可能会引起肾损伤。

3. 与来迪派韦索磷布韦联合用药时,会增加替诺福韦的暴露量。

【常见错误处方及解析】

处方描述 诊断:慢性乙型肝炎。用药信息:富马酸替诺福韦二吡呋酯片 300mg q.d. p.o.。患者信息:慢性肾病,肾小球滤过率 67ml/min。

处方问题 遴选药品不适宜。患者慢性肾病,肾功能受损,使用富马酸替诺福韦二吡呋酯抗病毒属用药选择不适宜。

解析及处理 富马酸替诺福韦二吡呋酯本身具有肾毒性,对于肾功能不全患者建议选用恩替卡韦或富马酸丙酚替诺福韦,建议医生换用其他抗病毒药。

富马酸丙酚替诺福韦

【适应证】

用于治疗成人和青少年(年龄 12 岁及以上,体重至少为 35kg)慢性乙型肝炎。

【用法用量】

每日 1 次,一次 25mg,口服。

【有临床意义的相互作用】

不推荐与卡马西平、奥卡西平、苯巴比妥、苯妥英合用,不建议与伊曲康唑、利福平、利福喷丁、利福布汀、圣·约翰草合用。

【注意事项】

1. 不推荐丙酚替诺福韦用于肌酐清除率<15ml/min 且未接受血液透析的患者。

2. 对于失代偿性肝病以及 CTP 评分>9(即 C 级)的 HBV 感染患者,出现严重肝脏或肾脏不良反应的风险可能更高,应注意监测。

【常见错误处方及解析】

处方描述 诊断:慢性乙型肝炎。用药信息:富马酸丙酚替诺福韦片 25mg q.d. p.o.。患者信息:慢性肾病,肾小球滤过率 10ml/min。

处方问题 遴选药品不适宜。患者肾功能受损,肾小球滤过率 10ml/min,使用富马酸丙酚替诺福韦抗病毒属于用药选择不适宜。

解析及处理 丙酚替诺福韦不推荐用于肌酐清除率<15ml/min 且未接受血液透析的患者。建议与医生沟通患者是否血液透析状态,且更改治疗方案。

重组人干扰素 α2a

【适应证】

1. 淋巴或造血系统肿瘤　毛细胞白血病、多发性骨髓瘤、低度恶性非霍奇金淋巴瘤、皮肤 T 细胞淋巴瘤、慢性髓细胞性白血病、与骨髓增生性疾病相关的血小板增多。

2. 实体肿瘤　无机会性感染史患者的与获得性免疫缺陷综合征（简称艾滋病）相关的卡波西肉瘤、复发性或转移性肾细胞癌、转移性恶性黑色素瘤。

3. 病毒性疾病　伴有 HBV-DNA、DNA 聚合酶阳性或HBeAg 阳性等病毒复制标志的成年慢性活动性乙型肝炎患者；伴有 HCV 抗体阳性和谷丙转氨酶增高，但不伴有肝功能代偿失调（CTP 评分为 A 级）的成年慢性丙型肝炎患者。

【用法用量】

注射剂：每日 150~900 万国际单位，每周 3 次皮下注射或肌内注射。

【特殊人群用药】

1. 严重肝功能不全患者禁用。

2. 肾功能不全患者中，肌酐清除率大于 20ml/min 者无须调整剂量。终末期肾功能不全者注意监测不良反应。

3. 因本品含有苯甲醇，禁用于新生儿及婴幼儿。

【有临床意义的相互作用】

1. 与茶碱合用需加强对茶碱类药物不良反应的监测。

2. 与产生神经毒性、血液毒性及心脏毒性的药物合用会加重毒性反应，需加强监测。

【注意事项】

严重心脏疾病或有心脏病史者、癫痫及中枢神经系统功能损伤者、正在接受或近期内接受免疫抑制剂治疗的慢性肝炎患者,以及即将接受同种异体骨髓移植的 HLA 抗体识别相关的慢性髓细胞性白血病患者禁用。

【常见错误处方及解析】

　　处方描述　诊断:慢性乙型肝炎,肝硬化失代偿期。用药信息:重组人干扰素 α2a 注射液 500 万国际单位 i.h.q.o.d.。

　　处方问题　遴选药品不适宜。

　　解析及处理　重组人干扰素禁用于肝硬化失代偿期患者,建议与医生沟通,改为核苷类似物,乙型肝炎患者抗病毒首选恩替卡韦、富马酸替诺福韦二吡呋酯或是富马酸丙酚替诺福韦。

聚乙二醇干扰素 α2b

【适应证】

　　适用于治疗成人(≥18 岁)代偿性的慢性丙型肝炎、慢性乙型肝炎。

【用法用量】

　　1. 慢性丙型肝炎　40~50μg 每周 1 次,皮下注射。

　　2. 慢性乙型肝炎　1.0μg/kg 每周 1 次,皮下注射。

【特殊人群用药】

　　1. 孕妇禁止使用,哺乳期妇女避免用药。

　　2. 严重肾功能不全、慢性肾衰竭或肌酐清除率<50ml/min 不应使用。

　　3. 严重肝功能不全患者不应使用。

　　4. 不推荐儿童或年龄在 18 岁以下的青少年应用。

【有临床意义的相互作用】

　　1. 避免与 ACEI 类药物合用。

　　2. 与茶碱合用时,应监测茶碱血清浓度并适当调整茶碱用量。

　　3. 与替比夫定合用会增加外周神经病变的风险,需加强监测。

4. 与华法林合用需加强对凝血酶原时间的监测。

【注意事项】

禁用于自身免疫性肝炎、自身免疫性疾病病史者。

【常见错误处方及解析】

处方描述　诊断: 慢性乙型肝炎。用药信息: 聚乙二醇干扰素 α2b 注射液 50μg i.h.q.o.d.。

处方问题　用法、用量不适宜。聚乙二醇干扰素 α2b 给药频次不合理。

解析及处理　聚乙二醇干扰素 α2b 为长效制剂,一周 1 次即可。建议与医生沟通,修改给药频次。

PHARMACIST

第二章
抗肿瘤药及审方要点

　　肿瘤是机体细胞在各种致瘤因素作用下，发生基因水平改变和功能异常，导致细胞异常增生而形成的非正常组织。根据生物学行为的不同，肿瘤可分为良性肿瘤和恶性肿瘤。抗肿瘤药是可抑制肿瘤细胞生长，对抗和治疗恶性肿瘤的药物。目前根据作用机制将抗肿瘤药分为细胞毒性药物、肿瘤靶向药物、内分泌治疗药物和免疫治疗药物等。

第一节　细胞毒性药物

　　细胞毒性药物具有细胞毒性，主要作用机制为杀伤或抑制肿瘤细胞增殖，传统上称为化疗药物。对正常增殖细胞尤其是增殖活跃的骨髓、消化道上皮具有不同程度的毒性，是最早应用于抗肿瘤治疗的一类药物。本类药物毒性大，治疗窗窄，使用不当可能会造成严重的不良后果，审方时需特别注意。

　　细胞毒性药物按作用机制可分为作用于 DNA 化学结构的药物，如烷化剂、铂类、抗肿瘤抗生素类和蒽环类；影响核酸合成的药物；拓扑异构酶抑制剂；影响蛋白质合成和干扰有丝分裂的药物四大类。

一、常用药物介绍

1. 紫杉醇 本品为新型抗微管药,可促进细胞微量双聚体装配成微管而后通过防止去多聚化过程而使微管稳定化,另外亦可导致整个细胞周期微管"束"的排列异常和细胞分裂期间微管多发性星状体的产生。主要用于卵巢癌、乳腺癌、肺癌、获得性免疫缺陷综合征(艾滋病)相关性卡波西肉瘤等的治疗。

紫杉醇注射剂中含聚氧乙基代蓖麻油,可造成严重过敏,用药前需予地塞米松、苯海拉明、西咪替丁等预处理。骨髓抑制为剂量限制性毒性。周围神经病变最常见轻度麻木和感觉异常。心血管毒性可见低血压和无症状的短时间心动过缓。还可见肌肉关节疼痛、胃肠道反应、肝脏毒性、脱发等。

2. 多西他赛 本品属紫杉烷类抗肿瘤药,能通过促进小管聚合成稳定的微管并抑制其解聚从而减少游离小管的数量。主要用于乳腺癌、肺癌、前列腺癌、胃癌等的治疗。

本品骨髓抑制比紫杉醇重,神经毒性比紫杉醇轻。用药后最常见的不良反应包括贫血、脱发、恶心、呕吐、口腔炎、腹泻、虚弱、感染、畏食、感觉神经和运动神经异常(包括味觉异常)、皮肤改变、指甲改变、肌痛等。还可能出现过敏反应、注射部位反应、严重体液潴留等。本品与紫杉醇存在交叉过敏性,为减轻体液潴留,多西他赛化疗前必须口服糖皮质激素类药物如地塞米松预处理。

3. 吉西他滨 吉西他滨(gemcitabine,GEM)是嘧啶类抗代谢物,在细胞内经过核苷激酶的作用转化为具有活性的二磷酸核苷(dFdCDP)及三磷酸核苷(dFdCTP),能抑制DNA的合成,引起细胞凋亡,主要作用于S期细胞,一定条件下可阻止G_1期向S期进展。主要用于治疗肺癌、胰腺癌、乳腺癌等。

骨髓抑制是本品的剂量限制性毒性,其中血小板减少常见。胃肠道有恶心、呕吐,以及肝功能、皮疹异常十分常见,肾脏可有轻度蛋白尿和血尿,有部分出现不明原因的肾衰竭。可有支气管痉挛。还可有脱发、嗜睡、腹泻、口腔毒性及便秘。用药期间需监测血常规与肝肾功能、肺功能。与顺铂联用时,应监测电解质(包括钾、镁、钙)。严重肾功能不全者禁止将本药与顺铂联用。

4. 培美曲塞 培美曲塞是抗叶酸制剂,通过破坏细胞内叶酸依赖性的正常代谢过程,抑制细胞复制,从而抑制肿瘤的生长。主要用于肺癌、恶性胸膜间皮瘤的治疗。

骨髓抑制是常见的剂量限制性毒性,主要是中性粒细胞减少和血小板减少。消化道反应有胃炎、恶心、呕吐、腹泻、便秘等。可有一过性转氨酶升高,超过 10% 的患者出现皮疹、脱屑,瘙痒、脱发也较常见。补充叶酸和维生素 B_{12} 预防或减少血液学或胃肠道不良反应,并预服糖皮质激素类药物如地塞米松预处理降低皮肤反应的发生率及严重程度。

5. 依托泊苷 本品作用于 II 型 DNA 拓扑异构酶,导致单链或双链的破坏,使细胞不能通过 S 期。主要用于治疗小细胞肺癌、恶性淋巴瘤、恶性生殖细胞瘤、白血病,对神经母细胞瘤、横纹肌肉瘤、卵巢癌、非小细胞肺癌、胃癌和食管癌等有一定疗效。

本品可致骨髓抑制、食欲减退、恶心、呕吐、口腔炎等消化道反应,脱发亦常见。静脉滴注过快,可出现低血压、喉痉挛等过敏反应。

6. 伊立替康 本品为喜树碱类衍生物,能特异性抑制 I 型 DNA 拓扑异构酶。其代谢产物 SN-38 对拓扑异构酶的活性比伊立替康强,两者均可诱导单链 DNA 损伤,从而阻断 DNA 复制。主要用于肠癌、胰腺癌、肺癌等的治疗。

迟发性腹泻与中性粒细胞减少是剂量限制性毒性。本药可致严重的早发性和迟发性腹泻,迟发性腹泻可危及生命,应立即使用洛哌丁胺。早发性腹泻可能伴胆碱能综合征,给予阿托品可预防和改善症状。治疗期间需监测血常规、肝肾功能、电解质（腹泻时）和体液，有条件时监测 *UGT1A1* 基因型。

7. 顺铂 本品为抗肿瘤重金属复合物，作用与双功能烷化剂类似，能与 DNA 结合形成交叉键，从而破坏 DNA 功能，属细胞周期非特异性药物。为非小细胞肺癌、食管癌、卵巢癌、膀胱癌、宫颈癌、前列腺癌等多种实体瘤的一线用药。

严重的恶心、呕吐为主要的剂量限制性毒性，需并用强效止吐剂。肾毒性、耳毒性和骨髓抑制也是剂量限制性毒性。为预防肾脏毒性，用药前后均需充分水化，并避免与其他肾毒性药物合用。抗组胺药可掩盖本品所致的耳鸣、眩晕等症状。其他可见神经毒性、过敏反应、心脏功能异常、肝功能异常。治疗期间需监测血常规、肝肾功能、电解质、听力。

8. 卡铂 本品为第二代铂类抗肿瘤药，直接作用于 DNA，引起靶细胞 DNA 的链间及链内交联，破坏 DNA 而抑制肿瘤生长，用于治疗卵巢癌、非小细胞肺癌、小细胞肺癌、头颈部鳞状细胞癌（简称鳞癌）、睾丸肿瘤、恶性淋巴瘤、宫颈癌、膀胱癌、食管癌等。

骨髓抑制为剂量限制毒性，可见白细胞、血小板、粒细胞降低。食欲减退、恶心、呕吐等胃肠道反应较顺铂轻微。神经毒性、耳毒性、脱发及头晕等不良反应低于顺铂。卡铂过敏反应常发生于使用后几分钟之内，发生率随卡铂化疗次数增加而增加。治疗期间需监测血常规、肝肾功能、电解质、听力。

9. 多柔比星 本品为蒽环类抗生素，能直接嵌入 DNA 碱基对之间干扰转录，阻止 mRNA 的形成起到抗肿瘤作用，为细胞周期非特异性药物，适用于乳腺癌、肺癌、软组织和骨肉瘤、膀胱癌、睾丸癌、甲状腺癌和急性白血病，也用于肝癌、胃癌、卵巢癌、前列腺癌、宫颈癌、头颈部肿瘤、多发性骨髓瘤、胰腺癌、食管癌及子宫内膜癌等。

本药可引起心肌损害，心脏毒性与累积剂量密切相关，累积

剂量不应超过 $550mg/m^2$，达此量不得重复应用本品或其他蒽环类药物。骨髓抑制为多柔比星的主要不良反应。使用本品还可出现食欲减退、恶心、呕吐等胃肠道反应，脱发发生率在 90% 以上。如注射处药物外溢可引起组织溃疡和坏死，如发生外渗，应立即停药，并冰敷受累部位。药物浓度过高可引起静脉炎。治疗期间需监测心功能、血常规、肝肾功能、电解质。

10. 表柔比星 本品为蒽环类抗生素，为细胞周期非特异性药物，毒性较同剂量的多柔比星低，用于治疗恶性淋巴瘤、乳腺癌、肺癌、软组织肉瘤、食管癌、胃癌、肝癌、胰腺癌、黑色素瘤、卵巢癌。膀胱内给药有助于浅表性膀胱癌、原位癌的治疗和预防其经尿道切除术后的复发。

本品的肝清除量较高，肝动脉给药后，其血浆清除率也比静脉给药为高，所以更适用于局部化疗如肝动脉给药或腹腔内化疗；经由动脉插管、腹腔内给药或膀胱灌注表柔比星，其全身作用微弱，心肌损害、脱发、骨髓抑制和胃肠道反应均较全身给药明显轻。本品可引起心肌损害，心脏毒性与累积剂量密切相关，累积剂量不应超过 $900mg/m^2$。本品为发疱剂，只可静脉给药、浆膜腔内给药，应尽量避免出现外渗。治疗期间需监测心功能、血常规、肝肾功能、电解质。

11. 长春瑞滨 本品是长春碱类抗肿瘤药，通过阻滞细胞有丝分裂过程中的微管形成，使细胞分裂停止于有丝分裂中期，为细胞周期特异性药物。主要适用于非小细胞肺癌、乳腺癌、难治性淋巴瘤、卵巢癌等。

最常报告的药物不良反应为骨髓抑制、神经疾病、胃肠道毒性、肝药酶短暂升高、脱发和局部静脉炎。粒细胞减少是长春瑞滨主要的剂量依赖性毒性。长期用药可出现下肢无力。本品为发疱剂，注射剂只能快速静脉注射并冲管，避免出现外渗。用药期间定期监测血常规、肝肾功能。

12. 环磷酰胺 本品为一种氮芥类药物，属于烷化剂类的细胞毒性药物,未经代谢时无抗肿瘤活性,在体内被肝脏活化成磷酰胺氮芥而起作用。对恶性淋巴瘤、急性或慢性淋巴细胞白血病、多发性骨髓瘤有较好的疗效,对乳腺癌、睾丸肿瘤、卵巢癌及骨肉瘤等均有一定的疗效。

骨髓抑制是环磷酰胺常见的不良反应,胃肠道反应多见,其他反应还包括脱发、口腔炎、中毒性肝炎、皮肤色素沉着、月经紊乱、无精子或精子减少及肺纤维化等。本品的代谢产物(丙烯醛)对尿路有刺激性,大剂量使用缺乏有效预防措施时,可致出血性膀胱炎,应用时应水化、利尿,同时给予美司钠。大剂量用药时,除密切观察骨髓功能外,尤其要注意非血液学毒性如心肌炎、中毒性肝炎及肺纤维化等。当肝肾功能不全、骨髓转移或既往曾接受多程放化疗时,环磷酰胺的剂量应减少至推荐剂量的1/3~1/2。由于本品需在肝内活化,因此腔内给药无治疗作用。治疗期间需监测血常规、尿常规、肝肾功能、电解质。

13. 氟尿嘧啶 本品为胸腺嘧啶核苷合成酶抑制剂,是一种抗代谢类细胞毒性药物,在体内经酶转变为 5- 氟尿嘧啶脱氧核苷,与胸腺嘧啶核苷合成酶的活性中心形成共价结合,使该酶的活性受到抑制,进而使胸腺嘧啶核苷生成减少,导致 DNA 的生物合成受阻。此外,它还可转变为三磷酸氟尿嘧啶核苷,以伪代谢产物形式掺入 RNA 中,从而干扰 RNA 的正常生理功能,影响蛋白质的生物合成。本品主要用于消化道肿瘤、乳腺癌、卵巢癌等的治疗。

氟尿嘧啶(5-FU)的不良反应常见血液毒性、胃肠道反应、心血管系统反应等。如出现心脏毒性、神经毒性,应暂停给药。如出现高氨血症性脑病,应暂停给药,并开始降血氨治疗。如出现腹泻,应根据需要进行补液、补充电解质或止泻治疗。

14. 奥沙利铂 奥沙利铂为第三代铂类化合物,又称为左旋反式二氨环己烷草酸铂,在体液中通过非酶反应取代不稳定的草酸盐配体,转化为具有生物活性的衍生物,衍生物可与

DNA 形成链内和链间交联,抑制 DNA 的复制和转录。本品主要用于结直肠癌、胃癌等消化道肿瘤的治疗。

末梢感觉神经病变是本药的特殊不良反应,主要表现为肢体麻木和感觉迟钝,为剂量限制性毒性,具有蓄积性。尤其需注意累积剂量大于 $800mg/m^2$(6 个周期),可能出现永久性感觉异常和功能障碍。此外,如出现过敏反应,应停用本药,并给予肾上腺素、皮质类固醇、抗组胺药。如本药以 2 小时滴注时长给药时出现急性喉痉挛,下次滴注时应将滴注时间延长至 6 小时。为防止出现喉痉挛,滴注期间或滴注后数小时内,应避免暴露于冷环境中,避免进食冰冷食物和 / 或冷饮。用药期间定期监测全血细胞计数、血生化、神经系统症状,与口服抗凝血药合用时,应监测国际标准化比值(INR)和凝血酶原时间。重度肾功能不全者用药期间须密切监测肾功能。

15. 卡培他滨　卡培他滨为抗代谢类细胞毒性药物,主要用于治疗结肠癌、乳腺癌、胃癌等。本品在酶的作用下转化为 5-FU 发挥作用。本品最常见的不良反应为胃肠道反应及手足综合征等。如出现严重腹泻,应密切监护,出现脱水时应立即补充液体和电解质,并尽早使用止泻药(如洛哌丁胺),必要时需减少本品剂量。如出现严重皮肤和黏膜反应,应永久停药。如出现 2 级或 3 级手足综合征,应暂停本药,直至缓解至 0~1 级;出现 3 级手足综合征时,再次使用应减量。

16. 替吉奥　替吉奥由替加氟、吉美嘧啶、奥替拉西钾三药组成,其中替加氟为抗代谢类细胞毒性药物。主要用于胃癌等肿瘤治疗。本药口服后替加氟在体内逐渐转化成 5-FU。吉美嘧啶选择性地可逆地抑制存在于肝脏的 5-FU 分解代谢酶 DPD,从而提高来自替加氟的 5-FU 的浓度。伴随着体内 5-FU 浓度的升高,肿瘤组织内 5-FU 磷酸化产物 5- 氟核苷酸可维持较高浓度,从而增强抗肿瘤疗效。奥替拉西钾分布于胃肠道,可选择性地可逆地抑制乳清酸磷酸核糖转移酶,进而抑制 5-FU

转化为 5- 氟核苷酸,从而在不影响 5-FU 抗肿瘤活性的同时减轻胃肠道不良反应。

本药主要不良反应有食欲下降、恶心呕吐、肝毒性、腹泻、乏力、口腔炎、骨髓抑制等。由于替吉奥主要经肝脏代谢,因此治疗期间应密切监测肝药酶变化。此外,也应常规监测血常规,化疗期间至少每 2 周监测 1 次,且第 1 个治疗周期或增量时更应密切监测,以避免骨髓抑制和急性重型肝炎等严重不良反应。另外,奥替拉西钾在强酸环境下易分解,而奥替拉西钾的浓度降低可减弱其抑制消化道不良反应的作用,故胃 pH 明显降低时有可能发生腹泻。用药前及用药期间应密切监测患者是否患有间质性肺炎,如出现间质性肺炎,应立即停药,并给予相应的治疗措施。

二、审方要点

细胞毒性药物的处方审核须重点关注以下几点:①适应证,应为说明书或指南等权威证据推荐的适应证,不得用于未确诊肿瘤者如肝占位性病变、肺肿物等。②给药方案,抗肿瘤药物治疗常采用联合化疗方案,按周期给药,审核时需注意化疗药物组成与给药频次。有些药物需预处理,需注意是否已予相应的药物。③药物剂量,本类药物具有细胞毒性,剂量过大易引发严重药物不良反应,通常需根据患者体表面积、既往治疗与不良反应情况计算患者最佳剂量,既往发生过严重不良反应的患者往往需减量。④溶媒选择与配伍,抗肿瘤药在不同溶媒中稳定性可能存在差异,许多药物对滴注浓度或时间有要求,需严格按要求的溶媒品种及体积选择。本类药物一般需单独静脉滴注,不与其他药物配伍,有些药物静脉滴注前后还需冲管。⑤给药途径,细胞毒性药物如使用不当可造成严重不良反应,如蒽环类药物等发疱剂只可静脉用药并需防止外渗,如肌内注射或皮下注射可造成组织坏死,需严格按说明书的给药途径给药。⑥给药顺序,某些化疗方案的化疗药物给药顺序对药物疗效与毒性有一定的影响。⑦特殊人群用药,本类药物大多具有胚胎毒性与生殖毒性,除非确认利大于弊,孕妇、哺乳期妇女均应禁用,有生育能力的患者治疗期间及治疗后数月内均应严格避孕。⑧用药禁忌,除了有过敏史禁用之外,更应该关注患者的血常规、肝肾功能等是否达到化疗的要求。除非特殊说明,一般化疗前患者的中性粒细胞计数应大于或等于 1.5×10^9/L 且血小板计数应大于或等于 100×10^9/L。最后,因细胞毒性药物具有免疫抑制作用,化疗期间禁止使用减毒疫苗。各种细胞毒性药物的审方要点具体如下。

紫 杉 醇

【适应证】

1. 卵巢癌。

2. 非小细胞肺癌。

3. 乳腺癌。

4. 获得性免疫缺陷综合征(简称艾滋病)相关性卡波西肉瘤。

5. 超说明书适应证 宫颈癌、胃癌、食管癌、软组织肉瘤、膀胱癌等。

【用法用量】

注射剂:175mg/m² 或 135mg/m²,每 3 周 1 次,静脉滴注时间大于 3 小时或大于 24 小时。此外,本品还有每周或每 2 周给药 1 次的方案,剂量为 50mg/m²、80mg/m² 或 100mg/m² 不等。本品稀释于 0.9% 氯化钠注射液或 5% 葡萄糖注射液,**终浓度为 0.3~1.2mg/ml**。

【特殊人群用药】

孕妇和哺乳期妇女禁止用药。有生育能力的妇女需在用药期间和用药结束后至少 6 个月内避孕。男性患者需避孕至用药结束后至少 3 个月。肝功能不全：应根据转氨酶与胆红素水平调整剂量，转氨酶水平 ≥ 10 × ULN 或胆红素水平 >5 × ULN 者不宜使用。

【有临床意义的相互作用】

1. 如紫杉醇于顺铂之后给予，可使紫杉醇的清除率降低，并产生更严重的骨髓抑制。因此，与铂类联用时，应先使用紫杉醇。

2. 本药经 CYP2C8 和 CYP3A4 代谢，合用 CYP2C8 底物（如瑞格列奈、罗格列酮等）、CYP2C8 抑制药（如吉非罗齐等）、CYP2C8 诱导药（如利福平等）、CYP3A4 底物（如咪达唑仑、辛伐他汀等）、CYP3A4 抑制药（如克拉霉素、伏立康唑、阿扎那韦等）、CYP3A4 诱导药（如利福平、卡马西平等）可改变紫杉醇的药代动力学，合用时应谨慎。

【注意事项】

可能导致严重过敏反应，**使用前需进行预处理**：本品治疗之前 12 及 6 小时左右给予地塞米松 20mg 口服，或在用本品之前 30~60 分钟静脉滴注地塞米松 20mg；在用本品之前 30~60 分钟静脉注射或深部肌内注射苯海拉明（或其同类药）50mg；以及在用本品之前 30~60 分钟给予静脉滴注西咪替丁（300mg）或雷尼替丁（50mg）。

【常见错误处方及解析】

处方描述 诊断：非小细胞肺癌。用药信息：紫杉醇注射液 270mg+0.9% 氯化钠注射液 100ml once i.v.gtt.。

处方问题 溶媒选择不适宜。紫杉醇注射液的溶媒量不适宜。

解析及处理 紫杉醇建议的终浓度为 0.3~1.2mg/ml，该处方浓度为 2.7mg/ml，应改为 250ml 或 500ml 氯化钠注射液。

多西他赛

【适应证】

1. 乳腺癌。

2. 肺癌。

3. 前列腺癌。

4. 胃腺癌(包括胃食管结合部腺癌)。

5. **超说明书适应证** 卵巢癌、头颈部鳞状细胞癌、宫颈癌、食管癌、膀胱癌、胰腺癌、原发灶不明的腺癌等。

【用法用量】

注射剂:一次 60mg/m² 或 75mg/m² 或 100mg/m²,静脉滴注 1 小时,每 3 周 1 次。用 0.9% 氯化钠注射液或 5% 葡萄糖注射液稀释(**终浓度为 0.3~0.74mg/ml,不得超过 0.74mg/ml**)。

【特殊人群用药】

孕妇及哺乳期妇女禁止用药。有生育能力的妇女需在用药期间和用药结束后至少 6 个月内避孕。男性患者需避孕至用药结束后至少 3 个月。严重肝功能不全者禁用,血清胆红素>1×ULN 和/或 GPT 及 GOT>3.5×ULN 并伴有碱性磷酸酶>6×ULN 的患者:除非有严格的使用指征,否则不应使用本药。

【有临床意义的相互作用】

本药为 CYP3A4 底物,与 CYP3A4 抑制药[如蛋白酶抑制药(尤其是利托那韦)]合用可能增加本药的暴露量,避免合用。如必须合用,可考虑降低本药的剂量。

【注意事项】

1. 为避免过敏反应,降低和/或延迟皮肤毒性和液体潴留,应预防性口服糖皮质激素类药物,如地塞米松。

2. 本药与顺铂和氟尿嘧啶联用时必须给予止吐药,并补充适当的水分。

【常见错误处方及解析】

处方描述 诊断：肺肿物。用药信息：多西他赛注射液 120mg+0.9% 氯化钠注射液 100ml once i.v.gtt.。实验室检查：白细胞计数 6.2×10^9/L。

处方问题 适应证不适宜。多西他赛治疗肺肿物不适宜。

解析及处理 多西他赛为化疗药，只用于恶性肿瘤的治疗。联系医生，如患者有肺恶性肿瘤只是误引用初次就诊的诊断，建议医生补充诊断；如患者确无适应证，应拒绝调配，打回处方。

吉西他滨

【适应证】

1. 肺癌。

2. 胰腺癌。

3. 乳腺癌。

4. **超说明书适应证** 卵巢癌、膀胱癌、宫颈癌、头颈部癌（鼻咽癌）、复发性霍奇金淋巴瘤、软组织肉瘤、原发灶不明的腺癌等。

【用法用量】

注射剂：静脉滴注，**滴注时间为 30 分钟**，一次 $1.0g/m^2$，一周 1 次，连用 3 周或 7 周，休息 1 周，或一次 $1.25g/m^2$，每 21 日治疗周期的第 1 日和第 8 日给药。本品**只可用 0.9% 氯化钠注射液溶解和稀释**。

【特殊人群用药】

孕妇和哺乳期妇女禁止用药。有生育能力的妇女需在用药期间和用药结束后至少 6 个月内避孕，男性患者需避孕至用药结束后至少 3 个月。男性治疗前宜保存精子。肝肾功能不全者慎用,严重肾功能不全者禁止将本药与顺铂联用。不推荐用于18 岁以下的儿童。

【有临床意义的相互作用】

1. 本药禁止与放疗合用。如须合用,应在放疗急性反应好转后或放疗结束至少 1 周后再给予本药。

2. 不推荐使用本药的患者接种减毒疫苗。

【注意事项】

1. 与其他抗肿瘤药联合或序贯化疗时,应考虑骨髓抑制的蓄积。

2. 滴注时间延长和用药频率增加可增大药物毒性。

【常见错误处方及解析】

处方描述　诊断:肺恶性肿瘤。用药信息:注射用盐酸吉西他滨 1g+0.9% 氯化钠注射液 500ml once i.v.gtt.。

处方问题　溶媒选择不适宜。吉西他滨对应的溶媒量不适宜。

解析及处理　吉西他滨需在 30 分钟内静脉滴注完毕,溶媒量过大,造成静脉滴注时间过长可增加药物毒性。建议联系医生修改处方。

培美曲塞

【适应证】

1. 肺癌。

2. 恶性胸膜间皮瘤。

3. 超说明书适应证　膀胱癌、胸腺恶性肿瘤、胃肠胰神经内分泌肿瘤、卵巢癌、宫颈癌。

【用法用量】

注射剂:21 日为一周期,于每周期的第 1 日给予本药 500mg/m², 使用 **0.9% 氯化钠注射液稀释至 100ml** 后静脉滴注

10 分钟以上。出现严重不良反应时应调整剂量。2 次减量后，再次发生任何血液学或非血液学 3~4 级毒性，应终止培美曲塞治疗。如果发生了 3~4 级神经毒性，应立即停止治疗。

【特殊人群用药】

孕妇和哺乳期妇女禁止用药。有生育能力的妇女与男性患者需在用药期间和用药结束后至少 6 个月内避孕。肌酐清除率 ≥ 45ml/min，本品无须调整剂量；**肌酐清除率<45ml/min，不应给予本品治疗**。当总胆红素 ≤ 1.5 × ULN，碱性磷酸酶（ALP）、GOT 和 GPT ≤ 3 × ULN 时，方可开始下一个周期的治疗。如肿瘤累及肝脏，ALP、GOT 和 GPT ≤ 5 × ULN 亦可开始下一个周期的治疗。

【有临床意义的相互作用】

1. 布洛芬可使本药的清除率降低，与较高剂量的布洛芬合用需谨慎（>1 600mg/d）。本品用药期间和用药前后 2 日内避免与非甾体抗炎药合用，如必须合用，需密切监测毒性反应。

2. 肾毒性药物（如氨基糖苷类抗生素、袢利尿药、铂类化合物、环孢素）或伴随使用经肾小管排泄的物质（如丙磺舒）可能会导致培美曲塞的清除延迟。应谨慎合用，必要时密切监测肌酐清除率。

【注意事项】

1. **不推荐用于组织学以鳞状细胞癌为主的非小细胞肺癌。**

2. **与顺铂联用时应在本品给药结束 30 分钟后再给予顺铂。**

【常见错误处方及解析】

处方描述 诊断：肺鳞状细胞癌。用药信息：注射用培美曲塞二钠 800mg+0.9% 氯化钠注射液 500ml once i.v.gtt.。

处方问题 遴选药品不适宜；溶媒选择不适宜。

解析及处理 肺鳞状细胞癌的抗癌治疗不适宜选择培美曲塞；培美曲塞使用时，要求用 100ml 0.9% 氯化钠注射液。

依托泊苷

【适应证】

用于治疗小细胞肺癌、恶性淋巴瘤、恶性生殖细胞瘤、白血病,对神经母细胞瘤、横纹肌肉瘤、卵巢癌、非小细胞肺癌、胃癌、食管癌有一定疗效。

【用法用量】

1. 静脉滴注　用 0.9% 氯化钠注射液稀释,浓度不超过 0.25mg/ml,滴注时间不少于 30 分钟。一日 60~100mg/m^2,连续 3~5 日,根据血象情况,间隔一定时间重复给药。儿童常用量:每日 100~150mg/m^2,连用 3~4 日。

2. 口服　单用每日 60~100mg/m^2,连用 10 日,每 3~4 周重复。联合化疗每日 50mg/m^2,连用 3 日或 5 日。或每日 175~200mg,连服 5 日,停药 3 周,或每日 50~75mg,连服 21 日,停药 1 周为一疗程。宜餐前服。

【特殊人群用药】

孕妇及哺乳期妇女禁止用药。有生育能力的妇女需在用药期间和用药结束后至少 6 个月内避孕。男性患者需避孕至用药结束后至少 4 个月。严重心、肝、肾功能障碍者禁用,肌酐清除率为 15~50ml/min 者,初始剂量减至推荐剂量的 75%。儿童应慎用。

【有临床意义的相互作用】

治疗期间及结束后 3 个月以内,不宜接种减毒疫苗。

【注意事项】

如出现血小板计数低于 50×10^9/L 或中性粒细胞绝对计数低于 0.5×10^9/L,需停用本药,直至恢复后方可继续使用。

【常见错误处方及解析】

处方描述　诊断:肺恶性肿瘤。用药信息:(依托泊苷注射液 150mg+0.9% 氯化钠注射液 500ml)一日 1 次,连用 5 天,i.v.gtt.。

处方问题 溶媒选择不适宜。依托泊苷溶媒量不适宜。

解析及处理 依托泊苷浓度每毫升不宜超过 0.25mg,浓度过高,应分解为两组液体,改为:依托泊苷注射液 100mg+0.9% 氯化钠注射液 500ml,一日 1 次,连用 5 天,i.v.gtt.;依托泊苷注射液 50mg+ 0.9% 氯化钠注射液 250ml,一日 1 次,连用 5 天,i.v.gtt.。

伊立替康

【**适应证**】

1. 大肠癌。

2. **超说明书适应证** 肺癌、胃癌、尤因肉瘤、胶质母细胞瘤、宫颈癌、食管癌、晚期胰腺癌、卵巢癌等。

【**用法用量**】

1. **联合方案** 盐酸伊立替康与 5-FU 和亚叶酸钙(LV)联用,**盐酸伊立替康 180mg/m² 静脉滴注** 30~90 分钟,第 1 日;LV在伊立替康静脉滴注后立即给予,之后再立即给予 5-FU,第 1 日和第 2 日,每 2 周重复。

2. **单药方案** 每周方案一次 125mg/m²,滴注时间为 90 分钟,于第 1、8、15、22 日给药,随后停药 2 周。每 3 周方案:**每 3 周给药一次 350mg/m²**,滴注时间为 90 分钟,每 3 周 1 次。根据患者个体对治疗的耐受情况调整剂量。

【**特殊人群用药**】

孕妇及哺乳期妇女禁止用药。有生育能力的妇女需在用药期间和用药结束后至少 6 个月内避孕。男性患者需避孕至用药结束后至少 3 个月。高胆红素血症患者用药可增加发生血液毒性的风险,应慎用本药。血胆红素>3×ULN 的患者禁用本药。*UGT1A1*28*、*UGT1A1*6* 等位基因纯合子患者使用本药可增加发生血液毒性的风险。应监测血液毒性,根据患者的耐受性进行调整。不推荐透析患者使用本药。

【有临床意义的相互作用】

1. 伊立替康和其活性代谢物 SN-38 通过 CYP3A4、尿苷二磷酸葡糖醛酸转移酶 1A1（UGT1A1）代谢，与 CYP3A4 抑制剂和/或 UGT1A1 抑制剂联合用药可能增加伊立替康和活性代谢产物 SN-38 的全身暴露量，因此不宜合用。

2. 合并使用 CYP3A 诱导剂（如卡马西平、苯巴比妥、苯妥英、贯叶连翘）会引起 SN-38 暴露减少。

3. 本品有抗胆碱酯酶活性，可延长琥珀胆碱的神经肌肉阻滞作用，而非去极化药物的神经肌肉阻滞作用可能被拮抗。

4. 合用缓泻药可能使腹泻的严重程度加重或发生率升高。

【注意事项】

1. 慢性炎症性肠病和/或肠梗阻、肝功能不全、严重肾衰竭、WHO 一般状态评分>2 分者禁用。

2. 伊立替康具有胆碱能效应，有哮喘或心血管疾病的患者在使用时要谨慎。有机械性肠梗阻或尿路梗阻的患者使用时也要谨慎。

【常见错误处方及解析】

处方描述 诊断：结肠恶性肿瘤。用药信息：盐酸伊立替康注射液 550mg+0.9% 氯化钠注射液 500ml once i.v.gtt.（第 8 日）。

处方问题 用法、用量不适宜。伊立替康用量过大。

解析及处理 伊立替康剂量过大，伊立替康推荐用法有单周、两周、三周用法，剂量各不相同，550mg 为三周用法的剂量，每周使用可造成严重的不良反应。

顺 铂

【适应证】

1. 单用或与其他化疗药联用，治疗多种实体瘤，包括小细胞肺癌、非小细胞肺癌、胃癌、食管癌、睾丸癌、卵巢癌、宫颈癌、子宫内膜癌、膀胱癌、前列腺癌、乳腺癌、头颈部鳞状细胞癌、非精原细胞性生殖细胞癌、恶性黑色素瘤、骨肉瘤、神经母细胞瘤、肾上腺皮质癌、恶性淋巴瘤。

2. 作为放疗增敏剂,与放疗联用。

3. 超说明书适应证　喉癌、恶性胸膜间皮瘤、软组织肉瘤、甲状腺癌等。

【用法用量】

注射剂:可通过静脉、动脉或腔内注射给药。常用剂量为 **50~100mg/m^2,最大剂量为 120mg/m^2,单次或分 3 日使用,每 3~4 周 1 次**;或一日 15~20mg/m^2,连用 5 日,每 3~4 周重复用药。与其他抗肿瘤药联用时,根据具体情况适当调整剂量。

【特殊人群用药】

孕妇和哺乳期妇女禁止用药。**严重肾功能不全者禁用**,肾功能不全者慎用。血清肌酐小于 0.14mmol/L 或血尿素氮小于 9mmol/L 前,不推荐本药使用多个重复疗程。

【有临床意义的相互作用】

1. 可能有肾毒性或耳毒性药物,例如氨基糖苷类抗生素及袢利尿药等,可增强顺铂的肾毒性及耳毒性。

2. 抗组胺药可掩盖本品所致的耳鸣、眩晕等症状。

【注意事项】

1. 为降低肾毒性,用药前和用药后 24 小时内需充分水化。

2. 对顺铂和其他含铂制剂过敏者、孕妇、哺乳期妇女以及骨髓功能减退、失水过多、水痘、带状疱疹、痛风、高尿酸血症、近期感染和因顺铂而引起的外周神经病等患者禁用。

【常见错误处方及解析】

处方描述　诊断:卵巢恶性肿瘤。用药信息:顺铂注射液 120mg+0.9% 氯化钠注射液 500ml q.d. i.v.gtt. 连续 3 日。

处方问题　用法、用量不适宜。

解析及处理　顺铂有多种给药方案,推荐剂量不同,120mg
为 3~4 周方案的剂量,连续 3 日使用,剂量过大,可造成严重不
良反应。

```
卡　铂
```

【适应证】

1. 肺癌、头颈部鳞状细胞癌、睾丸肿瘤、恶性淋巴瘤、宫颈
癌、膀胱癌、食管癌、精原细胞瘤、间皮瘤、卵巢癌。

2. 超说明书适应证　乳腺癌、胶质瘤、儿童神经母细胞瘤、
视网膜母细胞瘤等。

【用法用量】

注射剂:用 **5% 葡萄糖注射液溶解,静脉滴注**(部分厂家还
可用 0.9% 氯化钠注射液)。300~400mg/m^2,一次给药,也可分
5 日给药。3~4 周重复给药 1 次。临床常用 AUC 4~6 计算给药
剂量。

【特殊人群用药】

用药期间禁止怀孕及哺乳。**重度肝、肾功能不全者禁用**。

【有临床意义的相互作用】

1. 本品应避免与其他有肾毒性的药物联合应用。

2. 与其他抗肿瘤药联合应用时,应适当减量。

【注意事项】

有明显骨髓抑制、对顺铂或其他含铂化合物过敏者禁用。
带状疱疹、感染患者慎用。

【常见错误处方及解析】

处方描述　诊断:卵巢恶性肿瘤。用药信息:卡铂注射液
(国产)600mg+0.9% 氯化钠注射液 500ml once i.v.gtt.。

处方问题　溶媒选择不适宜。

解析及处理　目前上市的卡铂中,除一款进口的卡铂可用

0.9% 氯化钠注射液或 5% 葡萄糖注射液溶解稀释,其余的只可用 5% 葡萄糖注射液为溶媒。

多柔比星

【适应证】

急性白血病、恶性淋巴瘤、乳腺癌、肺癌、软组织肉瘤、骨肉瘤等。

【用法用量】

注射剂:静脉内给药、动脉内给药或膀胱灌注。**不可肌内注射、皮下注射、鞘内注射**。单用:一次 60~75mg/m² (1.2~2.4mg/kg),每 3 周 1 次;或一次 20~25mg/m² (0.4~0.8mg/kg),连用 3 日,每 3 周重复 1 次;或一次 20mg/m²,一周 1 次。与其他有重叠毒性的抗肿瘤药联用:一次 30~40mg/m²,每 3 周 1 次。总给药量不超过 550mg/m²。

【特殊人群用药】

孕妇和哺乳期妇女禁止用药。有生育能力的妇女需避孕至用药结束后至少 6 个月。男性患者需避孕至用药结束后至少 3 个月。严重肝功能不全者禁用。儿童和青少年使用本药后发生迟发性心脏毒性的风险增加,2 岁以下儿童慎用。

【有临床意义的相互作用】

1. 与 CYP3A4、CYP2D6、P- 糖蛋白(P-gp)抑制药合用可升高本药的血药浓度,可能增加本药不良反应的发生率和严重程度,避免合用。与 CYP3A4、CYP2D6、P-gp 诱导药合用可能降低本药的血药浓度,避免合用。

2. **与其他具有心脏毒性的药物(如曲妥珠单抗)、具有心脏活性作用的药物(如钙通道阻滞剂)合用可能增加发生心脏毒性的风险。**

3. 紫杉醇于本品前给予可升高本品及其代谢产物的浓度,

应先用本品再给予紫杉醇。

【注意事项】

严重器质性心脏病和心功能异常、既往细胞毒性药物治疗所致持续的骨髓抑制或严重的口腔溃疡、全身性感染、严重心律失常、心肌功能不足禁用；**既往心肌梗死者禁用**，既往使用蒽环类药已达药物最大累积剂量者禁用；白细胞计数低于 $3.5 \times 10^9/L$ 或血小板计数低于 $50 \times 10^9/L$ 者，发热、恶病质患者，失水、电解质或酸碱平衡失调患者以及胃肠道梗阻患者、肺功能失代偿者、水痘和带状疱疹患者禁用。

【常见错误处方及解析】

处方描述 诊断：乳腺恶性肿瘤，心肌梗死个人史。用药信息：注射用多柔比星 80mg+0.9% 氯化钠注射液 500ml once i.v.gtt.。

处方问题 遴选药品不适宜。

解析及处理 多柔比星有心脏毒性，不可用于既往心肌梗死者。

表柔比星

【适应证】

治疗恶性淋巴瘤、乳腺癌、肺癌、软组织肉瘤、食管癌、胃癌、肝癌、胰腺癌、黑色素瘤、结直肠癌、卵巢癌、多发性骨髓瘤、白血病。膀胱内给药有助于浅表性膀胱癌，包括原位癌的治疗和预防其经尿道切除术后的复发。

【用法用量】

1. 静脉滴注 一次 $100\sim120mg/m^2$。用 0.9% 氯化钠注射液或者注射用水稀释，终浓度不超过 2mg/ml。每疗程的总剂量可一次给予或连续分 $2\sim3$ 日给予，21 日重复 1 次。高剂量可用于治疗肺癌和乳腺癌。单用时可达一次 $135mg/m^2$，联合化疗时最高可达一次 120mg/m^2,在每疗程的第 1 日一次给予或在每疗程的第 1、2、3 日每日 1 次给予,每 3~4 周重复一疗程。

2. 膀胱内灌注 将本药 30~50mg 溶于 25~50ml 0.9% 氯化钠注射液中,一周 1 次,可根据病情调整给药次数。

3. 本品应以 0.9% 氯化钠注射液为溶媒(部分厂家的产品以 5% 葡萄糖注射液或 0.9% 氯化钠注射液为溶媒均可)。本品总累积剂量不宜超过 900mg/m^2。

【特殊人群用药】

孕妇及哺乳期妇女禁止用药。中度肝功能不全者剂量应减少 50%。重度肝功能不全剂量应减少 75%;血清肌酐>50mg/L 的患者需要调整剂量。

【有临床意义的相互作用】

1. 与其他具有心脏毒性的药物(如曲妥珠单抗)、具有心脏活性作用的药物(如钙通道阻滞剂)合用可能增加发生心脏毒性的风险。停用曲妥珠单抗之后的 24 周内避免使用蒽环类药物为基础的治疗。

2. 紫杉醇于本品前给予可升高本品及其代谢产物的浓度,当紫杉醇类药物和表柔比星联合用药时,先给表柔比星则对紫杉醇类药物药代动力学没有影响。

3. 表柔比星主要在肝脏代谢,伴随治疗中任何能引起肝功能改变的药物将会影响表柔比星的药动学、疗效和 / 或毒性。

【注意事项】

1. 以下患者禁止静脉滴注:持续性骨髓抑制患者,心肌病患者,近期发作过心肌梗死的患者,严重心律失常患者,已使用最大累积剂量的本药或其他蒽环类药、蒽二酮类药的患者,重度黏膜炎患者。以下患者禁止膀胱内灌注:尿路感染患者、膀胱炎症患者、血尿患者。

2. 本品为发疱剂,药液外渗可导致严重的局部组织损伤和坏死,建议中心静脉滴注给药,给药前后冲管。

【常见错误处方及解析】

处方描述 诊断:乳腺恶性肿瘤。用药信息:注射用盐酸表柔比星 120mg+0.9% 氯化钠注射液 500ml once i.v.gtt.;注射用曲妥珠单抗 360mg+0.9% 氯化钠注射液 250ml once i.v.gtt.。

处方问题 联合用药不适宜。

解析及处理 表柔比星与曲妥珠单抗均有心脏毒性,不宜联合用药,曲妥珠单抗通常在含蒽环类抗生素化疗之后给予,如先用曲妥珠单抗,需至少停用 24 周才可使用蒽环类药物。

长春瑞滨

【适应证】

1. 肺癌、乳腺癌、淋巴瘤、卵巢癌。

2. 超说明书适应证 子宫肉瘤、软组织肉瘤、宫颈癌、恶性胸膜间皮瘤。

【用法用量】

1. 注射剂 只能静脉注射或静脉滴注给药。建议剂量为 $25\sim30mg/m^2$,每周 1 次。在第 1、8 日各给药 1 次,21 天为一周期。以 $20\sim50ml$ 溶媒稀释,稀释后于 $6\sim10$ 分钟内静脉输入。然后 0.9% 氯化钠注射液冲洗静脉。本药小容量注射液以 0.9% 氯化钠注射液、5% 葡萄糖注射液稀释,注射用无菌粉末以 0.9% 氯化钠注射液溶解稀释。

2. 软胶囊 进餐时服用,一次 $60mg/m^2$,一周 1 次,前 3 个疗程用药后,建议将剂量增至一次 $80mg/m^2$,一周 1 次。但前三次应用 $60mg/m^2$ 剂量时,中性粒细胞若曾有一次低于 $500m^3$ 或超过一次低至 $500\sim1\,000/m^3$ 的患者应仍维持使用 $60mg/m^2$ 剂量。

【特殊人群用药】

孕妇和哺乳期妇女禁止用药。有生育能力的妇女与男性患者需避孕至用药结束后至少 3 个月。本药可能引起不可逆性不育。严重肝功能不全者禁用,轻中度肝功能不全者应减量。

【有临床意义的相互作用】

1. 与 CYP3A4 强抑制剂合用可能会增加长春瑞滨血药浓度,与 CYP3A4 强诱导剂合用可能会降低长春瑞滨血药浓度,不建议本品与苯妥英、磷苯妥英、伊曲康唑或泊沙康唑合用。

2. 蛋白酶抑制剂减少长春碱类的肝脏代谢,使毒性增加。如合用需严密监测,必要时调整剂量。

【常见错误处方及解析】

处方描述　诊断:肺恶性肿瘤。用药信息:长春瑞滨软胶囊 80mg q.d. p.o.。

处方问题　用法、用量不适宜。长春瑞滨给药频率不合理。

解析及处理　长春瑞滨软胶囊推荐用法为一周 1 次服用,如一日 1 次按原剂量服用,可造成严重的不良反应,应拒绝调配,联系医生修改处方。

环磷酰胺

【适应证】

1. 对恶性淋巴瘤、急性或慢性淋巴细胞白血病、多发性骨髓瘤有较好疗效,对乳腺癌、睾丸肿瘤、卵巢癌、肺癌、头颈部鳞状细胞癌、鼻咽癌、神经母细胞瘤、横纹肌肉瘤、骨肉瘤均有一定的疗效。

2. 超说明书适应证　视网膜母细胞瘤、前列腺癌、子宫内膜癌等。

【用法用量】

注射剂:单药静脉注射按体表面积每次 500~1 000mg/m²,加 0.9% 氯化钠注射液 20~30ml,静脉冲入,每周 1 次,连用 2 次,休息 1~2 周重复。联合用药 500~600mg/m²。儿童常用量:

静脉注射每次 10~15mg/kg,加 0.9% 氯化钠注射液 20ml 稀释后缓慢注射,每周 1 次,连用 2 次,休息 1~2 周重复。也可肌内注射。

【特殊人群用药】

孕妇及哺乳期妇女禁止用药。有生育能力的妇女与男性患者需避孕至用药结束后至少 6 个月。

【有临床意义的相互作用】

1. 环磷酰胺可使血清中假胆碱酯酶减少,使血清尿酸水平增高,与抗痛风药如别嘌醇、秋水仙碱、丙磺舒等同用时,应调整抗痛风药的剂量。

2. 本品加强了琥珀胆碱的神经肌肉阻滞作用,可使呼吸暂停延长。

3. 环磷酰胺可抑制胆碱酯酶活性,因而会延长可卡因的作用并增加毒性。

4. 大剂量巴比妥类、皮质激素类药物可影响环磷酰胺的代谢,同时应用可增加环磷酰胺的急性毒性。

【注意事项】

1. 本品代谢产物对尿路有刺激性,患者应多饮水,大剂量时应水化、利尿,同时给予美司钠。

2. 大剂量用药时,除应密切观察骨髓功能外,尤其要注意非血液学毒性,如心肌炎、中毒性肝炎及肺纤维化等。

3. 当肝肾功能不全、骨髓转移或既往曾接受多疗程化放疗时,环磷酰胺的剂量应减少至推荐剂量的 1/3~1/2。

4. **本品需在肝内活化,因此腔内给药无治疗作用。**

【常见错误处方及解析】

处方描述 诊断:卵巢恶性肿瘤。用药信息:注射用环磷酰胺 600mg once 腹腔化疗。

处方问题 剂型与给药途径不适宜。

解析及处理 环磷酰胺在体外无活性,在体内被肝药酶激活后才有细胞毒作用,腔内给药不能发挥作用,应拒绝调配,联系医生修改处方。

氟尿嘧啶

【适应证】

1. 消化道肿瘤(包括胃癌、胰腺癌、肠癌、胆道癌、原发性和转移性肝癌)。

2. 乳腺癌。

3. 卵巢癌。

4. 肺癌。

5. 宫颈癌。

6. 膀胱癌。

7. 皮肤癌。

8. 恶性葡萄胎、绒毛膜癌。

9. 浆膜腔癌性积液的腔内化疗。

10. 用于头颈部恶性肿瘤和肝癌的动脉内插管化疗。

11. 本药乳膏用于皮肤癌、外阴白斑以及乳腺癌的胸壁转移。

12. 超说明书适应证　鼻咽癌、喉癌等。

【用法用量】

注射剂:400mg/m^2 i.v. d1,然后 2 400~3 600mg/(m^2·d) 持续静脉滴注 46 小时,每 14 日重复。

【特殊人群用药】

妊娠初期 3 个月内妇女禁用本药,哺乳期妇女禁用。肾功能不全者、肝功能不全者、老年人应减量。

【有临床意义的相互作用】

与西咪替丁合用可增加本药的曲线下面积,降低本药的清除率;与香豆素衍生物抗凝血药(如华法林)合用可明显延长凝血时间。

【注意事项】

1. 伴发水痘或带状疱疹时禁用本品。

2. 除单用本品较小剂量作放射增敏剂外,一般不宜和放射治疗同用。

3. 与甲氨蝶呤合用时,先给予甲氨蝶呤,4~6 小时后再给予本药,否则会减效。

4. 与亚叶酸合用时,先给予亚叶酸再给予本药可增加疗效。

【常见错误处方及解析】

处方描述 诊断:结肠癌。用药信息:氟尿嘧啶注射液 500mg 静脉注射 + 氟尿嘧啶注射液 3 750mg 持续静脉滴注 24 小时。

处方问题 用法、用量不适宜。氟尿嘧啶电子泵持续静脉滴注时间不适宜。

解析及处理 氟尿嘧啶注射液推荐剂量为 400mg/m^2 i.v. d1,然后 2 400~3 600mg/(m^2·d) 持续静脉滴注 46 小时。因此建议医嘱改为:氟尿嘧啶注射液 500mg 静脉注射 + 氟尿嘧啶注射液 3 750mg 持续静脉滴注 46 小时。

奥沙利铂

【适应证】

1. 结直肠癌。

2. 肝细胞癌。

3. **超说明书适应证** 鼻咽癌、胰腺癌、腹膜癌、胃癌以及胃食管结合部腺癌。

【用法用量】

静脉滴注,85mg/m^2 每 2 周重复 1 次,或 130mg/m^2 每 3 周重复 1 次。将奥沙利铂溶于 **5% 葡萄糖注射液 250~500ml 中,**

以便达到 0.2mg/ml 及以上的浓度。

【特殊人群用药】

　　孕妇及哺乳期妇女禁用。肾功能不全：轻度及中度肾功能受损的患者，无须调整剂量，严重肾功能受损患者，起始剂量应降低至 65mg/m^2（2 周方案）。

【有临床意义的相互作用】

　　不得与碱性药物或溶液（特别是氟尿嘧啶、碱性溶液、氨丁三醇和含辅料氨丁三醇的亚叶酸类药品）混合使用。与潜在肾毒性的化合物、已知会导致 QT 间期延长的药物、已知会导致横纹肌溶解综合征的药物合用可能会增加不良反应严重程度和发生率。

【注意事项】

　　1. 如果患者出现神经系统症状（感觉障碍、痉挛），症状持续 7 天以上而且较严重，或者无功能损害的感觉异常一直持续到下一周期，应将奥沙利铂的剂量从 85mg/m^2 减至 65~75mg/m^2。

　　2. 4 级腹泻、中性粒细胞<1×10^9/L、发热性中性粒细胞减少，或血小板<50×10^9/L 时，必须停用奥沙利铂直至症状改善或消除，并且需将剂量从 85mg/m^2 降到 65~75mg/m^2。

【常见错误处方及解析】

　　处方描述　诊断：结肠癌。用药信息：奥沙利铂注射液 130mg+0.9% 氯化钠注射液 500ml once i.v.gtt.。

　　处方问题　溶媒选择不适宜。

　　解析及处理　将奥沙利铂溶于 5% 葡萄糖注射液 250~500ml 中（以便达到 0.2mg/ml 及以上的浓度）。

卡培他滨

【适应证】

　　1. 结直肠癌。

2. 乳腺癌。

3. 胃癌。

4. 超说明书适应证　胰腺癌、食管癌、胃癌、胆管癌等。

【**用法用量**】

1. 单用或联用多西他赛　每次 1 250mg/m^2,一日 2 次,口服,连用 2 周,每 3 周重复。

2. 联用奥沙利铂　每次 1 000mg/m^2,一日 2 次,口服,连用 2 周,每 3 周重复。

3. 联用顺铂　每次 1 000mg/m^2,一日 2 次,口服,连用 2 周,每 3 周重复(首剂于第 1 日夜间服用,末剂于第 15 日晨间服用)。

【**特殊人群用药**】

孕妇禁用,卡培他滨治疗期间以及末次给药后 2 周应停止哺乳。肾功能不全者:①单用或联用(顺铂除外),肌酐清除率为 30~50ml/min 者,单用或联用多西他赛时本药的初始剂量减至推荐剂量的 75%;②联用顺铂,肌酐清除率小于或等于 30ml/min 者,永久停用本药。老年人单用本品时无须调整初始剂量,联用多西他赛时,建议本药的初始剂量减至推荐剂量的 75%。

【**有临床意义的相互作用**】

避免与索立夫定或其类似药(如溴夫定)合用。亚叶酸钙可能使本药毒性增加。与含氢氧化铝和氢氧化镁的制酸药合用可使本药及其代谢产物 [5′- 脱氧 -5- 氟胞苷 (5′-DFCR)] 的血药浓度轻微升高。合用可使苯妥英的血药浓度升高。与 CYP2C9 底物谨慎合用。

【**注意事项**】

第一次减量以原剂量的 75% 继续给药,第二次减量以原剂量的 50% 继续给药。

【**常见错误处方及解析**】

处方描述　诊断:结直肠癌。用药信息:卡培他滨片(0.5g)

3.0g q.d. p.o.。

处方问题 用法、用量不适宜。卡培他滨给药频率不合理。

解析及处理 卡培他滨片推荐剂量为 1 250mg/m^2,每日 2 次口服,因此建议医嘱改为卡培他滨片 3.0g b.i.d. p.o.。

替 吉 奥

【适应证】

1. 胃癌。

2. 超说明书适应证 胆管癌、胆囊癌、胰腺癌等。

【用法用量】

片剂:口服。首次剂量(以替加氟计):体表面积(BSA)<1.25m^2, 40mg/ 次;1.25m^2 ≤BSA<1.5m^2,50mg/ 次;BSA ≥ 1.5m^2:60mg/ 次, 一日 2 次,连用 28 日、休息 14 日为一个治疗周期。后续根据患者情况增减药量,每次给药量按 40mg、50mg、60mg、75mg 四个剂量等级顺序递增或递减。

【特殊人群用药】

孕妇禁用;哺乳期妇女服用替吉奥胶囊时应停止哺乳。**肾功能不全患者:重度肾功能异常患者禁用。肝功能不全患者:重度肝功能异常患者禁用。**

【有临床意义的相互作用】

避免使用:

1. 其他氟尿嘧啶类抗肿瘤药及氟尿嘧啶类抗真菌药(氟胞嘧啶) 本药停药后至少 7 日内不可使用以上药物。若曾使用过此类药物,为避免其影响,在本药开始给药前,需有适当的洗脱期。

2. 索立夫定及其结构类似物(如溴夫定) 禁止合用。以上药物停药后,为避免其影响,在使用本药前必须有至少 56 日的洗脱期。

3. 曲氟尿苷替匹嘧啶　合用可能导致严重骨髓抑制。

4. 苯妥英类药　合用可能发生苯妥英中毒(恶心、呕吐、眼球震颤和运动异常)。

【常见错误处方及解析】

处方描述　诊断:结直肠癌。用药信息:替吉奥片 40mg b.i.d. p.o.。

处方问题　适应证不适宜。结直肠癌适应证不合理。

解析及处理　无权威指南推荐替吉奥用于结直肠癌,建议与处方医师联系确认。

第二节　肿瘤靶向药物

相比细胞毒性药物,靶向药物通常具有特定的作用靶点,通过阻断靶点与其受体或配体结合,进一步阻断下游的级联反应从而起到抑制肿瘤生长或抗血管生成的作用。本类药物中一部分使用前需要检测特定的分子靶点,如表皮生长因子(EGFR)敏感突变方能使用,审方时需特别注意。

目前,临床常用的靶向药物按照类别可分为单抗类与小分子酪氨酸激酶抑制剂(TKI)两大类;按照作用机制可分为作用于 EGFR、抗血管生成(血管内皮生长因子/血管内皮生长因子受体通路)、人表皮生长因子受体-2(HER2)、多腺苷二磷酸核糖聚合酶(PARP)等靶点的靶向药物,亦有部分作用于多靶点的靶向药物。

一、常用药物介绍

1. 贝伐珠单抗　贝伐珠单抗是一种重组人源化单克隆 IgG1 抗体,主要用于转移性结直肠癌、非鳞状细胞非小细胞肺癌、复发性胶质母细胞瘤的治疗。

贝伐珠单抗可与人血管内皮生长因子(VEGF)结合,进而阻断 VEGF 与其位于内皮细胞表面的受体(Flt-1 和 KDR)的相互作用,减少微血管的生长和抑制转移性疾病的进展。本药常见毒性作用有高血压、动静脉血栓、蛋白尿、胃肠穿孔、出血、伤口愈合延迟等。

2. 利妥昔单抗　利妥昔单抗是一种人鼠嵌合性单克隆抗体,主要用于非霍奇金淋巴瘤、滤泡性淋巴瘤 CD20 阳性弥漫大 B 细胞淋巴瘤(DLBCL)、慢性淋巴细胞白血病(CLL)等治疗。

利妥昔单抗可特异性地与跨膜抗原 CD20 结合。CD20 抗原位于前 B 和成熟 B 细胞的表面,本品与 B 淋巴细胞上的 CD20 抗原结合后,启动免疫反应介导 B 淋巴细胞溶解。本药常见输液反应、感染、皮肤反应、骨髓抑制、血管性水肿等不良反应。每次滴注前应预先使用解热镇痛药(如对乙酰氨基酚)和抗组胺药(如苯海拉明),还应预先使用糖皮质激素类药物以降低输液反应的发生率及严重程度。

3. 西妥昔单抗　西妥昔单抗是一种人鼠嵌合性单克隆抗体,主要用于结直肠癌、头颈部鳞状细胞癌等肿瘤治疗。

本品在正常细胞和肿瘤细胞中与表皮生长因子受体(EGFR)特异性结合,可阻断磷酸化和受体相关激酶的激活,从而抑制细胞生长,诱导细胞凋亡,减少基质金属蛋白酶和血管内皮生长因子的产生。本品最常见不良反应是职业性痤疮、疲劳等。使用本品前应使用抗组胺药和皮质固醇类药物预防过敏反应。

4. 吉非替尼　吉非替尼是 EGFR 的小分子酪氨酸激酶抑制剂(TKI),主要用于 EGFR 基因敏感突变的局部晚期或转移性非小细胞肺癌(NSCLC)患者的治疗。

非小细胞肺癌细胞中的 EGFR 敏感突变(外显子 19 缺失和外显子 21 *L858R* 突变)可促进肿瘤细胞生长,抑制细胞凋亡,增加血管生成因子的产生,以及促进肿瘤转移。吉非替尼是 EGFR 的可逆性抑制剂,可抑制 EGFR 受体酪氨酸的自体磷酸化,从而进一步抑制下游信号转导,阻止 EGFR 依赖的细胞增殖。本药最常见不良反应为皮肤毒性(皮疹、皮肤干燥、痤疮)、腹泻等。此外,还需要关注肝毒性及间质性肺炎。

5. 阿法替尼　阿法替尼为第二代不可逆的 EGFR 小分子 TKI 药物。主要用于 EGFR 基因敏感突变的 NSCLC 治疗。

本药可与 EGFR(ErbB1)、人表皮生长因子受体 -2(HER2,又称 ErbB2)和 HER4(ErbB4)的激酶域共价结合,不可逆地抑制酪氨酸激酶自身磷酸化,导致 ErbB 信号下降。本药还可抑制 HER2 过度表达的细胞株增殖。本药最常见不良反应为皮肤毒性、腹泻、口腔炎和甲沟炎等。

6. 奥希替尼　奥希替尼为第三代的 EGFR 小分子 TKI 药物,主要用于 EGFR 基因外显子 19 缺失或外显子 21 *L858R* 突变及 *T790M* 突变的 NSCLC 治疗。

本药为 EGFR 激酶抑制药,可与某些突变型 EGFR(包括 *T790M*、*L858R*、外显子 19 缺失)不可逆结合,且与突变型 EGFR 结合的浓度为与野生型 EGFR 结合的浓度的 1/9。本药常见不良反应为皮肤毒性(皮疹、皮肤干燥、甲沟炎、皮肤瘙痒)、腹泻、口腔炎等。此外,还需关注间质性肺炎。

7. 克唑替尼　克唑替尼为小分子 TKI,主要用于治疗间变性淋巴瘤激酶(ALK)阳性的局部晚期或转移性 NSCLC 及一种受体型酪氨酸激酶 ROS1 阳性的晚期 NSCLC。

本药可抑制受体型酪氨酸激酶包括 ALK、肝细胞生长因子受体(HGFR,c-Met)、ROS1(c-ros)、recepteur d'origine nantais(RON)。易位可影响 ALK 基因导致致癌融合蛋白的表达。ALK 融合蛋白的形成导致基因表达和信号的激活和失调,进而有助于提高表达这些蛋白的肿瘤细胞增殖和存活。本品最常见的不良反应为视觉异常、恶心、腹泻、呕吐、水肿等。

8. 安罗替尼　安罗替尼为一种多靶点的受体型酪氨酸激酶(RTK)抑制药。用于非小细胞肺癌、软组织肉瘤、小细胞肺癌等肿瘤的治疗。

本药可抑制 VEGFR1、VEGFR2、VEGFR3、c-Kit(一种 RTK)、血小板衍生生长因子受体 β 激酶的活性,从而发挥抗肿瘤作用。安罗替尼常见的不良反应有高血压、疲乏、手足综合征等。

9. 舒尼替尼 舒尼替尼是一种多靶点酪氨酸激酶抑制剂,可以抑制血小板衍生生长因子受体(PDGFRα 和 PDGFRβ)、血管内皮生长因子受体(VEGFR1、VEGFR2 和 VEGFR3)、干细胞因子受体(Kit)、Fms 样酪氨酸激酶 -3(FLT-3)、集落刺激因子受体(CSF-1R)和神经胶质细胞系衍生的神经营养因子受体(RET)。舒尼替尼主要用于肾细胞癌、胃肠道间质肿瘤、胰腺神经内分泌瘤的治疗。

舒尼替尼用药期间需注意的常见不良反应包括白细胞减少、腹泻、乏力、手足综合征;其他潜在严重的不良反应有肝毒性、左心室功能障碍、QT 间期延长、出血、高血压、甲状腺功能不全。

10. 伊马替尼 伊马替尼是一种小分子蛋白酪氨酸激酶抑制剂,可有效抑制 BCR-ABL 酪氨酸激酶(TK)以及下述几个 RTK 的活性:Kit、通过 *c-kit* 原癌基因编码的干细胞因子(SCF)受体、盘状结构域受体(DDR1 和 DDR2)、集落刺激因子受体(CSF-1R)和血小板衍生生长因子受体 α 和 β(PDGFRα和 PDGFRβ);并抑制上述受体激酶激活后介导的细胞行为。伊马替尼主要用于费城染色体阳性的慢性髓细胞性白血病或急性淋巴细胞白血病(Ph+ CML 或 Ph+ ALL)、胃肠道间质肿瘤(GIST)、高嗜酸性粒细胞增多综合征(HES) / 慢性嗜酸性粒细胞白血病(CEL)、骨髓增生异常综合征 / 骨髓增殖性疾病(MDS/MPD)、侵袭性系统性肥大细胞增多症(ASM)、隆突性皮肤纤维肉瘤(DFSP)等的治疗。

常见的不良反应有体液潴留、恶心、腹泻、皮疹、中性粒细胞减少、血小板减少、贫血、疼痛性肌痉挛以及肝功能不全等。

11. 阿帕替尼 阿帕替尼是一种口服小分子抗血管生成制剂,可高度选择性地结合并抑制血管内皮细胞生长因子受体2(VEGFR2),从而抑制肿瘤血管生成,抑制肿瘤生长。阿帕替尼主要适用于既往至少接受过两种系统化疗后进展或复发的晚期胃腺癌或胃食管结合部腺癌患者。

用药期间须特别关注血压升高、蛋白尿、手足皮肤反应、出血、心脏毒性、肝脏毒性等不良反应。

12. 索拉非尼 索拉非尼是一种口服的多种激酶抑制剂,可抑制 Kit、FLT-3、VEGFR2、VEGFR3、PDGFRβ 等酪氨酸激酶,作用于肿瘤细胞信号通路,抑制肿瘤生长和血管生成。索拉非尼主要用于肾细胞癌、肝细胞癌、甲状腺癌、鼻咽癌、脑干低级别胶质瘤、胃肠道间质肿瘤、血管肉瘤、硬纤维瘤、侵袭性纤维瘤病等的治疗。

用药期间最常见的不良反应有腹泻、乏力、脱发、感染、手足皮肤反应、皮疹等。

13. 瑞戈非尼 瑞戈非尼是一种口服的多种激酶小分子抑制剂,其与主要活性代谢产物可抑制参与肿瘤发生、血管生成、转移和肿瘤免疫的多种激酶,包括 RET、VEGFR1、VEGFR2、VEGFR3、Kit、PDGFRα、PDGFRβ、FGFR1、FGFR2 等。瑞戈非尼主要用于结直肠癌、胃肠道间质肿瘤(GIST)、肝细胞癌的患者。最常见的不良反应为手足皮肤反应、肝功能异常和高血压;最严重的不良反应为重度肝功能不全、出血、胃肠道穿孔及感染。

14. 曲妥珠单抗 曲妥珠单抗是一种重组人源化单克隆抗体,特异性地作用于人表皮生长因子受体-2(HER2)的细胞外部位。目前认为,曲妥珠单抗可通过多个机制发挥抗肿瘤作用:抑制 HER2 受体,阻止受体激酶激活和下游信号通路;激发 Fcγ 受体介导的抗体依赖的细胞毒性;阻断 HER2 信号通路的血管新生效应。曲妥珠单抗用于 HER2 阳性的乳腺癌、转移性胃腺癌、胃食管结合部腺癌等的治疗。用药期间需特别关注充血性心力衰竭、左心室功能不全、输液反应、肺部反应、中性粒细胞减少等不良反应。

15. 奥拉帕利 奥拉帕利是一种 PARP 抑制剂,通过抑制 PARP 酶活性可阻止 PARP 与 DNA 解离,协同 DNA 损伤修复功能缺陷,杀死肿瘤细胞。奥拉帕利主要用于上皮性卵巢癌、输卵管癌、原发性腹膜癌、转移性胰腺癌、转移性乳腺癌等的治疗。

奥拉帕利最典型的不良反应为血液学毒性和胃肠道毒性(恶心、呕吐、腹泻、消化不良、口腔黏膜炎),此外还有疲乏、呼吸道感染、头痛、肌痛等。

二、审方要点

靶向药物审核需重点关注以下几点:①处方用药与诊断是否相符,需要注意药物超适应证用药,如抗血管生成类药物阿帕替尼,国内批准适应证为三线治疗晚期胃腺癌或胃食管结合部腺癌,但临床有时会广泛用于其他肿瘤,审方中应遵循权威指南,判断超适应证用药的合理性。②基因检测,需进行基因靶点检测的靶向药物,应审核基因检测结果判断患者是否适用。如吉非替尼应用于 EGFR 敏感突变的非小细胞肺癌患者;西妥昔单抗用于治疗结直肠癌时应为 *RAS* 基因野生型。③用法、用量是否正确,需掌握药物的常规用法用量,也应注意特殊情况下的用法用量。如伊马替尼用于 Ph+ALL 患者推荐剂量为 600mg/d,但用于无 D816V *c-kit* 突变的侵袭性系统性肥大细胞增多症患者时,推荐剂量为 400mg/d。还应根据不良反应情况按说明书或指南调整剂量。另外,注射剂还需要注意溶媒的选择及浓度范围。④给药顺序,一部分靶向药物在联用化疗药物时需注意特定的给药顺序,如多西他赛首次静脉给药应于曲妥珠单抗第 1 次用药后 1 日;如果患者对前次曲妥珠单抗剂量耐受良好,多西他赛以后的用药应紧随曲妥珠单抗之后给药。⑤用药禁忌，如贝伐珠单抗使用时需择期手术者，术前至少停药 28 日，术后至少 28 日及伤口愈合前不可使用本药。

贝伐珠单抗

【适应证】

1. 结直肠癌。

2. 非小细胞肺癌。

3. 胶质母细胞瘤。

4. 超说明书适应证 卵巢上皮癌、输卵管癌或原发性腹膜癌、肝细胞癌、肾细胞癌、宫颈癌、乳腺癌等。

【用法用量】

1. 结直肠癌 联合化疗方案时，5mg/kg，每 2 周给药 1 次，或 7.5mg/kg，每 3 周给药 1 次，静脉滴注。

2. 非小细胞肺癌 15mg/kg，每 3 周给药 1 次，静脉滴注。

3. 胶质母细胞瘤 10mg/kg，每 2 周给药 1 次，静脉滴注。

4. 本品不能与右旋糖或葡萄糖溶液同时或混合给药。不能采用快速静脉注射。终浓度应保持在 1.4~16.5mg/ml。

【特殊人群用药】

孕妇禁用，最后一次贝伐珠单抗治疗后至少 6 个月内避孕。

【有临床意义的相互作用】

本药与舒尼替尼合用于肾细胞癌患者可能会导致可逆性微血管病性溶血性贫血（MAHA）。

【注意事项】

1. 本药不适用于结肠癌的辅助治疗。

2. 因可增加充血性心力衰竭的发生风险，本药不适合与以蒽环类药为基础的化疗方案联用。

3. 进行择期手术前应至少停药 28 日，手术后至少 28 日且伤口完全愈合前不可使用本药。

【常见错误处方及解析】

处方描述　诊断：非小细胞肺癌。用药信息：贝伐珠单抗注射液 900mg+0.9% 氯化钠注射液 10ml once i.v.。

处方问题　给药途径不适宜；用法、用量不适宜。

解析及处理　①贝伐珠单抗不能采用静脉注射或快速静脉滴注；②溶媒量太小，贝伐珠单抗终浓度应该在 1.4~16.5mg/ml。

利妥昔单抗

【适应证】

1. 非霍奇金淋巴瘤。

2. 慢性淋巴细胞白血病（CLL）。

3. 超说明书适应证　中至重度寻常型天疱疮（PV）、中至重度活动性类风湿关节炎（RA）等。

【用法用量】

1. 滤泡性非霍奇金淋巴瘤　每疗程 375mg/m^2，按疾病的治疗阶段选择合适的疗程。

2. 弥漫大 B 细胞淋巴瘤　"R-CHOP"方案，375mg/m^2，每个化疗周期的第 1 日使用。化疗的其他组分应在利妥昔单抗后使用。

3. 慢性淋巴细胞白血病　与氟尿嘧啶＋卡铂（FC）化疗合用：第一疗程 375mg/m^2；以后每次 500mg/m^2，化疗药物应在利妥昔单抗后给予。每 28 日一个周期，共治疗 6 个疗程。

4. 本品用 0.9% 氯化钠注射液或 5% 葡萄糖注射液稀释到**利妥昔单抗的浓度为 1mg/ml。只能静脉滴注。**

【特殊人群用药】

孕妇及哺乳期妇女禁用，且使用本品期间及治疗后 12 个月有效避孕。

【有临床意义的相互作用】

用药期间避免接种减毒疫苗。

【注意事项】

1. 预防性用药　①用于非霍奇金淋巴瘤、CLL：每次滴注本药前应预先使用解热镇痛药（如对乙酰氨基酚）和抗组胺药（如苯海拉明），还应预先使用糖皮质激素类药物，尤其是治疗方案不包括糖皮质激素类药物时；②用于CLL：于治疗期间和治疗后最长达12个月内给予肺孢子虫病（PCP）及疱疹病毒感染的预防性治疗。

2. 在本药滴注过程中可能发生低血压，故在本药滴注前12小时内及滴注过程中应考虑停用抗高血压药。

【常见错误处方及解析】

处方描述　诊断：非霍奇金淋巴瘤。用药信息：利妥昔单抗注射液500mg+0.9%氯化钠注射液250ml once i.v.gtt.。

处方问题　溶媒选择不适宜。溶媒用量不适宜。

解析及处理　本品推荐最终稀释浓度为1mg/ml，故溶媒应为500ml。

西妥昔单抗

【适应证】

1. 结直肠癌（mCRC）（**RAS 野生型**）。

2. 头颈部鳞状细胞癌（SCCHN）。

3. 超说明书适应证　口腔颌面部恶性肿瘤、鼻咽癌。

【用法用量】

注射剂：每周给药1次，初始剂量为400mg/m^2，之后每周给药剂量为250mg/m^2。经**0.9% 氯化钠注射液稀释**，使用输液泵或静脉滴注。**首次给药应缓慢，滴注速度不得超过5mg/min，建议滴注时间为120分钟；随后每周给药的滴注时间为60分钟**，

滴注速度不超过 **10mg/min**。

【特殊人群用药】

孕妇用药需权衡利弊,建议哺乳期妇女在使用本品期间和最后一次用药后 2 个月内不要哺乳。

【注意事项】

1. 严重皮肤反应需进行剂量调整。

2. 预处理 抗组胺药和皮质类固醇类药物。

【常见错误处方及解析】

处方描述 诊断:非小细胞肺癌。用药信息:西妥昔单抗注射液 400mg+0.9% 氯化钠注射液 250ml once i.v.。

处方问题 适应证不适宜。

解析及处理 西妥昔单抗的适应证不包括非小细胞肺癌。

吉非替尼

【适应证】

非小细胞肺癌(**EGFR 敏感突变阳性**)。

【用法用量】

片剂:口服,一次 **250mg**,一日 **1** 次。

【特殊人群用药】

孕妇避免使用;接受本品治疗期间,建议停止母乳喂养。肾功能不全:肌酐清除率>20ml/min 者不需调整剂量;肌酐清除率≤20ml/min 的患者的数据有限,因此使用应谨慎。肝功能不全:无须剂量调整。

【有临床意义的相互作用】

1. 与升高胃 pH 的药物(如质子泵抑制剂、雷尼替丁)合用可使本药的平均 AUC 减少,从而减弱其疗效。

2. CYP3A4 抑制药可抑制本药的代谢,合用可使本药的 AUC 增加。

3. 与华法林合用可增加发生出血的风险。

4. 与 CYP2D6 底物(如美托洛尔)合用可增加美托洛尔的暴露量,亦可能升高其他 CYP2D6 底物的血药浓度。

5. 与 CYP3A4 诱导药合用可使本药的血浆浓度降低,从而减弱其疗效。与强效 CYP3A4 诱导药合用时,如未出现重度不良反应,本药日剂量可增至 500mg;停用强效 CYP3A4 诱导药 7 日后,本药日剂量应恢复至 250mg。

【注意事项】

如出现肺病症状(呼吸困难、咳嗽、发热)急性发作或加重,2 级或 2 级以上 GPT 或 GOT 升高,3 级或 3 级以上腹泻,重度眼病体征和症状或眼病加重(包括角膜炎),3 级或 3 级以上皮肤反应,应暂停用药(最长达 14 日),直至完全缓解或降至 1 级后,可以 250mg 的剂量重新开始本药治疗。

【常见错误处方及解析】

处方描述 诊断:非小细胞肺癌。用药信息:吉非替尼片 500mg q.d. p.o.。

处方问题 用法、用量不适宜。

解析及处理 吉非替尼用法、用量为一次 250mg,每日 1 次。

阿法替尼

【适应证】

非小细胞肺癌(**EGFR 敏感突变阳性**)。

【用法用量】

片剂:口服,一次 40mg,一日 1 次。

【特殊人群用药】

孕妇禁用,哺乳期妇女用药期间停止母乳喂养,治疗期间以及末次给药后至少 2 周内应避孕。肾功能不全:轻度或中度肾功能不全者无须调整初始剂量。**不推荐重度肾功能不全(肌酐**

清除率 <30ml/min)者使用本药。肝功能不全:轻中度肝功能不全者无须调整初始剂量。**不推荐重度肝功能不全者使用本药。**

【有临床意义的相互作用】

1. 与 P-糖蛋白(P-gp)抑制药(如利托那韦、环孢素、伊曲康唑、红霉素、维拉帕米、奎尼丁、他克莫司、奈非那韦、沙奎那韦、胺碘酮)合用可增加本药的暴露量。合用时如患者无法耐受,本药日剂量应减少 10mg。

2. 与 P-gp 诱导药(如利福平、卡马西平、苯妥英、苯巴比妥、圣·约翰草)合用可降低本药的暴露量。长期合用时,如患者耐受,本药日剂量可增加 10mg。

【注意事项】

如出现 1 级或 2 级腹泻或皮肤相关不良反应,无须调整剂量。如出现 2 级(腹泻>48 小时和 / 或皮疹>7 日或无法耐受的不良反应)或 3 级以上腹泻或皮肤相关不良反应,应暂停用药,直至恢复至 0 级或 1 级后,可以 10mg 的幅度递减重新用药。如一日 20mg 仍无法耐受,应考虑永久停药。

【常见错误处方及解析】

处方描述 诊断:小细胞肺癌。用药信息:马来酸阿法替尼片 40mg q.d. p.o.。

处方问题 适应证不适宜。

解析及处理 本品适用于非小细胞肺癌。

奥希替尼

【适应证】

非小细胞肺癌(**EGFR** 基因外显子 19 缺失突变或外显子 21 *L858R* 置换突变,或存在 *T790M* 突变)。

【用法用量】

片剂:口服,每次 80mg,每日 1 次。

【特殊人群用药】

孕妇禁用,本品治疗期间停止哺乳。完成本品治疗后女性至少 2 个月,男性至少 4 个月内避孕。肝功能不全:轻中度肝功能不全无须调整剂量。

【有临床意义的相互作用】

1. 可延长 QT 间期的药物　避免合用。如无法避免,合用时应定期监测心电图。

2. 强效 CYP3A 诱导药　避免合用。如必须合用,可将本药剂量增至一日 160mg,当停用强效 CYP3A4 诱导药 3 周后可将本药剂量恢复至 80mg。禁止与圣·约翰草合用。

3. 乳腺癌耐药蛋白(BCRP)底物、P- 糖蛋白(P-gp)底物　合用可增加以上药物的暴露量,可能增加发生与暴露量相关的不良反应的风险。

4. 中效 CYP3A 诱导药(如波生坦、依非韦伦、依曲韦林、莫达非尼)　此类药物可诱导 CYP3A 介导的本药的代谢,合用可减少本药的暴露量。

【注意事项】

出现严重不良反应时剂量可下调为 40mg。

【常见错误处方及解析】

处方描述　诊断:非小细胞肺癌。用药信息:甲磺酸奥希替尼片 80mg b.i.d. p.o.。

处方问题　用法、用量不合理。给药频次错误。

解析及处理　奥希替尼片应为 80mg p.o. q.d.。

克唑替尼

【适应证】

非小细胞肺癌(**ALK 或 ROS1 阳性**)。

【用法用量】

胶囊：口服，一次 250mg，一日 2 次。

【特殊人群用药】

孕妇禁用，治疗期间及最后一次给药后 45 天内避免哺乳。女性治疗期间及最后一次给药后至少 45 天内避孕；男性患者治疗期间及最后一次给药后至少 90 天内采用避孕措施。肾功能不全：轻中度肾功能不全者无须调整起始剂量。重度肾功能不全且无须透析的患者，推荐起始剂量为一次 250mg，一日 1 次。肝功能不全：轻度肝功能不全患者无须调整起始剂量。中度肝功能不全患者推荐起始剂量为一次 200mg，一日 2 次。重度肝功能不全患者推荐起始剂量为一次 250mg，一日 1 次。

【有临床意义的相互作用】

1. 与强效 CYP3A 抑制药合用可使本品的血药浓度升高，可增加本品不良反应的发生风险，避免合用。**如必须合用，将本品剂量减至一次 250mg，一日 1 次。**

2. 治疗窗窄的 CYP3A 底物（如阿芬太尼、环孢素、双氢麦角胺、麦角胺、芬太尼、匹莫齐特、奎尼丁、西罗莫司、他克莫司）本药可抑制 CYP3A，合用可使 CYP3A 底物的血药浓度升高，避免合用，如必须合用，可能需降低此类药物的剂量。

3. 与强效 CYP3A 诱导药合用可使本药的血药浓度降低，避免合用。

4. 可引起心动过缓的药物（如 β 受体拮抗剂、非二氢吡啶类钙通道阻滞剂、可乐定、地高辛）、可延长 QT 间期的药物 避免合用。

【注意事项】

血液学毒性时剂量调整：第 1 次减少剂量为一次 200mg，一日 2 次；第 2 次减少剂量为一次 250mg，一日 1 次；如一次 250mg，一日 1 次仍无法耐受，则永久停药。

【常见错误处方及解析】

处方描述　诊断：非小细胞肺癌，上呼吸道感染。用药信息：克拉霉素片 0.5g q.12h. p.o.；克唑替尼胶囊 250mg b.i.d. p.o.。

处方问题　联合用药不适宜。

解析及处理　克拉霉素为强效 CYP3A 抑制药，合用可使克唑替尼的血药浓度升高，可增加不良反应的发生风险，避免合用。如必须合用，将克唑替尼剂量减至一次 250mg，一日 1 次。

安罗替尼

【适应证】

1. 非小细胞肺癌。
2. 软组织肉瘤。
3. 小细胞肺癌。

【用法用量】

胶囊：口服，一次 12mg，一日 1 次。连用 2 周后停药 1 周，即 3 周为一疗程。

【特殊人群用药】

孕妇和哺乳期妇女禁用。肾功能不全：轻、中度肾功能不全者慎用；重度肾功能不全者禁用。肝功能不全：重度肝功能不全者禁用。

【有临床意义的相互作用】

1. 本药主要由 CYP1A2 及 CYP3A4/5 代谢，**强效 CYP1A2 抑制药**（如环丙沙星、依诺沙星、氟伏沙明）、**强效 CYP3A4/5 抑制药**（如伊曲康唑、克拉霉素、伏立康唑等）可能升高本药的血药浓度，避免合用。

2. 本药为中效 CYP3A4、CYP2B6、CYP2C8、CYP2C9、CYP2C19 抑制药，合用可能会导致经上述酶代谢的药物浓度升高，如治疗窗窄，应避免合用，如 CYP3A4 底物阿芬太尼和麦角胺、

CYP2C9 底物华法林。

3. **CYP1A2 诱导药**(如孟鲁司特、奥美拉唑、莫雷西嗪)、**CYP3A4/5 诱导药**(如利福平、利福布汀、利福喷丁、地塞米松、苯妥英、卡马西平、苯巴比妥)可能降低本药的血药浓度,避免合用。

【注意事项】

调整剂量时,第 1 次调整为一次 10mg,一日 1 次,连用 2 周后停药 1 周;第 2 次调整为一次 8mg,一日 1 次,连用 2 周后停药 1 周,如此时仍无法耐受,则永久停药。

【常见错误处方及解析】

处方描述 诊断:非小细胞肺癌。用药信息:贝伐珠单抗注射液 900mg+0.9% 氯化钠注射液 10ml once i.v.;盐酸安罗替尼胶囊 12mg q.d. p.o.。

处方问题 联合用药不适宜。

解析及处理 安罗替尼及贝伐珠单抗均为抗血管生成类药物,不宜联合应用。

舒尼替尼

【适应证】

1. 不能手术的晚期肾细胞癌(RCC)。

2. 甲磺酸伊马替尼治疗失败或不能耐受的胃肠道间质肿瘤(GIST)。

3. 不可切除的、转移性高分化进展期胰腺神经内分泌瘤(pNET)成年患者。

4. **超说明书适应证** 支气管和胸腺神经内分泌肿瘤、非胃肠道间质软组织肉瘤、难治性甲状腺癌等。

【用法用量】

1. **胃肠道间质肿瘤和晚期肾细胞癌** 推荐 **50mg q.d. p.o.,服药 4 周,停药 2 周**。根据患者的安全性和耐受性,以 12.5mg

为梯度单位逐步调整剂量。**日最高剂量不超过 75mg,最低剂量为 25mg。**

2. 胰腺神经内分泌瘤 推荐 37.5mg q.d. p.o.,连续服药,无停药期。根据患者的安全性和耐受性,以 12.5mg 为梯度单位逐步调整剂量。Ⅲ期临床试验中最大日剂量为 50mg。

【**特殊人群用药**】

女性治疗期间及末次给药后至少 4 周内有效避孕。男性在治疗期间及末次给药后至少 7 周内采取有效避孕措施。哺乳女性在治疗期间和末次用药后至少 4 周内禁止哺乳。肾功能不全患者:肾功能不全患者(包括终末期肾病血液透析患者)无须调整初始剂量。终末期肾病血液透析患者可根据安全性和耐受性将后继剂量逐渐增加至推荐剂量的 2 倍。

【**有临床意义的相互作用**】

1. **CYP3A4 强抑制剂可增加本品的血药浓度。如必须合用,应考虑减少本品剂量**(最小剂量:RCC、GIST 患者 37.5mg q.d.; pNET 患者 25mg q.d.)。

2. **CYP3A4 强诱导剂可降低本品的血药浓度。如必须合用,应考虑增加本品剂量**(最大剂量:RCC、GIST 患者 87.5mg q.d.; pNET 患者 62.5mg q.d.),并密切监测不良反应。

3. 本品可引起 QT 间期延长,且呈剂量依赖性。与可延长 QT 间期的药物合用时,应定期监测心电图和电解质(镁和钾)。

4. 本品可引发低血糖症。与降血糖药合用时,应评估是否需调整降血糖药的剂量,以降低低血糖风险。

【**注意事项**】

1. 若出现充血性心力衰竭的临床表现,建议停药;无充血性心力衰竭临床证据但射血分数<50% 以及射血分数低于基线 20% 的患者也应停药和 / 或减量。

2. 慎用于已知有 QT 间期延长病史的患者,服用抗心律失常药的患者或有相应基础心脏疾病、心动过缓和电解质紊乱的患者。

3. 使用期间如果发生严重高血压,应暂停使用,直至高血压得到控制。

4. 如出现 24 小时尿蛋白 ≥ 3g,暂停用药并降低剂量;对肾病综合征患者或降低剂量后仍重复出现尿蛋白 ≥ 3g 的患者,终止舒尼替尼治疗。

【常见错误处方及解析】

处方描述 诊断:肾细胞癌。用药信息:苹果酸舒尼替尼胶囊 25mg b.i.d. p.o.。

处方问题 用法、用量不适宜。舒尼替尼给药频次不适宜。

解析及处理 晚期肾细胞癌中舒尼替尼应 50mg 口服,每天 1 次,服药 4 周,停药 2 周。该处方 25mg,每天 2 次,舒尼替尼给药频次不适宜。

伊马替尼

【适应证】

1. 费城染色体(即 Ph 染色体)阳性(用 Ph+ 表示)的 CML 的慢性期、加速期或急变期。

2. 不能切除和 / 或转移的 GIST 成人患者。

3. 与化疗联合用于治疗新诊断的 Ph+ 的 ALL 儿童患者。

4. 复发或难治的 Ph+ 的 ALL 的成人患者。

5. 伴有 FIP1L1-PDGFRα 融合激酶的 HES 和 / 或 CEL 成年患者。

6. 伴有 PDGFR 基因重排的 MDS/MPD 成年患者。

7. 无 D816V *c-kit* 基因突变或未知 *c-kit* 基因突变的 ASM 成人患者。

8. 不能切除,复发或发生转移的 DFSP。

9. Kit（CD117）阳性 GIST 手术切除后具有明显复发风险的成人患者的辅助治疗。

【用法用量】

片剂：口服，成人日剂量 400mg 或 600mg 者每日 1 次，日剂量 800mg 者每日 2 次，每次 400mg，早晚服用。**儿童和青少年推荐日剂量为 340mg/m², 总剂量不超过 600mg/m²。**

【特殊人群用药】

有生育能力的女性在治疗期间及停止治疗后至少 15 天内有效避孕。哺乳期妇女在治疗期间及停止治疗后至少 15 天不应哺乳。肝功能不全患者：轻、中度肝功能不全患者推荐 400mg/d。严重肝脏毒性，如胆红素升高>3×ULN，或转氨酶升高>5×ULN，宜停药，待上述指标分别降至 1.5×ULN 和 2.5×ULN 以下；后续伊马替尼可减量服用，日剂量：①成人，400mg 减至 300mg，或 600mg 减至 400mg，或 800mg 减至 600mg；②儿童和青少年，260mg/m² 减至 200mg/m²，或 340mg/m² 减至 260mg/m²。

【有临床意义的相互作用】

1. CYP3A4 诱导剂可显著降低伊马替尼的药物暴露量，从而导致疗效降低，应避免伊马替尼与 CYP3A4 诱导剂同时使用。

2. 伊马替尼可增加 CYP3A4 底物的血药浓度，如与治疗窗窄的 CYP3A4 底物（如环孢素、匹莫齐特）合用时应谨慎。

3. 伊马替尼可能会增加 CYP2D6 底物的暴露量，谨慎合用。

4. 伊马替尼与华法林合用时可见凝血酶原时间（PT）延长。

【注意事项】

1. 如出现严重非血液学不良反应（如严重体液潴留），应停药，直到不良反应消失，再根据不良反应严重程度调整剂量。

2. 如出现心源性休克或左心室功能紊乱，可给予全身用类固醇激素类药物、循环支持治疗及暂时停药。

3. 青光眼患者慎用。

【常见错误处方及解析】

处方描述 诊断：慢性髓细胞性白血病。用药信息：甲磺酸伊马替尼片 400mg b.i.d. p.o.。患者信息：男，10 岁，身高 1.3m，体重 35kg，体表面积 1.164m^2，费城染色体阳性。

处方问题 用法、用量不适宜。伊马替尼给药剂量不适宜。

解析及处理 按 Ph+ 的 CML 3 岁以上儿童及青少年推荐日剂量为 340mg/m^2 计算，该患儿日剂量推荐 400mg/d。该处方伊马替尼 300mg p.o. b.i.d. 剂量过大，建议与处方医生沟通，修改医嘱。

阿帕替尼

【适应证】

1. 既往至少接受过两种系统化疗后进展或复发的晚期胃腺癌或胃食管结合部腺癌患者。

2. 超说明书适应证 碘难治性分化型甲状腺癌、骨肉瘤、卵巢癌等。

【用法用量】

片剂：口服，推荐 850mg 每日 1 次，餐后半小时服用。根据患者耐受性调整剂量：第一次调整，750mg，每日 1 次；第二次调整，500mg，每日 1 次。

【特殊人群用药】

建议育龄女性在阿帕替尼治疗期间和治疗结束至少 8 周内避孕。哺乳期妇女建议在服药期间停止哺乳。重度肝肾功能不全患者禁用。

【有临床意义的相互作用】

1. 合用 CYP3A4 强抑制剂可能会增加阿帕替尼的血药浓度。

2. 合用 CYP3A4 诱导剂可能减低阿帕替尼的血药浓度。

3. 阿帕替尼对 CYP3A4 和 CYP2C9 有较强的抑制作用，因此谨慎与经 CYP3A4 代谢的药物(如钙通道阻滞剂、HMG-CoA 还原酶抑制剂、咪达唑仑等)、经 CYP2C9 代谢的药物(如华法林、苯妥英、磺酰脲类降血糖药等)合用。

【注意事项】

1. 出现胃肠道穿孔、需要临床处理的伤口裂开、瘘、重度出血、肾病综合征或高血压危象的患者，永久性停药。

2. 伴有活动性出血、溃疡、肠穿孔、肠梗阻、大手术后 30 天内、药物不可控制的高血压、Ⅲ~Ⅳ 级心功能不全(NYHA 标准)、<u>重度肝肾功能不全(4 级)患者禁用</u>。

3. 凝血功能异常患者慎用，用药期间应严密监测 PT 和 INR。

4. 慎用于已知有 QT 间期延长病史的患者，服用抗心律失常药的患者或者有相关基础心脏疾病、心动过缓和电解质紊乱的患者，用药期间注意严密监测心电图和心脏功能。对出现 Ⅲ~Ⅳ 级心功能不全或左室射血分数<50% 的患者建议停药。

【常见错误处方及解析】

处方描述　诊断：晚期胃腺癌。用药信息：甲磺酸阿帕替尼片 500mg q.d. p.o.。患者信息：男，73 岁，重度肾功能不全。

处方问题　遴选药品不适宜。

解析及处理　重度肾功能不全患者禁用阿帕替尼。建议与处方医生沟通，调整治疗方案。

索拉非尼

【适应证】

1. 晚期肾细胞癌。

2. 肝细胞癌。

3. 放射性碘难治性分化型甲状腺癌。

4. 超说明书适应证 鼻咽癌、脑干低级别胶质瘤、胃肠道间质肿瘤等。

【用法用量】

片剂：口服，每次 0.4g，每日 2 次，空腹或伴低脂、中脂饮食服用。

【特殊人群用药】

育龄妇女治疗期间和治疗结束至少 2 周内应注意避孕。孕期应避免使用索拉非尼。哺乳期妇女治疗期间应停止哺乳。

【有临床意义的相互作用】

1. CYP3A4 诱导剂（如利福平、苯妥英、卡马西平、苯巴比妥、地塞米松、圣·约翰草等）可降低索拉非尼药物浓度，从而导致疗效降低，尽量避免合用。

2. 与通过 UGT1A1 途径代谢 / 清除的药物（如伊立替康、多西他赛）联合应用时需谨慎。

3. 与多柔比星合用可引起多柔比星 AUC 升高。

4. 新霉素可通过影响索拉非尼的肝肠循环致使索拉非尼的暴露量下降。

【注意事项】

1. 需接受大手术的患者建议暂停索拉非尼。

2. 患有或可能发展为 QTc 间期延长的患者（如先天性 QT 延长综合征的患者，以蒽环类抗生素高累积剂量治疗的患者，服用抗心律失常药或其他导致 QT 间期延长药物的患者，电解质紊乱患者）应慎用索拉非尼，治疗期间定期监测心电图和电解质（钾、钙、镁）。

【常见错误处方及解析】

处方描述 诊断：晚期肾细胞癌。用药信息：甲苯磺酸索拉非尼片 800mg p.o. q.d.。

处方问题 用法、用量不适宜。索拉非尼给药剂量、频次不适宜。

解析及处理　索拉非尼应 400mg 每日 2 次口服。该处方中索拉非尼 800mg p.o. q.d.，给药剂量、频次均不适宜。

瑞戈非尼

【适应证】
1. 转移性结直肠癌（mCRC）。
2. 转移性 GIST。
3. 肝细胞癌（HCC）。

【用法用量】
1. 片剂　口服，160mg 每日 1 次，用药 3 周停药 1 周。每日同一时间于低脂早餐（脂肪含量低于 30%）后整片吞服。
2. 根据耐受性可减少剂量，每日最低剂量为 80mg，**每日最高剂量为 160mg**。

【特殊人群用药】
育龄妇女和男性应在治疗期间和治疗后 8 周内避孕。孕妇禁止使用瑞戈非尼。哺乳期妇女治疗期间停止哺乳。

【有临床意义的相互作用】
1. 避免与 CYP3A4 强抑制剂、CYP3A4 强诱导剂、UGT1A9 强抑制剂（如甲芬那酸、二氟尼柳和尼氟酸）合用。
2. 联用伊立替康可能增加 UGT1A1 和 UGT1A9 底物的全身暴露量。
3. 联用 BCRP 底物（如甲氨蝶呤、氟伐他汀、阿托伐他汀、瑞舒伐他汀）可能会升高 BCRP 底物的血药浓度，建议密切监测 BCRP 底物相关的不良反应。

【注意事项】
1. 如出现高血压、肝毒性、皮肤毒性，根据严重程度和持续时间选择暂时停药、减量或永久停药。
2. 以下情况需停用瑞戈非尼：出现心肌缺血或梗死；胃肠

道穿孔或瘘；癫痫发作、头痛、精神状态改变、视力障碍伴随或不伴随有高血压等症状或体征，确诊为可逆性后部白质脑病综合征（PRES）。

3. 如出现重度出血，应考虑永久停用瑞戈非尼。

4. 瑞戈非尼可能抑制或妨碍伤口愈合，接受大手术的患者建议暂时停药。

【常见错误处方及解析】

处方描述 诊断：肝细胞癌。用药信息：瑞戈非尼片 200mg q.d. p.o.。患者信息：男，60 岁，既往接受过索拉非尼治疗。

处方问题 用法、用量不适宜。瑞戈非尼给药剂量不适宜。

解析及处理 瑞戈非尼推荐最高日剂量为 160mg。该处方瑞戈非尼 200mg p.o. q.d.，给药剂量不适宜。

曲妥珠单抗

【适应证】

1. **HER2** 阳性的转移性乳腺癌。

2. **HER2** 阳性的早期乳腺癌的辅助治疗或新辅助治疗。

3. **HER2** 阳性的转移性胃腺癌或胃食管结合部腺癌。

4. **超说明书适应证** **HER2** 阳性非小细胞肺癌。

【用法用量】

静脉滴注给药，早期和转移性乳腺癌：①每周方案，初始负荷剂量 4mg/kg，维持剂量每周 2mg/kg；②3 周方案，初始负荷剂量 8mg/kg，维持剂量 6mg/kg，每 3 周给药 1 次。转移性胃癌：初始负荷剂量 8mg/kg，维持剂量 6mg/kg，每 3 周给药 1 次。

【特殊人群用药】

孕妇避免使用。曲妥珠单抗治疗期间及停药后 7 个月内应避孕或避免哺乳。

【有临床意义的相互作用】

与蒽环类合用可增加心脏疾病的风险,停用曲妥珠单抗后 7 个月内应避免给予蒽环类药物,如需使用应密切监测心脏功能。

【注意事项】

1. 如左室射血分数(LVEF)较用药前绝对数值降低 16% 及以上,或 LVEF 低于正常范围且较用药前降低 10% 及以上,停药至少 4 周。如 4~8 周内 LVEF 恢复正常或较用药前绝对数值降低 ≤15%,恢复用药;如 LVEF 持续下降(>8 周),或 3 次以上因心脏毒性停药,应永久停药。

2. 如出现重度或危及生命的静脉滴注反应,建议永久停药。

3. **本品使用苯甲醇作为溶媒,禁止用于儿童肌内注射**。

【常见错误处方及解析】

处方描述 诊断:乳腺癌。用药信息:注射用曲妥珠单抗 400mg+0.9% 氯化钠注射液 250ml once i.v.gtt.;多西他赛注射液 120mg+0.9% 氯化钠注射液 500ml once i.v.gtt.;注射用环磷酰胺 850mg+0.9% 氯化钠注射液 500ml once i.v.gtt.。患者信息:女,65 岁,体重 50kg,身高 1.53m,体表面积 1.458m^2,ER-,PR-,HER2-。

处方问题 适应证不适宜。

解析及处理 曲妥珠单抗适用于 HER2 阳性的乳腺癌患者,该患者 HER2 阴性,应拒绝调配处方。

奥拉帕利

【适应证】

1. 胚系或体细胞 *BRCA* 基因突变的晚期上皮性卵巢癌、输卵管癌或原发性腹膜癌初治的维持治疗。

2. 接受含铂化疗完全缓解或部分缓解的复发性上皮性卵巢癌、输卵管癌或原发性腹膜癌的维持治疗。

3. 超说明书适应证　*BRCA* 种系突变的转移性胰腺癌、转移性乳腺癌、前列腺癌。

【用法用量】

片剂：口服，300mg b.i.d.。**如需减量，可依次减至 250mg b.i.d. 或 200mg b.i.d.。**

【特殊人群用药】

育龄期女性在治疗期间和末次给药后 6 个月内应避孕。男性患者在治疗期间和末次给药后 3 个月内应避孕。孕妇不得使用奥拉帕利。治疗期间和末次给药后 1 个月内停止哺乳。**肝功能不全：重度肝功能不全患者不推荐使用。肾功能不全：中度肾功能不全（Ccr：31~50ml/min）的患者推荐剂量为 200mg 每日 2 次；重度肾功能不全或终末期肾病患者（Ccr ≤ 30ml/min）不推荐使用。**

【有临床意义的相互作用】

1. 避免合用强效或中效 CYP3A 抑制剂，可能升高奥拉帕利血药浓度；如必须合并使用，奥拉帕利应减量。

2. 避免合用强效或中效 CYP3A 诱导剂，可能降低奥拉帕利血药浓度。

3. 避免与激素类避孕药合用，可能减弱后者疗效，治疗期间考虑采取其他避孕措施。

4. 单药剂量不宜与其他具有骨髓抑制的抗肿瘤药合用。

【注意事项】

1. 既往抗肿瘤治疗引起的血液学毒性未恢复至 ≤ 1 级，不应开始奥拉帕利治疗。如出现重度或输血依赖性的血液学毒性，暂停用药。

2. 如患者确诊 MDS 或急性髓系白血病（AML），应停药并给予治疗。

【常见错误处方及解析】

　　处方描述　诊断：卵巢癌恶性肿瘤。用药信息：奥拉帕利片300mg b.i.d. p.o.。患者信息：女,65岁,肌酐清除率32ml/min。

　　处方问题　用法、用量不适宜。患者中度肾功能不全,奥拉帕利宜减量。

　　解析及处理　中度肾功能不全(Ccr:31~50ml/min)的患者奥拉帕利推荐剂量为200mg,每日2次,应与开方医生联系,明确是否需要减量。

第三节　内分泌治疗药物

　　内分泌治疗又称激素治疗,适用于与内分泌有关的肿瘤,如乳腺癌、前列腺癌、卵巢癌、子宫内膜癌、甲状腺癌。在癌变过程中,有些肿瘤部分或全部保留了激素受体,其发生、发展与激素有密切的关系,称为激素依赖性肿瘤,可以通过内分泌治疗调节激素的平衡,使肿瘤生长所依赖的条件发生变化,从而抑制肿瘤的生长。有些肿瘤的激素受体在癌变过程中仅保留很少或完全丧失,其生长不再受激素的控制与调节,称非激素依赖性肿瘤。因此,激素受体阳性通常是采用内分泌药物治疗的先决条件。

　　内分泌药物治疗主要包括激素竞争性治疗(如他莫昔芬、氟维司群与雌激素竞争雌激素受体)、抑制性治疗(如芳香化酶抑制剂)以及替代治疗(如左甲状腺素)。

一、常用药物介绍

　　1. 他莫昔芬　他莫昔芬是一种抗雌激素作用的非甾体药物,是雌激素的部分激动剂,具有雌激素样作用,但强度仅为雌二醇的一半,可与雌二醇竞争结合雌激素受体发挥抗肿瘤作用。他莫昔芬主要用于激素受体阳性乳腺癌的内分泌治疗,也可用于乳腺增生、男性乳房发育、卵巢癌、胰腺癌、子宫内膜癌、肺癌等的治疗和诱导排卵。

他莫昔芬常见的不良反应包括潮热、胃肠道反应(如恶心、呕吐、腹泻、便秘)、生殖系统不良反应(如月经失调或闭经、阴道出血、阴道分泌物增多、外阴瘙痒、子宫内膜变化)、贫血、血小板减少、头晕、头痛、体液潴留、皮疹、脱发等。其他需引起注意的不良反应包括高钙血症、静脉血栓栓塞、肝脏异常、视网膜病变、角膜异常等。

2. 依西美坦 依西美坦是一种不可逆的甾体类芳香化酶抑制剂。绝经后妇女的雌激素主要由雄激素通过外周组织芳香化酶的作用转化而成。依西美坦可与芳香化酶的底物结合位点不可逆地结合,使芳香化酶失活,从而降低血浆中雌激素的水平。临床上主要用于治疗绝经后妇女晚期乳腺癌、激素受体阳性的早期乳腺癌辅助治疗或新辅助治疗。

依西美坦多数不良反应是由于雌激素生成阻断而产生的正常药理学反应,主要不良反应有恶心、潮热、便秘、腹泻、疲劳、头痛、头晕、出汗增多、抑郁、失眠、皮疹、腹痛、关节痛、肌痛、骨折、骨质疏松等。

3. 来曲唑 来曲唑是新一代高选择性芳香化酶抑制剂,为人工合成的苄三唑类衍生物,通过抑制芳香化酶,使雌激素水平下降,从而消除雌激素对肿瘤生长的刺激作用。体内外研究显示,来曲唑能有效抑制雄激素向雌激素转化,而绝经后妇女的雌激素主要来源于雄激素前体物质在外周组织的芳香化,故它特别适用于绝经后的乳腺癌患者。来曲唑主要用于绝经后雌激素受体(ER)、孕激素受体(PR)阳性的晚期乳腺癌及早期乳腺癌辅助治疗。

来曲唑的不良反应多为轻度到中度。最常见的不良反应为发热、潮红、关节痛、恶心、头痛、疲劳、体重增加等。

4. 阿那曲唑 阿那曲唑为高效、高选择性非甾体类芳香化酶抑制剂,可以抑制绝经后妇女外周组织中芳香化酶复合物的作用,减少循环中的雌二醇水平,从而间接地抑制肿瘤生长,且不会对肾上腺皮质激素或醛固酮的生成产生明显影响。阿那曲唑主要用于绝经后激素受体阳性的早期乳腺癌辅助治疗和晚期乳腺癌,也可用于子宫肉瘤、子宫内膜癌、卵巢癌、子宫肌瘤等。

阿那曲唑的不良反应主要包括皮肤潮红、阴道干涩、脱发、胃肠功能紊乱(厌食、恶心、呕吐和腹泻)、乏力、嗜睡、头痛或皮疹、关节痛/强直等,常为轻度或中度。

5. 氟维司群　氟维司群为竞争性的 ER 拮抗剂,通过阻止内源性雌激素与 ER 的结合来阻断雌激素调节的基因转录通路,从而抑制肿瘤细胞的增殖。与其他 ER 调节剂相比,氟维司群亲和力高,没有任何部分激动(雌激素样)作用。氟维司群主要用于绝经后 ER 阳性的晚期转移性乳腺癌。

氟维司群最常见的不良反应是注射部位反应(如出血、血肿、疼痛)、无力、恶心和肝药酶(GPT、GOT、ALP)升高,其他常见的不良反应包括潮热、呕吐、腹泻、皮疹、头痛、背痛、泌尿道感染等。晚期乳腺癌妇女中常见血栓栓塞发生。

6. 阿比特龙　阿比特龙是一种雄激素生物合成抑制剂,通过抑制 17α- 羟化酶 /C17,20- 裂解酶(CYP17)发挥作用。CYP17 在睾丸、肾上腺和前列腺肿瘤组织中表达并且是雄激素生物合成的必需物质。阿比特龙与泼尼松或泼尼松龙联用于转移性去势抵抗性前列腺癌(mCRPC)和新诊断的高危转移性内分泌治疗敏感性前列腺癌(mHSPC)。

阿比特龙临床最常见的不良反应是外周水肿、低钾血症、高血压、尿路感染,其他重要的不良反应包括心脏疾病、肝脏毒性、骨折、过敏性肺泡炎等。

二、审方要点

肿瘤内分泌治疗药物的处方审核须重点关注以下几点:①处方用药与诊断是否相符,应特别关注患者的激素受体状态,如乳腺癌中只有 ER/PR 阳性的患者适用内分泌治疗;女性患者通常还需关注绝经状态,如乳腺癌绝经前和绝经后患者的药物选择不同;此外还需要注意药物超适应证用药,遵循权威指南,判断超适应证用药的合理性。②药物的用法用量是否正确,除常规用法用量外,还需关注不良反应或合并用药引起的剂量调整。③特殊人群用药,肿瘤内分泌治疗药物通常禁用于孕妇或哺乳期妇女,也不推荐用于儿童;部分药物还需关注肝肾功能。④是否存在用药禁忌,除说明书已注明的用药禁忌、需要停用或暂时停药的严重不良反应等,还需注意与其他治疗手段联合使用的合理性。例如,乳腺癌术后辅助治疗时内分泌治疗不推荐与辅助化疗同时使用,化疗周期结束后再开始内分泌治疗,而放疗可与辅助内分泌治疗先后或同时进行。各肿瘤内分泌治疗药物的审方要点具体如下。

他莫昔芬

【适应证】

1. 复发性或转移性乳腺癌。

2. 早期乳腺癌术后辅助治疗。

3. 超说明书适应证　乳腺增生、男性乳房发育、卵巢癌、子宫内膜癌等。

【用法用量】

片剂:口服,每次 10~20mg,每天 2 次。

【特殊人群用药】

孕妇或哺乳期妇女禁用。肝功能异常者慎用。儿童中有效性和安全性尚不明确,故不建议使用

【有临床意义的相互作用】

1. CYP2D6 抑制剂(如帕罗西汀、氟西汀、奎尼丁、西那卡塞或安非他酮)可降低他莫昔芬主要活性代谢产物的血浆浓度,尽量避免联用。

2. 与选择性 5- 羟色胺再摄取抑制剂（SSRI）类抗抑郁药（如帕罗西汀）联用可降低他莫昔芬疗效。

3. 雌激素可影响本品疗效，避免联用。

4. 禁止与阿那曲唑联用，可能会减弱阿那曲唑的药理作用，且两者联用未显示出更好的疗效。

5. 避免与来曲唑联用，可能会降低来曲唑血药浓度。

6. CYP3A4 诱导剂会降低他莫昔芬血药浓度，谨慎联用。

【注意事项】

1. **有眼底疾病患者禁用。**

2. 如出现**严重高钙血症**或静脉血栓栓塞，应停药。

【常见错误处方及解析】

处方描述　诊断：乳腺癌，视网膜病变。用药信息：枸橼酸他莫昔芬片 10mg b.i.d. p.o.。患者信息：女，51 岁，激素受体阳性，绝经前。

处方问题　遴选药品不适宜。有眼底疾病患者禁用他莫昔芬。

解析及处理　他莫昔芬可能会加重视网膜病变。建议与医生沟通，调整治疗方案。

依西美坦

【适应证】

1. 用于他莫昔芬辅助治疗 2~3 年后的**绝经后妇女雌激素受体阳性**的早期浸润性乳腺癌的辅助治疗。

2. 用于他莫昔芬治疗后疾病进展的自然或人工绝经后妇女的晚期乳腺癌。

3. 超说明书适应证　绝经后妇女激素受体阳性的乳腺癌新辅助治疗或早期乳腺癌一线辅助治疗，降低绝经后妇女发生浸润性乳腺癌的风险。

【用法用量】

片剂：口服，25mg，每天 1 次，餐后服用。

【特殊人群用药】

<u>绝经前或孕妇禁用</u>。哺乳期妇女在治疗期间及治疗结束 1 个月内禁止哺乳。有生育能力的女性在治疗期间及治疗结束后 1 个月内避孕。肝功能或肾功能不全患者慎用。

【有临床意义的相互作用】

避免与其他含雌激素的药物联合使用，会减弱依西美坦的药理作用。谨慎与 CYP3A4 强诱导剂（如利福平、苯妥英）合用，可能会显著降低依西美坦暴露量。如合并使用，推荐依西美坦调整为 50mg 每天 1 次。谨慎与经 CYP3A4 代谢且治疗窗窄的药物联合使用。

【注意事项】

本品不适用于绝经前的女性。用药前应检测黄体生成素（LH）、卵泡刺激素（FSH）和雌二醇水平以确定是否处于绝经后状态。

【常见错误处方及解析】

处方描述　诊断：乳腺癌。用药信息：依西美坦片 25mg q.d. p.o.。患者信息：女，46 岁，雌激素受体阳性，他莫昔芬治疗后进展，未绝经。

处方问题　遴选药品不适宜。患者未绝经，选用依西美坦不适宜。

解析及处理　依西美坦适用于绝经后内分泌状态的女性。该患者尚未绝经，<u>应在有效的卵巢功能抑制（如 GnRHa）后接受依西美坦治疗</u>，用药前确定已处于绝经后状态。

来 曲 唑

【适应证】

1. 雌激素或孕激素受体阳性的<u>绝经后早期乳腺癌的辅助</u>

治疗。

2. 接受过他莫昔芬辅助治疗 5 年的雌激素或孕激素受体阳性的**绝经后早期乳腺癌的辅助治疗**。

3. 雌激素受体阳性、孕激素受体阳性或受体状态不明的**绝经后晚期乳腺癌**。

4. 超说明书适应证 子宫内膜癌、卵巢上皮癌、促排卵等。

【用法用量】

片剂：口服，2.5mg，每日 1 次。

【特殊人群用药】

孕妇、哺乳期女性禁用。有生育可能的女性在治疗期间及停用后 20 天内避孕。肾功能不全患者：Ccr ≥ 10ml/min 的患者无须调整剂量；Ccr<10ml/min 的患者尚不明确，谨慎权衡利弊。

【有临床意义的相互作用】

1. 避免来曲唑与他莫昔芬、其他抗雌激素药或含雌激素的药物同时使用。

2. 与强效 CYP3A4 抑制剂、CYP2A6 抑制剂合用可能减少来曲唑的代谢，增加其暴露量，谨慎合用。

3. 谨慎合用强效 CYP3A4 诱导剂，可能会减少来曲唑的暴露量。

4. 来曲唑中度抑制 CYP2C19，故谨慎与主要依靠 CYP2C19 消除且治疗窗较窄的药物（如苯妥英、氯吡格雷）同时使用。

【注意事项】

只有确认绝经后内分泌状态的女性才能接受来曲唑治疗。

【常见错误处方及解析】

处方描述 诊断：乳腺癌术后。用药信息：来曲唑片 2.5mg q.d. p.o.。患者信息：女，45 岁，ER、PR 阳性，复发风险低，未绝经。

处方问题 遴选药品不适宜。患者未绝经，选用来曲唑不适宜。

解析及处理 来曲唑适用于绝经后内分泌状态的女性。该患者尚未绝经,辅助内分泌治疗首选他莫昔芬。

阿那曲唑

【适应证】

1. 绝经后妇女 激素受体阳性的早期乳腺癌(包括曾接受2~3年他莫昔芬辅助治疗)的辅助治疗。

2. 绝经后妇女 晚期乳腺癌的治疗。雌激素受体阴性的患者,若对他莫昔芬呈现阳性的临床反应,可考虑使用。

超说明书适应证:复发或转移性的子宫内膜癌或子宫肉瘤、复发性卵巢癌、子宫肌瘤,降低绝经后妇女发生乳腺癌的风险。

【用法用量】

片剂:口服,1mg,每日1次。

【特殊人群用药】

孕妇或哺乳期妇女禁用。中度到重度肝功能不全的患者,或重度肾功能不全(Ccr<30ml/min)的患者,尚不明确。不推荐用于儿童。

【有临床意义的相互作用】

避免与他莫昔芬或含雌激素的药物合用,可能会减弱阿那曲唑的药理作用。

【注意事项】

激素状态不确定的患者用药前应确定是否绝经(自然绝经或人工绝经)。

【常见错误处方及解析】

处方描述 诊断:晚期乳腺癌。用药信息:阿那曲唑片 2.5mg q.d. p.o.。患者信息:女,70 岁,ER、PR 阳性,未经内分泌治疗。

处方问题 用法、用量不适宜。阿那曲唑给药剂量不适宜。

解析及处理 阿那曲唑推荐 1mg p.o. q.d.。

氟维司群

【适应证】

用于在抗雌激素辅助治疗后或治疗中复发的,或在抗雌激素治疗中进展的<u>绝经后(包括自然绝经和人工绝经)雌激素受体阳性</u>的局部晚期或转移性乳腺癌。

【用法用量】

注射剂:臀部缓慢肌内注射,**500mg,每月1次**,首次给药后2周时需再给予500mg剂量。

【特殊人群用药】

孕妇及哺乳期妇女禁用。育龄妇女治疗期间应避孕。不推荐用于儿童及青少年。**禁止用于儿童肌内注射**。严重肾功能不全(肌酐清除率<30ml/min)患者慎用。

【注意事项】

本药经肌内注射给药,有出血倾向、血小板减少症或正接受抗凝血药治疗的患者慎用。

【常见错误处方及解析】

处方描述　诊断:晚期乳腺癌。用药信息:氟维司群注射液500mg once i.h.。患者信息:女,70岁,激素受体阳性。

处方问题　剂型与给药途径不适宜。氟维司群采用皮下注射给药不适宜。

解析及处理　氟维司群宜缓慢肌内注射,不宜采用其他给药途径。

阿比特龙

【适应证】

<u>与泼尼松或泼尼松龙联用于前列腺癌患者治疗</u>。

【用法用量】

片剂：口服，1 000mg，每天 1 次。

【特殊人群用药】

阿比特龙不适用于女性。男性患者治疗期间及治疗结束后 3 周内应避孕。中度肝功能不全的患者剂量降至 250mg，每天 1 次。重度肝功能不全的患者禁用。重度肾功能不全的患者慎用。

【有临床意义的相互作用】

1. 避免与强效 CYP3A4 诱导剂联合使用，可降低阿比特龙暴露量。如必须联用，合并用药期间增加阿比特龙给药频率至每日 2 次，停止联用后恢复原给药频率。

2. 阿比特龙为 CYP2D6 抑制剂，可使 CYP2D6 底物的 C_{max} 和 AUC 升高，故尽量避免与经 CYP2D6 活化或代谢的药物（特别是治疗窗较窄的药物）联合使用，如必须合用应考虑降低治疗窗较窄药物的剂量。

3. 螺内酯与雄激素受体结合可能会升高前列腺特异性抗原（PSA）水平，不推荐与阿比特龙联合使用。

【注意事项】

1. 如出现 GPT > 3 × ULN 且总胆红素 > 2 × ULN，且无胆管梗阻或其他导致 GPT 和总胆红素同时升高的原因，应永久停药。如果治疗期间发生 GPT 或 GOT 升高 > 5 × ULN，或总胆红素升高 > 3 × ULN，需暂时停药，待肝功能恢复后减量使用。

2. 对于阿比特龙治疗前或治疗期间出现低钾血症的患者，应注意维持患者的血钾水平不低于 4.0mmol/L。

【常见错误处方及解析】

处方描述 诊断：前列腺肿物。用药信息：醋酸阿比特龙片 1 000mg q.d. p.o.。

处方问题 适应证不适宜。

解析及处理 阿比特龙适用于前列腺癌患者。该患者诊断为前列腺肿物,诊断不明确。

第四节 免疫治疗药物

肿瘤免疫治疗是通过抑制免疫负调控因子、增强免疫细胞对肿瘤细胞表面抗原的识别能力等方式来激活机体自身的免疫系统,从而实现对肿瘤细胞的杀伤、清除。目前,免疫治疗药物的最热点主要集中在免疫检查点抑制剂,包括程序性死亡受体1(PD-1)/程序性死亡受体配体1(PD-L1)抑制剂和CTLA-4抗体,本节重点围绕PD-1/PD-L1抑制剂展开。T淋巴细胞中表达的PD-1受体与其配体PD-L1和PD-L2结合,可以抑制T淋巴细胞增殖和细胞因子生成。部分肿瘤细胞的PD-1配体上调,通过这个通路信号转导可抑制激活的T淋巴细胞对肿瘤的免疫监视。PD-1/PD-L1抑制剂可与PD-1或PD-L1结合,并阻断PD-1与PD-L1之间的相互作用,通过激活T淋巴细胞功能抑制肿瘤生长。

一、常用药物介绍

所有PD-1/PD-L1抑制剂均需关注免疫相关性不良反应的发生,如免疫相关性肺炎、结肠炎、肝炎、肾炎、心肌炎、内分泌系统疾病及皮肤不良反应等。大多数免疫相关性不良反应是可逆的,并且可通过暂停使用PD-1/PD-L1抑制剂并给予糖皮质激素类药物治疗等处理,但是也可能出现严重不良反应,甚至导致患者死亡。PD-1/PD-L1抑制剂给药期间及末次给药后均可能发生免疫相关不良反应,且可能发生在多个器官系统,因此应持续对患者进行不良反应的监测。对于疑似免疫相关性不良反应,应充分评估以确认病因或排除其他病因。根据不良反应的严重程度,暂停PD-1/PD-L1抑制剂并给予糖皮质激素类药物

和 / 或支持治疗来处理。整体而言,对于大部分 2 级以及某些特定的 3 级和 4 级免疫相关性不良反应需暂停给药,对于 4 级及某些特定的 3 级免疫相关性不良反应需永久停药。若使用糖皮质激素类药物治疗不良反应,症状改善后,需至少 1 个月的时间逐渐减量至停药,快速减量可能引起不良反应恶化或复发。如果不良反应在糖皮质激素类药物治疗后仍恶化或无改善,则应增加非糖皮质激素类药物免疫抑制剂治疗。

1. 纳武利尤单抗 一种人源化的人类免疫球蛋白 G4 (IgG4)单克隆抗体,可与 PD-1 结合,阻断其与 PD-L1 和 PD-L2 之间的相互作用,阻断 PD-1 通路介导的免疫抑制反应,从而抑制肿瘤生长。主要用于肺癌、胃癌、头颈部鳞状细胞癌等的治疗。最常见的不良反应为疲劳、皮疹、瘙痒、腹泻、中性粒细胞减少和恶心。

2. 帕博利珠单抗 一种可与 PD-1 结合的 IgG4 单克隆抗体,可阻断 PD-1 与 PD-L1、PD-L2 的相互作用,解除 PD-1 通路介导的免疫应答抑制,包括抗肿瘤免疫应答,从而抑制肿瘤生长。可用于黑色素瘤、非小细胞肺癌、食管癌、头颈部鳞状细胞癌、结直肠癌等的治疗。最常见的不良反应为食欲减退、贫血、甲状腺功能减退、头痛。

3. 卡瑞利珠单抗 一种 IgG4 单克隆抗体,可与 PD-1 结合,阻断其与 PD-L1 和 PD-L2 之间的相互作用,阻断 PD-1 通路介导的免疫抑制反应,包括抗肿瘤免疫反应,从而抑制肿瘤生长。可用于经典型霍奇金淋巴瘤、肝细胞癌、非鳞状非小细胞肺癌、食管鳞状细胞癌和鼻咽癌等的治疗。最常见的不良反应为反应性毛细血管增生症、肝药酶升高、甲状腺功能减退、乏力、贫血等。反应性毛细血管增生症大多发生在体表皮肤,少数可见于口腔黏膜、鼻腔黏膜及眼睑结膜,3 级以上需暂停用药。

4. 特瑞普利单抗 一种 IgG4 单克隆抗体,可与 PD-1 结合,阻断其与配体 PD-L1 和 PD-L2 的结合,从而消除 PD-1 信号通路免疫抑制,可促进 T 淋巴细胞增殖,激活 T 淋巴细胞功能,从而抑制肿瘤生长。可用于黑色素瘤、鼻咽癌、尿路上皮癌的治疗。常见不良反应包括贫血、肝功能异常、蛋白尿、白细胞计数降低、血糖升高、甲状腺功能异常、皮疹、瘙痒、乏力、发热、咳嗽等。

5. 替雷利珠单抗 替雷利珠单抗(tislelizumab)一种人源化 IgG4 单克隆抗体,可与 PD-1 结合,阻断其与 PD-L1 和 PD-L2 之间的相互作用,阻断 PD-1 通路介导的免疫抑制反应,包括抗肿瘤免疫反应,从而抑制肿瘤生长。可用于经典型霍奇金淋巴瘤、尿路上皮癌、非小细胞肺癌和肝细胞癌的治疗。最常见的不良反应包括肝药酶升高、皮疹及疲乏,严重不良反应发生率最高的为肝药酶升高、贫血、肺炎及肺部感染。

6. 信迪利单抗 一种 IgG4 单克隆抗体,可与 PD-1 结合,阻断其与 PD-L1 和 PD-L2 相互作用介导的免疫抑制反应,增强抗肿瘤免疫效应。可用于经典型霍奇金淋巴瘤、肝细胞癌、非小细胞肺癌的治疗。最常见的不良反应包括贫血、发热、甲状腺功能异常、肝功能异常、蛋白尿、皮疹、低白蛋白血症、食欲下降、高血糖、肺部感染、低钾血症等。

7. 阿替利珠单抗 一种针对 PD-L1 的人源化免疫球蛋白 G1(IgG1)单克隆抗体,可直接结合 PD-L1 并阻断与 PD-1 和 CD80(B7.1)之间的交互作用,解除 PD-L1/PD-1 产生的免疫应答抑制,包括重新激活抗肿瘤免疫应答而不激活抗体依赖性细胞毒性,可用于小细胞肺癌、肝细胞癌、非小细胞肺癌的治疗。最常见的不良反应包括疲乏、食欲下降、恶心、咳嗽、呼吸困难、发热、腹泻、皮疹、骨骼肌肉疼痛、背痛、呕吐、乏力、瘙痒、尿路感染和头痛。

8. 度伐利尤单抗 一种针对 PD-L1 的人源化 IgG1 单克隆抗体,可与 PD-L1 结合并阻断 PD-L1 与 PD-1 和 CD80(B7.1)

的相互作用,从而避免免疫抑制。度伐利尤单抗不会诱导抗体依赖细胞介导的细胞毒作用(ADCC)。本品可用于非小细胞肺癌、小细胞肺癌的治疗。最常见的不良反应包括咳嗽/咳痰、腹泻、皮疹、发热、各种上呼吸道感染、腹痛、瘙痒和甲状腺功能减退。

二、审方要点

PD-1/PD-L1 抑制剂处方审核须重点关注以下几点:①处方用药与诊断是否相符,需要注意药物超适应证用药,如帕博利珠单抗国外批准的以及权威指南推荐的适应证达 20 多种。审方中应遵循权威指南,判断超适应证用药的合理性。同时,审方时还需注意基因检测状态,如纳武利尤单抗推荐用于 EGFR 和 ALK 阴性的非小细胞肺癌患者。②药物的用法、用量是否正确,需要掌握药物的常规用法用量,尤其是不同适应证推荐剂量不同的药物,如度伐利尤单抗用于非小细胞肺癌推荐每次 10mg/kg,小细胞肺癌常规剂量则为每次 1 500mg。另外,还需要注意溶媒的选择及浓度范围。PD-1/PD-L1 抑制剂均不得与其他药品混合。③特殊人群用药,孕妇不建议使用 PD-1/PD-L1 抑制剂,除非临床获益大于潜在风险。部分药物中度或重度肝肾功能异常患者不推荐使用,如医生评估获益风险后认为确需使用,无须调整剂量。④用药顺序,当联合化疗或联合其他药物时,需注意给药顺序,如当卡瑞利珠单抗联合化疗时,应首先给予卡瑞利珠单抗,再给予化疗药。⑤药物相互作用,因可能干扰药效学活性及疗效,应避免在基线开始 PD-1/PD-L1 抑制剂治疗前使用全身性糖皮质激素类药物及其他免疫抑制剂。当与化疗联用药时,糖皮质激素类药物可作为治疗前用药来预防恶心、呕吐或缓解化疗相关不良反应。各 PD-1/PD-L1 抑制剂的审方要点具体如下。

纳武利尤单抗

【**适应证**】

1. 非小细胞肺癌 EGFR 和 ALK 阴性。

2. 头颈部鳞状细胞癌 PD-L1 表达阳性,定义为表达 PD-L1 的肿瘤细胞 ≥ 1%。

3. 胃癌或食管胃结合部腺癌。

4. 超说明书适应证 黑色素瘤等。

【**用法用量**】

注射剂:3mg/kg 或 240mg,每 2 周 1 次,静脉滴注,持续 30 分钟。可采用 **10mg/ml 溶液直接静脉滴注,或采用 0.9% 氯化钠注射液或 5% 葡萄糖注射液稀释,浓度可低至 1mg/ml。不得采用静脉注射**。

【**特殊人群用药**】

孕妇不建议使用,除非临床获益大于潜在风险。应在最后一次使用纳武利尤单抗后至少 5 个月内避孕。肝损伤患者:轻或中度肝损伤无须调整剂量;尚未在重度肝损伤患者中进行研究,应慎用。肾损伤患者:轻或中度肾损伤无须调整剂量;重度肾损伤患者的数据有限,应慎用。

【**常见错误处方及解析**】

处方描述 诊断:非小细胞肺癌。用药信息:纳武利尤单抗注射液 240mg once i.v.。

处方问题 剂型与给药途径不适宜。纳武利尤单抗注射液不得用于静脉注射。

解析及处理 纳武利尤单抗注射液应静脉滴注,持续 30 分钟,可采用 10mg/ml 溶液直接静脉滴注,或采用 0.9% 氯化钠注射液或 5% 葡萄糖注射液稀释,浓度可低至 1mg/ml。

帕博利珠单抗

【适应证】

1. 黑色素瘤。

2. 非小细胞肺癌

(1)一线单药治疗：EGFR 和 ALK 阴性；PD-L1 肿瘤比例分数(TPS)≥1%。

(2)联合培美曲塞和铂类一线治疗非鳞状细胞癌：EGFR 和 ALK 阴性。

(3)联合卡铂和紫杉醇一线治疗鳞状细胞癌：无须基因检测。

3. 食管鳞状细胞癌 肿瘤表达 PD-L1 综合阳性评分(CPS)≥10。

4. 头颈部鳞状细胞癌 肿瘤表达 PD-L1 综合阳性评分(CPS)≥20。

5. 结直肠癌 KRAS、NRAS 和 BRAF 均为野生型，高微卫星不稳定型(MSI-H)或错配修复基因缺陷型(dMMR)。

6. 食管或胃食管结合部腺癌 联合铂类和氟尿嘧啶类化疗用于一线治疗。

7. 超说明书适应证 经典型霍奇金淋巴瘤、原发性纵隔大B细胞淋巴瘤、尿路上皮癌、胃癌、食管癌、宫颈癌、肝细胞癌、肾细胞癌、皮肤鳞状细胞癌、三阴性乳腺癌、MSI-H 或 dMMR 的实体瘤、高肿瘤突变负荷(TMB-H)的肿瘤等。

【用法用量】

注射剂：200mg 每 3 周 1 次，或 400mg 每 6 周 1 次，静脉滴注，持续 30 分钟。采用 0.9% 氯化钠注射液或 5% 葡萄糖注射液稀释，最终浓度范围为 1~10mg/ml。不得采用静脉注射。

【特殊人群用药】

孕妇不建议使用，除非临床获益大于潜在风险。应在帕博利珠单抗治疗期间及最后一次使用后至少 4 个月内避孕。肝损伤患者：尚未在中到重度肝损伤患者中进行研究，应慎用。肾损伤患者：尚未在重度肾损伤患者中进行研究，应慎用。

【常见错误处方及解析】

处方描述 诊断：非小细胞肺癌（EGFR 19 *del* 突变阳性）。用药信息：帕博利珠单抗注射液 200mg + 0.9% 氯化钠注射液 100ml once i.v.gtt.。

处方问题 适应证不适宜。帕博利珠单抗注射液单药治疗非小细胞肺癌时仅限于 EGFR 基因突变阴性的患者。

解析及处理 帕博利珠单抗注射液单药用于非小细胞肺癌一线治疗时仅限于 EGFR 和 ALK 阴性且肿瘤表达 PD-L1 综合阳性评分（TPS）≥ 1% 的患者。该患者 EGFR 19 *del* 突变阳性，建议首选 EGFR 抑制剂进行治疗。

卡瑞利珠单抗

【适应证】

1. 经典型霍奇金淋巴瘤。

2. 肝细胞癌。

3. 非鳞状非小细胞肺癌 EGFR 和 ALK 阴性。

4. 食管鳞状细胞癌。

5. 鼻咽癌。

【用法用量】

1. 经典型霍奇金淋巴瘤、食管鳞状细胞癌、鼻咽癌（单药治疗） 200mg 每 2 周 1 次。

2. 肝细胞癌 3mg/kg 每 3 周 1 次。

3. 非鳞状非小细胞肺癌、鼻咽癌 200mg 每 3 周 1 次。

4. 静脉滴注，持续 30~60 分钟。采用 0.9% 氯化钠注射液或 5% 葡萄糖注射液稀释。**不得采用静脉注射**。

【特殊人群用药】

孕妇不建议使用,除非临床获益大于潜在风险。应在卡瑞利珠单抗使用期间及最后一次使用后至少 2 个月内避孕。肝损伤患者:针对非肝细胞癌患者,轻度肝损伤无须调整剂量,尚未确定中到重度肝损伤患者中的安全性和有效性,不推荐使用;针对肝细胞癌患者,轻度、中度肝损伤患者无须调整剂量,尚未确定在重度肝损伤患者中的安全性和有效性,应慎用。肾损伤患者:轻度肾损伤无须调整剂量;尚未在中到重度肾损伤患者中进行研究,不推荐使用。

【注意事项】

当联合化疗时,应首先给予卡瑞利珠单抗静脉滴注,间隔至少 30 分钟后再给予化疗药。

【常见错误处方及解析】

处方描述　诊断:肝细胞癌。体重:65kg。用药信息:卡瑞利珠单抗注射液 400mg + 0.9% 氯化钠注射液 100ml once i.v.gtt.。

处方问题　用法、用量不适宜。给药剂量过大。

解析及处理　卡瑞利珠单抗注射液用于晚期肝细胞癌的推荐剂量为 3mg/kg,该患者 65kg,200mg(1 瓶)每次即可,400mg每次剂量过大。

特瑞普利单抗

【适应证】

1. 黑色素瘤。
2. 鼻咽癌。
3. 尿路上皮癌。
4. 食管鳞状细胞癌。

【用法用量】

注射剂:3mg/kg 每 2 周 1 次,静脉滴注,首次至少 60 分钟,如耐受良好,可缩短到 30 分钟。**采用 0.9% 氯化钠注射液稀释,终浓度为 1~3mg/ml**。不得采用静脉注射。

【特殊人群用药】

孕妇不建议使用,除非临床获益大于潜在风险。应在特瑞普利单抗使用期间及最后一次使用后至少 2 个月内避孕。肝损伤患者:尚未确定中到重度肝损伤患者中的安全性和有效性,不推荐使用。肾损伤患者:尚未在中到重度肾损伤患者中进行研究,不推荐使用。

【常见错误处方及解析】

处方描述 诊断:恶性黑色素瘤。体重:55kg。用药信息:特瑞普利单抗注射液 160mg + 0.9% 氯化钠注射液 500ml once i.v.gtt.。

处方问题 溶媒选择不适宜。溶媒剂量过大,终浓度偏低。

解析及处理 特瑞普利单抗说明书推荐终浓度为 1~3mg/ml,特瑞普利单抗注射液 160mg 可加入 0.9% 氯化钠注射液 100ml 稀释。

替雷利珠单抗

【适应证】

1. 经典型霍奇金淋巴瘤。

2. 尿路上皮癌。

3. 非小细胞肺癌

(1)联合紫杉醇和卡铂用于局部晚期或转移性鳞状非小细胞肺癌的一线治疗。

(2)联合培美曲塞和铂类用于局部晚期或转移性非鳞状非小细胞肺癌的一线治疗(EGFR 突变阴性和 ALK 阴性)。

4. 肝细胞癌。

5. *MSI-H* 或 *dMMR* 的成人晚期实体瘤患者。

6. 食管鳞状细胞癌。

【用法用量】

注射剂：200mg 每 3 周 1 次，静脉滴注，第一次应超过 60 分钟，如果耐受良好，后续可不短于 30 分钟。**采用 0.9% 氯化钠注射液稀释，终浓度为 1~5mg/ml**。不得采用静脉注射。

【特殊人群用药】

孕妇不建议使用，除非临床获益大于潜在风险。建议哺乳期妇女接受本品治疗期间及末次给药后至少 5 个月内停止哺乳。应在替雷利珠单抗使用期间及末次给药后至少 5 个月内避孕。肝损伤患者：针对非肝细胞癌，尚未在中到重度肝损伤患者中进行研究，不推荐使用；针对肝细胞癌，尚未在重度肝损伤患者中进行研究，不推荐使用。肾损伤患者：尚未在重度肾损伤患者中进行研究，不推荐使用。

【常见错误处方及解析】

处方描述 诊断：恶性黑色素瘤。用药信息：替雷利珠单抗注射液 200mg + 0.9% 氯化钠注射液 100ml once i.v.gtt.。

处方问题 适应证不适宜。替雷利珠单抗注射液无黑色素瘤适应证。

解析及处理 替雷利珠单抗注射液适应证包括经典型霍奇金淋巴瘤、尿路上皮癌、非小细胞肺癌、肝细胞癌，指南亦无其他推荐适应证。

信迪利单抗

【适应证】

1. 经典型霍奇金淋巴瘤。

2. 非小细胞肺癌

(1) 非鳞状非小细胞肺癌：联合培美曲塞和铂类，EGFR 和 ALK 阴性。

(2)鳞状非小细胞肺癌：联合吉西他滨和铂类。

3. 肝细胞癌　联合贝伐珠单抗。

【用法用量】

注射剂：200mg 每 3 周 1 次，静脉滴注，持续 30~60 分钟。**200mg 本品加入 80ml 0.9% 氯化钠注射液中稀释**。不得采用静脉注射。

【特殊人群用药】

孕妇不建议使用，除非临床获益大于潜在风险。应在信迪利单抗使用期间及最后一次使用后至少 5 个月内避孕。肝损伤患者：尚未在重度肝损伤患者中进行研究，应慎用。肾损伤患者：尚未在重度肾损伤患者中进行研究，应慎用。

【注意事项】

当联合化疗时，应首先给予信迪利单抗；当联合贝伐珠单抗时，应首先给予信迪利单抗，并间隔至少 5 分钟，建议当天给予贝伐珠单抗。

【常见错误处方及解析】

处方描述　诊断：非小细胞肺癌。用药信息：信迪利单抗注射液 200mg + 0.9% 氯化钠注射液 250ml once i.v.gtt.。

处方问题　溶媒选择不适宜。溶媒剂量偏大。

解析及处理　特瑞普利单抗说明书推荐应将 100ml 0.9% 氯化钠注射液抽出 20ml 弃去后再将 200mg 信迪利单抗注射液加入其中稀释。

阿替利珠单抗

【适应证】

1. 小细胞肺癌。
2. 肝细胞癌。
3. 非小细胞肺癌。

(1) 晚期一线治疗：≥50% 肿瘤细胞 PD-L1 染色阳性（TC≥50%）或肿瘤浸润 PD-L1 阳性免疫细胞（IC）覆盖≥10% 的肿瘤面积（IC≥10%）。

(2) 辅助治疗：≥1% 肿瘤细胞（TC）PD-L1 染色阳性、经手术切除、以铂类为基础化疗之后的Ⅱ~ⅢA 期患者。

4. 超说明书适应证　黑色素瘤、乳腺癌等。

【用法用量】

1. 小细胞肺癌　第 1 天静脉滴注阿替利珠单抗 1 200mg，继之以卡铂，之后是依托泊苷。第 2 天和第 3 天静脉滴注依托泊苷。每 3 周 1 次，共 4 个治疗周期。诱导期之后是无化疗的维持期，在此期间每 3 周静脉滴注 1 次 1 200mg 阿替利珠单抗。

2. 肝细胞癌　首先静脉滴注阿替利珠单抗 1 200mg，继之以贝伐珠单抗 15mg/kg，每 3 周 1 次。

3. 非小细胞肺癌　静脉滴注阿替利珠单抗 1 200mg，每 3 周 1 次。

4. 首次静脉滴注时间需至少持续 60 分钟。如果首次耐受性良好，则随后的静脉滴注时间可缩短，但至少持续 30 分钟。**只能用 0.9% 氯化钠注射液稀释**。不得采用静脉注射。

【特殊人群用药】

孕妇不建议使用，除非临床获益大于潜在风险。应在阿替利珠单抗治疗期间及末次给药后至少 5 个月内避孕。肝损伤患者：重度肝损伤患者数据有限，不推荐使用。

【注意事项】

当联合其他药品时，如在同一天给药，本品应在其联用药品之前先行给药。

【常见错误处方及解析】

处方描述　诊断：小细胞肺癌。用药信息：阿替利珠单抗注射液 1 200mg + 5% 葡萄糖注射液 250ml once i.v.gtt.。

处方问题 溶媒选择不适宜。阿替利珠单抗注射液与葡萄糖注射液之间禁止配伍。

解析及处理 阿替利珠单抗注射液只能使用 0.9% 氯化钠注射液进行稀释。

度伐利尤单抗

【适应证】

1. 非小细胞肺癌。

2. 小细胞肺癌。

【用法用量】

1. 非小细胞肺癌 **10mg/kg 每 2 周 1 次**。

2. 小细胞肺癌 **1 500mg 联合化疗每 3 周 1 次**,持续 4 个周期,继之以 1 500mg 每 4 周 1 次作为单药治疗。体重 30kg 或以下:20mg/kg 联合化疗每 3 周 1 次,持续 4 个周期,继之 20mg/kg 每 4 周 1 次单药治疗。

3. 静脉滴注超过 60 分钟。**采用 0.9% 氯化钠注射液或 5% 葡萄糖注射液稀释,最终浓度范围为 1~15mg/ml**。不得采用静脉注射。

【特殊人群用药】

孕妇不建议使用,除非临床获益大于潜在风险。应在度伐利尤单抗使用期间及最后一次使用后至少 3 个月内避孕。肝损伤患者:中度和重度肝损伤患者数据有限,应慎用。肾损伤患者:重度肾损伤患者数据有限,应慎用。

【注意事项】

当联合化疗时,同一天化疗给药前进行度伐利尤单抗给药。

【常见错误处方及解析】

处方描述 诊断:小细胞肺癌。体重 60kg。用药信息:度伐利尤单抗注射液 600mg + 0.9% 氯化钠注射液 250ml once i.v.gtt.。

　　处方问题　用法、用量不适宜。剂量偏小。

　　解析及处理　度伐利尤单抗用于小细胞肺癌时推荐剂量为 1 500mg,仅在体重 30kg 以下时基于体重给药,即 20mg/kg。

第三章
营养类药物及调节水、电解质和
酸碱平衡用药物及审方要点

营养支持是临床上非常重要的治疗手段，一般用于治疗严重营养不良、严重创伤及长期不能较好进食的患者，营养支持的途径分肠内和肠外。水、电解质、酸碱平衡是维持人体生命和各脏器生理功能所必要的条件。

第一节　肠外营养药物

肠外营养分为全肠外营养（total parenteral nutrition, TPN）和补充性肠外营养（supplementary parenteral nutrition, SPN）。全肠外营养是指只通过持续输注营养液来提供患者所需要的全部营养物质，而补充性肠外营养是指患者肠内喂养不足的能量 / 营养组件由肠外营养支持提供。

在临床上，为了使输入的营养物质能够在体内获得更好的代谢和利用，应将各种营养物质混合后持续输注，特别是强调了氨基酸和能源物质同时输入体内，防止氨基酸未合成蛋白质而作为供能物质。1983 年有学者提出全营养液混合的概念，或称为全合一。

一、常用药物介绍

1. 葡萄糖 肠外营养支持中糖类主要的生理功能是提供能量,可占总能量的 50%~60%。葡萄糖是目前临床上肠外营养液中最常用、临床循证依据最充分的糖类来源。果糖等其他形式的糖目前均缺少充分的数据来替代葡萄糖。葡萄糖制剂来源丰富、价廉,最符合人体的生理需求,能被所有器官利用。目前临床上常用的葡萄糖制剂的浓度为 5%、10%、25% 及 50%。

2. 长链脂肪乳 主要成分为大豆油、卵磷脂。长链脂肪乳注射液富含亚油酸和亚麻酸等必需脂肪酸,其中以亚油酸为主(ω-6∶ω-3 为 6.5∶1)。长链脂肪乳对于机体的供能及合成是必需的,长期输注肠外营养的患者应包含一定比例的长链脂肪乳。

3. 中 / 长链脂肪乳剂 主要成分为长链甘油三酯、中链甘油三酯、卵磷脂、甘油。中 / 长链脂肪乳注射液既能提供必需脂肪酸又能较快供能,是目前临床最为常用的脂肪乳注射液。

4. 结构脂肪乳 主要成分是结构甘油三酯,即将等物质的量的长链甘油三酯和中链甘油三酯混合后,在高温和催化剂的作用下水解后再酯化,在同一甘油分子的 3 个碳链上随机结合不同的中链脂肪酸和长链脂肪酸。

5. 鱼油脂肪乳 主要成分为二十碳五烯酸、二十二碳六烯酸,具有抗炎、改善机体免疫功能的作用。

6. 复方氨基酸注射液 注射用复方氨基酸主要以人体所需的多种必需氨基酸为主体,参考人乳、牛奶、鸡蛋等氨基酸比例设计而成。临床常用的有平衡型氨基酸和治疗型氨基酸。

平衡型氨基酸适用于大多数患者,包含 8 种必需氨基酸及 10 种非必需氨基酸,用于不能口服或经肠道补给营养及营养不能满足需要的患者,以满足其机体合成蛋白质的需要。

治疗型氨基酸,根据疾病或者患者的特点设计而成。常见有肝脏受损适用型、肾脏受损适用型、婴幼儿适用型等。

7. 丙氨酰谷氨酰胺　为免疫调节型氨基酸。丙氨酰谷氨酰胺不能提供必需氨基酸,因此不能代替复方氨基酸作为唯一的肠外营养氮源。

8. 多种微量元素注射液(Ⅱ)　为微量元素的复方药物,能满足成人对铬、铜、铁、锰、钼、硒、锌、氟、碘的日常需要,参与体内酶的组成、营养物质的代谢、上皮生长、创伤愈合等生理过程,促进机体内有关生化反应的正常进行。

9. 脂肪乳氨基酸(17)葡萄糖(11%)注射液　为葡萄糖、17种氨基酸、20%长链脂肪乳及钠、钾、镁、钙、磷组成的即用型预混式三腔袋肠外营养制剂,使用前按说明书挤压封条,即可将各腔溶液混合。加药口可根据需要额外添加维生素、微量元素等。

二、审方要点

肠外营养处方审核需注意以下几点:①患者是否存在营养风险,是否符合肠外营养的适应证。②排除禁忌,患者有无药物、食物过敏史,大豆、鸡蛋是否过敏,如有过敏应避免使用含大豆油和卵磷脂的脂肪乳。③肠外营养处方组分是否缺失,全合一肠外营养处方中应包含葡萄糖、氨基酸、脂肪乳、电解质、微量元素、维生素。**某些特殊情况如高脂血症,处方中可不加脂肪乳**。④密切关注患者检验指标,蛋白合成功能主要参考总蛋白、血清白蛋白、血清前白蛋白、转铁蛋白、视黄醇结合蛋白;肝功能指标主要参考谷丙转氨酶(GPT)、谷草转氨酶(GOT)、碱性磷酸酶(ALP)、总胆红素(TBiL)、直接胆红素(DBiL)、甘油三酯(TG);肾功能指标主要参考尿素、肌酐、24小时尿素氮。可根据电解质水平调整营养液中的钾、钠、镁、钙用量。审方要点具体如下。

1. 能量摄入　正常成人每日能量摄入为25~30kcal/kg

（1kcal ≈ 4.2kJ），根据病情进行调整。肥胖患者采用校正体重，透析患者采用干体重。

校正体重 = 理想体重 + [0.25 × （实际体重 − 理想体重）]

理想体重（idea body weight，IBW）简易公式：

男性：IBW = 身高（cm）−105

女性：IBW = 身高（cm）−100

2. 氨基酸 健康成人的氨基酸每日需要量是 0.8~1.0g/kg，临床上患者的氨基酸的供给量应根据患者病情而定。在严重分解代谢、明显的蛋白质丢失或重度营养不良时需要较大剂量，而肝、肾功能不全的患者则需要限制氨基酸的用量甚至选用专用的氨基酸制剂。处于轻度应激状态的营养状况良好的住院患者需要蛋白质 1.0~1.2g/（kg·d），中度应激需要 1.2~1.5g/（kg·d），重度应激需要 1.5~2.0g/（kg·d）。1g 氨基酸可提供 4kcal 能量。

3. 非蛋白质热卡 肠外营养液（PN）中最重要的能量底物是葡萄糖和脂肪乳，1g 静脉注射用葡萄糖（一水合物）可提供 3.4kcal 能量。1g 脂肪可提供约 9kcal 能量。充足的非蛋白质热卡（NPC）对蛋白质的有效利用十分重要，一般建议热氮比 150∶1 左右，葡萄糖和脂肪比为 6∶4 或 7∶3 为供能的最佳比例。某些疾病，如呼吸衰竭或非手术肿瘤患者可增加脂肪供给以适应机体代谢的改变。而伴有明显高甘油三酯血症的患者应限制脂肪的供给量。

4. 液体量 需综合评估患者心脏、肾脏功能，密切关注体重变化、出入量平衡（包括经口或静脉补充的液体和尿量、其他途径液体丢失情况等），考虑患者是否存在脱水、水肿或腔内液体积聚。高热量摄入、妊娠、发热、大量出汗、腹泻、烧伤、外科引流等情况下，机体对水的需要量增加；心、肾功能不全时，需限制液体量。普通成年患者维持的液量为 40~60ml/kg，在此基础上减去其他输液治疗液量，再减去一定液体量作为机动，剩余的液量可作为 PN 液量。

5. 电解质 成人每日需要的电解质推荐剂量：钠 80~100mmol，钾 60~150mmol，镁 8~12mmol，钙 2.5~5mmol，磷 15~30mmol。实际需要量应根据临床情况进行调整。而且，阳离子浓度价位越高，对脂肪乳稳定性影响越大，二价阳离子（如 Ca^{2+}、Mg^{2+}）作用强于一价阳离子（如 Na^+、K^+），故 **PN 中的一价阳离子浓度应<150mmol/L，二价阳离子浓度<10mmol/L 为宜**。

6. 维生素和微量元素 维生素和微量元素均有提供基本需要量的复合制剂，通常情况下，现有**复合商品制剂成人每日 1 支即可满足一日的需求**。但某些特殊患者（如危重症、烧伤患者或伴有肠瘘等情况时）可适当增加。

7. 特殊营养物质 营养方案可通过添加特殊成分如谷氨酰胺、ω-3 鱼油脂肪乳进一步完善。丙氨酰谷氨酰胺审方时需注意，**为降低丙氨酰谷氨酰胺的高渗透压，需将 1 体积商品制剂与至少 5 体积载体溶液混合**，最大浓度不超过 3.5%；从经济学角度考虑，丙氨酰谷氨酰胺供给量不超过全部氨基酸供给量的 20%。**ω-3 鱼油脂肪乳 1~2ml/kg，应占每日脂肪输入量的 10%~20%**。

8. 渗透压 肠外营养液渗透浓度的大小直接关系到患者的持续输注途径。经周围静脉营养方案渗透浓度应<900mOsm/L，否则容易导致血栓性静脉炎。高渗溶液尽量选择中心静脉持续输注。

渗透压总公式：$O_{TPN} = (5.56m_G + 7.81m_{AA} + 4.60m_{丙氨酰谷氨酰胺} + 1.64m_{Fat} + 34.18m_{NaCl} + 26.85m_{KCl})$ (g)$/V_{TPN}$(L)，上述结果另加 20~30 校正值。

9. 特殊人群用药 对于孕妇及哺乳期妇女，仅有报道表明孕妇使用 10% 和 20% 长链脂肪乳是安全和成功的。理论上 30% 与 10% 和 20% 长链脂肪乳一样，也能用于孕妇，但尚缺乏动物生殖研究证据。余均缺乏孕妇及哺乳期妇女安全使用的临床经验,尚不明确。对于老年人,中/长链脂肪乳、结构脂肪乳、脂肪乳氨基酸(17)葡萄糖(11%)注射液明确可用,丙氨酰谷氨酰胺注射液可用于老年患者除严重肾功能不全者或严重肝功能不全者,余均未进行该项试验且无可靠参考文献。对于新生儿、婴幼儿或儿童,建议使用儿童专用制剂。

10. 药物相互作用　肠外营养液通常持续输注时间较长,因此对药物在成品输液状态下的稳定性要求较高,且输液中成分较多,因此对于未做过肠外营养液稳定性试验的药物不建议加入其中,以免影响肠外营养液稳定性。如常见的抗生素、护肝药物等治疗性药物。部分维生素及矿物质类药物,如**维生素C等,因其还原性可能导致脂肪乳及微量元素的不稳定性增加**;含维生素K成品输液应避光持续输注,目前无明显证据表明,在有脂肪乳的环境中,长时间持续输注能减缓维生素K的分解;钙、磷等可能导致沉淀的矿物质,目前推荐优选有机形式加入肠外营养液中,如葡萄糖酸钙、甘油磷酸钠。肝素可用于儿童PN中,避免导管堵塞。

11. 常见错误及解析

(1)处方描述:患者,男,53岁,身高175cm,体重48kg,体重指数(BMI)15.7kg/m²,因"进食后恶心呕吐1年余,加重1个月伴意识障碍,抽搐3天"入院,肠外营养处方总能量2 000kcal/d。

处方问题:用法、用量不适宜。肠外营养总能量过高。

解析及处理:根据患者身高、体重、BMI,一般建议总能量为25~30kcal/kg,如果患者为再喂养综合征高危人群,初始能量应更低。2 000kcal/d会增加患者代谢负担。

(2)处方描述:患者,女,30岁,身高164cm,体重54kg,因"停经10周5天,呕吐1个月,加重5天"入院。患者近期体重减轻2~3kg。入院后因妊娠剧吐不能进食,予肠外营养,处方中脂肪乳选择中/长链脂肪乳。

处方问题:遴选药品不适宜。

解析及处理:中/长链脂肪乳临床使用时间短,未进行过动物生殖毒性研究,尚不清楚孕妇使用该品是否会引起胎儿损害,孕妇常规建议使用长链脂肪乳。

(3)处方描述:患者,女,69岁,身高160cm,体重41kg,卵巢癌术后予化疗及盆腔放射治疗,因不完全肠梗阻入院治疗,患者肝肾功能正常。肠外营养处方:缺少脂肪乳。

处方问题:其他用药不适宜。肠外营养液缺少组分。

解析及处理:肝肾功能正常的患者,肠外营养液中不应缺少脂肪乳。因同等质量下脂肪乳提供的能量最多,可减少因全糖供能导致的肝细胞损害,避免代谢紊乱,同时脂肪还能提供必需脂肪酸,对于机体合成各类物质至关重要。对于无脂质代谢问题的患者,建议全合一营养液持续输注。

(4)处方描述:患者,女,43岁,身高160cm,体重36kg,入院诊断为"胃癌",拟行手术治疗,肠外营养方案糖脂比3:7。

处方问题:其他用药不适宜。糖脂比倒置过多。

解析及处理:肿瘤患者糖脂比可达5:5,但不建议脂肪超过60%,易引起脂肪超载综合征。

(5)处方描述:患者,女,35岁,入院诊断"肠梗阻",TPN方案中 Mg^{2+} 浓度5mmol/L, Ca^{2+} 浓度10mmol/L。

处方问题:其他用药不适宜。二价离子浓度过高。

解析及处理:《规范肠外营养液配制》(2018)推荐二价离子浓度应低于10mmol/L,否则会影响脂肪乳稳定性。

(6)处方描述:患者,男,28岁,结直肠癌术后,11.4%氨基酸注射液(18AA)250ml+20%丙氨酰谷氨酰胺注射液100ml。

处方问题:其他用药不适宜。单瓶持续输注,丙氨酰谷氨酰胺浓度过高。

解析及处理:肠外营养持续输注应采用全合一方案,丙氨酰谷氨酰胺作为条件氨基酸供给的氨基酸量不应超过全部氨基酸供给量的 20%,且 1 体积应以 5 倍体积的载体溶液稀释,浓度不超过 3.5%。对于非重症患者,目前没有证据表明过量补充丙氨酰谷氨酰胺会对人体造成严重损害,从经济学角度考虑,过量丙氨酰谷氨酰胺并不能使患者明显受益。

第二节　肠内营养药物

肠内营养(enteral nutrition,EN)是指需少量消化过程或不需消化过程就能吸收的营养液,通过消化道置管(或造口)或少量多次口服的方法,为患者提供所需的营养素。

肠内营养常用于下列情况的患者:①意识障碍及昏迷患者;②吞咽困难和失去咀嚼能力的患者;③严重创伤、大面积烧伤、多发性骨折及各种原因所致的严重感染等患者;④适宜用肠内营养的胃肠道瘘患者;⑤适宜用肠内营养的溃疡性结肠炎及克罗恩病患者;⑥消化吸收不良患者;⑦营养不良(营养不足)的患者;⑧器官衰竭患者;⑨特殊患者营养支持,如有并发症的糖尿病、急性放射病、器官移植等;⑩家庭肠内营养支持患者。

一、常用药物介绍

肠内营养制剂按氮源分为三大类:氨基酸型营养制剂、短肽型肠内营养制剂以及整蛋白型制剂。

1. 氨基酸型营养液　内含游离氨基酸、脂肪、碳水化合物,同时含有人体必需的矿物质、多种维生素和微量元素等,属于无渣食物,粪便排出量少,无须消化液或极少消化液便可吸收,适用于消化道通畅但对整蛋白型制剂不耐受的患者。

2. 短肽型肠内营养制剂(包括乳剂、混悬液、粉剂)　所含蛋白质为蛋白水解物形式,低聚肽经小肠黏膜刷状缘的肽酶水解后进入血液,容易被机体利用,无须消化,几乎能被完全吸收,低渣,仅需少量消化液即可吸收,排便量少,适用于有胃肠道功能或部分胃肠道功能的患者。

3. 整蛋白型制剂 所含蛋白质形式为蛋白型,在体内消化吸收过程与正常食物一样,可提供人体必需的营养物质和满足能量的需要。包括通用型和疾病专用型两大类,其中疾病专用型制剂又可分为糖尿病适用型、肺病适用型及含有免疫组分的肿瘤适用型等类型。

二、审方要点

1. 选择肠内营养时应考虑以下因素:①患者的年龄;②胃肠道功能;③脂肪吸收状况,对于脂肪吸收不良或乳糜胸腹水的患者,由于中长链脂肪酸的代谢特点,以中链甘油三酯代替长链甘油三酯为宜;④糖的耐受情况,有些患者糖耐量降低或不能耐受乳糖;⑤**患者疾病情况,对于有肝、肾、肺等脏器功能障碍和先天性代谢缺陷的患者,应选择相应的组件式肠内营养,以避免出现代谢并发症**。

2. 接受完全肠内营养支持的患者,审方界面如有滴速提示的,可审核肠内营养持续输注泵的使用,有利于控制滴速、控制血糖和减少消化道不适症状。

3. 处于妊娠期初期 3 个月的妇女和育龄妇女一日摄入维生素 A 不应超过 10 000 单位。有些肠内营养制剂与含维生素 A 的其他营养制剂一起使用时,应考虑这一因素。

4. 有些肠内营养制剂含维生素 K,对使用香豆素类抗凝血药的患者应注意药物相互作用。

5. 对于以本品为唯一营养来源的患者,必须检测其液体平衡,并根据患者的代谢状况决定是否需要另外补充电解质。

6. **使用前摇匀,禁忌静脉内输入**;25℃以下密闭保存。开启后冷处(2~10℃)保存 24 小时。

7. 配伍禁忌或相互作用,一般不建议加入其他药物。但可适当稀释。

肠内营养粉剂（TP）

【适应证】

可作为全营养支持或部分营养补充，适用于成人及 4 岁或 4 岁以上的儿童，可口服或管饲。

【用法用量】

在室温下或冷却后服用，建议剂量：营养补充，作为口服补充营养时，每次 250ml，每日 3 次。全营养，作为唯一营养来源时，口服或管饲，剂量应该根据个体的热量需要给药，管饲时在医生的指导下根据患者的条件和耐受量调整流速、体积和稀释量。

【特殊人群用药】

4 岁以下儿童不宜服用本品。

【注意事项】

禁用于患有半乳糖血症及对牛乳或大豆蛋白过敏的患者。

【常见错误处方及解析】

处方描述 诊断：食管癌吞咽困难，胃肠功能不全。用药信息：肠内营养粉剂 50g t.i.d. p.o.。

处方问题 遴选药品不适宜。肠内营养制剂品种选用不适宜。

解析及处理 患者胃肠功能不全，应首先提供短肽型肠内营养制剂，待到患者胃肠功能恢复完整后再过渡到含膳食纤维的整蛋白型肠内营养制剂。建议联系医生换用肠内营养制剂。

肠内营养混悬液（SP）

【适应证】

1. 代谢性胃肠道功能障碍。

2. 危重疾病。

3. 营养不良患者的手术前喂养。

4. 肠道准备。

【**用法用量**】

口服或肠道喂养,本品能量密度为 1kcal/ml,正常滴速为每小时 100~125ml(开始时滴速宜慢)。①一般患者,一日给以 2 000kcal(4 瓶),即可满足机体对营养的需求;②高代谢患者(烧伤、多发性创伤),一日 4 000kcal(8 瓶);③初次肠道喂养的患者,初始剂量从 1 000kcal(2 瓶)开始,在 2~3 日内逐渐增加至需要量。

【**特殊人群用药**】

1. 严重肝肾功能不全的患者慎用。

2. 儿童用药　不适用于 1 岁以内的婴儿;不适用于 1~5 岁儿童的单一营养来源。

3. 本品适用于糖尿病患者。

【**有临床意义的相互作用**】

不应将其他药物与本品相混合使用,以免本品因物理化学性质的改变而使稳定性发生变化。

【**注意事项**】

严重糖代谢异常慎用。

【**常见错误处方及解析**】

处方描述　诊断:溃疡性结肠炎;患者禁食状态,鼻饲全肠内营养,既往使用整蛋白型制剂出现腹泻。用药信息:肠内营养乳剂(TPF-D)2 000ml b.i.d. p.o.。

处方问题　遴选药品不适宜。肠内营养制剂的选用不适宜。

解析及处理　对于肠道吸收存在障碍的患者,整蛋白型制剂可能导致患者胃肠道耐受不佳,继而出现腹泻、腹胀等症状,既往出现疑似不耐受情况应仔细考虑适用情况。建议与医生沟通,更换肠内营养制剂的品种,可考虑肠内营养混悬液(SP)。

肠内营养乳剂(TP)

【适应证】

适用于有胃肠道功能的营养不良或摄入障碍的患者。本品不含膳食纤维,可用于严重胃肠道狭窄、肠瘘患者以及术前或诊断前肠道准备。

【用法用量】

本品通过管饲或口服使用,应按照患者体重和营养状况计算每日剂量。①以本品为唯一营养来源的患者:推荐剂量为按体重一日 30ml(30kcal)/kg;②以本品补充营养的患者:根据患者需要,一日使用 500~1 000ml。管饲给药时,应逐渐增加剂量,第 1 日滴速为 20ml/h,以后逐日增加 20ml/h,最大滴速125ml/h。

【特殊人群用药】

1 岁以下婴儿禁用。

【注意事项】

1. 持续输注过快或严重超量时,可能出现恶心、呕吐或腹泻等胃肠道反应。

2. 不可应用于消化道功能严重障碍的患者。

【常见错误处方及解析】

处方描述 诊断:颈部外伤术后,吞咽困难。用药信息:肠内营养乳剂(TP)1 000ml q.d. p.o.,管饲滴速控制在 150ml/h。

处方问题 用法、用量不适宜。肠内营养乳剂管饲速度不适宜。

解析及处理 管饲给药时,应逐渐增加剂量,第 1 日滴速为20ml/h,以后逐日增加 20ml/h,最大滴速 125ml/h。建议与医生沟通,调整管饲滴速。

肠内营养乳剂（TPF-D）

【适应证】

本品适用于糖尿病患者。

【用法用量】

本品通过管饲或口服使用，应按照患者体重和消耗状况计算每日剂量。具体用量同肠内营养乳剂（TP）。

【特殊人群用药】

儿童应用的临床经验较少。

【注意事项】

1. 用药过快或严重超量时，可能出现恶心、呕吐或腹泻等胃肠道反应。

2. **不可应用于消化道功能严重障碍者；对本品所含营养物质及果糖有先天性代谢障碍的患者禁用。**

3. 必要时按照本品的用法来适当调节降血糖药用量，对于非胰岛素依赖的糖尿病患者最好采用持续管饲或将每天用量分成几个小部分的方法给药。

【常见错误处方及解析】

处方描述　诊断：糖尿病脑卒中后意识丧失。用药信息：肠内营养乳剂（TPF-D）500ml q.d. p.o.。患者信息：果糖不耐受。

处方问题　遴选药品不适宜。肠内营养制剂品种选用不适宜。

解析及处理　对果糖有先天性不耐受的患者禁用 TPF-D。建议与医生沟通，调整治疗方案。

肠内营养混悬液（TPF）

【适应证】

本品适用于有胃肠道功能或部分胃肠道功能，而不能或不愿进食足够数量的常规食物以满足机体营养需求的应进行肠内营养治疗的患者。

【用法用量】

口服或管饲喂养。正常滴速为每小时 100~125ml（开始时滴速宜慢）。①一般患者，一天给以 2 000kcal，即可满足机体对营养的需求；②高代谢患者（烧伤、多发性创伤），一天 4 000kcal；③初次肠道喂养的患者，初始剂量从 1 000kcal 开始，在 2~3 天内逐渐增加至需要量；④若患者不能摄入过多的液体，如心肾功能不全患者，可酌情使用能量密度为 1.5kcal/ml 的产品。

【特殊人群用药】

1. 不能用于 1 岁以内的婴儿；不宜作为 1~5 岁儿童的单一营养来源。

2. 严重糖代谢异常、严重肝肾功能不全的患者慎用。

【注意事项】

1. 不宜用于要求低渣膳食的患者。

2. 在使用过程中，需注意液体平衡，保证足够的液体输入，以补充由纤维素排泄所带走的水分。

【常见错误处方及解析】

处方描述 诊断：患儿 2 岁，大面积烧伤。用药信息：肠内营养混悬液（TPF）100ml q.d. p.o.。

处方问题 遴选药品不适宜。肠内营养制剂品种选用不适宜。

解析及处理 肠内营养混悬液（TPF）不宜作为 1~5 岁儿童的单一营养来源。建议与医生沟通，调整治疗方案。

肠内营养乳剂（TPF-T）

【适应证】

适用于营养不良的肿瘤患者，包括恶病质、厌食症、咀嚼及吞咽障碍等病况,也适用于脂肪或 ω-3 脂肪酸需要量增高的其他疾病患者,为患者提供全部营养或营养补充。

【用法用量】

通过管饲或口服使用,应按照患者体重和营养状况计算一日剂量。具体用量同肠内营养乳剂(TP)。

【特殊人群用药】

较少儿童应用的临床经验。

【常见错误处方及解析】

处方描述 诊断:结肠癌术后,既往风湿性心脏病,糖尿病。用药信息:肠内营养乳剂(TPF-T)200ml b.i.d. p.o.;华法林钠片 2.25mg q.d. p.o.;二甲双胍片 250mg t.i.d. p.o.。

处方问题 遴选药品不适宜。肠内营养制剂品种选用不适宜。

解析及处理 肠癌术后,既往有糖尿病史,术后选用哪种肠内营养主要依据是患者当前疾病的主要矛盾。TPF-T 虽然较适合肿瘤患者,但该患者当前术后血糖波动较大,应优先考虑控制血糖,可建议更换糖尿病患者专用制剂,等血糖控制平稳,可考虑肿瘤患者适用型。另外,肠内营养乳剂中含有维生素 K,对使用香豆素类抗凝血药的患者应注意药物相互作用。

肠内营养混悬液(TPF-FOS)

【适应证】

本品适用于成人。①对低残留营养制剂不耐受的患者;②营养不良或有营养不良可能的患者;③需要管饲液体营养制剂的患者,可作为长期或短期管饲的全营养支持;④需要低甜味营养制剂的患者,可口服给予。

【用法用量】

本品的用量应根据患者的需要制定。

【特殊人群用药】

本品不能用于儿童。

【注意事项】

1. 管饲系统是为单个患者使用而设计的,为避免细菌污染,应至少 24 小时更换一次。

2. 用药前后用水冲洗管饲管可减少药物 - 营养物不相容及管阻塞的可能。

【常见错误处方及解析】

处方描述 诊断:患者 12 岁,因厌食造成营养不良。用药信息:肠内营养混悬液(TPF-FOS)250ml b.i.d. p.o.。

处方问题 遴选药品不适宜。肠内营养制剂品种选用不适宜。

解析及处理 肠内营养混悬液(TPF-FOS)只适用于成人,不能用于儿童。建议与医生沟通,调整治疗方案。

第三节 维生素和矿物质药物

维生素和矿物质是一类维持人体正常代谢和健康所必需的化合物。维生素包括水溶性和脂溶性两大类,矿物质缺乏时也可引起疾病或影响正常生长发育。维生素和矿物质除了是人体必需的化合物外,还与某些临床疾病存在相关性。

一、常用药物介绍

1. 维生素 A 维生素 A 缺乏时可导致生长停止、骨骼生长不良、生殖功能减退、皮肤粗糙干燥、角膜软化、干燥症及夜盲症。

长期应用大剂量可引起维生素 A 过多症,甚至发生急性或慢性中毒,以 6 个月至 3 岁的婴幼儿发生率最高。

2. 维生素 D 常见维生素 D 有两种,即维生素 D_2 和维生

素 D_3。维生素 D 对钙、磷代谢及小儿骨骼生长有重要影响。维生素 D 缺乏时,在儿童称为佝偻病,在成人称为骨软化病。

骨化三醇为维生素 D_3 经肝脏和肾脏羟化酶代谢、抗佝偻病活性最强的 1,25- 二羟基代谢产物。阿法骨化醇是骨化三醇类似物,只需在肝脏羟化即成为具有活性的 $1\alpha,25\text{-}(OH)_2D_3$。

3. 维生素 B_1 正常人群中,也可出现许多轻度的维生素 B_1 缺乏,但容易被忽略。它的主要症状包括食欲减退、肌肉软弱无力、肢体疼痛和感觉异常、易水肿、血压下降和体温降低。

大剂量肌内注射本药可引起过敏反应,表现为吞咽困难、皮肤瘙痒、水肿(面部、唇部、眼睑)、喘鸣等。

4. 维生素 B_2 维生素 B_2 是水溶性维生素,容易消化和吸收,它不会蓄积在体内。一些不良生活习惯及长期服用一些药物都会引发维生素 B_2 缺乏症。

5. 维生素 B_{12} 本品在体内转化为甲钴胺和辅酶 B_{12} 产生活性。甲钴胺参与叶酸代谢,缺乏时可导致巨幼细胞贫血;辅酶 B_{12} 可促进脂肪代谢,缺乏时可导致神经损害。因此,通常用于巨幼细胞贫血和神经系统病变。

维生素 B_{12} 缺乏者可伴有叶酸缺乏,单用本药可能掩盖叶酸缺乏的临床表现,此类患者宜同时补充叶酸。使用期间注意监测血钾和血尿酸。

6. 叶酸 各种原因引起的巨幼细胞贫血。营养性巨幼细胞贫血合并缺铁,使用本药治疗时应同时补铁,并补充蛋白质。

不良反应主要为胃肠道反应,且可使尿液呈黄色。

7. 维生素 B_6 临床上用于防治维生素 B_6 缺乏症(如唇干裂、脂溢性皮炎)、妊娠呕吐和放射病呕吐。大剂量(1 000mg)还可用于异烟肼中毒。

维生素 B_6 的主要不良反应是神经损害。过量可引起严重感觉神经异常、进行性步态不稳、足麻木等。

8. 维生素 E 维生素 E 能防止习惯性流产,缺乏时会引发遗传性疾病和代谢性疾病。外用具有抗氧化、润肤、止痒的作用。

长期大量使用（日剂量 400~800mg）可引起视物模糊、乳腺肿大、腹泻、头晕、流感样症状、胃痉挛、乏力等，还可致血清胆固醇及血清甘油三酯浓度升高。

9. 维生素 K_1　维生素 K_1 是肝脏合成因子 Ⅱ、Ⅶ、Ⅸ、Ⅹ 所必需的物质，主要用于各种维生素 K 缺乏引起的出血性疾病的治疗。

需要注意，维生素 K_1 注射液可能引发严重过敏反应。

10. 维生素 C　维生素 C 可用于急性混合性气体中毒、儿童病毒性心肌炎、放射性直肠炎等。长期大量给药患者如突然停药，可能出现坏血病症状，故应逐渐减量至停药。

痛风、高草酸盐尿症、草酸盐沉积症、草酸盐性肾结石、地中海贫血、镰状细胞贫血患者慎用。

11. 泛酸钙　泛酸属 B 族维生素，主要用于防治泛酸缺乏症，或 B 族维生素缺乏时的辅助治疗。泛酸可延长出血时间，故血友病患者慎用。

12. 葡萄糖酸钙　葡萄糖酸钙为钙补充药。还可用于镁中毒和氟中毒的解救。

静脉注射过快可产生心律失常甚至心跳停止、呕吐、恶心。高钙血症，早期可表现便秘、嗜睡、头痛、食欲减退等，晚期征象表现为精神错乱、高血压、恶心、呕吐、心律失常等。

13. 碳酸钙　用于预防和治疗钙缺乏症。此外，本药可中和或缓冲胃酸，但对胃酸分泌无直接抑制作用。

在补钙治疗过程中容易与多种食物、药物产生相互作用，从而增加或减少钙的吸收。

14. 氯化钙　氯化钙为钙补充药。药理作用基本同葡萄糖酸钙。本药含强烈刺激性，不宜皮下或肌内注射。

15. 氯化钾　本品多用于补钾治疗。本药注射剂型未经稀释不得进行静脉滴注，浓度较高、速度较快或静脉较细时，易刺激静脉内膜引起疼痛,甚至发生静脉炎。应用过量、滴注速度较快或原有肾功能不全时易发生高钾血症,表现为软弱、乏力、呼吸困难、心率减慢、传导阻滞甚至心脏停搏。

16. 门冬氨酸钾镁 门冬氨酸钾镁为电解质补充剂。大剂量使用可能引起腹泻、食欲减退、恶心、呕吐等胃肠道反应,停药后可恢复。

17. 甘油磷酸钠注射液 本药作为肠外营养的磷补充剂,用以满足人体每天对磷的需要。磷参与骨质的形成和细胞膜的组成,同时还与许多代谢中的酶活性有关。

18. 复合磷酸氢钾注射液 本药中的磷参与糖代谢中的糖磷酸化,构成细胞膜成分中的磷脂质,为组成细胞内 RNA、DNA 及许多辅酶的重要成分之一,同时还参与能量的转换、贮藏、运输及体液缓冲的调节。

过量使用本品可出现高磷血症,低钙血症,肌肉颤搐、痉挛,胃肠道不适等。

19. 硫酸镁 本药可因给药途径不同呈现不同的药理作用:①静脉注射给药预防治疗子痫或静脉补充镁离子;②口服有导泻作用;③口服/灌肠有利胆作用;④外敷可消炎去肿;⑤其他,用于治疗有严重并发症或不能耐受口服补镁的家族性低钾低镁血症(Gitelman 综合征)(超说明书)。

本品静脉给药可见口干、潮红、多汗、皮疹、低血压、血钙降低、便秘、麻痹性肠梗阻等。

20. 多种微量元素注射液 本药为微量元素的复方药物,能满足成人对铬、铜、铁、锰、钼、硒、锌、氟、碘的日常需要。用作复方氨基酸注射液的添加剂,可发挥电解质及微量元素的特有作用,促进机体内有关生化反应的正常进行。

本药组分较多,可能出现皮肤、胃肠道反应,心悸,呼吸困难等。

二、审方要点

维生素与矿物质的处方审核须重点关注以下几点：①处方用药与诊断是否相符，需要注意药物超适应证用药，审方中应遵循该类疾病治疗指南，判断超适应证用药的合理性；②药物的用法、用量是否正确；③特殊人群用药，如孕妇慎用硫酸镁导泻，除非必须使用，否则产前 2 小时不应使用；④是否有重复给药和有临床意义的相互作用；⑤**是否有用药禁忌，除了有过敏史禁用之外，更应该关注药物是否会加重患者病情，如高钙血症、高钙尿症、含钙肾结石或有肾结石病史患者应根据患者当前病情慎用含钙制剂**。最后，还需要注意大多数维生素、矿物质缺乏是由某些疾病引起的，应针对病因从根本上进行治疗，而不应单纯依赖维生素、矿物质的补充。各维生素与矿物质药物的审方要点具体如下。

维生素 A

【适应证】

本药用于预防和治疗维生素 A 缺乏症，如夜盲症、干眼症等；角膜保护的辅助治疗。

【用法用量】

1. 片剂 / 胶丸　口服。预防维生素 A 缺乏症，一日 5 000 单位；儿童一日 2 500 单位。轻度维生素 A 缺乏症，一日 3 万 ~ 5 万单位，分 2~3 次服用。重度维生素 A 缺乏症，一日 10 万单位，随后逐渐减量。

2. 眼用凝胶　角膜保护的辅助治疗，经眼给药，一次 1 滴，一日 3 次或每小时 1 次，根据患者的病情调整剂量。

【特殊人群用药】

1. 儿童　婴幼儿对本药较敏感，应慎用。

2. 老年人　不可长期大量使用本药。

【有临床意义的相互作用】

　　1. 硫糖铝、氢氧化铝影响维生素 A 吸收。

　　2. 口服避孕药可提高血浆维生素 A 的浓度。

【注意事项】

　　1. 长期大剂量应用可引起齿龈出血、唇干裂。

　　2. 使用本药眼用制剂后可出现暂时性视物模糊。

【常见错误处方及解析】

　　处方描述　患者:女,28 岁。诊断:夜盲症,胃部不适。用药信息:维生素 A 胶丸 5 000 单位 q.d. p.o.;硫糖铝片 1g t.i.d. p.o.。

　　处方问题　联合用药不适宜。维生素 A 和硫糖铝联用不适宜。

　　解析及处理　硫糖铝可影响维生素 A 的吸收,审方中需特别注意审核相互作用。建议服用至少间隔 4 小时。

$$\boxed{\text{维生素 }D_3}$$

【适应证】

　　1. 用于预防和治疗维生素 D 缺乏症。

　　2. 用于治疗慢性低钙血症、低磷血症、甲状旁腺功能低下。

　　3. 用于治疗急、慢性及潜在的手术后手足搐搦症及特发性手足搐搦症。

【用法用量】

　　1. 滴剂　口服,骨质疏松、预防和治疗维生素 D 缺乏症,可滴入口中,也可直接嚼服。成人和儿童,一日 400~800 单位。

　　2. 注射剂　肌内注射,一次 30 万 ~60 万单位,病情严重者可于 2~4 周后重复注射 1 次。

【特殊人群用药】

　　孕妇,妊娠晚期可补充维生素 D 一日 800~1 000 单位,同时服用钙剂。

【有临床意义的相互作用】

1. 苯巴比妥、苯妥英钠、扑米酮等可减弱维生素 D 的作用；硫糖铝、氢氧化铝可减少维生素 D 的吸收。

2. 洋地黄类药物、大剂量钙剂或利尿药与本品同用，可能引起高钙血症。

3. 大量含磷药物与本品同用，可发生高磷血症。

【注意事项】

维生素 D 增多症患者、高钙血症患者、高磷血症伴肾性佝偻病患者禁用。

【常见错误处方及解析】

处方描述　诊断：骨质疏松。用药信息：骨化三醇胶丸 0.25μg b.i.d. p.o.；阿法骨化醇片 0.5μg q.d. p.o.。

处方问题　联合用药不适宜。骨化三醇和阿法骨化醇均为维生素 D 类，不应联合使用。

解析及处理　骨化三醇和阿法骨化醇为同类药物，审方中需特别注意审核重复用药。建议医生修改本处方。

维生素 B₁

【适应证】

1. 用于预防和治疗维生素 B₁ 缺乏症。

2. 注射剂型可用于韦尼克脑病（Wernicke 脑病）的治疗。

【用法用量】

1. 片剂　口服，成人，一次 10mg（1 片），一日 3 次。

2. 注射剂　肌内注射。成人重型脚气病，一次 50~100mg，每日 3 次，症状改善后改口服；小儿重型脚气病，每日 10~25mg，症状改善后改口服。

【**有临床意义的相互作用**】

本品在碱性溶液中易分解，如碳酸氢钠、柠檬酸钠等配伍可发生变质。

【**注意事项**】

应注射前，用其 **10** 倍稀释液 **0.1ml** 进行皮试，以防止过敏反应。不宜静脉注射。

【**常见错误处方及解析**】

处方描述　诊断：妊娠期神经炎，重度呕吐。用药信息：维生素 B_1 注射液 10mg q.d. i.v.。

处方问题　剂型与给药途径不适宜。维生素 B_1 注射液不宜静脉注射。

解析及处理　维生素 B_1 注射液治疗妊娠期神经炎、重度呕吐，给药途径应为肌内注射。处方中为静脉注射，审方中需特别注意审核给药途径。建议与医生沟通，修改处方，并注意用药前皮试。

维生素 B_2

【**适应证**】

用于预防和治疗维生素 B_2 缺乏症。

【**用法用量**】

1. 片剂　口服给药，成人一次 5~10mg，一日 3 次；12 岁及 12 岁以上儿童，一日 3~10mg。

2. 注射剂　肌内注射或皮下注射，一次 5~10mg，一日 1 次，连用数周。

【**有临床意义的相互作用**】

1. 乙醇影响肠道对维生素 B_2 的吸收。

2. 同用吩噻嗪类、三环类抗抑郁药、丙磺舒等药时，维生素 B_2 用量增加。

3. 不宜与甲氧氯普胺合用。

【注意事项】

本药注射液含苯甲醇,禁止用于儿童肌内注射。

【常见错误处方及解析】

处方描述 诊断:维生素 B_2 缺乏症,口角炎。用药信息:维生素 B_2 注射液 3mg q.d. i.m.。患者信息:男,12 岁。

处方问题 剂型与给药途径不适宜。维生素 B_2 注射液禁止用于儿童肌内注射。

解析及处理 维生素 B_2 注射液含苯甲醇,禁止用于儿童肌内注射,否则可引起儿童臀肌挛缩,影响正常发育。处方中患者为 12 岁儿童,给药途径为肌内注射,审方中需特别注意审核患者年龄和给药途径。建议与医生沟通,修改处方,可改为片剂口服。

维生素 B_{12}

【适应证】

1. 主要用于因内因子缺乏所致的巨幼细胞贫血,也可用于亚急性联合变性神经系统病变。

2. 滴眼液用于眼部不适症状(如眼疲劳)。

【用法用量】

1. 片剂 口服给药,巨幼细胞贫血,成人一日 25~100μg 或隔日 50~200μg,分 1~3 次服用。

2. 注射剂 肌内注射,巨幼细胞贫血,成人一日 25~100μg 或隔日 50~200μg;用于神经炎时,用量可酌增。儿童一次 25~100μg,一日 1 次或隔日 1 次。

3. 滴眼液 经眼给药,眼疲劳,一次 2~3 滴,一日 3 次。

【特殊人群用药】

孕妇慎用。

【有临床意义的相互作用】

1. 氯霉素可抑制本药的造血功能,避免合用。

2. 考来烯胺、氨基糖苷类抗生素、对氨基水杨酸类药、抗惊厥药、秋水仙碱可减少本药的肠道吸收。

3. 维生素 C 可破坏维生素 B_{12}。两者合用或长期大量摄入维生素 C 时,可使维生素 B_{12} 浓度降低。

【注意事项】

1. 青光眼患者慎用本药滴眼液。

2. 诊断未明的神经系统损害者不宜使用本药,以免掩盖亚急性联合变性的临床表现。

3. **痛风患者**、莱伯病或烟草中毒性弱视患者**慎用**。

【常见错误处方及解析】

处方描述　诊断:巨幼细胞贫血,痛风急性期,高尿酸血症。用药信息:维生素 B_{12} 注射液 100μg q.d. i.m.。

处方问题　遴选药品不适宜。痛风急性期选用维生素 B_{12} 不适宜。

解析及处理　维生素 B_{12} 注射液可加速核酸降解,使血尿酸升高,诱发痛风发作,故应慎用。处方中患者处于痛风急性期伴血尿酸偏高,审方中需特别注意审核患者合并症,判断药物选择是否适宜。建议与医生沟通,修改处方。

叶　酸

【适应证】

用于多种原因引起的叶酸缺乏及叶酸缺乏引起的巨幼细胞贫血。

【用法用量】

片剂:口服给药,治疗叶酸缺乏、巨幼细胞贫血,成人一次 5~10mg,一日 15~30mg,直至血象恢复正常;儿童一次 5mg,一日 3 次。孕妇、哺乳期妇女预防给药,一次 0.4mg,一日 1 次;预防胎儿神经管畸形时,应从计划妊娠时开始给药,直至妊娠早期结束。

【有临床意义的相互作用】

1. 大剂量叶酸能拮抗苯巴比妥、苯妥英钠和扑米酮的抗癫痫作用,可使癫痫发作的临界值明显降低,并使敏感患者的发作次数增多。

2. 口服大剂量叶酸,可以影响微量元素锌的吸收。

【注意事项】

恶性贫血、疑似维生素 B_{12} 缺乏、巨幼细胞贫血患者不可单用本药,否则可加重维生素 B_{12} 的负担和神经系统症状。

【常见错误处方及解析】

处方描述 诊断:孕 20 周。用药信息:叶酸 5mg q.d. p.o.。

处方问题 用法、用量不适宜。妊娠期预防性给予叶酸超量。

解析及处理 妊娠期预防给药用法为一次 0.4mg,一日 1 次。处方中患者孕 20 周,为预防性用药,审方中需特别注意审核用药剂量。建议与医生沟通,修改处方。

维生素 B_6

【适应证】

1. 用于防治维生素 B_6 缺乏症。

2. 用于妊娠、放射病及抗肿瘤药所致的呕吐。

3. 用于环丝氨酸中毒、异烟肼中毒。

4. 本药软膏用于痤疮、酒渣鼻、脂溢性湿疹、皱皮症。

【用法用量】

1. 片剂 口服给药,维生素 B_6 缺乏症、妊娠所致的呕吐,成人一日 10~20mg,连用 3 周;儿童一日 5~10mg,连用 3 周。

2. 注射剂 维生素 B_6 缺乏症、妊娠所致的呕吐、放射病及抗肿瘤药所致的呕吐,一次 50~100mg,一日 1 次。环丝氨酸中毒,一日 300mg 或 300mg 以上。异烟肼中毒,静脉注射,每 1 000mg 异烟肼,给予本药 1 000mg。新生儿遗传性维生素 B_6 依赖综合征,一次 50~100mg,一日 1 次。

3. 软膏 外用,痤疮、酒渣鼻、脂溢性湿疹、皱皮症,将本药软膏涂搽于患处,一日 2~3 次。

【特殊人群用药】

孕妇如大量使用本药,可致新生儿出现维生素 B_6 依赖综合征。

【有临床意义的相互作用】

1. 小剂量(一日 5mg)本药与左旋多巴合用,可拮抗左旋多巴的抗震颤作用。

2. 氯霉素、环丝氨酸、异烟肼、乙硫异烟胺、盐酸肼屈嗪、免疫抑制剂与本药有拮抗作用,或可增加本药经肾脏的排泄,引起贫血或周围神经炎。

3. 与雌激素合用可降低本药在体内的活性。

【注意事项】

1. 本药口服制剂不可超量服用。用药 3 周后应停药。

2. 一日用药 200mg,连用 30 日以上,可见维生素 B_6 依赖综合征。

【常见错误处方及解析】

处方描述 诊断:维生素 B_6 缺乏症,帕金森病。药物信息:维生素 B_6 片 10mg q.d. p.o.;左旋多巴片 250mg b.i.d. p.o.。

处方问题 联合用药不适宜。维生素 B_6 和左旋多巴合用不适宜。

解析及处理 维生素 B_6 可拮抗左旋多巴,建议换用其他抗帕金森病药或停用维生素 B_6。

维生素 E

【适应证】

1. 本药口服制剂用于心脑血管疾病、习惯性流产、不孕症的辅助治疗。

2. 本药注射液用于棘红细胞增多症或吸收不良综合征。

3. 本药乳剂用于皮肤干燥及因季节变化所引起的皮肤瘙痒症。

【用法用量】

1. 胶囊 口服给药,心脑血管疾病、习惯性流产、不孕症的辅助治疗,一次 10~100mg,一日 2~3 次。

2. 注射剂 肌内注射,棘红细胞增多症或吸收不良综合征,一次 5~50mg,一日 1 次。

3. 乳膏 外用,皮肤干燥及因季节变化所引起的皮肤瘙痒症,取本药适量涂于皮肤干燥及瘙痒处。

【有临床意义的相互作用】

1. <u>降低或影响脂肪吸收的药物如考来烯胺、硫糖铝等,可干扰本品的吸收,不宜同服。</u>

2. 本品避免与双香豆素及其衍生物同用,以防止低凝血酶原血症发生。

3. 口服避孕药可以加速维生素 E 代谢,导致维生素 E 缺乏。

4. 雌激素与本品并用时,如用量大、疗程长,可诱发血栓性静脉炎。

【注意事项】

1. 由于维生素 K 缺乏而引起的低凝血酶原血症患者慎用。

2. 缺铁性贫血患者慎用。

【常见错误处方及解析】

处方描述 诊断:胃溃疡,习惯性流产。药物信息:硫糖铝片 1g t.i.d. p.o.；维生素 E 软胶囊 10mg t.i.d. p.o.。

处方问题 联合用药不适宜。硫糖铝和维生素 E 同时服用不适宜。

解析及处理 硫糖铝可能影响食物中脂质的吸收，进而影响维生素 E 的吸收。与医生沟通，建议换用其他胃黏膜保护剂。

维生素 K_1

【适应证】

用于维生素 K 缺乏引起的出血。

【用法用量】

1. 低凝血酶原血症 肌内或深部皮下注射，每次 10mg，每日 1~2 次，24 小时内总量不超过 40mg。

2. 预防新生儿出血 可于分娩前 12~24 小时给母亲肌内注射或缓慢静脉注射 2~5mg。也可在新生儿出生后肌内或皮下注射 0.5~1mg，8 小时后可重复。

【特殊人群用药】

1. 本品可通过胎盘，故对临产孕妇应尽量避免使用。

2. 严重肝脏疾患或肝功能不良者禁用。

3. 有肝功能不全的患者，本品的疗效不明显，盲目加量可加重肝损伤。

【有临床意义的相互作用】

1. 本品与维生素 C、维生素 B_{12}、右旋糖酐、苯妥英钠混合可出现混浊。

2. 与双香豆素类口服抗凝血药合用，产生拮抗作用。

3. 水杨酸类、磺胺、奎尼丁等影响维生素 K_1 的效果。

【注意事项】

1. 本品对肝素引起的出血倾向无效。

2. 维生素 K_1 注射液静脉注射给药时,应缓慢注射药物,给药速度不超过每分钟 1mg。

3. 维生素 K_1 遇光快速分解,使用过程中应避光。

【常见错误处方及解析】

处方描述 诊断:凝血功能障碍,肝衰竭。药物信息:维生素 K_1 注射液 10mg once i.h.。

处方问题 遴选药品不适宜。肝衰竭时选用维生素 K_1 不适宜。

解析及处理 患者肝衰竭,维生素 K_1 在肝衰竭时疗效不明显,且可能加重肝损伤。建议联系医生,改用其他药物。

维生素 C

【适应证】

1. 用于防治坏血病。

2. 用于治疗慢性铁中毒。

3. 用于治疗特发性高铁血红蛋白血症。

4. 用于维生素 C 的补充。

5. 大剂量静脉注射本药用于克山病,心源性休克时抢救。

【用法用量】

1. 口服制剂 口服,维生素 C 缺乏病,一次 100~200mg,一日 3 次,至少服用 2 周,日剂量不得超过 1 000mg。儿童,一日 100~300mg,至少服用 2 周。

2. 注射剂 肌内注射、静脉注射,维生素 C 缺乏病,一次 100~250mg,一日 1~3 次;必要时一次 2 000~4 000mg,一日 1~2 次。儿童,一日 100~300mg,分 1~3 次注射。静脉滴注,一日 250~500mg,必要时一次 2 000~4 000mg,一日 1~2 次。

【特殊人群用药】

本品可通过胎盘,可分泌入乳汁。孕妇大剂量应用时,可产生婴儿坏血病。

【有临床意义的相互作用】

1. 不宜与碱性药物(如氨茶碱、碳酸氢钠、谷氨酸钠等)、核黄素、三氯叔丁醇、铜、铁离子(微量)的溶液配伍,以免影响疗效。

2. 大剂量维生素 C 可干扰抗凝血药的抗凝效果及双硫仑对乙醇的作用。

3. 与水杨酸类、巴比妥或扑米酮等合用,可促使维生素 C 的排泄增加。

【常见错误处方及解析】

处方描述 诊断:支气管哮喘。用药信息:氨茶碱注射液 250mg q.d. i.v.gtt.;复合维生素 1 支 q.d. i.v.gtt.。

处方问题 存在配伍禁忌。维生素 C 不宜与碱性药物配伍。

解析及处理 氨茶碱为碱性,复合维生素中含有维生素 C,不宜与碱性药物配伍,易产生沉淀或药品理化性质发生改变。审方中需特别注意审核配伍禁忌。建议与医生沟通,修改处方。

葡萄糖酸钙

【适应证】

1. 治疗钙缺乏,急性血钙过低、碱中毒及甲状旁腺功能低下所致的手足搐搦症。

2. 过敏性疾病。

3. 镁、氟中毒时的解救。

4. 心脏复苏时应用。

5. 超说明书适应证 甲状旁腺切除术后的骨饥饿综合征、使用库存血较多时的补钙。

【用法用量】

1. 口服制剂 口服,一次 0.5~2g,一日 3 次。

2. 注射剂 静脉注射或滴注。①低钙血症：一次 1g，必要时可重复；②高镁血症：一次 1~2g；③氟中毒的解救：首剂 1g，1 小时后重复给药，如有搐搦可注射 3g。儿童低钙血症：静脉注射，单剂 25mg/kg 缓慢注射。

【特殊人群用药】

1. 哺乳期妇女用药应权衡利弊。

2. 不宜用于肾功能不全患者。

【有临床意义的相互作用】

1. 禁与氧化剂、柠檬酸盐、可溶性碳酸盐、磷酸盐及硫酸盐配伍。

2. 与强心苷合用可能导致协同性心律失常。

3. 与噻嗪类利尿药、维生素 D、避孕药、雌激素、维生素 A 等同用，可导致高钙血症。

4. 与苯妥英钠、四环素类药合用可能导致上述药物吸收减少。

5. 与钙通道阻滞剂合用可能减弱机体对钙通道阻滞剂的应答。

【注意事项】

1. 禁止将本药注射液和头孢曲松对新生儿（出生后≤28 日）合用。28 日龄以上的婴幼儿及成人可序贯使用本药注射液和头孢曲松，但两次输液之间必须用相容液体充分冲洗输液管，且不得通过 Y 形管注射。

2. 高钙血症患者禁用。

3. 不宜用于呼吸性酸中毒患者。

【常见错误处方及解析】

处方描述 诊断：低钙血症。用药信息：葡萄糖酸钙注射液 1g once i.v.。患者信息：儿童，体重 20kg。

处方问题 用法、用量不适宜。20kg 儿童低钙血症使用 1g 剂量不适宜。

解析及处理　儿童使用葡萄糖酸钙注射剂需按体重调整。建议联系医生沟通用药剂量。

碳 酸 钙

【**适应证**】

1. 用于预防和治疗钙缺乏症,儿童、孕妇和哺乳期妇女、绝经期妇女、老年人钙的补充。

2. 用于缓解胃酸过多引起的上腹痛、反酸、烧心感和上腹不适等。

【**用法用量**】

成人:普通片剂,口服,一日 0.2~1.2g(以钙计),分 1~2 次服用。儿童:咀嚼片,口服,一次 0.25g(以钙计),一日 1~2 次。

【**有临床意义的相互作用**】

同葡萄糖酸钙。

【**注意事项**】

1. 长期过量服用本药可引起反跳性胃酸分泌增多、高钙血症。

2. 高钙血症患者禁用。

【**常见错误处方及解析**】

处方描述　诊断:骨质疏松,心功能不全。用药信息:碳酸钙片 0.2g t.i.d. p.o.;地高辛片 0.125g q.d. p.o.。

处方问题　联合用药不适宜。碳酸钙和地高辛同时使用不适宜。

解析及处理　患者将地高辛与碳酸钙联合使用可能导致心律失常。建议联系医生考虑换用其他抗骨质疏松药或在地高辛停用后再使用钙剂。

氯 化 钙

【适应证】

同葡萄糖酸钙。

【用法用量】

1. 用于低钙或电解质补充，一次 0.5~1g。**稀释后缓慢静脉注射（每分钟不超过 0.5ml，即 13.6mg 钙）。**

2. 甲状旁腺功能亢进术后的骨饥饿综合征患者的低钙，可用本品稀释于 0.9% 氯化钠注射液或右旋糖酐内，每分钟滴注 0.5~1mg（最高每分钟滴 2mg）。

3. 用作强心剂时，用量 0.5~1g 稀释后静脉滴注，每分钟不超过 1ml；心室内注射，0.2~0.8g（54.4~217.6mg 钙），单剂使用。

4. 抗高镁血症治疗，首次 0.5g，缓慢静脉注射（每分钟不超过 5ml）。

5. 小儿用量 低钙时治疗量为 25mg/kg，静脉缓慢滴注。

【特殊人群用药】

1. 本品一般情况下不用于小儿。

2. 不宜用于肾功能不全患者与呼吸性酸中毒患者。

【有临床意义的相互作用】

1. 与强心苷合用可能导致协同性心律失常。

2. 与噻嗪类利尿药、雌激素同用，可导致高钙血症。

【注意事项】

氯化钙有强烈的刺激性，不宜皮下或肌内注射；静脉注射时如漏出血管外，可引起组织坏死。

【常见错误处方及解析】

处方描述 诊断：低钙血症。用药信息：氯化钙注射液 1g once i.v.（10 分钟）。

处方问题 溶媒选择不适宜。氯化钙注射给药速度过快。

解析及处理　氯化钙注射液静脉注射时,给药速度每分钟不超过 13.6mg 钙。联系医生,建议进行稀释后缓慢静脉注射。

氯 化 钾

【适应证】

1. 用于预防、治疗多种原因引起的低钾血症。

2. 用于治疗洋地黄类药物中毒引起的频发性、多源性期前收缩或快速性心律失常。

【用法用量】

1. 口服　一次 0.5~1g,一日 2~4 次。最大日剂量为 6g。

2. 静脉滴注　用于严重低钾血症或不能口服者:①氯化钾浓度不超过 3.4g/L(45mmol/L),补钾速度不超过 0.75g/h(10mmol/h),补钾量为一日 3~4.5g(40~60mmol);②对体内缺钾引起严重快速室性异位心律失常时,补钾浓度宜高(可达 0.5%,甚至 1%)、滴速宜快〔1.5g/h(20mmol/h)〕,补钾量可达一日 10g 或 10g 以上。

3. 儿童低钾血症、心律失常　静脉滴注,一日 0.22g/kg(3mmol/kg)或 $3g/m^2$。

【有临床意义的相互作用】

1. 糖皮质激素类药物因能促进尿钾排泄,与其合用时会降低钾盐疗效。

2. 抗胆碱药、非甾体抗炎药能加重口服钾盐尤其是氯化钾的胃肠道刺激作用。

3. 与库存血、含钾药物和留钾利尿药合用时,发生高钾血症的机会增多,尤其是有肾功能不全者。

【注意事项】

1. **本品不得直接静脉注射,未经稀释不得进行静脉滴注**。

2. **高钾血症时禁用**。

【 常见错误处方及解析 】

处方描述 诊断：低钾血症（不伴有心律失常）。药物信息：氯化钾注射液 15ml+0.9% 氯化钠注射液 250ml。血钾：3.1mmol/L。

处方问题 溶媒选择不适宜。250ml 0.9% 氯化钠注射液中溶解 15ml 氯化钾注射液，浓度过高。

解析及处理 患者轻度低钾血症，配置氯化钾溶液时浓度不宜超过 3.4g/L。联系医生修改医嘱，可改用 500ml 0.9% 氯化钠注射液。

门冬氨酸钾镁

【 适应证 】

1. 用于低钾血症。

2. 用于改善洋地黄中毒的症状（如心律失常、恶心、呕吐）。

3. 用于心肌炎后遗症、充血性心力衰竭、心肌梗死、急慢性肝炎等的辅助治疗。

【 用法用量 】

本品为复方制剂。

1. 口服制剂 餐后服用，常规用量为每次 1~2 片（无水门冬氨酸钾 158mg 和无水门冬氨酸镁 140mg），每日 3 次；根据具体情况剂量可增加至每次 3 片，每日 3 次。

2. 注射剂 注射液用 5% 葡萄糖注射液 250ml 或 500ml 稀释，可静脉滴注，不可肌内注射或静脉注射；通常一次 2g（门冬氨酸钾 1g+ 门冬氨酸镁 1g），可于 4~6 小时后重复 1 次。

【 特殊人群用药 】

1. 孕妇、哺乳期妇女及儿童慎用。

2. 肾功能不全患者慎用。

【 有临床意义的相互作用 】

本品与留钾利尿药、血管紧张素转化酶抑制剂（ACEI）、β

受体拮抗剂、环孢素、肝素、非甾体抗炎药合用时,可能会发生高钾血症,合用时需注意监测血钾。

【注意事项】

　　高钾血症、高镁血症、急慢性肾衰竭、活动性消化性溃疡患者禁用。

　　<u>严重房室传导阻滞患者禁用。</u>

【常见错误处方及解析】

　　处方描述　诊断:低钾血症,三度房室传导阻滞。药物信息:门冬氨酸钾镁(无水门冬氨酸钾 158mg,无水门冬氨酸镁 140mg)1 片 t.i.d. p.o.。

　　处方问题　遴选药品不适宜。患者三度房室传导阻滞,使用门冬氨酸钾镁不适宜。

　　解析及处理　患者三度房室传导阻滞不适宜使用门冬氨酸钾镁。联系医生建议改用氯化钾并监测电解质。

枸橼酸钾

【适应证】

　　1. 用于预防、治疗多种原因引起的低钾血症。

　　2. 用于洋地黄中毒引起的频发性、多源性期前收缩或快速性心律失常。

　　3. 用于钙结石、草酸钙肾结石。

【用法用量】

　　1. 颗粒、口服溶液　口服。低钾血症,洋地黄中毒引起的频发性、多源性期前收缩或快速心律失常,一次 1.46~2.92g,一日 3 次。

　　2. 缓释片　口服。①轻至中度低枸橼酸尿症:起始剂量为一次 15mmol/L,一日 2 次,或一次 10mmol/L,一日 3 次;②重度低枸橼酸尿症:起始剂量为一次 30mmol/L,一日 2 次,或一次 20mmol/L，一日 3 次。

【特殊人群用药】

孕妇、哺乳期妇女慎用本药。

【有临床意义的相互作用】

1. 与抗胆碱药合用可加重口服钾盐的胃肠道刺激作用，使用抗胆碱药的患者禁用本药缓释片。

2. 与非甾体抗炎药合用可加重口服钾盐的胃肠道反应。

3. 与肝素、血管紧张素转化酶抑制剂、环孢素、库存血、含钾药物、留钾利尿药合用，可增加发生高钾血症的风险，且肝素可增加发生胃肠道出血的风险。

4. 与肾上腺皮质激素、促皮质素合用可减弱钾盐疗效。

【注意事项】

1. 高钾血症患者、消化性溃疡患者、心力衰竭或严重心肌损害患者禁用。

2. 尿路感染活动期患者禁用本药缓释片。

3. 如出现高钾血症、血清肌酐显著升高、严重呕吐、腹痛或胃肠出血，应停药。

4. 急性脱水患者、家族性周期性瘫痪患者、慢性或严重腹泻患者慎用本药。

5. 大面积烧伤、肌肉创伤、严重感染、大手术后 24 小时内或严重溶血患者慎用本药。

【常见错误处方及解析】

处方描述 诊断：低钾血症，系统性红斑狼疮，尿路感染。药物信息：枸橼酸钾颗粒 1.46g t.i.d. p.o.；泼尼松片 10mg q.d. p.o.；磷霉素氨丁三醇散 3g q.d. p.o.。

处方问题 遴选药品不适宜。尿路感染患者选用枸橼酸钾颗粒补钾存在加重感染风险。

解析及处理 枸橼酸钾可致尿 pH 升高，从而促进细菌的生长。联系医生建议换用氯化钾片剂。

甘油磷酸钠

【适应证】

1. 用作肠外营养的磷补充剂。

2. 用于磷缺乏患者。

【用法用量】

注射剂：静脉滴注。本品每天用量通常为 1 支(10ml)。本品 10ml 可加入复方氨基酸注射液或 5%、10% 葡萄糖注射液 500ml 中,4~6 小时内缓慢滴注。

【特殊人群用药】

严重肾功能不全、休克和脱水患者禁用。

【注意事项】

1. 本品未经稀释不能静脉滴注,同时注意控制给药速度。

2. 长期用药时应注意血磷、血钙浓度的变化。

【常见错误处方及解析】

处方描述　诊断：胃穿孔,肾衰竭。药物信息：肠外营养(TPN)＋甘油磷酸钠注射液 10ml q.d. i.v.gtt.。

处方问题　遴选药品不适宜。肾衰竭患者禁用甘油磷酸钠。

解析及处理　患者肾衰竭,在 TPN 中不得添加甘油磷酸钠。建议联系医生,核对患者血磷情况,或修改 TPN 配方。

复合磷酸氢钾

【适应证】

用作完全胃肠外营养疗法中磷的补充剂。

【用法用量】

注射剂：静脉滴注,在完全胃肠外营养疗法中,每 1 000kcal

热量加入本药 2.5ml(相当于磷 8mmol)。

【有临床意义的相互作用】

本品与含钙注射液配伍时易析出沉淀,不宜使用。

【注意事项】

1. **本品严禁直接注射,必须稀释 200 倍以上,方可经静脉滴注,并须注意控制滴注速度。**

2. 本品仅限于不能进食的患者使用。

3. 对肾衰竭患者不宜应用。

【常见错误处方及解析】

处方描述　诊断:慢性肾功能不全,高磷血症。用药信息: TPN 2 000ml + 复合磷酸氢钾 1 支 (2ml;含磷: 343mg,钾: 186mg),q.d. i.v.gtt.。

处方问题　遴选药品不适宜。高磷血症在 TPN 中不适宜添加复合磷酸氢钾。

解析及处理　复合磷酸氢钾用作完全胃肠外营养疗法中磷的补充剂,对于高磷患者不能使用。建议与医生沟通是否加用本品。

硫　酸　镁

【适应证】

1. 作为抗惊厥药,治疗先兆子痫及子痫。

2. 用于急性便秘、食物或药物中毒时清洗肠道。

3. 用于肠内异常发酵引起的下腹膨胀,还可与驱虫药合用。

【用法用量】

1. 成人　①妊娠高血压、(先兆)子痫:静脉给药,首次负荷量为 2.5~4g,5 分钟内缓慢静脉注射,随后以 1~2g/h 的速度静脉滴注。24 小时总量不超过 30g。②导泻:口服,一次 5~20g,

宜早晨空腹服用,并大量饮水,以加速导泻及缓解脱水。③利胆:口服,一次 2~5g,一日 3 次,餐前或两餐间服用。

2. 儿童　导泻:口服,一次 1~5g。

【特殊人群用药】

1. 孕妇禁用本药口服导泻。

2. 镁离子可自由透过胎盘,造成新生儿高镁血症。

3. 肾功能不全者慎用,用药量应根据肾功能情况进行调整,剂量过大,可发生血镁积聚。

【有临床意义的相互作用】

1. 保胎治疗时,不宜与肾上腺素 β 受体激动剂,如利托君同时使用,否则容易引起心血管系统不良反应。

2. 硫酸镁与含钙盐的溶液(复方氯化钠、乳酸钠林格、葡萄糖酸钙等)配伍时不稳定,容易产生沉淀或发生理化性质改变。

3. 不宜与青霉素类、喹诺酮类、四环素类、阿昔洛韦等在大输液中混合,容易形成沉淀或引起 pH 改变。

4. 硫酸镁应慎用于接受洋地黄治疗的患者。

5. 由于镁剂可增加对中枢神经系统的抑制作用,当与巴比妥类药物、麻醉药或其他的安眠药(或全身麻醉药)合用时,应该谨慎调整剂量。

【注意事项】

有心肌损害、心脏传导阻滞者禁用。

【常见错误处方及解析】

处方描述　诊断:便秘。药物信息:硫酸镁注射液 20g once i.v.。

处方问题　剂型与给药途径不适宜。硫酸镁在用于导泻时选用静脉注射的给药途径不适宜。

解析及处理　硫酸镁在用于导泻时应为口服给药。建议联系医生修改给药途径为口服。

葡萄糖酸锌

【适应证】

用于治疗缺锌引起的营养不良、厌食症、异食癖、口腔溃疡、痤疮、儿童生长发育迟缓等。

【用法用量】

口服。12 岁以上儿童及成人一次 20ml［规格为 0.35%（以锌计 0.05%）］，一日 2 次。12 岁以下儿童每日用量见表 3-1，可分 2 次服用［规格为 0.35%（以锌计 0.05%）］。

表 3-1　12 岁以下儿童服用葡萄糖酸锌推荐剂量

年龄 / 岁	体重 /kg	一日用量 /ml
1~3	10~15	10~15
4~6	16~21	15~20
7~9	22~27	20~25
10~12	28~32	25~30

【有临床意义的相互作用】

1. 本品勿与牛奶、铝盐、钙盐、碳酸盐、鞣酸等同服。

2. 本品可降低青霉胺、四环素类药品的作用。

【注意事项】

本品宜餐后服用以减少胃肠道刺激。

【常见错误处方及解析】

处方描述　诊断：儿童厌食症。药物信息：葡萄糖酸锌口服液 40ml b.i.d. p.o.。患者信息：26 个月，体重：15kg。

处方问题　用法用量不适宜。26 个月、15kg 儿童服用葡萄糖酸锌口服液 40ml 剂量不适宜。

解析及处理　患儿年龄较小,体重较轻,建议按推荐剂量10~15ml 给药。

多种微量元素(Ⅱ)

【适应证】

补充微量元素。

【用法用量】

成人推荐剂量为一日 1 支(10ml)。**在配伍得到保证的前提下用本品 10ml 加入 500ml 复方氨基酸注射液或葡萄糖注射液中**,持续静脉滴注时间 6~8 小时。

【注意事项】

1. 本品未经稀释不能静脉滴注。

2. 本品经外周静脉静脉滴注时,每 500ml 复方氨基酸注射液或葡萄糖注射液最多可以加入本品 10ml。

3. 静脉滴注速率不宜过快。

4. 果糖不耐受患者禁用。

5. 微量元素代谢障碍和胆道功能明显减退者,以及肾功能障碍者慎用。

【常见错误处方及解析】

处方描述　诊断:急性胰腺炎伴肠穿孔。药物信息:葡萄糖注射液 100ml+ 多种微量元素(Ⅱ)10ml q.d. i.v.gtt.。

处方问题　溶媒选择不适宜。葡萄糖注射液 100ml 中加入 10ml 多种微量元素(Ⅱ)不适宜。

解析及处理　10ml 多种微量元素(Ⅱ)应加到 500ml 复方氨基酸注射液或葡萄糖注射液中,静脉滴注时间为 6~8 小时。联系医生建议修改溶媒容量。

第四节 调节水、电解质和酸碱平衡用药物

人体体液由水和溶解在水中的电解质及有机物质等组成，机体在神经 - 内分泌的调节下保持体液含量、分布等方面动态平衡，以维持细胞内环境的稳定，但当机体处在病理状态时，可因不同的病症而引起水和电解质紊乱。正常人体血液的 pH 稳定在 7.35~7.45，体液的这种相对稳定状态称为酸碱平衡，当机体内体液酸碱平衡紊乱时可用调节酸碱平衡用药物加以纠正。本节药物主要包括葡萄糖、氯化钾、硫酸镁、氯化钙、复合磷酸氢钾注射液、门冬氨酸钾镁、口服补液盐、复方(糖)电解质、碳酸氢钠、乳酸钠溶液等。

一、常用药物介绍

1. 葡萄糖 详见肠外营养药物。

2. 氯化钠 钠和氯是机体重要的电解质，对维持正常的血液和细胞外液的容量和渗透压起着极为重要的作用。正常血清钠浓度为 135~145mmol/L，占血浆阳离子的 92%，总渗透压的 90%，故血浆钠量对渗透压起着决定性作用。正常血清氯浓度为 98~106mmol/L。人体中钠、氯离子主要通过下丘脑、神经垂体和肾脏进行调节，维持体液容量和渗透压的稳定。本药静脉注射后直接进入血液循环，在体内广泛分布，但主要存在于细胞外液。钠离子、氯离子均可被肾小球滤过，并部分被肾小管重吸收。

本药滴注过多、过快，可致水钠潴留，引起水肿、血压升高、心率加快、胸闷、呼吸困难，甚至急性左心衰竭。过多、过快给予低渗氯化钠可致溶血、脑水肿等。

3. 氯化钾、硫酸镁、氯化钙、复合磷酸氢钾注射液 详见维

生素和矿物质药物。

4. 门冬氨酸钾镁　详见维生素和矿物质药物。

5. 口服补液盐　口服补液盐(ORS)除能补充水、钠和钾外,尚对急性腹泻有治疗作用。ORS中含有葡萄糖,肠黏膜吸收葡萄糖的同时可吸收一定量的钠离子,从而使肠黏膜对肠液的吸收增加,纠正因腹泻等原因所致的水和电解质的丢失、电解质紊乱,用于轻中度腹泻患者。

胃肠道不良反应可见恶心、刺激感,多因未按规定溶解本品,由浓度过高或饮用速度过快引起。

6. 复方(糖)电解质　复方(糖)电解质主要包含 Na^+、K^+、Mg^{2+}、Ca^{2+}、Cl^-、乳酸根等离子,均是机体重要电解质,对维持人体血液和细胞内外液的容量和渗透压起重要作用。临床主要用于补充体液、维持体内电解质平衡、补充部分热能,以及用于酸中毒的脱水等。

输液过多、过快,可致水肿、血压升高、心率加快、胸闷、呼吸困难甚至急性左心衰竭。静脉滴注速度较快或静脉较细时,易刺激静脉内膜引起疼痛。

7. 碳酸氢钠　本药可使血浆内碳酸根离子浓度升高,中和氢离子,纠正酸中毒。本药口服后可迅速中和或缓冲胃酸,缓解高胃酸引起的症状。

大量注射可致肾功能不全,长期应用时可出现心律失常、肌肉痉挛、疼痛、异常疲倦虚弱、呼吸减慢、口内异味、尿频、尿急、持续性头痛、食欲减退、恶心呕吐等。

8. 乳酸钠溶液　本品静脉注射后直接进入血液循环。乳酸钠在体内经肝脏氧化生成水和二氧化碳,两者在碳酸酐酶的催化作用下生成碳酸,再解离成碳酸氢根离子而发挥作用。

有低钙血症者,在纠正酸中毒后易出现手足发麻、疼痛、抽搐、呼吸困难等症状,其他不良反应有心率加快、胸闷、气喘等肺水肿、心力衰竭表现,以及血压升高、体重增加、水肿、血钾浓度下降等。本药应用过量时出现碱中毒。

二、审方要点

调节水、电解质及酸碱平衡用药的处方审核须重点关注以下几点：①药物的用法、用量是否正确；②药物的给药速度是否适宜，调节水、电解质、酸碱平衡药物在静脉给药时，需注意输液速度和输液量，给药过快、过多可使循环血量增加，加重心脏负担，如门冬氨酸钾镁注射液需缓慢静脉滴注；③**是否存在配伍禁忌，水、电解质、酸碱平衡药常作为药物溶剂或稀释剂使用，应注意其作为溶媒时是否与其他药物之间存在配伍禁忌，如有些药物不宜用葡萄糖注射液或氯化钠注射液作为溶媒**；④特殊人群，需要关注药物对心功能、肝肾功能以及老年人、儿童、孕妇、哺乳期妇女的影响，如老年人肾脏清除 K^+ 的能力降低，使用氯化钾时较易发生高钾血症。

葡 萄 糖

【适应证】

用于补充能量与体液；高钾血症治疗；高渗溶液用于组织脱水；用作药物稀释剂。

【用法用量】

1. 粉剂、散剂 口服，一次 8~16g，一日 3 次，用温开水冲服。

2. 注射剂 本药用来补充热能时，应根据所需能量计算葡萄糖用量，一般可给予 5%~25% 葡萄糖注射液静脉滴注，并同时补充体液。

【有临床意义的相互作用】

作为药物溶剂或稀释剂时，应注意药物之间的配伍禁忌。

【注意事项】

1. 本药不可与血液混合静脉滴注，否则易引起红细胞凝集和溶血。

2. **糖尿病酮症酸中毒未控制者、高血糖非酮症性高渗状态者禁用**。

【常见错误处方及解析】

　　处方描述　诊断：念珠菌感染。用药信息：注射用醋酸卡泊芬净 50mg+5% 葡萄糖注射液 250ml i.v.gtt. q.d.。

　　处方问题　溶媒选择不适宜。

　　解析及处理　注射用醋酸卡泊芬净不得使用任何含有右旋糖（α-D- 葡聚糖）的稀释液，因为本品在含有右旋糖的稀释液中不稳定。建议与医生沟通，更换溶媒类型。

氯 化 钠

【适应证】

　　各种原因所致的失水，包括低渗性、等渗性和高渗性失水；高渗性非酮症糖尿病昏迷，应用等渗或低渗氯化钠可纠正失水和高渗状态；低氯性代谢性碱中毒；外用 0.9% 氯化钠注射液冲洗眼部、洗涤伤口等；还用于产科的水囊引产。

【用法用量】

　　1. 根据高渗、低渗、等渗性脱水按照说明书给药。

　　2. 低氯性碱中毒　给予 0.9% 氯化钠注射液或复方氯化钠注射液（乳酸钠林格注射液）500~1 000ml，以后根据碱中毒情况决定用量。

　　3. 外用　用生理氯化钠溶液洗涤伤口、冲洗眼部。

【特殊人群用药】

　　妊娠高血压综合征患者禁用本药注射液。

【有临床意义的相互作用】

　　作为药物溶剂或稀释剂时，应注意药物之间的配伍禁忌。

【注意事项】

1. 下列情况慎用：水肿性疾病、急性肾衰竭少尿期、高血压、低钾血症等。

2. 根据临床需要，检查血清中钠、钾、氯离子浓度；血液中酸碱浓度平衡指标、肾功能及血压和心肺功能。

【常见错误处方及解析】

处方描述 诊断：卵巢癌。用药信息：盐酸多柔比星脂质体注射液 20mg+0.9% 氯化钠注射液 250ml once i.v.gtt.。

处方问题 溶媒选择不适宜。

解析及处理 除 5% 葡萄糖注射液外的其他稀释剂或任何抑菌剂都可能使盐酸多柔比星脂质体产生沉淀。建议与医生沟通，修改溶媒。

口服补液盐

【适应证】

纠正因腹泻等原因所致的水和电解质的丢失、电解质紊乱。用于轻、中度腹泻患者。

【用法用量】

临用时，一般每份加 250ml 或 500ml 温水溶解后口服，并根据患者脱水程度调整剂量直至腹泻停止。

【特殊人群用药】

1. 一般不用于早产儿，婴幼儿使用应少量多次给予。

2. 脑、肾、心功能不全及高钾血症患者慎用。

【注意事项】

1. 腹泻停止后应立即停用。

2. 下列情况禁用：少尿或无尿、严重腹泻或呕吐、葡萄糖吸收障碍、肠梗阻、肠麻痹及肠穿孔。

【常见错误处方及解析】

处方描述　诊断：慢性腹泻。用药信息：口服补液盐 1 包溶于 50ml 温水，p.o. p.r.n.。

处方问题　溶媒选择不适宜。口服补液盐使用 50ml 温水溶解不适宜。

解析及处理　口服补液盐应临用前将一袋药物用 500ml 温水溶解，随时服用。如溶解药粉的水不够，导致溶液浓度过高可能出现恶心和胃肠道刺激感。建议与医生联系，修改用法。

葡萄糖氯化钠

【适应证】

用于多种原因引起的进食不足或大量体液丢失，以补充热能和体液。

【用法用量】

参见"葡萄糖"和"氯化钠"的"用法与用量"。

【注意事项】

糖尿病酮症酸中毒未控制患者、高血糖非酮症性高渗状态患者、血浆蛋白过低患者、高渗性脱水患者禁用。

【常见错误处方及解析】

处方描述　诊断：中毒性肝损伤。用药信息：多烯磷脂酰胆碱注射液 5ml+ 葡萄糖氯化钠注射液 250ml q.d. i.v.gtt.。

处方问题　溶媒选择不适宜。多烯磷脂酰胆碱注射液选用葡萄糖氯化钠注射液不适宜。

解析及处理　多烯磷脂酰胆碱严禁用电解质溶液如氯化钠等稀释，只可用不含电解质的葡萄糖溶液稀释。建议与医生联系，修改溶媒。

复方电解质

【适应证】

作为预充液,可加入正在滴注的血液组分中,或作为血细胞的稀释液。

【用法用量】

静脉滴注。用量视患者年龄、体重、临床症状和实验室检查结果而定。

【注意事项】

接受类固醇激素或促皮质素治疗的患者,慎用本药。

【常见错误处方及解析】

处方描述 诊断:室性期前收缩。用药信息:复方电解质注射液 500ml+ 胺碘酮注射液 300mg once i.v.gtt.。

处方问题 溶媒选择不适宜。胺碘酮注射液选择复方电解质注射液不适宜。

解析及处理 胺碘酮注射液仅可用等渗葡萄糖溶液配制,溶媒不宜采用复方电解质溶液。建议与医生联系,修改溶媒。

钠钾镁钙葡萄糖

【适应证】

用于补充水分与维持体内电解质平衡。

【用法用量】

静脉滴注。每次 500~1 000ml,滴速通常在 15ml/(kg·h)以下。根据年龄、症状和体重不同适当增减。

【注意事项】

高钾血症患者、高钙血症患者、高镁血症患者、甲状腺功能减退者禁用。

本品已含钾 0.15g,在静脉补钾时注意钾浓度限量。

【常见错误处方及解析】

处方描述　诊断:低钾血症。用药信息:钠钾镁钙葡萄糖注射液 500ml+10% 氯化钾 15ml once i.v.gtt.。

处方问题　用法、用量不适宜。本品 500ml 再加入 1.5g 氯化钾剂量不适宜。

解析及处理　静脉滴注液含钾浓度一般不超过 0.3%,即 500ml 加入 10% 氯化钾不宜超过 15ml。而 500ml 钠钾镁钙葡萄糖注射液已含钾 0.15g,再加入 1.5g 氯化钾使钾浓度超标。建议与医生联系,修改溶媒或适当减少氯化钾用量。

乳酸钠林格

【适应证】

用于代谢性酸中毒或有代谢性酸中毒的脱水。

【用法用量】

静脉滴注。每次 500~1 000ml,按年龄、体重及症状不同可适当增减。给药速度为 300~500ml/h。

【特殊人群用药】

1. 孕妇有妊娠高血压综合征者用药可能加剧水肿,增高血压。

2. 儿童按年龄、体重及症状给药。

3. 老年患者常有隐匿性心、肾功能不全,故应慎用。

【有临床意义的相互作用】

与其他药物合用时,注意药物(如大环内酯类抗生素、生物碱、磺胺类)因 pH 及离子强度变化而产生配伍禁忌。

【注意事项】

心力衰竭及急性肺水肿患者、脑水肿患者、显著乳酸酸中毒患者、重度肝功能不全者、严重肾衰竭少尿或无尿患者禁用。

【常见错误处方及解析】

处方描述 诊断：胆囊炎。用药信息：头孢曲松注射液 2g+ 乳酸钠林格注射液 250ml q.d. i.v.gtt.。

处方问题 溶媒选择不适宜。头孢曲松注射液选用乳酸钠林格注射液不适宜。

解析及处理 头孢曲松静脉滴注时，为避免产生沉淀，不得使用含钙的稀释液复溶或稀释本药的注射用无菌粉末。乳酸钠林格注射液含钙离子，不宜配伍。建议与医生联系，修改溶媒。

碳酸氢钠

【适应证】

治疗代谢性酸中毒及某些酸性药物中毒；亦可用于碱化尿液、中和胃酸、软化耵聍等。

【用法用量】

1. 代谢性酸中毒 口服，每次 0.5~2g，每日 3 次。静脉滴注，计算所需补碱量，如未发生体内碳酸氢盐丢失，则一般先给予计算剂量的 1/3~1/2，滴注时间为 4~8 小时。

2. 心肺复苏抢救 静脉滴注，首剂量 1mmol/kg，以后根据血气分析结果调整剂量。

3. 碱化尿液 口服，每次 0.25~2g，每日 3 次。静脉滴注，2~5mmol/kg，滴注时间为 4~8 小时。

4. 胃酸过多 口服，每次 0.25~2g，每日 3 次，于餐后 1~3 小时及睡前服用。

5. 软化耵聍，冲洗耳道 经耳给药，本药 5% 滴耳液滴耳，每日 3 次。

【特殊人群用药】

1. 孕妇应慎用。

2. 本药一般不用作 6 岁以下儿童的制酸药。

【注意事项】

本药禁用于吞食强酸中毒时的洗胃。

【常见错误处方及解析】

处方描述　诊断：反酸。用药信息：碳酸氢钠片 6g t.i.d. p.o.。

处方问题　用法、用量不适。碳酸氢钠片每次用量不适宜。

解析及处理　碳酸氢钠片用于胃酸过多时，常规推荐每次 0.25~2g，每日 3 次。建议与医生联系，修改用量。

第四章
神经系统疾病和精神疾病治疗药物及审方要点

神经病学和精神病学是两门不同的学科。神经系统疾病的主要临床症状为运动、感觉和反射障碍。精神疾病则主要是由大脑高级功能紊乱导致的情感、意志、行为和认知等精神活动障碍。

第一节　脑血管疾病治疗药物

脑血管病主要包括缺血性脑血管病和出血性脑血管病(脑出血),其中缺血性脑血管病占 70%~80%,出血性脑血管病占 10%~30%。

1. 缺血性脑血管病(ischemic cerebral vascular disease,ICVD)是指局部脑组织由于供血障碍发生的变性、坏死或一过性的功能丧失。特异性治疗包括改善脑血液循环(静脉溶栓、血管内治疗、抗血小板、抗凝、降纤、扩容等方法)、他汀类药物及神经保护等。

2. 脑出血(cerebral hemorrhage)分为原发性脑出血及继发性脑出血。脑出血的治疗包括内科治疗和外科治疗,大多数的患者均以内科治疗为主,如果病情危重或发现有继发原因,且有手术适应证者,则应该进行外科治疗。内科治疗包括一般治疗、血压管理、血糖管理、药物治疗、病因治疗、并发症治疗。

一、常用药物介绍

(一) 溶栓药

静脉溶栓是目前最主要的恢复血流措施,药物包括重组组织型纤溶酶原激活物(rt-PA,阿替普酶)、尿激酶和替奈普酶。

1. 阿替普酶 rt-PA 是一种糖蛋白,可直接激活纤溶酶原转化为纤溶酶。

2. 尿激酶 尿激酶是从健康人尿中分离的,或从人肾组织培养中获得的一种酶蛋白,直接作用于内源性纤维蛋白溶解系统。

(二) 抗血小板药

抗血小板治疗能显著降低既往伴有缺血性脑卒中或短暂性脑缺血发作(TIA)患者严重血管事件的发生风险。常用抗血小板药按照药理学分类包括环加氧酶抑制剂阿司匹林、腺苷二磷酸受体拮抗剂(ADP)氯吡格雷、磷酸二酯酶抑制剂双嘧达莫及西洛他唑。

(三) 抗凝血药

心房颤动的重要并发症是心源性脑栓塞。若无禁忌证,理论上所有发生过脑卒中事件的心房颤动患者都需要长期口服抗凝血药治疗。常用药物包括低分子肝素,香豆素类抗凝血药如华法林,新型口服抗凝血药如利伐沙班和达比加群。

(四) 改善脑循环的药物

急性缺血性脑卒中的治疗目的除了恢复大血管再通外,脑侧支循环代偿程度与急性缺血性脑卒中预后密切相关。在临床工作中,可依据随机对照试验研究结果,个体化应用丁苯酞、人尿激肽原酶。

1. 丁苯酞注射液　丁苯酞是近年国内开发的 1 类新药,主要作用机制为改善脑缺血区的微循环,促进缺血区血管新生,增加缺血区脑血流。

2. 人尿激肽原酶　人尿激肽原酶是近年国内开发的另一个 1 类新药,是自人尿液中提取得到的蛋白水解酶,能将激肽原转化为激肽和血管舒张素,具有改善脑动脉循环的作用。

(五) 降纤药物

降纤酶是一种蛋白水解酶,能溶解血栓,抑制血栓形成,改善微循环。对不适合溶栓并经过严格筛选的脑梗死患者,特别是高纤维蛋白血症者可选择降纤治疗。

1. 巴曲酶　巴曲酶能降低血中纤维蛋白原的含量。静脉给药后,能降低全血黏度、血浆黏度,使血管阻力下降,增加血流量。

2. 蚓激酶　蚓激酶是一类具有纤溶作用的酶复合物,可降低纤维蛋白原含量,缩短优球蛋白溶解时间,增加组织型纤溶酶原激活物(t-PA)的活性,并降低纤溶酶原激活物抑制物(PAI)的活性。另外,还可降低全血黏度及血浆黏度。动物实验提示,蚓激酶具有溶解家兔肺动脉血栓及大鼠下腔静脉血栓的作用。

(六) 改善脑水肿与颅内压增高的药物

严重脑水肿和颅内压增高是急性重症缺血性脑卒中的常见并发症,是死亡的主要原因之一。甘露醇和高渗盐水可明显减轻脑水肿,降低颅内压,降低脑疝的发生风险,可根据患者的具体情况选择药物种类、治疗剂量及给药次数。必要时也可选用甘油果糖或呋塞米。

1. 甘露醇　甘露醇为渗透性利尿药/高渗性组织脱水剂,可提高血浆渗透压,致脑、脑脊液等组织内的水分进入血管内,减轻组织水肿,从而降低颅内压,并可提高肾小管液的渗透压而减少水的重吸收和增加尿量。

2. 甘油果糖　甘油果糖为渗透性脱水剂,机制同甘露醇。

3. 呋塞米　呋塞米通过抑制肾单位髓袢升支粗段对 Na⁺、Cl⁻ 的重吸收，而有强效利尿作用，其可有效降低外周循环血量，并有肾脏保护作用，同时可抑制脉络丛脑脊液生成，是常用的降颅内压药物，尤更适于伴有肾功能不全者。

二、审方要点

脑血管疾病治疗药物的处方审核须重点关注如下几点：①适应证是否相符。②药物的用法用量是否正确，需要掌握常规药物的用法用量。③特殊人群用药，脑血管疾病多为老年患者，老年人的特点是生理和心理等方面均处于衰退状态，用药种类多。为使老年患者合理用药，应了解老年人各系统器官组织和组织生理、生化功能及病理、生理学所发生的特征性改变。④是否有重复给药和有临床意义的相互作用。⑤是否有用药禁忌，需要保证患者用药安全，除了有过敏史者禁用之外，更应该关注药物是否会加重患者病情。⑥相互作用，需要关注氯吡格雷、华法林等相互作用较多的药物。

阿替普酶

【适应证】

1. 急性心肌梗死。
2. 血流不稳定的急性大面积肺栓塞。
3. 急性缺血性脑卒中。

【用法用量】

注射剂：以注射用水溶解为 **1mg/ml** 的浓度，**0.9mg/kg**（最大剂量为 **90mg**）静脉滴注，其中 **10%** 在最初 **1** 分钟内静脉注射，其余持续静脉滴注 **1** 小时。

【特殊人群用药】

不能用于 18 岁以下及 80 岁以上的急性脑卒中患者治疗。

【有临床意义的相互作用】

1. 不能与其他药物混合,既不能用于同一输液瓶也不能应用同一输液管道(肝素亦不可以)。

2. 在治疗前、治疗同时或治疗后 24 小时内使用香豆素类衍生物、口服抗凝血药、血小板聚集抑制剂、普通肝素、低分子肝素和其他抑制凝血的药物可增加出血危险。

3. 同时使用血管紧张素转化酶抑制剂可能增加过敏样反应的危险。合并血小板糖蛋白Ⅱb/Ⅲa拮抗剂的治疗可增加出血的危险。

【常见错误处方及解析】

处方描述 诊断:急性脑梗死。用药信息:注射用阿替普酶 50mg+ 注射用水 50ml i.v. st.(用药时间 18:40)。基本信息:患者,女,65 岁,体重 50kg,起病时间(15:50)。

处方问题 用法、用量不适宜。阿替普酶给药剂量不适宜。

解析及处理 注射用阿替普酶 0.9mg/kg(最大剂量为 90mg)静脉滴注。该患者体重 50kg,应给予阿替普酶 45mg,50mg 剂量偏大,可能增加出血风险。联系医生建议修改处方。

阿司匹林

【适应证】

1. 用于预防心肌梗死(包括疑似急性心肌梗死患者)、心房颤动,降低一过性脑缺血及其继发脑卒中、稳定型和不稳定型心绞痛的发作风险。

2. 用于预防人工心脏瓣膜术、动静脉瘘术、经皮腔内冠状动脉成形术(PTCA)、冠状动脉旁路移植术(CABG)、颈动脉内膜剥离术、动静脉分流术和其他手术后的血栓形成。

3. 用于治疗不稳定型心绞痛。

4. 用于脑卒中的二级预防。

【用法用量】

片剂：口服，心脑血管疾病一级预防，一次 75~100mg，一日 1 次；心脑血管疾病二级预防，一次 75~325mg，一日 1 次。肠溶片应餐前口服。

【特殊人群用药】

妊娠的最后 3 个月禁用。

【有临床意义的相互作用】

1. 能竞争性抑制碳酸酐酶抑制剂的血浆蛋白结合及肾小管排泄，使碳酸酐酶抑制剂血药浓度升高，引起毒性症状。

2. 能减少甲氨蝶呤与蛋白的结合，减少其从肾脏的排泄，使血药浓度增加，不良反应增加。

3. 降低丙磺舒或磺吡酮的排尿酸作用，丙磺舒可降低阿司匹林的排泄。

4. 布洛芬影响阿司匹林的抗血小板作用，进而影响预防心血管事件的疗效。

5. 与抗凝血药（香豆素衍生物、肝素）联用增加出血风险。

6. 减少地高辛肾清除率，增加地高辛血药浓度，引起中毒。

7. 与药物（丙戊酸、卡马西平、甲氨蝶呤）竞争血浆蛋白结合，升高游离药物浓度，易引起中毒。

【注意事项】

活动性溃疡或其他原因引起的消化道出血、血友病或血小板减少症，有阿司匹林或其他非甾体抗炎药过敏史者，尤其是出血哮喘、血管神经性水肿或休克者禁用。

【常见错误处方及解析】

1. 处方描述　诊断：急性脑梗死大动脉粥样硬化型。用药信息：阿司匹林肠溶片 100mg q.d. p.o.。患者信息：主诉突发右侧肢体麻木无力 1 日，查体美国国立卫生研究院卒中量表（NHISS）评分 10 分。

处方问题　用法、用量不适宜。脑梗死急性期应给予口服阿司匹林 150~300mg/d。

解析及处理　对于不符合溶栓适应证且无禁忌证的缺血性脑卒中患者应在发病后尽早给予口服阿司匹林 150~300mg/d。建议医生增加阿司匹林给药剂量。

2. 处方描述　诊断：急性脑梗死。用药信息：阿司匹林肠溶片 200mg q.d. p.o.(餐后服用)。

处方问题　用法、用量不适宜。阿司匹林肠溶片给药时机不适宜。

解析及处理　根据说明书，阿司匹林肠溶片应餐前服用。建议医生修改为餐前服用。

氯吡格雷

【**适应证**】
　　用于预防动脉粥样硬化血栓形成：如近期心肌梗死(<35日)、近期缺血性脑卒中(7 日至 6 个月)、确诊的外周动脉性疾病、急性冠脉综合征 [非 ST 段抬高性急性冠脉综合征(不稳定型心绞痛或非 Q 波心肌梗死，包括经皮冠脉介入术后置入支架的患者)、ST 段抬高性急性冠脉综合征]。

【**用法用量**】
　　片剂：口服，一次 75mg，一日 1 次；根据年龄、体重、症状也可一次 50mg，一日 1 次。

【**特殊人群用药**】
　　哺乳期妇女：禁用。肝功能不全者，**特别是严重肝病患者可有出血倾向**。

【**有临床意义的相互作用**】
　　1. **不推荐与 CYP2C19 强效或中效抑制剂联用，如奥美拉唑、艾司奥美拉唑、氟西汀、伏立康唑、环丙沙星、卡马西平**。
　　2. 与选择性 5- 羟色胺再摄取抑制剂(SSRI)、5- 羟色胺和去甲肾上腺素再摄取抑制剂(SNRI)合用可能增加栓塞的风险。

3. 与瑞格列奈合用可显著增加其系统暴露量。

【注意事项】

活动性病理性出血(如活动性消化性溃疡或颅内出血)禁用。

【常见错误处方及解析】

处方描述 诊断:脑梗死。用药信息:阿司匹林肠溶片 100mg q.d. p.o.；氯吡格雷片 75mg q.d. p.o.；注射用奥美拉唑 40mg q.d. i.v.gtt.。

处方问题 联合用药不适宜。氯吡格雷和奥美拉唑联用不适宜。

解析及处理 氯吡格雷不推荐与 CYP2C19 强效或中效抑制剂联用,如奥美拉唑等。建议医生可换用泮托拉唑。

西洛他唑

【适应证】

1. 改善因为慢性动脉闭塞症引起的溃疡、肢痛、冷感及间歇性跛行等缺血性症状。

2. 预防脑梗死复发(心源性脑梗死除外)。

【用法用量】

片剂:口服,成人每次口服西洛他唑片 0.1g,一天 2 次。

【特殊人群用药】

孕妇或有可能妊娠的妇女禁用。

【注意事项】

出血患者,充血性心衰患者禁用。

【常见错误处方及解析】

1. 处方描述 诊断:脑梗死。用药信息:西洛他唑片 50mg q.d. p.o.。

处方问题 用法、用量不适宜。西洛他唑给药剂量和给药频次不适宜。

解析及处理 根据说明书,西洛他唑成人每次口服西洛他唑片 0.1g,一日 2 次。建议医生修改给药剂量和给药频次。

2. 处方描述 诊断:脑梗死。用药信息:西洛他唑片 100mg b.i.d. p.o.;奥美拉唑片 40mg q.d. p.o.。

处方问题 联合用药不适宜。西洛他唑和奥美拉唑联用不适宜。

解析及处理 西洛他唑不推荐与 CYP2C19 强效或中效抑制剂联用,如奥美拉唑等,可使本品血药浓度升高,增加出血风险。建议医生可换用泮托拉唑。

华 法 林

【适应证】

1. 用于治疗血栓栓塞性疾病,可防止血栓的形成和发展。

2. 用作心肌梗死的辅助用药。

3. 用于治疗手术后或创伤后的静脉血栓形成。

4. 对曾有血栓栓塞性疾病的患者及有术后血栓并发症风险者,可作为预防性用药。

【用法用量】

片剂:口服,第 1~3 日,一日 3~4mg,3 日后可给予维持剂量一日 2.5~5mg(可根据 INR 调整剂量)。药物起效慢,治疗初始 3 日可以联用肝素。

【特殊人群用药】

孕妇,妊娠 6~12 周及孕晚期中后段禁用;老年人、肝功能不全患者需降低初始剂量;严重肝肾功能不全禁用。

【有临床意义的相互作用】

1. 合用能增强抗凝作用的药物 ①竞争血浆蛋白结合,使华法林游离增多,如阿司匹林、保泰松;②抑制肝药酶使代谢降低而增效,如氯霉素、别嘌醇、胺碘酮;③减少维生素 K 的吸收和影响凝血酶原合成的药物,如各种广谱抗生素;④能促使华法林与受体结合的药物,如奎尼丁、甲状腺素;⑤干扰血小板功能,增强抗凝作用,如大剂量阿司匹林、水杨酸类。

2. 合用能减弱抗凝作用的药物　如抑酸药、轻泻药、利福平、地榆、仙鹤草。

【注意事项】

　　未控制的高血压患者,有出血倾向者,活动性溃疡或新近手术者,各种原因的维生素 K 缺乏症和脑脊髓、眼科手术患者禁用。

【常见错误处方及解析】

　　处方描述　诊断:脑梗死(TOAST 分型:心源性栓塞型缺血性脑卒中),心房颤动。用药信息:华法林钠片 3.75mg q.d. p.o.。实验室检查:INR 1.39(用药第 2 周)。

　　处方问题　用法、用量不适宜。患者 INR 1.39,未达到 2~3,华法林给药剂量不适宜。

　　解析及处理　由于华法林半衰期长,给药 5~7 日后疗效才可稳定,因此可与低分子肝素重叠使用,迅速发挥抗凝作用;此外,也可加大华法林给药剂量,并监测 INR。

利伐沙班

【适应证】

　　1. 用于降低急性冠脉综合征(ACS)血栓性心血管事件的发生率。

　　2. 用于预防有危险因素的非瓣膜性房颤患者脑卒中和全身栓塞的发生。

　　3. 用于择期髋关节置换手术成年患者,预防深静脉血栓形成。

4. 用于成人深静脉血栓形成（DVT）和肺栓塞（PE）。

【用法用量】

片剂：口服，15mg 或 20mg 片剂应与食物同服。用于预防有危险因素的非瓣膜性房颤患者脑卒中和全身栓塞的发生推荐剂量为 20mg，一日 1 次，低体重高龄患者推荐 15mg，一日 1 次。

【特殊人群用药】

孕妇及哺乳期妇女禁用。**严重肾功能不全（Ccr<15ml/min）的患者禁用**。中度肝功能不全，如不伴有凝血异常，可谨慎使用。老年人剂量需依据出血风险、肾功能及全身状态决定。

【有临床意义的相互作用】

与 P- 糖蛋白（P-gp）和细胞色素 P450（CYP3A4）双重抑制药（伊曲康唑等）联用，可增加出血风险；强效 CYP3A4 诱导剂（如卡马西平等）可减弱利伐沙班疗效。

【注意事项】

临床明显的活动性出血患者，有大出血显著风险的病灶或疾病，有凝血异常和出血风险的肝病（包括 CTP 评分为 B 和 C 级的肝硬化）患者禁用。

【常见错误处方及解析】

1. 处方描述 基本信息：患者，男，73 岁，69kg。诊断：急性脑梗死心源性栓塞型缺血性脑卒中，心房颤动，肾功能不全。用药信息：利伐沙班片 20mg q.d. p.o.。实验室检查：血清肌酐 395μmol/L，肌酐清除率为 14.4ml/min。

处方问题 遴选药品不适宜。肾功能不全患者选择利伐沙班不适宜。

解析及处理 患者严重肾功能不全，血清肌酐 395μmol/L，肌酐清除率为 14.4ml/min。严重肾功能不全（Ccr<15ml/min）的患者禁用，建议医生换为其他抗凝血药。

2. 处方描述 诊断：急性脑梗死，心房颤动，机械瓣术后。

用药信息：利伐沙班片 20mg q.d. p.o.。

处方问题　遴选药品不适宜。瓣膜性房颤选用利伐沙班不适宜。

解析及处理　利伐沙班用于预防有危险因素的非瓣膜性房颤患者脑卒中和全身栓塞的发生。患者机械瓣术后建议医生选用华法林治疗。

达比加群

【适应证】

有危险因素的非瓣膜性房颤患者卒中和体循环栓塞的预防。

【用法用量】

胶囊：口服，一次 150mg，一日 2 次。请勿打开胶囊。

【特殊人群用药】

除非确实必要，否则孕妇不应该接受本品治疗；哺乳期妇女：使用期间应停止哺乳。肝药酶增高 2 倍正常上限值的患者不推荐使用；重度肾功能不全（Ccr<30ml/min）患者禁用；老年患者：≥80 岁以上，一次 110mg，一日 2 次；存在出血风险的患者：一次 110mg，一日 2 次。

【有临床意义的相互作用】

1. **禁止与环孢素、他克莫司、伊曲康唑和决奈达隆联合使用**。

2. 抗血小板药、其他抗凝血药和非甾体抗炎药与本药合用会增加出血风险。

3. P-gp 抑制剂如奎尼丁、克林霉素、胺碘酮会使本药的血浆浓度升高。

4. P-gp 诱导剂如利福平、卡马西平会使本药的血浆浓度降低。

【注意事项】

显著的活动性出血患者禁用；植有人工心脏瓣膜者禁用；可能影响存活时间的肝功能不全或肝病患者禁用；有显著大出血风险的病变或状况（如当前或近期消化性溃疡等）的患者禁用。

【常见错误处方及解析】

1. 处方描述 诊断：急性脑梗死，心房颤动。用药信息：达比加群胶囊 110mg q.d. p.o.。

处方问题 用法、用量不适宜。达比加群用药频次不适宜。

解析及处理 达比加群应一日 2 次给药，处方描述中误用为一日 1 次，审方中需特别注意审核给药频次。建议与医生沟通，修改处方描述。

2. 处方描述 诊断：急性脑梗死，心房颤动，系统性红斑狼疮。用药信息：达比加群胶囊 110mg b.i.d. p.o.；环孢素胶囊 75mg b.i.d. p.o.。

处方问题 联合用药不适宜。达比加群禁止与环孢素合用。

解析及处理 达比加群禁止与环孢素合用。建议与医生沟通，告知风险，建议换用其他抗凝血药。

阿加曲班

【适应证】

用于发病 48 小时内的缺血性脑梗死急性期患者的神经症状、日常活动的改善。

【用法用量】

注射剂：成人在开始的 2 日内每日 60mg，稀释后经 24 小时持续静脉滴注，其后 5 日每日 2 次，每次 10mg，每次以 3 小时静脉滴注。

【特殊人群用药】

严重肝功能不全患者慎用。高龄者应注意减量。

【有临床意义的相互作用】

与以下药物合并使用时,可引起出血倾向增加,应注意减量:抗凝血药如肝素、华法林等;抑制血小板聚集作用的药物如阿司匹林、奥扎格雷钠、盐酸噻氯匹定、双嘧达莫等;血栓溶解剂如尿激酶、链激酶等;降低纤维蛋白原作用的降纤酶(巴曲酶)等。

【注意事项】

出血和有出血性脑梗死危险的患者禁用。

【常见错误处方及解析】

1. 处方描述　主诉:右侧肢体麻木乏力3天。诊断:脑梗死。用药信息:阿加曲班注射液60mg 24小时持续静脉滴注。

处方问题　适应证不适宜。

解析及处理　阿加曲班用于发病48小时内的缺血性脑梗死急性期患者的神经症状、日常活动的改善。该患者起病3天,超过阿加曲班的用药时机。建议医生修改处方。

2. 处方描述　诊断:脑梗死。用药信息:阿加曲班注射液60mg+0.9%氯化钠注射液50ml 24小时持续静脉滴注;阿司匹林肠溶片100mg q.d. p.o.。

处方问题　联合用药不适宜。阿加曲班与阿司匹林联用不适宜。

解析及处理　阿加曲班与阿司匹林合用可能会引起出血倾向加剧。如需合用应加强监测,必要时减量。

丁 苯 酞

【适应证】

用于轻、中度急性缺血性脑卒中。

【用法用量】

注射剂：<u>应在发病后 48 小时内给药，每日 2 次，每次 25mg</u>（100ml），每次静脉滴注时间不少于 50 分钟，两次用药时间间隔不少于 6 小时，疗程 14 日。聚氯乙烯（PVC）输液器对丁苯酞有明显的吸附作用，**故静脉滴注本品时仅允许使用聚乙烯（PE）或聚丙烯（PP）弹性液体输液器。**

【特殊人群用药】

肝功能不全者慎用。肌酐清除率<30ml/min 的患者慎用。

【注意事项】

1. 心动过缓、病态窦房结综合征患者慎用。

2. 有严重出血倾向者慎用。

【常见错误处方及解析】

1. 处方描述　诊断：急性脑梗死。用药信息：丁苯酞注射液 25mg+0.9% 氯化钠注射液 100ml q.d. i.v.gtt.。

处方问题　用法、用量不适宜。丁苯酞注射液用法用量不适宜。

解析及处理　丁苯酞注射液应每日 2 次静脉滴注给药。该处方误写成一日 1 次给药，建议医生修改处方。

2. 处方描述　诊断：二尖瓣关闭不全。用药信息：丁苯酞注射液 25mg+0.9% 氯化钠注射液 100ml b.i.d. i.v.gtt.。

处方问题　适应证不适宜。丁苯酞注射液适应证不适宜。

解析及处理　本品用于急性缺血性脑卒中患者神经功能缺损的改善，不建议超适应证使用。

甘 露 醇

【适应证】

用于治疗各种原因引起的脑水肿，降低颅内压，防止脑疝。降低眼内压。渗透性利尿药。作为辅助性利尿措施治疗肾病综合征、肝硬化腹水,尤其是当伴有低蛋白血症时。对某些药物逾量或毒物中毒(如巴比妥类药物、锂、水杨酸盐和溴化物等),本药可促进上述物质的排泄,并防止肾毒性。

【用法用量】

注射剂:治疗脑水肿、颅内高压和青光眼。按体重 0.25~2g/kg,配制为 15%~25% 浓度于 **30~60 分钟内静脉滴注**。当患者衰弱时,剂量应减小至 0.5g/kg。严密随访肾功能。

【特殊人群用药】

严重肾衰竭患者慎用;已确诊为急性肾小管坏死的无尿患者禁用。

【有临床意义的相互作用】

可增加洋地黄毒性作用,与低钾血症有关。增加利尿药及碳酸酐酶抑制剂的利尿和降低眼内压作用,与这些药物合用时应调整剂量。

【注意事项】

1. 严重失水者禁用。

2. 颅内活动性出血者,因扩容加重出血(但颅内手术时除外),禁用。

3. 急性肺水肿,或严重肺淤血禁用。

【常见错误处方及解析】

1. 处方描述　诊断:脑出血,高血压,肾功能不全(尿毒症期)。用药信息: 20% 甘露醇注射液 125ml q.12h. i.v.gtt.。

处方问题　遴选药品不适宜。患者肾功能不全(尿毒症期)不适合选用甘露醇。

解析及处理　甘露醇为单糖,在体内不被代谢,主要经肾排泄,甘露醇经肾小球滤过后在肾小管内很少被重吸收,起到渗透利尿作用。严重肾衰竭患者甘露醇从肾排泄明显减少。甘露醇积聚引起血容量增多,加重心脏负担。建议与医生沟通是否选用其他药物。

2. 处方描述 诊断：脑出血（右侧丘脑）。用药信息：20% 甘露醇注射液 125ml q.12h. i.v.gtt.（20 分钟内静脉滴注完毕）。

处方问题 溶媒选择不适宜。甘露醇注射液用于脑水肿应 30~60 分钟内静脉滴注。

解析及处理 甘露醇静脉滴注速度过快，短时间内血容量 剧增，循环负荷过重而致心衰或肺水肿，引起一过性血压升高， 肾血管收缩，肾小球滤过率下降而致急性肾功能不全。建议与 医生沟通，调整滴注速度。

呋 塞 米

【适应证】

1. 水肿性疾病，包括充血性心力衰竭、肝硬化、肾脏疾病。
2. 高血压。
3. 预防急性肾衰竭。
4. 稀释性低钠血症尤其是当血钠浓度低于 120mmol/L 时。
5. 抗利尿激素分泌失调综合征。
6. 急性药物毒物中毒，如巴比妥类药物中毒等。

【用法用量】

片剂：口服，20~120mg，根据疾病及治疗效果调整剂量。

注射剂：静脉注射，一般 20~120mg，根据疾病及治疗效果 调整剂量。

【特殊人群用药】

妊娠 3 个月以内孕妇禁用；无尿或严重肾功能不全者，后 者因需加大剂量，故用药间隔时间应延长，以免出现耳毒性等 不良反应；严重肝功能不全者，因水、电解质紊乱可诱发肝性脑 病；老年人应用本药时发生低血压、电解质紊乱，血栓形成和肾 功能不全的机会增多，应慎用。

【注意事项】

对磺胺药、噻嗪类利尿药过敏者慎用。

【常见错误处方及解析】

处方描述 诊断：脑出血。用药信息：呋塞米注射液 40mg q.d. p.o.。过敏史：既往有氢氯噻嗪过敏史。

处方问题 遴选药品不适宜。患者既往氢氯噻嗪过敏史，选用呋塞米不适宜。

解析及处理 对本品及磺胺药、噻嗪类利尿药过敏者慎用呋塞米，该处方选择药物有误，建议与医生沟通，告知相关禁忌证。

第二节 抗癫痫药

癫痫是一类慢性、反复性、突然发作性大脑功能失调疾病，其特征为大脑神经元突发性异常高频率放电并向周围扩散。现有抗癫痫药都是控制癫痫发作的药物，以减轻发作的严重程度、降低致残率和死亡率为目的，所以对于仅有脑电图异常、没有癫痫发作的患者，应当慎用抗癫痫药。

一、常用药物介绍

1. 第一代抗癫痫药 丙戊酸钠、苯妥英钠、卡马西平。

2. 第二代新型抗癫痫药 奥卡西平、拉莫三嗪、托吡酯、左乙拉西坦。

3. 第三代新型抗癫痫药 高度选择性慢失活钠通道阻滞剂拉考沙胺和高度选择性非竞争性 α- 氨基 -3- 羟基 -5- 甲基 -4- 异噁唑受体（AMPA）型受体拮抗剂吡仑帕奈。

二、审方要点

抗癫痫药的合理使用，除依据药品说明书外，还需依据国内外权威指南的用药规范,主要从以下几个方面作重点审核:①是否根据发作类型选择抗癫痫药;②是否使用了可能触发或加重发作的抗癫痫药;③注意抗癫痫药的用法用量(极量)、给药频次;④注意药物相互作用;⑤特殊人群的抗癫痫药物治疗。

丙戊酸钠

【适应证】

适用于各种类型的癫痫,包括失神发作、肌阵挛发作、强直阵挛发作、失张力发作及混合型发作、特殊类型癫痫,也用于部分性发作,如局部癫痫发作,亦可作为情感稳定剂用于双相情感障碍的不同类型。

【用法用量】

1. 片剂　口服,起始剂量为 5~10mg/(kg·d),1 周后递增,至癫痫发作得以控制。常规成人剂量 15mg/(kg·d) 或 600~1 200mg/d,分 2~3 次服。当一日用量超过 250mg 时应分 2 次服用减少胃肠刺激。最大日剂量不超过 30mg/kg 或 1.8~2.4g/d。儿童常用量按体重计与成人相同,也可 20~30mg/(kg·d),分 2~3 次服或 15mg/(kg·d),按需每隔 1 周增加 5~10mg/kg,至有效或不能耐受为止。

2. 注射剂　用于癫痫持续状态或临时替代口服抗癫痫药物时(例如等待手术时)末次口服给药 4~6 小时后静脉给药。本品溶于 0.9% 氯化钠注射液,癫痫发作需快速达到有效血药浓度并维持时:以 15mg/kg 缓慢静脉注射,注射时间应大于 5 分钟,然后以 1mg/(kg·h) 的速度静脉滴注,并根据患者症状调整滴速。一旦停止静脉滴注,需要立即口服给药。丙戊酸治疗浓度参考范围为 50~100μg/ml。

【特殊人群用药】

本品不宜在育龄期妇女中使用;急慢性肝炎患者禁用;**严**

重肝炎病史或家族史,特别是与用药相关的患者禁用;肝卟啉病患者禁用;老年患者(年龄大于 68 岁)起始给药剂量应该下降。

【**有临床意义的相互作用**】

1. 与氨曲南、亚胺培南、美罗培南联合应用,应进行临床监测、血药浓度测定并及时调整剂量,停药后仍需进行监测。

2. 可使卡马西平的活性代谢产物的血药浓度增加,导致药物过量反应的出现。

3. 可通过抑制拉莫三嗪的肝脏代谢使其血药浓度增加。

4. 与苯二氮䓬类药物、巴比妥类药物和安定药、单胺氧化酶抑制剂和抗抑郁药联合应用时,丙戊酸钠可增加这些药物的中枢抑制作用。

5. 与抗凝血药和抗血小板聚集药同时服用,可能会导致出血倾向增加。

6. 利福平可能降低丙戊酸钠的血药浓度,导致疗效降低。

【**常见错误处方及解析**】

1. 处方描述 诊断:癫痫,肺炎。用药信息:丙戊酸钠片 0.5g b.i.d. p.o.;美罗培南注射液 +0.9% 氯化钠注射液 100ml 0.5g q.8h. i.v.gtt.。

处方问题 联合用药不适宜。美罗培南和丙戊酸钠存在相互作用,两药合用不适宜。

解析及处理 美罗培南可使丙戊酸钠血药浓度降低,两药禁忌联用。建议医生修改处方。

2. 处方描述 诊断:癫痫,慢性肝炎,肝功能不全。用药信息:丙戊酸钠片 0.5g b.i.d. p.o.。

处方问题 遴选药品不适宜。慢性肝炎、肝功能不全患者选用丙戊酸钠不适宜。

解析及处理 急慢性肝炎、严重肝炎病史患者禁用丙戊酸钠。建议医生换用其他抗癫痫药。

奥卡西平

【适应证】

用于治疗成人及 5 岁以上儿童的原发性全面性强直阵挛发作伴有或不伴继发性全面发作和部分性发作。

【用法用量】

片剂：口服，用于癫痫的辅助治疗，起始量为一日 600mg（8~10mg/kg），分 2 次服。此后，可每隔 1 周增加 1 次剂量，一周最大增量为 600mg，维持剂量为一日 1 200mg，分 2 次服用（剂量超过 1 200mg 时中枢神经系统不良反应增加）。用于癫痫的单独治疗，最大剂量可至 2 400mg/d。用于儿童起始剂量按体重 8~10mg/kg，分 2 次服，一日不超过 600mg，在 2 周内达到维持剂量，体重为 20~29kg 时，维持量为一日 900mg；体重为 29.1~39kg 时，维持量为一日 1 200mg；体重大于 39kg 时，维持量为一日 1 800mg。

【特殊人群用药】

肌酐清除率小于 30ml/min：始剂量为一日 300mg，且增加剂量时间间隔不少于 1 周；建议对有肾功能不全的老年人，调整剂量。

【注意事项】

1. 如果有失神或肌阵挛发作或怀疑青少年肌阵挛性癫痫，应避免使用奥卡西平，因其可能加重肌阵挛。

2. 奥卡西平与卡马西平可能存在交叉过敏。可考虑对存在遗传风险家族史的患者进行 *HLA-B*1502* 等位基因检查。如发现 *HLA-B*1502* 呈阳性，避免使用奥卡西平。

3. 房室传导阻滞者禁用奥卡西平。

4. 出现低钠血症时，可减少本品用量，限制液体的摄入量或停药。多在停药几日后，血清钠浓度可恢复正常，无须其他治疗。

【常见错误处方及解析】

1. 处方描述　诊断：癫痫。用药信息：奥卡西平片 0.15g t.i.d. p.o.。药物基因组学检测：*HLA-B*1502* 阳性。

处方问题　遴选药品不适宜。该患者 *HLA-B*1502* 阳性不建议使用奥卡西平。

解析及处理　本药可致重症多形红斑(也称为史 - 约综合征，Stevens-Johnson 综合征)及中毒性表皮坏死松解症，人类白细胞抗原等位基因(*HLA-B*1502*)阳性者不应使用本药。建议换用其他抗癫痫药。

2. 处方描述　诊断：症状性癫痫。用药信息：奥卡西平片 0.15g t.i.d. p.o.；苯妥英钠片 100mg b.i.d. p.o.。患者仍偶有发作。

处方问题　联合用药不适宜。奥卡西平和苯妥英钠合用不适宜。

解析及处理　奥卡西平和苯妥英钠均为钠通道阻滞剂，不宜合用。建议与医生沟通。

拉莫三嗪

【适应证】

用于简单及复杂部分性发作及继发性全身强直阵挛性发作，单药治疗，也可用于治疗合并有伦诺克斯 - 加斯托综合征(Lennox-Gastaut 综合征)的癫痫发作。

【用法用量】

片剂：口服，成人推荐量，对单药治疗者，第 1~2 周一次 25mg，一日 1 次，第 3~4 周一次 50mg，一日 1 次，通常维持量一日 100~200mg，一日 1 次或分 2 次服用。对联合服用丙戊酸钠者，第 1~2 周一次 25mg，隔日 1 次，第 3~4 周一次 25mg，一日 1 次，以后每 1~2 周增加 25~50mg，直至达到维持量一日 100~200mg，分 1~2 次服用。

【特殊人群用药】

孕妇、哺乳期妇女慎用；老年人及体弱者剂量宜减半；**12 岁以下儿童无进行单药治疗的剂量**。

【注意事项】

1. 在初始剂量用药的第 1 个月，应严密观察，防止出现自杀行为。

2. 早期可有皮疹、发热、淋巴结病变、颜面水肿、血液系统及肝功能的异常等过敏反应的表现。发生皮疹的风险与初始剂量太高或增量太快太高，同时应用丙戊酸钠，其他抗癫痫药皮疹史有关。可以考虑进行 *HLA-B*1502* 等位基因检查。如发现 *HLA-B*1502* 呈阳性，避免使用拉莫三嗪。

【常见错误处方及解析】

1. 处方描述 基本信息：患者，男，5 岁。诊断：癫痫。用药信息：拉莫三嗪片 25mg b.i.d. p.o.。

处方问题 遴选药品不适宜。5 岁患儿选用拉莫三嗪不适宜。

解析及处理 说明书仅批准用于成人及 12 岁以上儿童。建议与医生沟通，调整用药方案。

2. 处方描述 基本信息：患者，女，18 岁。诊断：青少年肌阵挛癫痫。用药信息：拉莫三嗪片 100mg b.i.d. p.o.；托吡酯片 50mg b.i.d. p.o.。

处方问题 适应证不适宜。肌阵挛癫痫选用拉莫三嗪不适宜。

解析及处理 本品对于肌阵挛发作无效。建议与医生沟通，建议更换其他适宜的抗癫痫药。

托 吡 酯

【适应证】

用于初诊为癫痫的患者的单药治疗或曾经合并用药现转为

单药治疗的癫痫患者。成人及 2~16 岁儿童部分性癫痫发作的加用治疗。

【用法用量】

胶囊、片剂：口服，成人常用量由一日 50mg 开始，每周调整 1 次剂量，每日增加 25mg，至症状控制为止。维持量为一日 100~200mg，分 2 次服。儿童起始剂量一日 0.5~1mg/kg，每周增加一日 0.5~1mg/kg，维持剂量为一日 3~6mg/kg。

【特殊人群用药】

本品可通过胎盘屏障而致畸，孕妇慎用；该药物会分泌进入乳汁，哺乳期妇女慎用。

【有临床意义的相互作用】

1. 苯妥英和卡马西平可降低托吡酯的血药浓度。

2. 与其他易引起肾结石的药物同时使用时，可能会增加肾结石的风险。

【注意事项】

行为障碍及认知缺陷者、**泌尿道结石、感觉异常者、易发生酸中毒者慎用**。

【常见错误处方及解析】

处方描述　诊断：癫痫。用药信息：托吡酯胶囊 50mg b.i.d. p.o.。实验室检查：泌尿系 B 超提示左肾多发结石。

处方问题　遴选药品不适宜。患者左肾多发结石选用托吡酯不适宜。

解析及处理　根据说明书泌尿道结石慎用托吡酯。提醒医生关注患者检验检查结果。建议与医生沟通，调整用药方案。

左乙拉西坦

【适应证】

适用于**成人及 4 岁以上儿童癫痫患者部分性发作的加用**

治疗。

【用法用量】

片剂：成人（>18岁）和青少年（12~17岁）（体重≥50kg者），起始治疗剂量为每次500mg，每日2次。根据临床效果及耐受性，每日剂量可增加至每次1 500mg，每日2次。剂量的变化应每2~4周增加或减少500mg/次，每日2次。4~11岁的儿童和青少年（12~17岁）（体重≤50kg者），起始治疗剂量是10mg/kg，每日2次。根据临床效果及耐受性，剂量可以增加至30mg/kg，每日2次。剂量变化应以每2周增加或减少10mg/kg为宜，每日2次。最大剂量30mg/kg，每日2次。20kg以下的儿童，为精确调整剂量，起始治疗应使用口服溶液。

【特殊人群用药】

左乙拉西坦几乎全部药物通过原型经肾排泄，肾功能不全患者应减量使用。轻度异常（肌酐清除率50~79ml/min）：每次500~1 000mg，每日2次；中度异常（肌酐清除率30~49ml/min）：每次250~750mg，每日2次；严重异常（肌酐清除率<30ml/min）：每次250~500mg，每日2次。正在进行透析的晚期肾病患者：500~1 000mg，每日1次，服用第1天推荐负荷剂量为左乙拉西坦750mg，透析后，推荐给予250~500mg附加剂量。老年人（≥65岁）：根据肾功能状况，调整剂量。婴儿和小于4岁的儿童患者暂无充足资料。

【常见错误处方及解析】

处方描述　基本信息：患儿，女，2岁1个月。诊断：癫痫。用药信息：左乙拉西坦片150mg b.i.d. p.o.。

处方问题　遴选药品不适宜。患者2岁1个月选用左乙拉西坦不适宜。

解析及处理　根据说明书，左乙拉西坦适用于成人及4岁以上儿童癫痫患者部分性发作的加用治疗。该患者年龄不足4岁，选用左乙拉西坦不适宜。建议与医生沟通，修改处方。

第三节　帕金森病和相关
疾病治疗药物

一、常用药物介绍

抗帕金森病药主要有六大类：复方左旋多巴、多巴胺受体激动剂、B 型单胺氧化酶抑制剂、儿茶酚 -O- 甲基转移酶抑制剂、抗胆碱药及金刚烷胺。

1. 复方左旋多巴　复方左旋多巴至今仍是治疗本病最基础、最有效的药物，对震颤、强直、运动迟缓等均有较好疗效。包括多巴丝肼片和卡左双多巴。

2. 多巴胺受体激动剂　目前大多建议非麦角类多巴胺受体激动剂为首选药物，尤其用于年轻患者病程初期。常用吡贝地尔、普拉克索、罗匹尼罗和罗替高汀。

3. B 型单胺氧化酶抑制剂　B 型单胺氧化酶抑制剂（MAO-B）能阻止脑内多巴胺降解，增加多巴胺浓度。与复方左旋多巴合用可增强疗效，改善症状波动，减少"剂末现象"，单用有轻度的症状改善作用，单用还可能推迟左旋多巴的使用。包括司来吉兰和雷沙吉兰。

4. 儿茶酚 -O- 甲基转移酶抑制剂　通过抑制儿茶酚 -O- 甲基转移酶（COMT）来阻止左旋多巴在外周的代谢，使血浆左旋多巴浓度保持稳定，从而使左旋多巴更多地进入脑内。COMT 抑制剂与复方左旋多巴合用可以增强后者的疗效，改善症状波动。包括恩他卡朋和恩他卡朋双多巴。

5. 抗胆碱药　抗胆碱药可用于药物诱发的帕金森综合征，但是不常规用于帕金森病，因其疗效稍逊于拟多巴胺类药物，且会导致认知受损，如苯海索。

6. 金刚烷胺　金刚烷胺有微弱的多巴胺受体激动作用，因而有轻微的抗帕金森病作用。

二、审方要点

抗帕金森病的处方审核需注意以下几点：①特殊人群用药，帕金森病多发于老年人，需要关注老年患者的肝肾功能，以及抗胆碱药对老年患者的影响。②药物相互作用，帕金森病多发于老年人，老年人多伴随多种药物，应注意关注药物之间的相互作用，例如 MAO-B 类药物禁止与 SSRI 共用。③用法用量，食物中蛋白质会影响某些抗帕金森病药的吸收，因此应于餐前 1 小时或餐后半小时服用，例如复方左旋多巴制剂；另外，抗帕金森病药骤停有引发恶性综合征的可能，因此应逐渐减少用药量；最后，司来吉兰、金刚烷胺等有神经兴奋作用，因此服用时间应尽早，以免影响睡眠。一些药物可能引起嗜睡，影响驾驶，如多巴胺受体激动剂。各抗帕金森病药的审方要点具体如下。

多巴丝肼

【适应证】

用于治疗帕金森病、症状性帕金森综合征（脑炎后、动脉硬化性或中毒性），但不包括药物引起的帕金森综合征。

【用法用量】

片剂：口服，本品应尽可能在餐前 30 分钟或餐后 1 小时服用。本品第一次推荐量是每次 1/2 片（**100mg 左旋多巴 /25mg 苄丝肼**），每日 3 次。以后每周的日服量增加 1/2 片，直至达到适合该患者的治疗量为止。**有效剂量通常在每天 2~4 片之间，分 3~4 次服用**。

【特殊人群用药】

孕妇及哺乳期妇女禁用；禁用于肾功能不全失代偿期、肝功能不全失代偿期。

【有临床意义的相互作用】

1. 硫酸亚铁可能对左旋多巴有影响,但并非在所有患者中都发生。

2. 甲氧氯普胺能提高左旋多巴的吸收速率。

3. 神经安定类药物、阿片类及含利血平的抗高血压药可抑制多巴丝肼的作用。

【注意事项】

在严重的内分泌疾病、心脏病、精神病、闭角型青光眼、对本品过敏、25 岁以下患者,及与非选择性单胺氧化酶抑制剂类药物合用者中禁用。

【常见错误处方及解析】

处方描述　诊断:帕金森病,闭角型青光眼。用药信息:多巴丝肼片 125mg t.i.d. p.o.。

处方问题　遴选药品不适宜。

解析及处理　该患者有闭角型青光眼,属于多巴丝肼片的禁忌证,建议与医生沟通,换用其他类型抗帕金森病药。

吡贝地尔

【适应证】

用于帕金森病的治疗:可作为单药治疗或与左旋多巴联合用药。

【用法用量】

缓释片:口服,单药治疗,每日 150~250mg,即每日 3~5 片,分 3~5 次服用。为左旋多巴胺治疗的补充:每日 1~3 片。剂量必须逐渐增加,每 3 日增加 1 片。

【特殊人群用药】

不推荐孕妇及哺乳期妇女使用。

【有临床意义的相互作用】

禁止与精神安定药（不包括氯氮平）联用。

【注意事项】

对心血管性休克、心肌梗死急性期者禁用。

【常见错误处方及解析】

1. 处方描述 诊断：帕金森病，睡眠障碍。用药信息：吡贝地尔缓释片 50mg t.i.d. p.o.；地西泮片 5mg q.n. p.o.。

处方问题 联合用药不适宜。

解析和处理 吡贝地尔缓释片禁止与安定类药物联用，建议与医生沟通，换用其他助眠药。

2. 处方描述 诊断：帕金森病。用药信息：吡贝地尔缓释片 100mg q.d. p.o.。

处方问题 用法、用量不适宜。

解析和处理 吡贝地尔缓释片应每日 3~5 次给药，建议与医生沟通，修改给药频次。

普拉克索

【适应证】

本品被用来治疗特发性帕金森病的体征和症状，单用或与左旋多巴联用。例如，在疾病后期左旋多巴的疗效逐渐减弱或者出现变化和波动时，需要应用本品。

【用法用量】

片剂：口服，用水吞服，伴随或不伴随进食均可。**每日的总剂量等分为 3 次服用**。每日 0.375mg 为起始剂量，然后逐渐增量，每 5~7 日增加 1 次剂量。每次日剂量增加 0.75mg，每日最大剂量为 4.5mg。以每日减少 0.75mg 的速度逐渐停止应用本品，直到日剂量降至 0.75mg。此后，应每日减少 0.375mg。

【特殊人群用药】

除非确实必要,孕妇禁用本品;哺乳期妇女使用本品应停止哺乳;不建议在儿童和 18 岁以下青少年中使用本品。

【有临床意义的相互作用】

患者在服用普拉克索的同时要慎用其他镇静药物、抗精神病药或乙醇。

【注意事项】

剂末现象恶化的处理:加用长半衰期的多巴胺受体激动剂,如普拉克索、罗匹尼罗,若已用多巴胺受体激动剂而疗效减退可尝试换用另一种多巴胺受体激动剂。

【常见错误处方及解析】

处方描述　诊断:帕金森病。用药信息:普拉克索片 1.5mg t.i.d. p.o.;氯氮平片 12.5mg q.n. p.o.。

处方问题　联合用药不适宜。普拉克索片应避免与抗精神病药氯氮平片联合应用。

解析和处理　普拉克索有嗜睡的不良反应,偶发白天突然睡眠发作,日剂量高于 1.5mg 的患者更容易发生此不良反应。该患者服用的剂量较大,风险更高,建议医生修改处方。

司来吉兰

【适应证】

单用治疗早期帕金森病或与左旋多巴及外周多巴脱羧酶抑制剂合用。司来吉兰与左旋多巴合用特别适用于治疗运动波动,例如因为大剂量左旋多巴治疗引起的剂末波动。

【用法用量】

片剂:口服,起始剂量为早晨 5mg,可增至每天 10mg(早晨 1 次服用或分开 2 次)。

【特殊人群用药】

不推荐孕妇及哺乳期妇女使用。

【有临床意义的相互作用】

特别注意该药与氟西汀、三环类抗抑郁药之间有严重反应的报道,避免联合使用。

【注意事项】

1. 治疗帕金森病的用量一天不应超过 10mg。

2. 早晨 1 次服用或分开早中 2 次服用,勿在傍晚或晚上应用,以免引起失眠。

3. 在严重精神病及痴呆、迟发性运动障碍、有消化性溃疡病史者、肾上腺髓质肿瘤、甲状腺功能亢进者、闭角型青光眼患者中禁用。

【常见错误级解析】

1. 处方描述　诊断:帕金森病。用药信息:司来吉兰片 5mg q.n. p.o.。

处方问题　用法、用量不适宜。

解析和处理　司来吉兰建议早晨 1 次服用或分开早中 2 次服用,勿在傍晚或晚上应用,以免引起失眠。建议与医生沟通,修改给药时间。

2. 处方描述　诊断:帕金森病,抑郁症。用药信息:司来吉兰片 5mg b.i.d. p.o.;艾司西酞普兰片 10mg q.d. p.o.。

处方问题　联合用药不适宜。

解析和处理　司来吉兰不应与选择性 5- 羟色胺再摄取抑制剂(SSRI)同时使用。建议与医生沟通,修改处方。

恩他卡朋

【适应证】

本品可作为标准药物左旋多巴 / 苄丝肼或左旋多巴 / 卡比

多巴的辅助用药,用于治疗以上药物不能控制的帕金森病及剂末现象。

【用法用量】

片剂:口服,本品**应与左旋多巴/苄丝肼或左旋多巴/卡比多巴同时服用**。进食不影响本品发挥作用。每次服用左旋多巴/多巴脱羧酶抑制剂时给予本品 0.2g,最大推荐剂量是 0.2g,每天 10 次,即 2g 本品。

【特殊人群用药】

不推荐孕妇及哺乳期妇女使用;肝功能不全者禁用;不推荐 18 岁以下的患者使用本品。

【有临床意义的相互作用】

本品在胃肠道能与铁形成螯合物,因而与铁制剂的服药间隔至少应有 2~3 小时。

【注意事项】

1. 可能会加重左旋多巴所致的直立性低血压。因此,在驾驶和操纵机器时应谨慎。当患者正在服用其他可致直立性低血压的药物时,使用本品更应谨慎。

2. 剂末现象恶化的处理　加用对纹状体产生持续性多巴胺能刺激的儿茶酚 -O- 甲基转移酶抑制剂。

3. 对嗜铬细胞瘤患者、既往有恶性神经阻滞剂综合征或非创伤性横纹肌溶解综合征病史者禁用。

【常见错误处方及解析】

1. 处方描述　诊断:帕金森病。用药信息:恩他卡朋片 0.2g q.6h. p.o.。

处方问题　用法、用量不适宜。

解析和处理　恩他卡朋应与左旋多巴/苄丝肼或左旋多巴/卡比多巴合用,单用无效。建议与医生沟通,修改处方。

2. 处方描述　诊断:帕金森病。用药信息:恩他卡朋片 0.2g q.3h. p.o.;司来吉兰片 5mg b.i.d. p.o.。

处方问题 联合用药不适宜。恩他卡朋与司来吉兰联合使用时存在相互作用,需调整剂量。

解析和处理 与恩他卡朋联合使用时,司来吉兰的日剂量不能超过 10mg。联系医生调整司来吉兰剂量后使用。

苯 海 索

【适应证】

用于帕金森病、帕金森综合征。也可用于药物引起的锥体外系疾患。

【用法用量】

片剂:口服,开始一日 1~2mg,以后每 3~5 日增加 2mg,至疗效最好而又不出现不良反应为止,一般一日不超过 10mg,分 3~4 次服用,须长期服用。极量一日 20mg。

【特殊人群用药】

对<60 岁的患者,要告知长期应用本类药物可能会导致其认知功能下降,所以要定期复查认知功能,一旦发现患者的认知功能下降则应立即停用;对 ≥60 岁的患者最好不应用抗胆碱药。

【注意事项】

1. 老年人长期应用容易促发青光眼。

2. 伴有动脉硬化者,对常用量的抗帕金森病药容易出现精神错乱、定向障碍、焦虑、幻觉及精神病样症状,应慎用。

3. **闭角型青光眼及前列腺肥大、尿潴留患者禁用。**

【常见错误处方及解析】

处方描述 诊断:帕金森病,尿潴留。用药信息:苯海索片 2mg t.i.d. p.o.。

处方问题 遴选药品不适宜。患者有尿潴留,不适宜选用苯海索。

解析和处理　尿潴留患者禁用苯海索。建议与医生沟通，换用其他药物。

金刚烷胺

【适应证】

用于帕金森病、帕金森综合征、药物诱发的锥体外系疾患。

【用法用量】

<u>片剂</u>: 口服，一次 100mg，一日 1~2 次，一日最大剂量为 400mg。

【特殊人群用药】

孕妇慎用；哺乳期妇女禁用；肾功能不全患者慎用；新生儿及 1 岁以下儿童禁用；老年患者慎用。

【注意事项】

1. 末次应在下午 4 点前服用。

2. 不宜驾驶车辆、操纵机械和高空作业。

3. 有癫痫史、精神错乱、幻觉、充血性心力衰竭、外周血管性水肿或直立性低血压的患者慎用。

【常见错误处方及解析】

处方描述　诊断: 帕金森病。用药信息: 金刚烷胺片 0.1g t.i.d. p.o.。

处方问题　用法、用量不适宜。

解析和处理　金刚烷胺应每日 1 次或 2 次给药。建议与医生沟通，修改给药频次。

第四节　抗精神病药

一、常用药物介绍

1. 第一代抗精神病药　氯丙嗪、奋乃静、氟哌啶醇、五氟利多、氟哌利多、舒必利。

2. 第二代抗精神病药　氯氮平、利培酮、帕利哌酮、奥氮平、喹硫平、阿立哌唑、齐拉西酮、氨磺必利、鲁拉西酮。

二、审方要点

抗精神病的处方审核需注意以下几点：①处方描述用药与诊断是否相符，在使用药物前首先要明确诊断后再选用识别靶症状的药物；②药物的用法、用量是否正确，抗精神病药需从小剂量开始给药，需要掌握常规药物的用法、用量，避免初始药物剂量过大，以提高患者的用药依从性；③注意是否有重复给药和有临床意义的相互作用；④特殊人群用药，精神病性障碍好发于各年龄层人群，需特别关注药物在孕妇、老年人及儿童中的应用；⑤是否有用药禁忌，需要保证患者用药安全；⑥处方药量，应按照要求开具规定药量，避免有消极情绪的患者大量吞服而产生意外。各抗精神病药的审方要点具体如下。

氟哌啶醇

【适应证】

用于急慢性各型精神分裂症、躁狂症、抽动秽语综合征。也可用于脑器质性精神障碍和老年性精神障碍。

【用法用量】

1. 片剂　口服，治疗精神分裂症，从小剂量开始，起始剂量一次 2~4mg，一日 2~3 次。逐渐增加至常用量一日 10~40mg，维持剂量一日 4~20mg。治疗抽动秽语综合征，一次 1~2mg，一日 2~3 次。

2. 注射剂　肌内注射，常用于兴奋躁动和精神运动性兴奋，成人剂量一次 5~10mg，一日 2~3 次，安静后改为口服。静脉滴注，10~30mg 加入 250~500ml 葡萄糖注射液内静脉滴注。

【特殊人群用药】

孕妇慎用；本品可自乳汁中排出，造成乳儿镇静和运动功能失调，哺乳期妇女慎用；肝、肾功能不全患者慎用；老年患者开始时宜用小量，然后缓慢加药，调整用量，以免出现锥体外系反应及持久的迟发性运动障碍；儿童慎用。

【注意事项】

<u>基底神经节病变、帕金森病、帕金森综合征、严重中枢神经抑制状态、骨髓抑制、青光眼、重症肌无力及对本品及所含成分过敏者禁用</u>。

【常见错误处方及解析】

处方描述　诊断：重症肌无力，精神分裂症。用药信息：溴吡斯的明片 60mg t.i.d. p.o.；氟哌啶醇片 2mg t.i.d. p.o.。

处方问题　遴选药品不适宜。

解析和处理　重症肌无力患者禁用氟哌啶醇。建议与医生沟通，换用其他药品。

利 培 酮

【适应证】

用于治疗急性和慢性精神分裂症以及其他各种精神病性状态的明显的阳性症状和明显的阴性症状。也可减轻与精神分裂症有关的情感症状。对于急性期治疗有效的患者，在维持期治疗中，本品可继续发挥其临床疗效。

【用法用量】

片剂：口服，成人，应在 3 日以上的时间内逐渐将剂量加大到一日 2 次，一次 3mg。**起始剂量一日 2 次，一次 1mg；第 2 日应增加到一日 2 次，一次 2mg；第 3 日应增加到一日 2 次，一次 3mg**。此后，可维持此剂量不变，或根据个体情况作进一步调整。一般情况下，最适剂量为一日 2 次，一次 2~4mg。**每日**

用药剂量不应超过 16mg。老年人,建议起始剂量为一日 2 次,一次 0.5mg。根据个体需要,剂量逐渐加大到一日 2 次,一次 1~2mg。

【**特殊人群用药**】

孕妇、哺乳期妇女慎用,哺乳期妇女使用本品期间应停止哺乳;肾病和肝病患者,建议起始剂量为一日 2 次,一次 0.5mg。根据个体需要,剂量逐渐加大到一日 2 次,一次 1~2mg。老年人应慎用利培酮。对于精神分裂症,不推荐 15 岁以下儿童使用;对于品行障碍和其他行为紊乱,不推荐 5 岁以下儿童使用;对于双向情感障碍的躁狂发作,不推荐 18 岁以下儿童、青少年使用。

【**常见错误处方及解析**】

1. 处方描述　诊断:精神分裂症。用药信息:利培酮片 5mg b.i.d. p.o.。

处方问题　用法、用量不适宜。

解析和处理　一般情况下,利培酮最适剂量为一日 2 次,一次 2~4mg,剂量超过一日 2 次,一次 5mg,并不比较低剂量更为有效,而且会引起锥体外系症状,所以,每日剂量一般不超过 10mg。建议与医生沟通是否需要修改给药剂量。

2. 处方描述　诊断:精神分裂症。用药信息:利培酮片 3mg b.i.d. p.o.;盐酸齐拉西酮胶囊 80mg b.i.d. p.o.。

处方问题　联合用药不适宜。

解析和处理　盐酸齐拉西酮胶囊禁忌与延长 QT 间期的利培酮合用,建议医生更换药品。

帕利哌酮

【**适应证**】

适用于成人及 12~17 岁青少年(体重 ≥ 29kg)精神分裂症

的治疗。

【用法用量】

缓释片：可在进食或不进食的情况下服用本品。本品必须在液体帮助下整片吞服。不应咀嚼、掰开或压碎片剂。成人：推荐剂量为 6mg，一日 1 次，早上服用。12~17 岁青少年（体重 ≥ 29kg）：推荐剂量 3mg，一日 1 次，早上服用。

【特殊人群用药】

孕妇慎用；哺乳期妇女服用本品应停止哺乳；本品主要通过肾脏排泄，中重度肾功能不全患者应减少药物剂量，严重肝肾功能不全患者慎用。

【注意事项】

1. 患有痴呆相关精神病的老年患者死亡率和心脑血管病风险增加。

2. 禁用于有先天性 QT 间期延长和心律失常患者，用药期间定期监测心电图。

3. 可能导致神经阻滞剂恶性综合征。

4. 服药期间应戒酒。

【常见错误处方及解析】

1. 处方描述　诊断：精神分裂症。用药信息：帕利哌酮缓释片 3mg q.d. p.o.。

处方问题　用法、用量不适宜。

解析和处理　本品不应咀嚼、掰开或压碎片剂，应整片服用。建议与医生沟通，修改给药剂量。

2. 处方描述　诊断：精神分裂症。用药信息：帕利哌酮缓释片 6mg b.i.d. p.o.。

处方问题　用法、用量不适宜。本品建议一日 1 次，早晨服用。

解析和处理　本品建议一日 1 次，早晨服用。建议与医生沟通，修改给药频次。

奥 氮 平

【适应证】

精神分裂症；中、重度躁狂发作；预防双相情感障碍的复发。

【用法用量】

片剂：口服。精神分裂症，推荐起始剂量是 10mg/d，一日 1 次。躁狂发作，单独治疗的推荐起始剂量是 15mg，联合治疗中 10mg，一日 1 次。预防双相情感障碍复发，推荐起始剂量为 10mg/d。精神分裂症、躁狂发作和预防双相情感障碍复发的治疗剂量可以根据个体临床情况在 5~20mg/d 的剂量范围内进行调整。

【特殊人群用药】

孕妇、哺乳期妇女慎用；严重肾功能不全或中度肝功能不全患者、老年患者起始剂量为一日 5mg，递增剂量应慎重，每次 5mg，至少间隔 1 周；老年人用药后易产生直立性低血压，用药时应常规定时测血压；儿童慎用。

【注意事项】

1. 禁用于已知有闭角型青光眼危险的患者。

2. 患有痴呆相关精神病的老年患者死亡率增加。

3. 不推荐使用奥氮平治疗帕金森病及与多巴胺激动剂相关的精神病。

4. 停药时应考虑逐渐减量。

【常见错误处方及解析】

处方描述 诊断：精神分裂症，青光眼。用药信息：奥氮平片 10mg q.d. p.o.。

处方问题 遴选药品不适宜。

解析和处理 禁用于已知有闭角型青光眼危险的患者。建议与医生沟通是否换用其他药品。

喹 硫 平

【适应证】

精神分裂症。

【用法用量】

片剂：口服，每日总剂量分为 2 次。治疗初期的日总剂量：第 1 日 50mg，第 2 日 100mg，第 3 日 200mg，第 4 日 300mg。从第 4 日以后，将剂量逐渐增加到有效剂量范围，一般为每日 300~450mg。可根据患者的临床反应和耐受性将剂量调整为每日 150~750mg。老年患者：起始剂量每日 25mg。随后每日以 25~50mg 的幅度增至有效剂量。

【特殊人群用药】

孕妇及哺乳期妇女慎用；慎用于肝脏损害的患者；对肾脏或肝脏损害的患者，本品的起始剂量应为每日 25mg，随后每日以 25~50mg 的幅度增至有效剂量；不推荐 18 岁以下儿童和青少年使用喹硫平；慎用于老年患者。

【有临床意义的相互作用】

禁与 CYP3A4 抑制剂合用，如蛋白酶抑制剂、唑类抗真菌药、红霉素、克拉霉素和奈法唑酮。

【注意事项】

有痴呆相关精神病的老年患者使用抗精神病药治疗时，有死亡率增加的风险，故本品尚未批准治疗痴呆相关精神病的患者。

【常见错误处方及解析】

处方描述　诊断：精神分裂症，肺炎。用药信息：富马酸喹硫平片 50mg b.i.d. p.o.；阿奇霉素片 500mg q.d. p.o.。

处方问题　联合用药不适宜。

解析和处理　喹硫平与 CYP3A4 的强抑制剂（如大环内酯

类抗生素)合用需谨慎。建议与医生沟通是否需要换用其他品种抗生素。

阿立哌唑

【适应证】

用于治疗精神分裂症。

【用法用量】

片剂:口服,每日1次。起始剂量为10mg,用药2周后,可根据个体的疗效和耐受性情况逐渐增加剂量,最大可增至30mg。每日最大剂量不应超过30mg。

【特殊人群用药】

孕妇及哺乳期妇女慎用;老年人使用时一般不需要调整剂量,但嗜睡、吸入性肺炎的发生率增加;儿童和青少年慎用。

【有临床意义的相互作用】

CYP3A4 和 CYP2D6 参与阿立哌唑的代谢。和相关 CYP 的抑制剂或诱导剂同时服用时需要注意调整剂量。

【注意事项】

1. 有痴呆相关精神病的老年患者使用抗精神病药治疗时,有死亡率增加的风险,故本品尚未批准治疗痴呆相关精神病的患者。

2. 慎用于有癫痫病史或癫痫阈值较低的情况。

【常见错误处方及解析】

1. 处方描述 诊断:精神分裂症。用药信息:阿立哌唑片 5mg b.i.d. p.o.。

处方问题 用法、用量不适宜。

解析和处理 阿立哌唑建议每日1次给药。建议与医生沟通,修改给药频次。

2. 处方描述 诊断:精神分裂症,肺炎。用药信息:阿立哌唑片 10mg q.d. p.o.;阿奇霉素片 500mg q.d. p.o.。

处方问题 联合用药不适宜。

解析和处理 阿立哌唑与 CYP3A4 的强抑制剂(如大环内酯类抗生素)合用需剂量减半,停用 CYP3A4 抑制剂时,再增加本品剂量。应和医生沟通,将药物剂量改为 5mg。

第五节 抗抑郁药

一、常用药物介绍

抑郁症是一种常见的精神障碍,以持续的心境恶劣与情绪低落、兴趣缺失、精力不足等为主要临床特征,常伴随认知或精神运动障碍或躯体症状等。可能与 5- 羟色胺(5-HT)、去甲肾上腺素(NE)、多巴胺(DA)等受体的紊乱有关。使用抗抑郁药治疗期间谨慎驾驶和操作机器。

1. 三环类和四环类抗抑郁药 传统的抗抑郁药物有三环类抗抑郁药(TCA)和四环类。常见的 TCA 有阿米替林、丙米嗪、氯米帕明、多塞平。常见四环类药物有马普替林。TCA 治疗作用的主要机制是抑制突触前神经递质(去甲肾上腺素和 5- 羟色胺)再摄取。

传统的三环类、四环类抗抑郁药由于不良反应较大,应用明显减少,目前 SSRI 和其他药物已经取代 TCA 而作为治疗抑郁的一线药物。

2. 选择性 5- 羟色胺再摄取抑制剂 选择性 5- 羟色胺再摄取抑制剂(selective serotonin reuptake inhibitor,SSRI)是治疗抑郁发作的首选药物。作用机制为选择性抑制 5-HT 的再摄取,增加突触间隙 5-HT 浓度,从而增强中枢 5-HT 能神经功能。包括舍曲林、西酞普兰、艾司西酞普兰、帕罗西汀、氟西汀、氟伏沙明。

3. 5- 羟色胺及去甲肾上腺素再摄取抑制剂 5- 羟色胺及去甲肾上腺素再摄取抑制剂(serotonin and norepinephrine reuptake inhibitor, SNRI) 常用的药物有文拉法辛和度洛西汀。该类药物起效较快,有明显的抗抑郁及抗焦虑作用。

4. 去甲肾上腺素能及特异性 5- 羟色胺能抗抑郁药 去甲肾上腺素能及特异性 5- 羟色胺能抗抑郁药(noradrenergic and specific serotonergic antidepressant, NaSSA) 米氮平无明显抗胆碱能作用和胃肠道症状,对性功能几乎没有影响,改善睡眠障碍,有促进食欲的作用。适用于明显焦虑、激越、失眠的患者。

5. 5- 羟色胺平衡抗抑郁药 曲唑酮属苯基哌嗪和三唑并吡啶衍生物。该药物可作用于多种神经递质受体,具有阻断 $5-HT_{2A/2C}$ 受体、肾上腺素 α_1 受体和组胺 H_1 受体的作用,也可剂量依赖性地抑制 5-HT 转运体,阻断 5-HT 的再摄取。

6. 褪黑素受体拮抗剂 阿戈美拉汀是一种新型抗抑郁药。阿戈美拉汀通过激活 MT_1 和 MT_2 受体,可以提高睡眠质量,恢复生物节律;通过拮抗突触后膜的 $5-HT_{2C}$ 受体,可以增加前额叶皮质 DA 和 NE 的释放,发挥抗抑郁的作用。

7. 其他抗抑郁药

(1)氟哌噻吨美利曲辛:氟哌噻吨美利曲辛是复合制剂,含有神经松弛剂(每片含氟哌噻吨 10mg)和抗抑郁药(每片含美利曲辛 10mg),其中美利曲辛含量为单用剂量的 1/10~1/5,降低了药物不良反应,并协同调整中枢神经系统功能,抗抑郁,抗焦虑和兴奋。

(2)坦度螺酮:坦度螺酮可选择性地作用于脑内 5- 羟色胺受体亚型之一的 $5-HT_{1A}$ 受体,从而发挥抗焦虑作用和改善心身疾病模型的症状。

二、审方要点

抗抑郁药的用药原则:①须全面考虑患者症状特点、年龄、躯体状况、药物的耐受性、有无合并症,予以个体化合理用药。②从小剂量开始,逐步递增剂量,尽可能采用最小有效量,使不良反应减至最少。③一般 4~6 周方显效。④只有在足量、足疗程使用某种抗抑郁药仍无效时，方可考虑换用同类另一种或作用机制不同的另一类药物。换用不同种类的抗抑郁药时，应该停留一定的时间，以利于药物的清除，防止药物相互作用。氟西汀需停药 5 周才能换用单胺氧化酶抑制剂，其他 5-HT 再摄取抑制剂需2 周。单胺氧化酶抑制剂在停用 2 周后才能换用 5-HT 再摄取抑制剂。⑤**单一使用：使用抗抑郁药应尽可能单一用药，以避免发生药物相互作用，只有在足量、足疗程单一用药治疗无效时，方可考虑两种作用机制不同的抗抑郁药联合使用。**一般情况不主张联用两种以上抗抑郁药。⑥治疗期间应该密切观察病情变化和不良反应，倘若患者的经济条件允许，最好使用每日服用 1 次、不良反应轻微、起效较快的新型抗抑郁药，如 SSRI 类的氟西汀、帕罗西汀、舍曲林等，SNRI 类的文拉法辛，NaSSA 类的米氮平等。⑦**注意 SSRI 与其他药物可能发生的代谢性相互作用。如 SSRI、SNRI 等药物与 MAOI 之间的相互作用，正在服用 MAOI 14 日内禁用 SSRI、SNRI 等药物，需停用 MAOI 14 日以上才能使用 SSRI、SNRI 等药物。**⑧用药期间避免突然停药，禁止饮酒，禁止驾驶车辆和操作机械等。

舍 曲 林

【适应证】

用于治疗抑郁症的相关症状，包括伴随焦虑、有或无躁狂史的抑郁症。也用于治疗强迫症。

【用法用量】

片剂：一般每日 1 次口服给药，早或晚服用均可。成人的剂量为初始剂量 50mg，对于疗效不佳而对药物耐受性较好的患者可增加剂量，调整剂量的时间间隔不应短于 1 周，最大剂量为 200mg/d。

【特殊人群用药】

孕妇、哺乳期妇女应慎用本品；肝功能受损患者应减量；儿童患者，尤其是 6~12 岁体重较轻的儿童建议使用较低剂量。

【注意事项】

闭角型青光眼、癫痫、躁狂/躁狂史的患者慎用。

【常见错误处方及解析】

处方描述　诊断：焦虑、睡眠障碍。用药信息：舍曲林片 50mg q.d. p.o.；唑吡坦片 5mg q.n. p.o.。

处方问题　遴选药品不适宜；联合用药不适宜。睡眠障碍患者选用舍曲林不适宜；舍曲林和唑吡坦存在相互作用，合用不适宜。

解析及处理　舍曲林用于治疗焦虑障碍可能会加重失眠症状，唑吡坦与舍曲林联用可能造成中枢抑制增强，如出现幻觉和遗忘，应注意监测患者的不良反应。

艾司西酞普兰

【适应证】

用于治疗抑郁障碍、伴有或不伴有广场恐怖症的惊恐障碍。

【用法用量】

片剂：口服，常用剂量为 10mg/d，每日 1 次，根据患者的个体反应，可以增加至 20mg/d，通常 2~4 周即可获得抗抑郁疗效，症状缓解后，应持续治疗至少 6 个月以巩固疗效。

【特殊人群用药】

孕妇、哺乳期妇女应慎用本品；肝功能降低者建议起始剂量 5mg/d，持续治疗 2 周，根据患者的个体反应，剂量可以增加至 10mg/d；严重肾功能降低患者慎用；老年人（>65 岁）应以常规起始剂量的半量开始治疗，最大剂量也相应降低；不适用于 18 岁以下的儿童和青少年。

【有临床意义的相互作用】

1. 本品与引起 QT 间期延长的药物合用时需谨慎。

2. 本品与抗凝血药、影响血小板功能的药物或其他可能增加出血风险的药物合用时，需要注意。

3. 糖尿病患者应调整胰岛素或口服降血糖药的剂量。

【注意事项】

1. 已知患有 QT 间期延长或长 QT 间期综合征的患者禁用本品。

2. 患有严重心动过缓的患者中或在最近出现急性心肌梗死或失代偿性心力衰竭的患者用药时应谨慎。

【常见错误处方及解析】

处方描述　诊断：帕金森病，抑郁状态。用药信息：司来吉兰片 5mg q.d. p.o.；艾司西酞普兰片 10mg q.d. p.o.。

处方问题　联合用药不适宜。艾司西酞普兰和司来吉兰存在相互作用，合用不适宜。

解析及处理　司来吉兰为单胺氧化酶抑制剂，艾司西酞普兰禁止与单胺氧化酶抑制剂合用。两药需间隔 14 日使用。建议与医生沟通，调整用药。

帕罗西汀

【适应证】

主要用于治疗各种类型的抑郁症，包括伴有焦虑的抑郁症及反应性抑郁症，此外还用于治疗强迫性神经症、伴有或不伴有广场恐怖症的惊恐障碍、社交焦虑障碍。

【用法用量】

片剂：口服，一般剂量为 20mg/d，服用 2~3 周后根据患者的反应，某些患者需要加量，每周以 10mg 量递增，根据国外经验每日最大量可达 50mg。

【特殊人群用药】

孕妇、哺乳期妇女应慎用本品;肝肾功能不全患者推荐剂量为 20mg/d,如果需要增加剂量,也应限制在服药范围的低限;老年患者最大日剂量为 40mg;不适用于 18 岁以下的儿童和青少年。

【有临床意义的相互作用】

1. 三环类抗抑郁药与帕罗西汀合用时要减少三环类抗抑郁药剂量,检测血浆三环类抗抑郁药浓度。

2. 与非甾体抗炎药(NSAID)、阿司匹林和华法林联用会增加出血风险。

【注意事项】

1. 本品慎用于有躁狂病史、癫痫、闭角型青光眼的患者。

2. 患者用药期间出现低钠血症应停药。

【常见错误处方及解析】

处方描述 诊断:抑郁症,肺炎。用药信息:帕罗西汀片 20mg q.d. p.o.;利奈唑胺片 600mg q.12h. p.o.。

处方问题 联合用药不适宜。帕罗西汀和利奈唑胺存在相互作用,合用不适宜。

解析及处理 利奈唑胺属于单胺氧化酶抑制剂,帕罗西汀禁止与单胺氧化酶抑制剂合用。

氟 西 汀

【适应证】

主要适用于 18 岁及以上成人和老年患者抑郁症、强迫症及神经性贪食症的治疗。

【用法用量】

片剂:口服,成人及老年患者的用量为 20~60mg/d,起始剂量为 20mg,如治疗 3 周未见效需增加剂量。

【特殊人群用药】

孕妇应慎用本品;不建议在服用氟西汀时哺乳;肝功能不全患者须减量;老年人日剂量一般不宜超过 40mg,最高推荐剂量为 60mg。

【有临床意义的相互作用】

1. 氟西汀与地高辛合用可能会增加其血药浓度,增加发生洋地黄中毒的风险。

2. **与 NSAID、阿司匹林和华法林联用会增加出血风险。**

【注意事项】

1. 罕见的遗传性果糖不耐受的患者禁用本品。

2. 本品应避免用于不稳定性抽搐发作、癫痫的患者。

3. 急性心脏疾病患者、有躁狂病史的患者慎用。

【常见错误处方及解析】

处方描述　诊断:抑郁焦虑状态,风湿性心脏病,二尖瓣置换机械瓣术后。用药信息:氟西汀片 20mg q.d. p.o.;华法林片 4.5mg q.d. p.o.。

处方问题　联合用药不适宜。氟西汀和华法林存在相互作用,合用不适宜。

解析及处理　氟西汀属于 SSRI,有较高的蛋白结合率,又是 CYP2C9 的中度抑制剂,其主要代谢产物去甲氟西汀是 CYP3A4 的中度抑制剂,可能通过多种途径增强华法林的抗凝作用。建议与医生沟通,调整用药。

氟伏沙明

【适应证】

用于抑郁发作和强迫症的治疗。

【用法用量】

片剂:推荐起始剂量为 50mg/d 或 100mg/d,**睡前一次服用**,

常用有效剂量为 100mg/d。应根据个人的反应调节剂量,一般可隔 4~7 日渐增 50mg 方式逐步达到最大治疗效果,剂量不得超过 300mg/d。建议总量大于 100mg/d 时,应分 2 次给药。如果 2 次给药剂量不等,应在睡前服用较大一次剂量。用于预防抑郁症复发的推荐剂量为 100mg/d。

【特殊人群用药】

孕妇和哺乳期妇女应慎用本品;肝肾功能不全的患者起始剂量应较低;不适用于 18 岁以下的儿童和青少年抑郁症的治疗。

【注意事项】

1. 正在服用 MAOI 的患者禁用本品。

2. 有躁狂史、惊厥病史、癫痫史的患者慎用本品。

【常见错误处方及解析】

处方描述　诊断:抑郁症。用药信息:氟伏沙明片 50mg t.i.d. p.o.。

处方问题　用法、用量不适宜。氟伏沙明用药频次不适宜。

解析及处理　氟伏沙明用于治疗抑郁症推荐起始剂量为每日 50mg 或 100mg,晚上一次服用。该处方氟伏沙明用药频次误用为一日 3 次,建议医生修改用药频次。

阿米替林

【适应证】

用于治疗各种抑郁症,主要用于治疗焦虑性或激动性抑郁症。

【用法用量】

片剂:口服,成人常用量开始一次 25mg,一日 2~3 次,然后根据病情和耐受情况逐渐增至一日 150~250mg,一日 3 次,最高量一日不超过 300mg,维持量一日 50~150mg。

【特殊人群用药】

孕妇及哺乳期妇女慎用；肝肾功能严重不全患者慎用；老年人从小剂量开始；6 岁以下儿童禁用。

【注意事项】

1. 严重心脏病、近期有心肌梗死发作史、癫痫、青光眼、尿潴留、甲状腺功能亢进、肝功能不全、对三环类过敏者禁用本品。

2. 患者有转向躁狂倾向时应立即停药。

3. 用药期间不宜驾驶车辆、操作机械或高空作业。

【常见错误处方及解析】

1. 处方描述 诊断：睡眠障碍。用药信息：阿米替林片 25mg q.n. p.o.。

处方问题 适应证不适宜。阿米替林用于睡眠障碍欠适宜。

解析及处理 目前阿米替林用于单纯失眠的治疗无循证医学证据支持。建议与医生进行沟通，是否需要调整用药。

2. 处方描述 诊断：带状疱疹后神经痛，抑郁状态。用药信息：阿米替林片 25mg t.i.d. p.o.；曲马多片 50mg t.i.d. p.o.。

处方问题 联合用药不适宜。阿米替林和曲马多存在相互作用，合用不适宜。

解析及处理 阿米替林能阻断 5- 羟色胺在神经末梢的再摄取，曲马多也能抑制神经元突触对去甲肾上腺素及 5- 羟色胺的再摄取，两者联合使用可能会造成严重的 5- 羟色胺综合征。提醒医生开具阿米替林时应避免与 5- 羟色胺能药物（如氟西汀、曲马多等）及单胺氧化酶抑制剂合用。

多 塞 平

【适应证】

常用于治疗抑郁症及焦虑性神经症。也有用于特应性皮炎、慢性单纯性苔藓和变应性接触性皮炎等皮肤病引起的成人轻度瘙痒的短期治疗。

【用法用量】

片剂：口服，常用量为开始一次 25mg，一日 2~3 次，以后逐渐增加至一日总量 100~250mg，一日不超过 300mg。

【特殊人群用药】

孕妇及哺乳期妇女慎用；肝肾功能严重不全患者慎用；老年人从小剂量开始；18 岁以下儿童和青少年慎用。

【注意事项】

1. **严重心脏病、近期有心肌梗死发作史、癫痫、青光眼、尿潴留、甲状腺功能亢进、肝功能不全、谵妄、粒细胞减少者禁用本品。**

2. 患者有转向躁狂倾向时应立即停药。

【常见错误处方及解析】

1. 处方描述　诊断：抑郁状态，幽门螺杆菌感染。用药信息：多塞平片 25mg t.i.d. p.o.；呋喃唑酮片 0.1g t.i.d. p.o.。

处方问题　联合用药不适宜。呋喃唑酮和多塞平存在相互作用，不建议合用。

解析及处理　呋喃唑酮为单胺氧化酶抑制剂，根据说明书，多塞平不得与 MAOI 同时使用，若必须使用，应在停用 MAOI 后 14 日才能使用本品。建议与医生进行沟通，调整用药。

2. 处方描述　诊断：抑郁症。用药信息：多塞平片 25mg t.i.d. p.o.。实验室检查：WBC 2.1×10^9/L。

处方问题　遴选药品不适宜。患者白细胞低，不适合选用多塞平治疗。

解析及处理　说明书中对于粒细胞减少患者禁用多塞平，对于白细胞低的患者，建议与医生沟通是否选用本品。同时需要审核患者的肝功能及其他血常规等指标。

文拉法辛

【适应证】

　　适用于治疗各种类型抑郁症(包括伴有焦虑的抑郁症)及广泛性焦虑症。

【用法用量】

　　胶囊:口服,起始推荐剂量为一日 75mg,分 2~3 次服用(缓释制剂一日 1 次),必要时一日可增加至 225mg。

【特殊人群用药】

　　孕妇及哺乳期妇女慎用;肝、肾功能不全患者需调整剂量;本品不应用于 18 岁以下的儿童和青少年。

【有临床意义的相互作用】

　　1. 与非甾体抗炎药、阿司匹林、华法林或其他影响血小板聚集的药物合用时应谨慎。

　　2. 与西咪替丁、美托洛尔合并使用时需谨慎。

　　3. 合并使用 CYP2D6、CYP3A4 抑制剂时应谨慎。

【注意事项】

　　1. 严重心脏疾病、高血压、甲状腺疾病、血液病、眼内压增高、癫痫、躁狂／轻躁狂、具有攻击倾向病史的患者慎用。

　　2. 用药过程中应检测血压,血压升高应减量或停药。

【常见错误处方及解析】

　　处方描述　诊断:抑郁状态。用药信息:文拉法辛胶囊 75mg b.i.d. p.o.;氟哌噻吨美利曲辛片 1 片(氟哌噻吨 0.5mg,美利曲辛 10mg)b.i.d. p.o.。

　　处方问题　联合用药不适宜。同时使用文拉法辛和氟哌噻吨美利曲辛欠适宜。

　　解析及处理　对于抑郁的患者,应尽可能单一用药,单一用药不理想才可联合用药。建议保留一种抗抑郁药即可,由于氟哌噻吨美利曲辛片的作用较弱,且不良反应较多,建议停用该药。

度洛西汀

【适应证】

度洛西汀临床用于治疗抑郁症及广泛性焦虑障碍。

【用法用量】

肠溶胶囊:口服,起始剂量为 40~60mg/d(一日 1 次或一日 2 次),1 周后调整至 60mg/d,维持剂量是 60mg/d,不考虑进食情况,一般不超过 60mg/d。

【特殊人群用药】

孕妇及哺乳期妇女慎用;肝功能不全应避免使用;**终末期肾病(需要透析的)或严重肾脏损伤(估计肌酐清除率<30ml/min)的患者,不建议使用本品**;本品不应用于 18 岁以下的儿童和青少年。

【注意事项】

1. 未经治疗的青光眼患者禁用。

2. 服用本品期间如果发生直立性低血压、跌倒和晕厥,应考虑降低剂量或者停药。

3. 出现水疱、脱皮性皮炎、黏膜溃疡或没有其他病因确定的过敏症状时应停药。

4. 有躁狂史、癫痫史、青光眼的患者慎用本品。

【常见错误处方及解析】

1. 处方描述　基本信息:男,58 岁,体重 63kg。诊断:抑郁。用药信息:度洛西汀肠溶胶囊 60mg b.i.d. p.o.。实验室检查:肌酐 254μmol/L,肌酐清除率 25ml/min。

处方问题　遴选药品不适宜。肾功能异常患者(肌酐清除率<30ml/min)使用度洛西汀不适宜。

解析及处理　本患者肾功能异常,肌酐清除率只有 25ml/min,对于肌酐清除率小于 30ml/min 的情况,度洛西汀不建议使用,建议换用另一种抗抑郁药。

2. 处方描述　诊断:血流感染,脑梗死,卒中后抑郁。用药信息:度洛西汀肠溶胶囊 60mg b.i.d. p.o.;利奈唑胺注射液 600mg b.i.d. i.v.gtt.。

处方问题　联合用药不适宜。度洛西汀和利奈唑胺存在相互作用,联合用药不适宜。

解析及处理　患者使用的抗菌药物利奈唑胺为单胺氧化酶抑制剂,与度洛西汀合用可能发生 5- 羟色胺综合征,建议患者换用另一种抗菌药物,或者换用另一种抗抑郁药。建议医生修改医嘱。

米 氮 平

【适应证】

适用于抑郁症的治疗。

【用法用量】

片剂:起始剂量为 15mg/d,有效剂量通常为 15~45mg/d。用药可以一日 1 次,于睡觉前服下效果更佳,也可分服,早晚各 1 次,可随水吞服,不要咀嚼。

【特殊人群用药】

孕妇及哺乳期妇女慎用;肝功能不全或中、重度肾损伤患者应谨慎选择剂量;本品不应用于 18 岁以下的儿童和青少年。

【注意事项】

1. 肝肾功能不全、有心血管疾病、低血压的患者应注意用药剂量并作定期检查。

2. 前列腺肥大、急性闭角型青光眼、糖尿病患者服用本品时应注意。

3. 患者用药期间出现黄疸应立即终止治疗。

4. 建议逐渐停药,以防止撤药症状发生。

【常见错误处方及解析】

处方描述 诊断:失眠症。用药信息:米氮平片 15mg q.n. p.o.。

处方问题 适应证不适宜。失眠选用米氮平治疗不适宜。

解析及处理 目前三环类药物在国内尚无失眠症的批准适应证,该用法属于超说明书适应证用药,建议与医生进行沟通。

曲 唑 酮

【适应证】

主要用于治疗各种类型的抑郁症和伴有抑郁症状的焦虑症以及药物依赖者戒断后的情绪障碍。

【用法用量】

片剂:起始剂量一日 50~100mg,分 1~2 次服用,每 3~4 日可增加 50mg,**最大剂量一日不超过 400mg**,分 1~2 次服用。有昏睡表现时,须将每日剂量的大部分分配至睡前服用或减量。

【特殊人群用药】

孕妇及哺乳期妇女慎用;肝功能严重受损者禁用;老年人用药剂量应减少;18 岁以下的儿童和青少年慎用。

【注意事项】

1. 严重心脏病或心律失常者、意识障碍者禁用。

2. 有些患者服用本品可能会出现低血压,故使用时需监护血压。

【常见错误处方及解析】

处方描述 诊断:焦虑抑郁状态。用药信息:曲唑酮片 250mg b.i.d. p.o.。

处方问题 用法、用量不适宜。曲唑酮日剂量超过最大推荐剂量。

解析及处理 说明书中建议曲唑酮最大剂量一日不超过400mg，分次服用。该处方给药剂量有误，建议告知医生修改给药剂量。

阿戈美拉汀

【适应证】

主要用于治疗成人抑郁症。

【用法用量】

片剂：推荐剂量为 25mg/d，睡前口服。如果治疗 2 周后症状没有改善，可增加剂量至 50mg/d，睡前服用。

【特殊人群用药】

孕妇及哺乳期妇女慎用；肝功能不全者禁用；**丙型肝炎或乙型肝炎病毒携带者禁用**；患者血清转氨酶水平超过正常上限值 3 倍以上应停用本品，并定期检查肝功能直至恢复正常水平；≥ 75 岁患者中的有效性和安全性尚无记载，不应使用该药物；18 岁以下的儿童和青少年慎用；本品不应用于治疗伴有痴呆的老年抑郁症患者。

【有临床意义的相互作用】

1. **本品禁与强效 CYP1A2 抑制剂（如氟伏沙明、环丙沙星）合用**。

2. 阿戈美拉汀主要经 CYP1A2（90%）和 CYP2C9/19（10%）代谢，与这些酶有相互作用的药物可能会降低或提高阿戈美拉汀的生物利用度；本品与中度 CYP1A2 抑制剂（如普萘洛尔、格帕沙星、依诺沙星）合用时应谨慎。

【常见错误处方及解析】

1. 处方描述 诊断：抑郁症，肠道感染。用药信息：阿戈美拉汀片 25mg q.n. p.o.；环丙沙星片 0.5g q.12h. p.o.。

处方问题 联合用药不适宜。阿戈美拉汀和环丙沙星存在相互作用，合用不适宜。

解析及处理 阿戈美拉汀主要经 CYP1A2（90%）和 CYP2C9/19（10%）代谢，因此禁与强效 CYP1A2 抑制剂（如氟伏沙明、环丙沙星）合用。建议与医生进行沟通，调整用药。

2. 处方描述 诊断：抑郁状态，乙型肝炎，肝功能不全。用药信息：阿戈美拉汀片 25mg q.n. p.o.。

处方问题 遴选药品不适宜。乙型肝炎、肝功能不全患者选用阿戈美拉汀不适宜。

解析及处理 阿戈美拉汀禁用于丙型肝炎或乙型肝炎病毒携带者、肝功能不全者。建议与医生进行沟通，调整用药。

氟哌噻吨美利曲辛

【适应证】

临床用于轻、中度抑郁和焦虑的治疗，包括神经衰弱、心因性抑郁、抑郁性神经症、隐匿性抑郁、心身疾病伴焦虑和情感淡漠、更年期抑郁、嗜酒及药瘾者的焦躁不安及抑郁。

【用法用量】

片剂：每片含**氟哌噻吨 0.5mg，美利曲辛 10mg**，口服，通常每日 2 片（早晨及中午各 1 片），严重病例早晨的剂量可加至 2 片，每日最大用量为 4 片。维持量通常每日 1 片，早晨口服。

【特殊人群用药】

孕妇及哺乳期妇女慎用；老年患者早晨服 1 片即可；18 岁以下的儿童和青少年不推荐使用本品。

【有临床意义的相互作用】

1. 不推荐本品与下列药物合用：拟交感神经药包括肾上腺

素、麻黄碱、异丙肾上腺素、去甲肾上腺素、去氧肾上腺素、苯丙胺；肾上腺素能神经阻断剂包括胍乙啶、倍他尼定、利血平、可乐定、甲基多巴；抗胆碱药等。

2. 本品与中枢神经系统抑制剂（乙醇、巴比妥等）、锂盐、左旋多巴合用时应谨慎。

3. 局部麻醉时同时使用三环、四环类抗抑郁药会增加发生心律失常、低血压的风险。

【注意事项】

对本品成分过敏、循环衰竭、任何原因引起的中枢神经系统抑制、昏迷状态、肾上腺嗜铬细胞瘤、血液恶病质、未经治疗的闭角型青光眼、心肌梗死的恢复早期、各种程度的心脏传导阻滞或心律失常及冠状动脉缺血患者禁用。

【常见错误处方及解析】

1. 处方描述　诊断：抑郁症。用药信息：氟哌噻吨美利曲辛片（氟哌噻吨 0.5mg，美利曲辛 10mg）2 片 q.n. p.o.。

处方问题　用法、用量不适宜。氟哌噻吨美利曲辛不宜睡前服用。

解析及处理　氟哌噻吨美利曲辛有引起失眠的不良反应，睡前服用该药可能因药物的兴奋作用影响睡眠。说明书中推荐成人通常每日 2 片（早晨及中午各 1 片）。建议与医生沟通，调整用药时间。

2. 处方描述　诊断：焦虑障碍。用药信息：坦度螺酮片 5mg t.i.d. p.o.；氟哌噻吨美利曲辛片（氟哌噻吨 0.5mg，美利曲辛 10mg）1 片 b.i.d. p.o.。

处方问题　联合用药不适宜。坦度螺酮和氟哌噻吨美利曲辛重复用药不适宜。

解析及处理　坦度螺酮和氟哌噻吨美利曲辛作用机制相似，不宜合用。建议与医生充分沟通。

第六节　失眠症治疗药物

一、常用药物介绍

目前,临床治疗失眠的药物,主要包括苯二氮䓬类受体激动剂(benzodiazepine receptor agonist,BZRA)、褪黑素受体激动剂、胃促生长素受体拮抗剂和具有催眠效应的抗抑郁药。

1. 苯二氮䓬类受体激动剂　分为苯二氮䓬类药物(benzodiazepine drug,BZD)和非苯二氮䓬类药物(non-benzodiazepine drug,non-BZD)。两者均结合 γ- 氨基丁酸 A 受体(GABA-A 受体),通过作用于 α 亚基协同增加 GABA 介导的氯离子通道开放频率,促进氯离子内流,增强 GABA 的抑制作用,通过抑制兴奋中枢产生镇静催眠作用。

(1)苯二氮䓬类药物:根据消除半衰期的长短,可分为长效类(地西泮、氟西泮)、中效类(阿普唑仑、艾司唑仑、劳拉西泮)和短效类(三唑仑)。长期连续用药可产生依赖性和成瘾性,停药可能发生撤药症状,表现为激动或抑郁。

(2)非苯二氮䓬类药物(唑吡坦、佐匹克隆、右佐匹克隆、扎来普隆):该类药物起效快速,能诱导睡眠始发,催眠效应类似 BZD,对正常睡眠结构破坏较少,治疗入睡困难和失眠维持障碍。由于半衰期相对较短,次日残余效应被最大限度降低,日间镇静和其他不良反应较少,产生药物依赖的风险较传统 BZD 低,较 BZD 更安全。

2. 具有催眠效应的抗抑郁药　主要包括三环类抗抑郁药多塞平、阿米替林,以及曲唑酮、米氮平、SSRI 等,目前该类药物在国内尚无失眠症的批准适应证。介绍详见抗抑郁药章节。

二、审方要点

镇静催眠药的处方审核须重点关注如下几点：①处方描述用药与诊断是否相符，在使用药物前首先要明确诊断，然再选用识别靶症状的药物。②是否有用药禁忌，大部分镇静催眠药对肝肾功能有影响，因此需特别注意肝肾功能不全患者的药物选用及用量。③**药物的用法、用量是否正确，镇静催眠药多为精神类药物，应另外关注处方量有无超量**。④药物相互作用，镇静催眠药作用于中枢，应注意与其他药物是否有相互作用。⑤镇静催眠药共同注意事项。禁忌证，包括中枢神经系统处于抑制状态的急性酒精中毒；肝肾功能不全；重症肌无力；急性或易于发生的闭角型青光眼发作；严重慢性阻塞性肺疾病；驾驶员、高空作业者、危险精细工作作业者、孕妇、哺乳期妇女、新生儿应禁用或慎用。避免长期大量使用而成瘾，如长期使用需停药时不宜骤停，应逐渐减量。服药期间忌酒，服药前4小时避免喝茶和含咖啡因的饮料及过多的抽烟。各镇静催眠药的审方要点具体如下。

地 西 泮

【适应证】

主要用于抗焦虑、镇静催眠，还可用于抗癫痫和抗惊厥；缓解炎症引起的反射性肌肉痉挛等；用于治疗惊恐症；肌紧张性头痛；可治疗家族性、老年性和特发性震颤；可用于麻醉前给药。

【用法用量】

片剂：催眠，5~10mg，睡前服。

【特殊人群用药】

孕妇及哺乳期妇女慎用；肝肾功能不全患者应慎用本品；

老年人对本药较敏感,用量应酌减;新生儿禁用。

【有临床意义的相互作用】

1. 与中枢抑制剂如乙醇、镇静催眠药、抗焦虑抑郁药、麻醉镇痛药、抗惊厥药等合用可增强呼吸抑制作用,彼此增效,需要调整剂量。

2. 与易成瘾和其他可能成瘾的药合用时,成瘾的危险性增加。

3. 与抗高血压药和利尿药合用,可使降压作用增强。

4. 与利福平等肝药酶诱导剂合用,增加药物消除,血药浓度降低;肝药酶抑制剂如异烟肼抑制药物消除,增高血药浓度。

5. 与地高辛合用,可增加地高辛血药浓度而致中毒。

【常见错误处方及解析】

处方描述　诊断:失眠。用药信息:地西泮片 5mg b.i.d. p.o.。

处方问题　用法、用量不适宜。地西泮用于催眠应每晚 1 次给药。

解析和处理　地西泮用于催眠应每晚 1 次给药。建议与医生沟通,修改给药频次。

阿普唑仑

【适应证】

主要用于焦虑、紧张、激动,也可用于催眠或焦虑的辅助用药,也可作为抗惊恐症药,并能缓解急性酒精戒断症状。对有精神抑郁的患者应慎用。

【用法用量】

片剂:镇静催眠,0.4~0.8mg,睡前服。

【特殊人群用药】

孕妇及哺乳期妇女慎用;肝肾功能不全患者应慎用本品;

老年人小剂量开始,一次 0.2mg,一日 3 次;不推荐 18 岁以下儿童和青少年使用本品。

【常见错误处方及解析】

　　处方描述　诊断:睡眠障碍。用药信息:阿普唑仑片 0.4mg b.i.d. p.o.。

　　处方问题　用法、用量不适宜。阿普唑仑用于催眠应每晚 1 次给药。

　　解析和处理　阿普唑仑用于催眠应每晚 1 次给药。建议与医生沟通,修改给药频次。

艾司唑仑

【适应证】

　　主要用于抗焦虑、失眠。也用于紧张、恐惧及抗癫痫和抗惊厥。

【用法用量】

　　片剂:催眠,1~2mg,睡前服。

【特殊人群用药】

　　孕妇及哺乳期妇女慎用;肝肾功能不全患者应慎用本品;不推荐 18 岁以下儿童和青少年使用本品。

【常见错误处方及解析】

　　处方描述　诊断:睡眠障碍。用药信息:艾司唑仑片 1mg q.n. p.o.×21 片 / 盒。

　　处方问题　用法、用量不适宜。

　　解析和处理　艾司唑仑属于第二类精神药品,最多可开 7 日用量,该处方有 21 日用量,超量。建议与医生沟通是否需要修改用量。

劳拉西泮

【适应证】

适用于焦虑障碍的治疗或用于缓解焦虑症状,以及与抑郁症状相关的焦虑的短期治疗。

【用法用量】

片剂:常规剂量范围是 2~6mg/d,分 1~3 次服用,最大剂量为睡觉前给予,1~10mg/d 间变动调整。

【特殊人群用药】

孕妇及哺乳期妇女慎用;有严重肝脏功能不全和/或肝性脑病的患者应慎用本品;老年患者或体弱患者,推荐的初始剂量为 1~2mg/d;不推荐 12 岁以下儿童使用本品。

【有临床意义的相互作用】

参见"地西泮"。

【注意事项】

急性闭角型青光眼患者禁用。长期治疗后应逐渐减少用药量,防止出现戒断综合征。

【常见错误处方及解析】

处方描述 诊断:睡眠障碍。用药信息:劳拉西泮片 1mg q.n. p.o.;阿普唑仑片 0.6mg q.n. p.o.。

处方问题 联合用药不适宜。劳拉西泮和阿普唑仑属于重复用药。

解析和处理 劳拉西泮和阿普唑仑均为苯二氮䓬类药物,应尽量避免联用。建议与医生沟通是否修改。

唑 吡 坦

【适应证】

用于失眠症的短期治疗。

【用法用量】

片剂：成人常用剂量：每日 1 次，每次 10mg。本品应在临睡前或上床后服用。

【特殊人群用药】

孕妇及哺乳期妇女慎用；**肝功能不全的患者和 65 岁以上患者使用本药，每日剂量为 5mg，每日剂量不超过 10mg**；不推荐 18 岁以下儿童和青少年使用本品。

【有临床意义的相互作用】

参见"地西泮"。

【注意事项】

严重呼吸功能不全，睡眠呼吸暂停综合征，严重、急性或慢性肝功能不全，肌无力患者禁用。

【常见错误处方及解析】

1. 处方描述　诊断：睡眠障碍。用药信息：唑吡坦片 10mg q.n. p.o.。患者 72 岁。

处方问题　用法、用量不适宜。对于 65 岁以上患者，唑吡坦每日剂量为 5mg。

解析和处理　老年患者或体弱的患者对唑吡坦类药物特别敏感，所以对于 65 岁以上患者，唑吡坦每日剂量为 5mg。建议与医生沟通是否修改给药剂量。

2. 处方描述　诊断：睡眠障碍，肝功能不全。用药信息：唑吡坦片 10mg q.n. p.o.。实验室检查：谷草转氨酶 65U/L，谷丙转氨酶 56U/L。

处方问题　用法、用量不适宜。肝功能不全患者使用唑吡坦每日剂量为 5mg。

解析和处理 在肝损伤患者中唑吡坦的清除和代谢降低，所以对于肝损伤患者唑吡坦应该从 5mg 开始给药。建议与医生沟通是否修改给药剂量。

右佐匹克隆

【适应证】

用于治疗失眠。

【用法用量】

片剂：口服，推荐起始剂量为入睡前 2mg，因为 3mg 可以更有效地延长睡眠时间，可根据临床需要将起始剂量设定为 3mg 或增加到 3mg。主诉入睡困难的老年患者推荐起始剂量为睡前 1mg，必要时可增加到 2mg，睡眠维持障碍的老年患者推荐剂量为入睡前 2mg。

【特殊人群用药】

孕妇及哺乳期妇女慎用；严重肝脏损害患者应慎用，初始剂量 1mg；老年人小剂量 1~2mg；**不推荐 18 岁以下儿童和青少年使用本品**。

【有临床意义的相互作用】

与 CYP3A4 强抑制剂（如伊曲康唑、克拉霉素等）合用，初始剂量不应大于 1mg，必要时可增加至 2mg；与 CYP3A4 强诱导剂利福平合用降低右佐匹克隆效果。

【注意事项】

失代偿的呼吸功能不全患者，重症肌无力、重症睡眠呼吸暂停综合征患者禁用。

【常见错误处方及解析】

处方描述 患者信息：患者 17 岁。诊断：睡眠障碍。用药信息：右佐匹克隆片 1mg q.n. p.o.。

处方问题 遴选药品不适宜。18 岁以下儿童和青少年不宜使用右佐匹克隆。

解析和处理 18 岁以下儿童和青少年不宜使用右佐匹克隆。建议与医生沟通是否修改药品。

第五章
呼吸系统疾病治疗药物及审方要点

呼吸系统疾病是严重危害我国人民健康的常见病及多发病,其治疗大多需要漫长的过程,甚至终身服药。本章阐述的呼吸系统疾病治疗药物主要包括平喘、镇咳、祛痰三类药物。

第一节　平　喘　药

临床常用的平喘药按作用方式可分为支气管扩张药、抗炎平喘药和抗过敏平喘药。支气管扩张药包括 β_2 受体激动剂、茶碱类和 M 受体拮抗剂。

一、常用药物介绍

(一) β_2 受体激动剂

β_2 受体激动剂通过激动支气管平滑肌细胞膜上的 β_2 受体,产生松弛支气管平滑肌作用。选择性 β_2 受体激动剂对 β_1 受体的亲和力低,常规剂量口服或吸入给药时很少产生心血管反应。本类药品久用易产生耐受性,药效降低。甲状腺功能亢进症、糖尿病及心脏病患者慎用。

1. 沙丁胺醇　沙丁胺醇起效快,作用维持时间短(约 4

小时)。

2. 特布他林 特布他林的支气管扩张作用较沙丁胺醇弱或相近,对心脏的兴奋作用强度是沙丁胺醇的 7~10 倍,可松弛子宫平滑肌。本品大剂量应用可使有糖尿病史的患者发生酮症酸中毒。

3. 班布特罗 班布特罗是特布他林的前体药物,半衰期较长(约 17 小时)。本品禁用于肥厚型心肌病患者。肝硬化或重度肝功能不全者将本品转化为特布他林的能力可能受损,建议直接给予特布他林。

4. 福莫特罗 福莫特罗作用持续时间长达 12 小时,常与糖皮质激素类药物联合,用于防治支气管哮喘及慢性支气管炎、肺气肿等疾病。本品可能造成低钾血症、QTc 间期延长,影响血糖代谢,哮喘急性发作时,应更加注意。

5. 丙卡特罗 丙卡特罗具有强而持久的扩张支气管作用及抗过敏作用,能抑制哮喘患者因乙酰胆碱喷雾剂诱发的支气管收缩反应,并有轻微增加支气管纤毛运动的作用,可能引起心律失常。

(二) 茶碱类药物

茶碱类药物具有直接松弛气道平滑肌作用、抗炎作用、增强心肌收缩和轻度利尿作用。茶碱制剂可致心律失常和 / 或使原有的心律失常恶化。茶碱的安全范围较窄,血药浓度超过治疗水平(>20mg/L)时,易发生不良反应,应定期监测血清茶碱浓度。

茶碱 本品用于缓解成人和 3 岁以上儿童的支气管哮喘的发作;哮喘急性发作后的维持治疗;缓解阻塞性肺疾病伴有的支气管痉挛的症状。起效时间 10~30 分钟。普通口服剂型成人极量一次 0.3g,一日 1g;3 岁以上儿童一日最大剂量不应超过 10mg/kg。

本品与美西律、地尔硫䓬、维拉帕米、大环内酯类药、氟喹诺酮类药、克林霉素、林可霉素、西咪替丁、咖啡因、其他黄嘌呤类药合用可使茶碱血药浓度升高。合用时应适当减量或监测茶碱的血药浓度。与锂盐合用可使锂盐的肾排泄增加。

(三)抗胆碱药

吸入性抗胆碱药单独或与 β_2 受体激动剂一起使用均可奏效,具有扩张支气管的作用,对 β_2 受体激动剂耐受的患者有效,对老年性哮喘尤为适用,还可用于治疗因 β_2 受体被阻断引起的支气管痉挛。闭角型青光眼倾向或闭角型青光眼、前列腺增生、膀胱颈梗阻者慎用。

1. 异丙托溴铵 异丙托溴铵是非选择性 M 受体拮抗剂,全身不良反应相对小,适合局部吸入扩张支气管。

2. 噻托溴铵 噻托溴铵是长效、特异性 M 受体拮抗剂,对急性哮喘发作无效。吸入噻托溴铵粉末后有可能立即发生变态反应。

(四)白三烯受体拮抗剂

白三烯受体拮抗剂联合吸入性糖皮质激素(inhaled corticosteroid,ICS)类药物对哮喘有效。用于运动诱发哮喘及哮喘伴随鼻窦炎,但对已接受大剂量其他治疗药物的哮喘患者,其作用很有限。本品可引起嗜酸性粒细胞增多、血管炎性皮疹、心肺系统异常或末梢神经异常。

孟鲁司特 孟鲁司特是白三烯受体拮抗剂,仅作用于白三烯受体,半衰期较短(2.7~5.5 小时),受进食影响小。使用本品应常规监测血液生化及肝功能。

(五)抗过敏平喘药

抗过敏平喘药包括炎症细胞膜稳定剂、H_1 受体拮抗剂,其平喘作用起效较慢,不宜用于哮喘急性发作期的治疗,临床上主要用于预防哮喘的发作。

1. 炎症细胞膜稳定剂 炎症细胞膜稳定剂对哮喘有弱的抗炎作用,已不再作为成人轻度哮喘的治疗药物选择。如使用,一般可使用 4~6 周,如色甘酸钠等。

2. 酮替芬 本品为 H_1 受体拮抗剂,是强效抗组胺剂和过敏介质阻释剂,其抗组胺作用约为氯苯那敏的 10 倍,还有抑制白三烯的功能,有一定的中枢抑制作用及抗胆碱能作用。

(六)糖皮质激素类药物

糖皮质激素类药物是目前作用最强的平喘药。常用全身作用药物有泼尼松、地塞米松、倍氯米松等。本类药品以局部吸入方式用于治疗阻塞性气道疾病,但不用于缓解急性哮喘症状。患者长期大剂量使用会引起肾上腺皮质抑制,不可突然中断治疗。儿童如长期接受吸入性糖皮质激素类药物治疗,应定期监测身高。

1. 布地奈德 布地奈德为强效吸入性糖皮质激素类药物,脂溶性高,局部抗炎作用强,全身作用弱,耐受性好。

2. 氟替卡松 氟替卡松可致中心性浆液性脉络膜视网膜病变。长期用药前及治疗 1 年后应行骨 X 线检查。

3. 倍氯米松 使用本品若出现白念珠菌感染、鼻部糜烂、鼻部溃疡应停药,并给予局部治疗。

二、审方要点

呼吸系统平喘药的审核须重点关注以下几点:①处方描述用药与诊断是否相适宜,支气管哮喘以糖皮质激素类药物为基础,单用或联合其他类别的平喘药。慢性阻塞性肺疾病患者以老年人为主,糖皮质激素类药物为非必要选择,常根据病情选择药物联用。②药物的用法、用量是否正确,关注长效药物的给药频次,避免超量。不同吸入装置的给药途径不一致,如粉雾剂为"吸入",气雾剂为"喷雾吸入"。③特殊人群用药,平喘药的很大一部分人群为儿童、老年人,需关注这类人群的药物使用剂量。④是否有重复给药和有临床意义的相互作用,不推荐同类药物合用。β_2 受体激动剂不宜与 β 受体拮抗剂、短效拟交感胺类支气管扩张药合用；同时应避免与单胺氧化酶抑制剂及三环类抗抑郁药合用，以免加重心律失常。此外，**对于一些复方制剂，应关注其制剂成分，避免 2 种复方制剂联用后，有相同作用的药物成分重复使用，增加药物不良反应**。⑤药物联用，对需使用长效 β_2 受体激动剂的哮喘患者，应同时使用适量的糖皮质激素类药物。即使在使用本药后症状改善，仍应继续使用抗炎药。⑥辅料的应用，部分药品制剂含有乳糖，对乳糖过敏、半乳糖不耐受、乳糖分解酶缺乏、葡萄糖 - 半乳糖吸收障碍患者禁用。如班布特罗、福莫特罗、噻托溴铵、孟鲁司特、沙美特罗替卡松、布地奈德福莫特罗等。各平喘药物的审方要点具体如下。

特布他林

【适应证】

用于支气管哮喘、慢性支气管炎、肺气肿和其他伴有支气管痉挛的肺部疾病。

【用法用量】

1. 吸入制剂 ①气雾剂：24 小时内总量不超过 6mg（24揿）。②雾化液：一日 3 次。成人及 20kg 以上的儿童一次 5mg；20kg 以下的儿童一次 2.5mg。

2. 口服制剂 ①成人，一次 1.25~2.5mg，一日 2~3 次；②儿童，按体重一次 0.065mg/kg（一次总量不应超过 1.25mg），一日 3 次。

3. 注射剂 静脉滴注，0.5~0.75mg/d，分 2~3 次。

【特殊人群用药】

1. 儿童 本品吸入粉雾剂不宜用于 5 岁以下儿童；注射剂不推荐 12 岁以下儿童使用。

2. 老年人 应慎用，从小剂量开始。

【有临床意义的相互作用】

　　1. 本品与卤化麻醉药合用可增加发生心律失常的风险。

　　2. 本品与茶碱类药品合用可使疗效增强,但可能加重心悸等不良反应。

【注意事项】

　　不建议同时使用雾化吸入和静脉滴注,以防药性叠加产生不良结果。

【常见错误处方及解析】

　　处方描述　诊断:支气管哮喘。用药信息:硫酸特布他林片 2.5mg t.i.d. p.o.。患者信息:年龄 7 岁。

　　处方问题　用法、用量不适宜。硫酸特布他林片用于儿童,使用 2.5mg 超过其最大用量。

　　解析及处理　硫酸特布他林片用于儿童按体重一次 0.065mg/kg 给药,但一次总量不应超过 1.25mg。建议医生修改单次给药剂量。

沙丁胺醇

【适应证】

　　用于预防、缓解和治疗支气管哮喘或哮喘性支气管炎等伴有支气管痉挛的呼吸道疾病。

【用法用量】

　　1. 口服制剂　①普通剂型:成人,一次 2~4mg,一日 3 次;儿童,一次 0.5mg,一日 3~4 次。②缓释剂型:一日 2 次;成人一次 8mg;儿童一次 4mg。

　　2. 注射剂　①肌内注射:一次 0.4mg,必要时间隔 4 小时可重复注射;②静脉注射:一次 0.4mg,以 5% 葡萄糖注射液或 0.9% 氯化钠注射液 20ml 稀释后缓慢注射;③静脉滴注:一次 0.4mg,以 5% 葡萄糖注射液 100ml 稀释后滴注。

3. 吸入制剂　①气雾剂、粉雾剂：经口吸入，24 小时内不宜超过 0.8mg；②吸入溶液：雾化吸入，一次 2.5~5mg，一日4 次。

【特殊人群用药】

1. 孕妇及哺乳期妇女应慎用。

2. 老年人、肝肾功能不全者减量使用。

【有临床意义的相互作用】

本品与洋地黄类药合用可增加洋地黄类药诱发心律失常的发生率。

【注意事项】

本品为短效 β_2 受体激动剂，一般用于缓解哮喘的急性发作，不作为哮喘的维持治疗药物。

【常见错误处方及解析】

处方描述　诊断：支气管哮喘。用药信息：硫酸沙丁胺醇吸入气雾剂 0.1mg t.i.d. 喷雾吸入。

处方问题　遴选药品不适宜。支气管哮喘患者使用沙丁胺醇作为维持治疗方案使用不合理。

解析及处理　硫酸沙丁胺醇吸入气雾剂一般用于缓解哮喘的急性发作，不作为哮喘的唯一的或主要的治疗药物，对于哮喘患者应联合糖皮质激素类药物按照阶梯治疗原则进行。与医生沟通，是否换用长效 β_2 受体激动剂联合抗炎药。

丙卡特罗

【适应证】

用于支气管哮喘、喘息性支气管炎、伴有支气管反应性增高的急性支气管炎、慢性阻塞性肺疾病。

【用法用量】

1. 口服给药　成人一次 50μg，一日 1~2 次；6 岁以上儿童,一次 25μg,6 岁以下儿童,一次 1.25μg/kg,一日 2~3 次。

2. 吸入给药　成人一次 20μg,儿童一次 10μg,一日用药不得超过 4 次。

【特殊人群用药】

老年患者应减量使用。

【有临床意义的相互作用】

本品与儿茶酚胺类药(包括多巴胺、去甲肾上腺素、肾上腺素等)合用可引起心律失常、心率增加,甚至可引起心脏停搏,禁止合用。

【常见错误处方及解析】

处方描述　诊断:支气管哮喘。用药信息:盐酸丙卡特罗口服溶液(30ml:0.15mg)5ml b.i.d. p.o.。患者信息:年龄 2 岁,体重 12kg。

处方问题　用法、用量不适宜。盐酸丙卡特罗口服溶液每次给药剂量偏大。

解析及处理　2 岁(12kg)儿童每次 1.25μg/kg 给药,应每次给药 3ml。建议与医生沟通,减少每次给药剂量。

茚达特罗

【适应证】

用于慢性阻塞性肺疾病(COPD)的维持治疗。

【用法用量】

吸入用,一次 150μg,一日 1 次。

【特殊人群用药】

1. 孕妇及哺乳期妇女慎用。

2. **本药不适用于儿童。**

【有临床意义的相互作用】

1. **与 β 受体拮抗剂合用不仅可拮抗 β 受体激动剂的作用,**

还可引起 **COPD** 患者出现严重支气管痉挛,避免合用。

2. 与非留钾利尿药合用可能会增强潜在的低钾血症效应, 建议谨慎合用。

3. 与单胺氧化酶抑制剂、三环类抗抑郁药或其他已知能够延长 **QTc** 间期的药物合用时可能增加室性心律失常的风险。

【常见错误处方及解析】

处方描述 诊断:高血压,慢性阻塞性肺疾病。用药信息: 马来酸茚达特罗吸入粉雾剂 150μg b.i.d. 吸入;缬沙坦氢氯噻嗪片 80/12.5mg q.d. p.o.。

处方问题 联合用药不适宜;用法、用量不适宜。茚达特罗吸入粉雾剂与氢氯噻嗪片不宜合用。茚达特罗吸入粉雾剂的给药频率不适宜。

解析及处理 茚达特罗与非留钾利尿药(如袢利尿药、噻嗪类利尿药)合用可使非留钾利尿药引起的心电图改变或低钾血症急性恶化。建议与医生沟通是否调整用药方案。本品为长效制剂,宜每日 1 次给药。建议与医生沟通,修改给药频次。

多索茶碱

【适应证】

用于支气管哮喘、具有喘息症状的支气管炎及其他支气管痉挛引起的呼吸困难。

【用法用量】

1. 口服给药 一次 200~400mg,一日 2 次。本药宜餐前或餐后 3 小时服用。

2. 静脉注射 一次 200mg,**每 12 小时 1 次**,本品以 **25%** 葡萄糖注射液溶解稀释至 40ml,**5~10 日为一个疗程**。

3. 静脉滴注　一次 300mg，**一日 1 次**，本品以 **5% 葡萄糖注射液或 0.9% 氯化钠注射液** 100ml 溶解稀释，**5~10 日为一个疗程**。

【特殊人群用药】

孕妇慎用，哺乳期妇女禁用。

【有临床意义的相互作用】

1. 本药不得与其他黄嘌呤类药合用。

2. 与红霉素、林可霉素、克林霉素、别嘌醇、西咪替丁、普萘洛尔、流感疫苗合用可能使黄嘌呤类药的血液浓度升高。

3. 与麻黄碱或其他肾上腺素类药合用须谨慎。

4. 与氟喹诺酮类药合用宜减量。

【注意事项】

急性心肌梗死患者禁用。

【常见错误处方及解析】

处方描述　诊断：急性支气管炎。用药信息：复方甲氧那明胶囊 25mg（按甲氧那明计）t.i.d. p.o.；多索茶碱注射液 0.2g+5% 葡萄糖注射液 250ml q.d. i.v.gtt.。

处方问题　联合用药不适宜。复方甲氧那明胶囊与多索茶碱注射剂重复用药。

解析及处理　复方甲氧那明胶囊每粒含氨茶碱 25mg，该处方日剂量为 150mg。**氨茶碱与多索茶碱同为茶碱类药物，药理作用相似，其作用叠加**，建议与临床医生沟通更换药物。

异丙托溴铵

【适应证】

适用于慢性阻塞性肺疾病相关的支气管痉挛的维持治疗，包括慢性支气管炎、肺气肿、哮喘等。起效时间 5 分钟。

【用法用量】

1. 气雾吸入 一日总量不超过 240μg。

2. 雾化吸入 一日 3~4 次。成人，一次 500μg；12 岁以下儿童，一次 250μg。

【特殊人群用药】

孕妇在妊娠早期慎用。

【有临床意义的相互作用】

与 β 受体激动剂、黄嘌呤类药合用可增强支气管扩张作用。

【注意事项】

本品雾化吸入液不得与色甘酸钠雾化吸入液在同一雾化器中使用。

【常见错误处方及解析】

处方描述 诊断：支气管哮喘。用药信息：吸入用异丙托溴铵溶液 1mg b.i.d. 雾化吸入；吸入用布地奈德混悬溶液 1mg b.i.d. 雾化吸入。

处方问题 用法、用量不适宜。吸入用异丙托溴铵溶液的每次给药剂量偏大。

解析及处理 本品宜每次 0.5mg 给药，若病情需要可重复给药。建议与医生沟通，减少每次给药剂量，适当增加给药频次。

噻托溴铵

【适应证】

用于慢性阻塞性肺疾病及其相关呼吸困难的维持治疗。起效时间 30 分钟。

【用法用量】

口腔吸入：一日 1 次。粉雾剂：一次 18μg；喷雾剂：一次

5μg。

【特殊人群用药】

1. 孕妇及哺乳期妇女慎用。

2. 中重度肾功能不全(肌酐清除率 ≤ 50ml/min)者使用本药须密切监测抗胆碱能效应。

3. **18 岁以下患者不推荐使用本品**。

【注意事项】

本品粉雾剂可能含甘氨酸,对甘氨酸过敏者禁用。

【常见错误处方及解析】

处方描述　诊断:慢性阻塞性肺疾病。用药信息:噻托溴铵喷雾剂 2.5μg q.d. 喷雾吸入。

处方问题　用法、用量不适宜。噻托溴铵喷雾剂每次给药剂量偏小。

解析及处理　噻托溴铵喷雾剂的规格为每揿 2.5μg,因此每次应使用 2 揿。建议与医生沟通,增加每次给药剂量。

孟鲁司特

【适应证】

1. 适用于 2~14 岁儿童哮喘的预防和长期治疗;治疗对阿司匹林敏感的哮喘患者以及预防运动诱发的支气管收缩。

2. 用于减轻季节性或常年性变应性鼻炎的症状。

【用法用量】

口服,一日 1 次。2~6 岁,每次 4mg;6~14 岁,每次 5mg; ≥ 15 岁,每次 10mg。

【特殊人群用药】

哺乳期妇女慎用。

【常见错误处方及解析】

处方描述　诊断:变应性鼻炎。用药信息:孟鲁司特钠咀嚼片 5mg q.d. p.o.。患者信息：年龄：4 岁。

处方问题 用法、用量不适宜；剂型与给药途径不适宜。**孟鲁司特钠咀嚼片用于 4 岁儿童，每次 4mg 给药。咀嚼片的给药途径为嚼服。**

解析及处理 孟鲁司特钠咀嚼片的规格较多，有 4mg、5mg、10mg。2~6 岁（不含 6 岁），一次 4mg；6~14 岁，一次 5mg；≥15 岁，一次 10mg。应根据年龄选择合适的规格。建议与医生沟通，修改每次给药剂量及给药途径。

布地奈德

【适应证】

用于支气管哮喘，主要用于慢性持续期支气管哮喘；也可在重度 COPD 中使用。

【用法用量】

1. 口腔给药 ①吸入用混悬液：一日 2 次。成人为 0.5~2mg/ 次；儿童为 0.25~1mg/ 次。②吸入剂：一日 1~4 次。成人及 12 岁以上儿童日剂量最大为 1 600μg；2~5 岁儿童日剂量最大为 400μg；6~11 岁儿童日剂量最大为 800μg。

2. 鼻喷雾剂 6 岁及以上患者一日 1~2 次，日剂量最大为 256μg。

【特殊人群用药】

2 岁以下儿童患者应慎用或不用。

【常见错误处方及解析】

处方描述 诊断：变应性鼻炎。用药信息：吸入用布地奈德混悬液 5mg b.i.d. 雾化吸入。

处方问题 适应证不适宜。吸入用布地奈德混悬液的适应证为支气管哮喘。

解析及处理 吸入混悬液主要作用于肺部，变应性鼻炎可

<u>选择布地奈德鼻喷雾剂</u>。建议与医生沟通，调整药物品种。

氟替卡松

【适应证】

用于支气管哮喘的预防性治疗，主要用于慢性持续性支气管哮喘；也用于重度 COPD。

【用法用量】

1. 口腔吸入　①吸入气雾剂：一日 2 次。成人及 16 岁以上儿童、青少年一次 100~1 000μg；1~16 岁儿童每次 50~100μg。②吸入用混悬液：4~16 岁儿童一次 1mg，一日 2 次。

2. 鼻喷雾剂　每侧鼻孔各 1~2 喷（50~100μg）/ 次，一日 1~2 次。用于成人及 12 岁以上儿童，每日最大量为 4 喷。

【特殊人群用药】

孕妇、哺乳期妇女慎用。

【常见错误处方及解析】

处方描述　诊断：变应性鼻炎。用药信息：丙酸氟替卡松鼻喷雾剂 100μg b.i.d. 喷鼻。患者信息：年龄：6 岁。

处方问题　用法、用量不适宜。6 岁儿童使用剂量偏大，已达成人使用最大剂量。

解析及处理　丙酸氟替卡松鼻喷雾剂用于成人及 12 岁以上儿童每日最大量为 4 喷。建议与医生沟通，减少使用剂量。

沙美特罗替卡松

【适应证】

用于可逆性气道阻塞性疾病的规律治疗，包括成人和儿童哮喘。

【用法用量】

吸入：每日 2 次。成人每次 50μg/500μg；4~11 岁儿童每次 50μg/100μg。

【特殊人群用药】

孕妇和哺乳期妇女慎用。

【有临床意义的相互作用】

与 CYP3A4 抑制剂合用时需谨慎。

【注意事项】

本药禁用于哮喘持续状态的初始治疗，且不适用于缓解急性支气管痉挛。

【常见错误处方及解析】

处方描述 诊断：慢性阻塞性肺疾病，幽门螺杆菌感染。用药信息：沙美特罗替卡松吸入剂 50μg/500μg b.i.d. 吸入；奥美拉唑肠溶胶囊 20mg b.i.d. p.o.；克拉霉素分散片 0.5g b.i.d. p.o.；呋喃唑酮片 0.1g b.i.d. p.o.；胶体果胶铋胶囊 0.2g b.i.d. p.o.。

处方问题 联合用药不适宜。沙美特罗替卡松吸入剂不宜与克拉霉素分散片合用。

解析及处理 本品为沙美特罗与氟替卡松的复合制剂，**氟替卡松与强效 CYP3A4 抑制剂克拉霉素合用，增加全身用糖皮质激素类药物的不良反应**。建议与医生沟通，调整药物品种。

倍氯米松

【适应证】

1. 本品经口吸入用于哮喘的维持治疗和预防性治疗。

2. 本品经鼻给药用于血管运动性鼻炎，防治常年性或季节性变应性鼻炎。

【用法用量】

1. 经口吸入 ①气雾剂：本品每日极量 2 000μg，分 2~4 次使用。②吸入用混悬液：每日 1~2 次。成人每次 0.8mg；儿童每次 0.4mg。

2. 鼻气雾剂　最大日剂量为 400μg。

【**特殊人群用药**】

孕妇、婴儿慎用本品。

【**有临床意义的相互作用**】

与胰岛素合用可产生拮抗作用，糖尿病患者应注意调整剂量。

【**常见错误处方及解析**】

处方描述　诊断：哮喘。用药信息：丙酸倍氯米松气雾剂 250μg b.i.d. 吸入。患者信息：年龄：3 岁。

处方问题　用法、用量不适宜。3 岁儿童使用丙酸倍氯米松气雾剂日剂量达 500μg 偏大。

解析及处理　4 岁以上儿童的每日最大用量为 400μg。建议与医生沟通，调整药物剂量。同时 3 岁幼儿的吸力较弱，建议使用储雾装置以增加药物在肺部的沉积率，从而提高疗效。

布地奈德福莫特罗

【**适应证**】

本品适用于需要联合应用吸入糖皮质激素类药物和长效 β_2 受体激动剂的哮喘患者的常规治疗。

【**用法用量**】

吸入：每日 1~2 次。成人每次 80~640μg（按布地奈德计）；6 岁及 6 岁以上儿童每次 80~320μg（按布地奈德计）。其中成人福莫特罗的一日最高剂量 36μg。

【**特殊人群用药**】

1. 孕妇及哺乳期妇女谨慎使用。

2. 老年患者使用应减量。

3. **不建议 6 岁以下儿童使用本药**。

【**有临床意义的相互作用**】

1. 不宜与 β 受体拮抗剂合用。

2. 与左旋多巴、左甲状腺素、缩宫素合用可降低心脏对 $β_2$ 拟交感神经药的耐受性。

3. 本品与呋喃唑酮、单胺氧化酶抑制剂合用可使高血压加重,应注意监测血压。

4. 本品与奎尼丁、丙吡胺、普鲁卡因胺、吩噻嗪、抗组胺药、单胺氧化酶抑制剂、三环类抗抑郁药合用可延长 QT 间期,增加出现室性心律失常的风险。

【**常见错误处方及解析**】

1. 处方描述　诊断:支气管哮喘。用药信息:布地奈德福莫特罗吸入剂 80μg(按布地奈德计)b.i.d. 吸入。患者信息:年龄 4 岁。

处方问题:遴选药品不适宜。**不建议 6 岁以下儿童使用本品**。

解析及处理:布地奈德福莫特罗吸入剂为粉吸入剂,需要靠患者主动吸气将药粉吸入到肺部。4 岁儿童的吸力不够,不足以将药品吸入到有效部位,降低疗效的同时增加药物不良反应。建议与医生沟通,调整药物品种,以气雾剂辅助储物罐从而达到治疗效果。

2. 处方描述　诊断:慢性阻塞性肺疾病、高血压。用药信息:布地奈德福莫特罗吸入剂 320μg(按布地奈德计)b.i.d. 吸入;美托洛尔片 12.5mg b.i.d. p.o.。

处方问题　联合用药不适宜。布地奈德福莫特罗吸入剂不宜与美托洛尔片联用。

解析及处理　美托洛尔片为 β 受体拮抗剂,可能部分或完全抑制福莫特罗的作用。建议与医生沟通,更换药物。

第二节　镇　咳　药

镇咳药根据咳嗽反射的四个环节而分为两大类：①中枢性镇咳药，直接抑制延髓咳嗽中枢而产生镇咳作用，多用于无痰的干咳。其中，依赖性或成瘾性镇咳药（如可待因等）具有较强的呼吸抑制作用；非成瘾性或非依赖性中枢镇咳药（如右美沙芬、喷托维林等）在治疗剂量对呼吸中枢的抑制作用不明显。②外周性镇咳药，通过抑制咳嗽反射弧中的感受器、传入神经、传出神经以及效应器中任何一个环节而发挥镇咳作用。

一、常用药物介绍

（一）中枢性镇咳药

1. 可待因　可待因用于较剧烈的频繁干咳，其镇咳作用迅速而强大，也有镇痛作用。

成人极量一次 90mg，一日 240mg。儿童按体重一日 1~1.5mg/kg，分 3 次服。患者在单次口服超过 60mg 时，可出现兴奋、烦躁不安、瞳孔缩小、呼吸抑制、低血压、心率过缓。儿童过量可致惊厥，可用纳洛酮对抗。孕妇及哺乳期妇女、12 岁以下儿童、CYP2D6 超快代谢者、多痰患者禁用。

本品与抗胆碱药合用可加重便秘或尿潴留，与其他吗啡类药、肌松药合用可增强中枢性呼吸抑制作用。

2. 右美沙芬　右美沙芬无镇痛作用亦无成瘾性，治疗剂量不抑制呼吸。服药期间偶有头晕、轻度嗜睡、口干、便秘等不良反应。

（二）外周性镇咳药

甘草流浸膏　甘草流浸膏为黏膜保护性镇咳药，常与其他镇咳、祛痰药制成复方制剂应用。连续服用较大剂量时，可出现水肿、高血压等症状，停药后可消失。

二、审方要点

呼吸系统镇咳药的审核须重点关注如下几点：①部分药物需按麻醉药品进行管控,应严格控制用药诊断,根据药物的剂型、患者是否办理麻醉药品专用病历来判断药物的发放数量是否符合规定。同时,还应关注麻醉药品处方的书写规范是否符合要求。②特殊人群用药,关注儿童因为年龄限制使用的药物及孕妇禁用的药物。③是否有重复给药和有临床意义的相互作用,应关注中枢性镇咳药与中枢抑制剂、单胺氧化酶抑制剂之间的相互作用。本类药品的复合制剂也较多,关注其药物成分,避免重复用药。各镇咳药的审方要点具体如下。

右美沙芬

【适应证】

用于干咳,适用于感冒、咽喉炎以及其他上呼吸道感染时的咳嗽。

【用法用量】

1. 口服　成人及 12 岁以上儿童：①口服普通剂型,一次 15~30mg,一日 3~4 次。②缓释片,一次 30mg,一日 2 次。③口服溶液,0.15% 规格,一次 10~20ml; 0.2% 规格,一次 10~15ml; 一日 3~4 次。④缓释混悬液,一次 10ml,一日 2 次。儿童：一日 3~4 次。①咀嚼片,一日 1mg/kg。②颗粒,2~6 岁儿童每次 3.75mg; 7~12 岁儿童每次 7.5mg。

2. 肌内、皮下注射　一次 5~10mg,一日 1~2 次。

3. 经鼻给药　一次 3~5 揿,一日 3~4 次。

【特殊人群用药】

妊娠 **3** 个月内的孕妇及哺乳期妇女禁用。

【有临床意义的相互作用】

1. 避免与中枢神经系统抑制药合用。

2. 正在使用或停用以下药物 2 周内的患者禁用本药：单胺氧化酶抑制剂、选择性 5-羟色胺再摄取抑制剂、安非他酮、利奈唑胺、丙卡巴肼、司来吉兰等。

3. 避免与胺碘酮、奎尼丁、非甾体抗炎药、祛痰药、CYP2D6 抑制剂合用。

【常见错误处方及解析】

处方描述 诊断：上呼吸道感染，失眠。用药信息：复方氢溴酸右美沙芬糖浆 10ml t.i.d. p.o.；艾司唑仑片 2mg q.n. p.o.。

处方问题 联合用药不适宜。复方氢溴酸右美沙芬糖浆避免与艾司唑仑片合用。

解析及处理 艾司唑仑片为中枢抑制剂。复方氢溴酸右美沙芬为中枢性镇咳药，可抑制延髓咳嗽中枢而产生镇咳作用，两药合用可增强中枢抑制作用。建议与医生沟通，修改药物品种。

复方甘草口服溶液

【适应证】

用于上呼吸道感染、支气管炎和感冒时所产生的咳嗽及咳痰不爽。

【用法用量】

口服，一次 5~10ml，一日 3 次。

【特殊人群用药】

孕妇及哺乳期妇女禁用。

【有临床意义的相互作用】

避免同时服用强力镇咳药、头孢类、与乙醇合用时易产生双硫仑样反应的药物。

【注意事项】

本品长期、大剂量应用,可能会有引起水钠潴留和低钾血症的假性醛固酮增多、高血压和心脏损害的危险性。

【常见错误处方及解析】

处方描述　诊断:支气管炎。用药信息:复方甘草口服溶液 10ml t.i.d. p.o.;头孢拉定胶囊 0.5g t.i.d. p.o.。

处方问题　联合用药不适宜。复方甘草口服溶液不宜与头孢拉定胶囊合用。

解析及处理　复方甘草口服溶液含较多乙醇溶液,与头孢拉定合用易产生双硫仑样反应。建议与医生沟通,更换药物品种。

第三节　祛痰药

祛痰药主要通过稀释痰液、溶解黏性成分或促进痰液排出,使痰液易于咳出。按其作用方式可分为五类:①恶心性祛痰药,口服后刺激胃黏膜,引起轻微恶心,反射性地促进呼吸道腺体分泌稀薄液体。如氯化铵、碘化钾、愈创甘油醚、桔梗和远志等。②黏痰溶解剂,包括氨溴索、乙酰半胱氨酸等可分解痰液的黏性成分如黏多糖和黏蛋白,使黏痰液化,黏滞性降低而易于咳出。③黏液稀释剂:如羧甲司坦、标准桃金娘油等主要作用于气管、支气管的黏液产生细胞,促其分泌黏滞性低的分泌物,使呼吸道分泌的流变性恢复正常,痰液由黏变稀,易于咳出。实际上,一种药物往往通过几种机制达到祛痰作用,如盐酸氨溴索和桃金娘油就兼有黏液调节和黏液促排的作用。

一、常用药物介绍

(一)恶心性祛痰药

1. 愈创甘油醚　本品用于慢性气管炎的多痰、咳嗽,多与其他镇咳平喘药合用或配成复方制剂应用。妊娠 3 个月内妇女、肺出血、肾炎和急性胃肠炎患者禁用。

2. 氯化铵　本品多配成复方制剂应用,可纠正代谢性碱中毒,但大量服用时可产生酸中毒。肝肾功能不全者禁用,溃疡病患者慎用。

（二）黏痰溶解剂

这里仅介绍乙酰半胱氨酸和溴己新。乙酰半胱氨酸能溶解白色黏痰、脓性痰,保护细胞免受氧自由基等毒性物质的损害。此外,本品有特殊臭味,可引起恶心、呕吐,可能导致支气管痉挛。溴己新使用过程中偶可引起恶心、胃部不适,减量或停药后可消失,胃溃疡患者慎用。

（三）黏液稀释剂

这里仅介绍羧甲司坦。本品在细胞水平影响支气管腺体的分泌,使低黏度的唾液黏蛋白分泌增加,而高黏度的盐藻黏蛋白产生减少,因而使痰液的黏滞性降低,易于咳出。

二、审方要点

呼吸系统祛痰药的种类不多,作用机制也相仿,审核须重点关注给药途径超说明书用药的现象。目前没有有效的证据支持注射用药品可以局部雾化给药。因此不推荐临床应用。此外一些特殊剂型如肠溶制剂、软胶囊等不建议掰开或嚼碎服用。各祛痰药物的审方要点具体如下。

乙酰半胱氨酸

【适应证】

本品用于浓稠痰、黏液过多的急性支气管炎、慢性支气管炎急性发作、支气管扩张症等呼吸系统疾病,还可用于对乙酰氨基酚中毒的解毒以及环磷酰胺引起的出血性膀胱炎的治疗。

【用法用量】

1. 口服制剂　口服,每日 2~3 次。成人每次 0.2g;儿童每次 0.1g。

2. 注射剂　8g 用 10% 葡萄糖注射液 250ml 稀释滴注,一日 1 次。

3. 吸入给药　一次 3ml,一日 1~2 次。

【特殊人群用药】

1. 肝功能不全者应适当减量。

2. **2 岁以下儿童禁用乙酰半胱氨酸颗粒剂**。

【有临床意义的相互作用】

1. 可减弱青霉素、四环素、头孢菌素类的抗菌活性,不宜同时使用。必要时可间隔 4 小时交替使用。

2. 与硝酸甘油合用可增加低血压和头痛的发生。

【注意事项】

支气管哮喘患者禁用。

【常见错误处方及解析】

1. 处方描述　诊断:支气管哮喘。用药信息:吸入用乙酰半胱氨酸溶液 3ml(0.3g) b.i.d. p.o.。

处方问题　适应证不适宜。**吸入用乙酰半胱氨酸溶液不适用于支气管哮喘患者**。

解析及处理　吸入用乙酰半胱氨酸溶液对呼吸道黏膜有刺激作用,可引起呛咳和支气管痉挛,加重哮喘,因此不建议用于哮喘患者。与医生沟通,修改药物品种。

2. 处方描述　诊断:急性支气管炎。用药信息:乙酰半胱氨酸颗粒 500mg b.i.d. p.o.。患者信息:1 岁 3 个月。

处方问题　遴选药品不适宜。**乙酰半胱氨酸颗粒剂禁用于 2 岁以下儿童患者**。

解析及处理　2 岁以下婴幼儿不会自主咳嗽,不会咳出痰液,容易堵塞气道,引起窒息。与医生沟通,修改药物品种。

溴 己 新

【适应证】

用于急、慢性支气管炎,支气管扩张等有多量黏痰且不易咯出的患者。

【用法用量】

1. 口服制剂　口服,成人,一次 8~16mg,一日 3 次。

2. 注射剂　肌内或静脉注射,一次 4mg,一日 2~3 次。<u>静脉滴注时用葡萄糖注射液稀释后使用</u>。

【特殊人群用药】

肝肾功能不全者可延长给药间隔或减少给药剂量。

【有临床意义的相互作用】

1. 与镇咳药合用可能抑制咳嗽反射而形成危险分泌物。

2. 能增加阿莫西林、四环素类抗菌药物在肺内或支气管的抗菌疗效。

【常见错误处方及解析】

处方描述　诊断:慢性支气管炎。用药信息:溴己新注射液 4mg+0.9% 氯化钠注射液 10ml q.d. 雾化吸入。

处方问题　溶媒选择不适宜;用法、用量不适宜。溴己新注射液不宜用氯化钠注射液混合。溴己新注射液的给药途径不适宜。

解析及处理　<u>溴己新注射液与氯化钠注射液配伍禁忌,两者配伍出现白色沉淀物。溴己新注射液宜选择葡萄糖注射液作为溶媒</u>。溴己新注射液以雾化吸入为给药途径属超说明书用药,<u>由于非雾化吸入制剂的药物达不到有效雾化颗粒要求,可能达不到药效且增加药物不良反应,不推荐静脉制剂替代雾化吸入制剂使用</u>。建议与医生沟通,选择正确的给药途径。

厄多司坦

【适应证】

用于急性和慢性支气管炎痰液黏稠所致的呼吸道阻塞。

【用法用量】

口服,一次 300mg,一日 2 次。

【特殊人群用药】

孕妇及哺乳期妇女、不足 15 岁的儿童、严重肝肾功能不全者禁用。

【有临床意义的相互作用】

避免与中枢性镇咳药(如右美沙芬等)同时使用。

【注意事项】

胃或十二指肠溃疡患者慎用。

【常见错误处方及解析】

处方描述　诊断:急性支气管炎。用药信息:厄多司坦片 300mg b.i.d. p.o.。患者信息:10 岁。

处方问题　遴选药品不适宜。10 岁儿童不宜使用厄多司坦片。

解析及处理　厄多司坦片禁用于 15 岁以下儿童。建议与医生沟通,更改药物品种。

氨 溴 索

【适应证】

用于伴有痰液分泌不正常及排痰功能不良的急慢性呼吸道疾病、术后肺部并发症的预防性治疗、治疗早产儿及新生儿呼吸窘迫综合征。

【用法用量】

1. 口服制剂　口服，一日 2~3 次。成人及 12 岁以上儿童一次 30~60mg；5~12 岁一次 15mg；2~5 岁一次 7.5mg；2 岁以下儿童，一次 7.5mg，一日 2 次。缓释胶囊一次 75mg，一日 1 次。

2. 注射剂　静脉注射(含静脉滴注)，一日 2~3 次。成人及 12 岁以上儿童一次 15~30mg；6~12 岁一次 15mg；2~6 岁，一次 7.5mg，一日 3 次；2 岁以下，一次 7.5mg，一日 2 次。早产儿及新生儿呼吸窘迫综合征，一次 7.5mg/kg，一日 4 次，应使用注射泵给药，静脉注射时间至少 5 分钟。皮下注射，一次 15mg，一日 2 次。

3. 雾化吸入　吸入用溶液，一日 1~2 次。成人及 12 岁以上儿童一次 2~3ml；6 个月至 2 岁一次 1ml；2~12 岁一次 2ml。

【特殊人群用药】

1. 孕妇及哺乳期妇女慎用，且孕妇在妊娠初期 3 个月禁用。
2. 肝、肾功能不全者慎用。

【有临床意义的相互作用】

避免与中枢性镇咳药(如右美沙芬等)同时使用，以免稀化的痰液堵塞气道。

【常见错误处方及解析】

处方描述　诊断：慢性支气管炎。用药信息：盐酸氨溴索注射液 60mg b.i.d. i.v.gtt.。

处方问题　用法、用量不适宜。本品每次给药剂量偏大。

解析及处理　盐酸氨溴索注射液用于严重患者的用量为一次 30mg b.i.d.，本例已超出说明书用量。建议与医生沟通，减少单次给药剂量。

羧甲司坦

【适应证】

用于治疗慢性支气管炎、支气管哮喘等疾病引起的痰液黏稠、咳痰困难患者。

【用法用量】

　　片剂 口服,每日 2 次,每次 500mg。

　　溶液剂 口服,每日 3 次,每次 10ml。

　　颗粒剂 口服,每日 3 次,每次 1 袋(含羧甲司坦 0.5g)

【特殊人群用药】

　　1. **不建议用于 2 岁以下儿童。**

　　2. 孕妇及哺乳期妇女慎用。

【有临床意义的相互作用】

　　避免同时服用强镇咳药,以免痰液堵塞气道。

【注意事项】

　　消化性溃疡史者慎用。

【常见错误处方及解析】

　　处方描述 诊断:慢性支气管炎。用药信息:羧甲司坦片 0.5g q.d. p.o.。

　　处方问题 用法用量不适宜。羧甲司坦一天一次频率不适宜。

　　解析及处理 吸入羧甲司坦一天一次频率较低,应为一天 3 次。医生沟通,修改用药频次。

第六章
消化系统疾病治疗药物及审方要点

消化系统疾病用药庞杂,常见药物种类包括抑酸药、胃黏膜保护剂、胃肠促动药、氨基水杨酸类药以及肝胆疾病辅助用药等。本章将常用的消化系统疾病治疗药物及其审方要点作如下阐述。

第一节　质子泵抑制剂

质子泵抑制剂是一类抑酸的药物,它能够富集于胃壁细胞的高酸的环境中,通过抑制胃壁细胞上 H^+,K^+-ATP 酶,起到抑制胃酸的功效。在临床上广泛用于治疗急、慢性消化系统相关性疾病,包括胃食管反流病、胃泌素瘤、消化性溃疡、上消化道出血及相关疾病,根除幽门螺杆菌(Hp)感染,以及预防和治疗应激性胃黏膜病变等。

一、常用药物介绍

1. 奥美拉唑　奥美拉唑对基础胃酸、组胺、五肽促胃液素及刺激迷走神经引起的胃酸分泌有明显的抑制作用,对胃灼热和疼痛的缓解速度较快。

奥美拉唑常见的不良反应:口干、轻度恶心、呕吐、腹胀、便秘、腹泻、头晕、头痛、嗜睡、失眠等。

2. 兰索拉唑 兰索拉唑抑制胃酸分泌的作用呈剂量依赖性，用药后 24 小时内对基础和刺激引起的胃酸分泌均有抑制作用。

兰索拉唑常见的不良反应：①过敏反应，偶有皮疹、瘙痒等症状；②血液系统，偶有贫血、白细胞减少、嗜酸性粒细胞增多等症状；③消化系统，偶有便秘、腹泻、口渴、腹胀等症状。

3. 泮托拉唑 泮托拉唑通过降低壁细胞中的 H^+, K^+-ATP 酶的活性，从而抑制胃酸的分泌。

泮托拉唑临床应用偶有头晕、失眠、嗜睡、恶心、腹痛、腹泻和便秘、腹胀、皮疹、肌肉疼痛等症状。

4. 雷贝拉唑 雷贝拉唑属于抑制分泌的药物，是阿司咪唑的替代品，无抗胆碱能及抗组胺 H_2 受体特性，但可附着在胃壁细胞表面通过抑制 H^+, K^+-ATP 酶来抑制胃酸的分泌。

雷贝拉唑钠常见的不良反应：①休克，有报道本品有发生过敏、休克的不良反应；②血液改变，本品罕见引起各类血细胞减少、血小板降低、粒细胞缺乏、溶血性贫血等，但偶可引起粒细胞减少、贫血等。

5. 艾司奥美拉唑 艾司奥美拉唑是奥美拉唑的 *S*- 异构体，通过特异性的靶向作用机制减少胃酸分泌，为壁细胞中质子泵的特异性抑制剂，对基础胃酸分泌和刺激引起的胃酸分泌均产生抑制。

艾司奥美拉唑常见的不良反应有头痛、腹痛、腹泻、腹胀、恶心 / 呕吐、便秘。

二、审方要点

质子泵抑制剂的处方审核须重点关注如下几点：①处方描述用药与诊断是否相符，需要注意超适应证的药物；②药物的用法、用量是否正确；③是否有重复给药，如奥美拉唑和泮托拉唑均为质子泵抑制剂，不建议同时使用；④是否有有临床意义的相互作用和用药禁忌,如奥美拉唑镁肠溶片与氯吡格雷片代谢都需要通过药物代谢酶 CYP2C19,两者不能同时使用;⑤用于不同疾病时,使用剂量及频次有一定差异,如与常规用法用量不同,建议与处方医生沟通确认。具体质子泵抑制剂药物的审方要点具体如下。

奥美拉唑

【适应证】

1. 用于胃、十二指肠溃疡及治疗幽门螺杆菌(Hp)相关的消化性溃疡。

2. 用于反流性食管炎、胃泌素瘤及消化性溃疡急性出血的治疗。

【用法用量】

1. 口服制剂　①胃、十二指肠溃疡:每次 20mg,清晨 1 次服。十二指肠溃疡疗程通常为 2~4 周,胃溃疡的疗程为 4~8 周。难治性溃疡者可用每次 20mg,每日 2 次或每次 40mg,每日 1 次。②反流性食管炎:每日 20~60mg,每日 1 次。③胃泌素瘤:初始剂量为每次 60mg,每日 1 次,以后酌情调整为每日 20~120mg 的剂量即可控制症状。如剂量大于每日 80mg,则应分 2 次给药。

2. 注射剂　本品应缓慢静脉注射。每次 40mg,每日 1~2 次。胃泌素瘤患者推荐静脉注射 60mg 作为起始剂量,每日 1 次。当每日剂量超过 60mg 时分 2 次给予。

【特殊人群用药】

1. 孕妇谨慎使用。

2. 严重肝功能不全时慎用,必要时剂量减半;严重肾功能不全者、婴幼儿及孕妇、哺乳期妇女慎用。

【有临床意义的相互作用】

1. **禁止奥美拉唑与氯吡格雷合用**,因为奥美拉唑可降低氯吡格雷活性代谢产物在血中的浓度,减弱氯吡格雷诱导的血小板抑制作用。

2. 奥美拉唑具有酶抑制作用,与经肝脏细胞色素 P450 酶系代谢的药物(如双香豆素、华法林、地西泮、苯妥英钠、硝苯地平等)合用时,可使后者的半衰期延长,代谢减慢。

3. 奥美拉唑可造成低酸环境,使地高辛较少转化为活性物,降低其疗效。**服用奥美拉唑及其停药后短时间内应调整地高辛剂量**。

【常见错误处方及解析】

1. 处方描述　诊断:胃溃疡。用药信息:奥美拉唑肠溶片(规格:20mg)10mg q.d. p.o.。

处方问题　用法、用量不适宜。奥美拉唑肠溶片掰开服用不合理。

解析及处理　包肠溶衣的目的:一是遮盖不良气味,二是避免药物被胃液或其他消化液破坏,三是减少胃刺激,故肠溶衣片不能掰开服用。建议与医生沟通,调整每次剂量或者更换药品规格或药品种类。

2. 处方描述　诊断:反流性食管炎。用药信息:奥美拉唑肠溶片 20mg t.i.d. p.o.。

处方问题　用法、用量不适宜。奥美拉唑肠溶片每日 3 次的给药频次不合理。

解析及处理　奥美拉唑肠溶片每日给药 3 次,给药频次太高,建议与医生沟通,调整奥美拉唑肠溶片为每日 1~2 次。

兰索拉唑

【适应证】

胃溃疡、十二指肠溃疡、反流性食管炎、胃泌素瘤。

【用法用量】

1. 口服制剂　口服,不可咀嚼,通常成人每日 1 次,每次

15~30mg。十二指肠溃疡,需连续服用 4~6 周;胃溃疡、反流性食管炎、胃泌素瘤,需连续服用 6~8 周。

2. 注射剂 通常成人一次 30mg,用 0.9% 氯化钠注射液 100ml 溶解后,一日 2 次,推荐静脉滴注时间 30 分钟,**疗程不超过 7 日**。

【特殊人群用药】

1. 哺乳期妇女最好避免用药。

2. 老年患者的胃酸分泌能力和其他生理功能均会降低,用药期间请注意观察。

【有临床意义的相互作用】

1. 能诱导肝脏药物代谢酶,使茶碱代谢增强。

2. 在使用质子泵抑制剂至少 30 分钟后,才可服用硫糖铝。

3. **同时接受质子泵抑制剂和华法林治疗的患者需要监测 INR 和凝血酶原时间**。

【注意事项】

本品静脉滴注使用时应配有孔径为 1.2μm 的过滤器,以便去除输液过程中可能产生的沉淀物。**避免本品与 0.9% 氯化钠注射液以外的液体和其他药物混合静脉滴注**。

【常见错误处方及解析】

处方描述 诊断:胃溃疡。用药信息:注射用兰索拉唑 30mg+5% 葡萄糖注射液 250ml q.d. i.v.gtt.。

处方问题 溶媒选择不适宜。注射用兰索拉唑选择葡萄糖注射液不合理。

解析及处理 兰索拉唑应避免与 0.9% 氯化钠注射液以外的液体混合静脉滴注,因此溶媒选择葡萄糖注射液不合理。建议医生修改溶媒。

泮托拉唑

【适应证】

适用于活动性消化性溃疡（胃、十二指肠溃疡）、反流性食管炎和胃泌素瘤。

【用法用量】

1. 口服制剂　口服，每日早晨餐前 40mg。十二指肠溃疡疗程通常为 2~4 周，胃溃疡和反流性食管炎疗程通常为 4~8 周。

2. 注射剂　静脉滴注。急性上消化道出血：一次 40~80mg，一日 1~2 次；十二指肠溃疡、胃溃疡及中重度反流性食管炎：一次 40mg，一日 1 次。

【特殊人群用药】

1. 哺乳期妇女、妊娠 3 个月内的孕妇及婴幼儿禁用。

2. 肝、肾功能不全者慎用，对于重度肝功能受损患者，泮托拉唑的每日剂量应不超过 20mg。

【注意事项】

治疗期间应定期进行肝药酶监测，尤其是长期用药的情况。如果肝药酶升高，应停止用药。

【常见错误处方及解析】

处方描述　诊断：胃溃疡。用药信息：泮托拉唑肠溶片 40mg t.i.d. p.o.。

处方问题　用法、用量不适宜。泮托拉唑每日 3 次给药不适宜。

解析及处理　泮托拉唑肠溶片给药频次太高。建议医生调整给药频次为每日 1 次。

雷贝拉唑

【适应证】

1. 活动性十二指肠溃疡。

2. 良性活动性胃溃疡。

3. 伴有临床症状的侵蚀性或溃疡性的胃食管反流。

4. 与适当的抗生素合用,可根治幽门螺杆菌阳性的十二指肠溃疡。

【用法用量】

1. 口服制剂　10~20mg,每日 1 次,晨服。

2. 注射剂　静脉滴注,每次 20mg,每日 1~2 次,**疗程不超过 5 日**。

【特殊人群用药】

哺乳期妇女慎用。

【有临床意义的相互作用】

联合使用地高辛的患者,需要加强监测。

【注意事项】

本品避免与 0.9% 氯化钠注射液以外的液体和其他药物混合静脉滴注,溶解、稀释使用的注射器不得与其他药物混用。

【常见错误处方及解析】

处方描述　诊断:胃溃疡。用药信息:雷贝拉唑肠溶片 10mg q.d. p.o.;注射用泮托拉唑 40mg+0.9% 氯化钠注射液 100ml q.d. i.v.gtt.。

处方问题　联合用药不适宜。雷贝拉唑肠溶片与泮托拉唑属于重复给药。

解析及处理　雷贝拉唑和泮托拉唑都属于质子泵抑制剂,两者合用属于重复用药,建议医生停用其中一种药品。

艾司奥美拉唑

【适应证】

1. 糜烂性反流性食管炎的治疗。

2. 已经治愈的食管炎患者防止复发的长期维持治疗。

3. 胃食管反流病的症状控制。

4. 与适当的抗菌疗法联合用药根除幽门螺杆菌。

5. 愈合与幽门螺杆菌感染相关的十二指肠溃疡。

6. 防止与幽门螺杆菌相关的消化性溃疡复发。

【用法用量】

1. 口服制剂　20~40mg,每日 1 次口服。

2. 注射剂　20~40mg,每日 1 次静脉注射或静脉滴注。

【特殊人群用药】

1. 孕妇慎用。

2. 严重肝功能不全的患者所使用的日最大剂量为 20mg。

【有临床意义的相互作用】

1. 艾司奥美拉唑可抑制硫酸氢氯吡格雷经 CYP2C19 的代谢而使其活性代谢产物的血药浓度降低,药理作用减弱。两者避免合用。

2. 当艾司奥美拉唑与经 CYP2C19 代谢的药物(如地西泮、西酞普兰、丙米嗪、氯米帕明、苯妥英等)合用时,这些药物的血浆浓度可被升高,可能需要降低剂量。

3. 接受艾司奥美拉唑和华法林联合治疗的患者,需要对其 INR 和凝血酶原时间增加的情况进行监测。

【常见错误处方及解析】

处方描述　诊断:冠心病。用药信息:硫酸氢氯吡咯雷片 75mg q.d. p.o.;注射用艾司奥美拉唑 40mg+0.9% 氯化钠注射液 100ml q.d. i.v.gtt.。

处方问题　联合用药不适宜。硫酸氢氯吡咯雷与艾司奥美拉唑合用不合理。

解析及处理　艾司奥美拉唑可抑制硫酸氢氯吡格雷代谢而使其活性代谢产物的血药浓度降低,药理作用减弱。建议与医生沟通,将艾司奥美拉唑调整为泮托拉唑。

第二节　H_2 受体拮抗剂

H_2 受体拮抗剂能抑制胃酸分泌,用于治疗胃食管反流病和胃、十二指肠溃疡等疾病。H_2 受体拮抗剂如法莫替丁、雷尼替丁、西咪替丁已广泛用于临床,不良反应较少,但应注意避免药物的不适宜联用。

一、常用药物介绍

1. 法莫替丁　法莫替丁能抑制胃酸和胃蛋白酶的分泌。法莫替丁不良反应轻微,少数患者可有口干、头晕、失眠、便秘,偶有轻度一过性转氨酶增高等。应排除胃癌后才能使用本药,严重肾功能不全者禁用。

2. 雷尼替丁　雷尼替丁能抑制胃酸和胃蛋白酶原的分泌,不影响胃泌素和性激素的分泌。常见不良反应有恶心、皮疹、便秘等,少见轻度肝功能不全,停药后即可恢复。长期使用可致维生素 B_{12} 缺乏,应注意监测。

3. 西咪替丁　西咪替丁能有效抑制胃酸分泌并能减轻胃黏膜腐蚀性损伤,对应激性溃疡和上消化道出血也有显效。

长期或大剂量使用可出现男性乳房肿胀、泌乳等;偶见不良反应有精神紊乱、粒细胞减少等。可使茶碱、普萘洛尔等药物的血药浓度升高,作用增强甚至出现毒性反应,应避免联用。

二、审方要点

H₂ 受体拮抗剂的处方审核须关注以下几点：①注意药物超适应证用药，如西咪替丁可用于雄激素性脱发的辅助治疗。审方应遵循该类疾病治疗指南，判断用药合理性。②药物的用法、用量是否正确。③特殊人群用药，如重度肾功能不全者禁用法莫替丁；孕妇禁用西咪替丁。④是否有重复给药和有临床意义的相互作用，如 H₂ 受体拮抗剂和质子泵抑制剂不建议同时使用。⑤是否有不适宜的联合用药，如西咪替丁可增强硝西泮、茶碱、普萘洛尔、苯妥英钠等药物的作用甚至诱发毒性反应，故不宜联用。各 H₂ 受体拮抗剂的审方要点具体如下。

法莫替丁

【适应证】

用于胃及十二指肠溃疡、胃食管反流病和上消化道出血等。

【用法用量】

1. 口服制剂 口服，成人常用剂量一次 10~20mg，一日 1~2 次。**24 小时内不超过 40mg**。

2. 注射剂 肌内注射、缓慢静脉注射或静脉滴注，成人一次 20mg，儿童一次 0.4mg/kg，一日 2 次；预防吸入性肺炎，一次 20mg，于麻醉前 1 小时肌内注射或缓慢静脉注射。

【特殊人群用药】

肌酐清除率<50ml/min，使用推荐剂量的 50% 或延长服药间隔至 36~48 小时。**重度肾功能不全患者禁用**。

【有临床意义的相互作用】

1. 抗酸药（如氢氧化镁、氢氧化铝）会减少本药吸收。

2. 可使唑类抗真菌药（如伊曲康唑）口服吸收减少。

【注意事项】

某些法莫替丁注射剂含有苯甲醇,可能引起新生儿肺透明膜病。

【常见错误处方及解析】

处方描述　诊断:胃食管反流病。用药信息:法莫替丁片20mg b.i.d. p.o.。患者信息:肌酐清除率25ml/min。

处方问题　遴选药品不适宜。重度肾功能不全患者不宜选用法莫替丁。

解析及处理　患者肌酐清除率25ml/min,重度肾功能不全,禁用法莫替丁。建议与医生沟通,调整治疗药物。

雷尼替丁

【适应证】

用于十二指肠溃疡、胃溃疡、反流性食管炎及预防应激性溃疡等。

【用法用量】

1. 口服制剂　口服,成人常用剂量一次150~300mg,一日1~2次,**每日剂量不超过300mg,清晨及睡前服用**;**或一日1次,睡前服用**。胃泌素瘤患者,一日600~1 200mg。

2. 注射剂　①成人,肌内注射、缓慢静脉注射或静脉滴注,一次50~100mg,一日2次或每6~8小时1次,最大日剂量为400mg;②8岁及8岁以上儿童,一次2~4mg/kg,24小时连续静脉滴注,或一次1~2mg/kg,每8~12小时缓慢静脉注射1次;③防止全身麻醉或大手术后胃酸反流合并吸入性肺炎,一次50~100mg,于全身麻醉或大手术前60~90分钟缓慢静脉滴注或静脉注射。

【特殊人群用药】

1. 严重肝、肾功能不全者应减量。

2. **年龄小于 8 岁的患者禁用**。

【有临床意义的相互作用】

1. 可增强华法林、利多卡因、地西泮、环孢素、普萘洛尔、三唑仑、咪达唑仑、格列吡嗪作用或毒性。

2. 可使普鲁卡因胺的清除率降低。

3. 可能导致阿扎那韦、地拉韦啶、吉非替尼吸收减少。

【注意事项】

急性卟啉病患者避免使用。

【常见错误处方及解析】

处方描述　诊断：胃溃疡。用药信息：雷尼替丁片 150mg t.i.d. p.o.。

处方问题　用法、用量不适宜。雷尼替丁每日 3 次给药不适宜。

解析及处理　患者胃溃疡，使用雷尼替丁每日剂量不超过 300mg，该处方用药频次过多，日剂量过大。建议与处方医生沟通，降低给药频次。

西咪替丁

【适应证】

用于反流性食管炎、上消化道出血及预防危急患者发生应激性溃疡等。

【用法用量】

1. **口服制剂**　口服，成人一次 200mg，一日 2 次，24 小时内不超过 4 次，餐后及睡前服用。胃、十二指肠溃疡：口服，一次 800mg，一日 1 次，睡前服用；或一次 200~400mg，一日 2~4 次。维持治疗一次 400mg，睡前服用。胃泌素瘤：口服，一次 400mg，一日 4 次。缓释片：口服，一次 300mg，一日 1 次。

2. **注射剂**　①间隔静脉滴注：一次 200~600mg，滴速为每小时 1~4mg/kg；一次 200~400mg，每 6~8 小时 1 次；或一次 200mg，每 4~6 小时 1 次。根据患者情况可增加给药次数，但最大日剂量为 2g。②连续静脉滴注：24 小时内滴注速度不应超过 75mg/h。③静脉注射：一次 200mg，每 3~6 小时 1 次。④肌内注射：一次 200mg，每 4~6 小时 1 次。⑤儿童，静脉注射或静脉滴注，一日 20~40mg/kg，每 4~6 小时 1 次。

【特殊人群用药】

孕妇及哺乳期妇女禁用。

【有临床意义的相互作用】

1. 避免与氨基糖苷类、中枢性抗胆碱药、多非利特、阿司匹林、咖啡因合用。

2. 除劳拉西泮、奥沙西泮与替马西泮不受影响外，避免与其他苯二氮䓬类药合用。

3. 同时使用地高辛和奎尼丁的患者，不宜再合用本药。

4. 合用香豆素类抗凝血药，应密切监测凝血酶原时间，调整抗凝血药剂量。

5. 与卡托普利合用可能引起精神症状。

6. 甲氧氯普胺可使西咪替丁血药浓度降低。

7. 可减弱四环素、唑类抗真菌药、抗酸药吸收，但本药的肝药酶抑制作用可能升高四环素血药浓度。

【常见错误处方及解析】

处方描述　诊断：胃溃疡、妊娠状态。用药信息：西咪替丁片 200mg b.i.d. p.o.。

处方问题　遴选药品不适宜。妊娠状态患者不宜选用西咪替丁。

解析及处理　孕妇禁用西咪替丁。建议与处方医生沟通，调整治疗方案。

第三节 胃黏膜保护剂

胃黏膜保护剂具有预防及治疗胃黏膜损伤、促进组织修复和溃疡愈合作用。适用于治疗与消化道黏膜损伤有关的疾病,包括消化性溃疡、急慢性胃炎等。临床常用药物有胶体果胶铋、硫糖铝等,无明显不良反应,偶见便秘、口腔异味、大便发黑等。

一、常用药物介绍

1. 枸橼酸铋钾　枸橼酸铋钾不中和胃酸,也不抑制胃酸分泌,能保护胃黏膜,杀灭幽门螺杆菌。严重肾病患者禁用,且不宜长期大剂量使用,以免诱发铋性脑病。常见不良反应有口腔氨味、舌苔及大便呈灰黑色、恶心、便秘。

2. 胶体果胶铋　本品能保护胃黏膜,杀灭幽门螺杆菌。严重肾功能不全和孕妇禁用。长期大剂量用药可出现铋中毒,皮肤变为黑褐色,应停药并作适当处理。常见不良反应为恶心、便秘。

3. 米索前列醇　米索前列醇可促进消化性溃疡的愈合或缓解症状。口服吸收迅速,1.5 小时后可完全吸收。孕妇禁用。其不良反应涉及多个脏器,应注意甄别和处理。

4. 复方尿囊素　复方尿囊素为消化道黏膜保护药,直接作用于胃黏膜。常见不良反应包括乳房胀痛、口干、胃部不适,长期使用可见便秘。

5. 硫糖铝　硫糖铝可促进溃疡愈合,有助于黏膜再生。如一日服用 1 次,最好睡前服用。长期大剂量服用可能造成磷缺乏。常见不良反应有背痛、眩晕、嗜睡等。

6. 替普瑞酮　替普瑞酮有抗溃疡、保护胃黏膜等作用。研究表明,连续多次口服无体内蓄积。可能诱发总胆固醇升高、头痛、头晕等不良反应。如监测到肝功能不全或黄疸，应立即停药并适当处理。如出现皮疹、瘙痒等过敏反应，应停药。

7. 铝碳酸镁　铝碳酸镁为抗酸药，直接作用于病变部位，不被胃肠道吸收。长期使用可导致血清电解质紊乱、过敏反应或胃肠道不适。严重肾功能不全（肌酐清除率 < 30ml/min）、低磷血症、重症肌无力患者禁用。

8. 瑞巴派特　瑞巴派特能保护胃黏膜，促进溃疡愈合和抑制幽门螺杆菌感染。其不良反应包括心悸、乳房疼痛、男子乳房发育等。若出现休克、过敏反应、黄疸等，应停药就诊。哺乳期妇女用药期间应避免哺乳。

9. 曲昔匹特　曲昔匹特对试验性溃疡、胃炎、急性胃黏膜病变有保护作用，对胃酸分泌无影响。常见不良反应有心悸、过敏反应、头重、肝功能不全等。哺乳期妇女用药期间应避免哺乳。

10. 伊索拉定　伊索拉定为胃黏膜保护药，作用具剂量依赖性。半衰期约为 150 小时。连续用药无蓄积性。伊索拉定用药期间可能诱发肝功能异常及皮肤、胃肠道损害等，如出现皮肤不良反应，应停药。

11. L- 谷氨酰胺呱仑酸钠　L- 谷氨酰胺参与促进组织修复并加快溃疡愈合；呱仑酸钠可直接作用于炎症性黏膜。可能出现皮疹、荨麻疹、瘙痒、肝功能异常等不良反应，应对症处理。

二、审方要点

胃黏膜保护剂的审方重点关注药物的适应证、用法、用量是否正确。用于不同疾病时，使用剂量、频次和疗程有一定差异。关注特殊人群用药，如严重肾病患者禁用铝碳酸镁、胶体果胶铋；孕妇禁用米索前列醇；低磷血症、重症肌无力患者禁用铝碳酸镁。各种胃黏膜保护剂的审方要点具体如下。

枸橼酸铋钾

【适应证】

用于胃和十二指肠溃疡、慢性浅表性胃炎及伴幽门螺杆菌感染时。

【用法用量】

口服，一次 110mg（以铋计），一日 3~4 次，**餐前或睡前服用**；或一日 2 次，早晚各 220mg（以铋计）。

【特殊人群用药】

孕妇、严重肾功能不全者禁用。

【有临床意义的相互作用】

1. 不得与其他铋剂合用。

2. 可影响四环素的吸收。

【注意事项】

不宜长期大剂量使用，当血铋浓度超过 0.1μg/ml 时，可能导致铋性脑病。

【常见错误处方及解析】

处方描述　诊断：幽门螺杆菌感染。用药信息：枸橼酸铋钾片 220mg（以铋计）b.i.d. 餐后口服。

处方问题　用法、用量不适宜。枸橼酸铋钾餐后口服不适宜。

解析及处理　枸橼酸铋钾建议餐前半小时服用。需与医生沟通，进行调整。

胶体果胶铋

【适应证】

用于消化性溃疡，特别是幽门螺杆菌相关性溃疡等。

【用法用量】

口服,一次 150mg,一日 4 次,分别于三餐前 1 小时及临睡时服用。4 周为一疗程。

【特殊人群用药】

孕妇禁用。哺乳期妇女用药期间应暂停哺乳。

【有临床意义的相互作用】

抗酸药、H_2 受体拮抗剂可减弱本药药效。

【注意事项】

不得与其他铋制剂同服。

【常见错误处方及解析】

处方描述　诊断:消化性溃疡,妊娠状态。用药信息:胶体果胶铋胶囊 0.2g b.i.d. p.o.。

处方问题　遴选药品不适宜。孕妇不宜选用胶体果胶铋。

解析及处理　孕妇禁用胶体果胶铋。建议与医生沟通,调整治疗方案。

米索前列醇

【适应证】

用于治疗十二指肠溃疡、胃溃疡和预防非甾体抗炎药所致溃疡等。

【用法用量】

十二指肠溃疡、胃溃疡:口服,一日 0.8mg,分 2 或 4 次服用,进餐时及睡前服用。治疗应至少持续 4 周,根据需要可延长至 8 周。预防非甾体抗炎药所致的溃疡:口服,一次 0.2mg,一日 2~4 次。

【特殊人群用药】

1. 孕妇、无法排除妊娠或计划妊娠的妇女禁用,哺乳期妇女不应使用。

2. **心、肝、肾病患者或肾上腺皮质功能不全者,带宫内节育器妊娠或疑似宫外孕者禁用。**

【有临床意义的相互作用】

1. 含镁抗酸药可加重本药所致的腹泻,避免合用。

2. 可能增强缩宫素的活性,避免在给予缩宫素前 4 小时内合用本药。

【注意事项】

有使用前列腺素类药禁忌(如青光眼、哮喘)者禁用。

【常见错误处方及解析】

处方描述　诊断:胃溃疡,妊娠状态。用药信息:米索前列醇片 0.4mg b.i.d. p.o.。

处方问题　遴选药品不适宜。孕妇选用米索前列醇不适宜。

解析及处理　孕妇禁用米索前列醇。建议与医生沟通,调整治疗药物。

复方尿囊素

【适应证】

用于胃溃疡、十二指肠球部溃疡、慢性胃炎。

【用法用量】

口服,一次 2~3 片(每片含尿囊素 55mg、氢氧化铝 45mg),一日 3 次。**餐后 2~3 小时服用。**

【特殊人群用药】

1. 肾功能不全者长期用药可能出现铝蓄积中毒,出现精神症状。

2. 老年人长期用药可能出现骨质疏松。

【有临床意义的相互作用】

1. **与肠溶制剂同服可能加快肠溶衣溶解,对胃和十二指肠**

产生刺激,避免合用。

2. 柠檬酸及柠檬酸盐类会使本药的铝吸收增加,增加中毒风险。

【注意事项】

长期服药可能出现便秘。

【常见错误处方及解析】

处方描述　诊断:慢性胃炎。用药信息:复方尿囊素 2 片 t.i.d. 餐前口服。

处方问题　用法、用量不适宜。复方尿囊素餐前给药不适宜。

解析及处理　复方尿囊素需餐后 2~3 小时服用。与医生沟通,建议医生告知患者应餐后服用或通过审方规则,限制该用法。

硫　糖　铝

【适应证】

用于胃及十二指肠溃疡等。

【用法用量】

口服,成人一次 1~2g,一日 2~4 次,于餐前 1 小时及睡前服用。儿童一日 10~25mg/kg,分 4 次给药。

【有临床意义的相互作用】

1. 合用可减少四环素类、西咪替丁、苯妥英钠、华法林、维生素、氟喹诺酮类、地高辛的吸收,不应合用。

2. 抗酸药可影响本品疗效。

3. 与多酶片合用,两者疗效均减弱。

【常见错误处方及解析】

处方描述　诊断:十二指肠溃疡,泌尿道感染。用药信息:硫糖铝片 1g t.i.d. p.o.;左氧氟沙星片 0.5g q.d. p.o.。

处方问题 联合用药不适宜。硫糖铝与左氧氟沙星同时使用不适宜。

解析及处理 硫糖铝可干扰左氧氟沙星的吸收。建议与医生沟通,调整用药方案。

替普瑞酮

【**适应证**】

用于改善急性胃炎、慢性胃炎急性加重期的胃黏膜病变等。

【**用法用量**】

口服,一次 50mg,一日 3 次,餐后服用。

【**有临床意义的相互作用**】

1. 可使奥美拉唑的平均曲线下面积和平均血药峰浓度升高。

2. 可使咪达唑仑的平均曲线下面积和平均血药峰浓度降低。

【**常见错误处方及解析**】

处方描述 诊断:慢性胃炎。用药信息:替普瑞酮片 150mg t.i.d. p.o.。

处方问题 用法、用量不适宜。替普瑞酮单次剂量 150mg 用量过大。

解析及处理 替普瑞酮给药剂量不适宜,常规每次 50mg 服用。建议与医生沟通,修改每次用量。

铝碳酸镁

【**适应证**】

用于急、慢性胃炎,胃、十二指肠溃疡和胆汁反流性胃炎等。

【**用法用量**】

1. 片剂、咀嚼片、颗粒 口服或嚼服,一次 0.5~1g,一日 3~4 次。

2. 混悬液 口服,一次 10ml,一日 4 次。

【特殊人群用药】

1. 妊娠早期患者慎用且应短期用药。

2. 肾功能不全者长期大剂量使用可导致血清镁、铝水平升高,增加铝蓄积风险。**严重肾功能不全者(肌酐清除率 <30ml/min)禁用**。肾功能不全者(肌酐清除率为 30~80ml/min)慎用,且血清铝水平不可超过 40μg/L。

【有临床意义的相互作用】

1. 可能增加左旋多巴的吸收。

2. 可能影响四环素、地高辛、铁剂、去氧胆酸、香豆素衍生物、法莫替丁、雷尼替丁、西咪替丁的吸收,合用时需间隔 1~2 小时。

3. 可能减少脂溶性维生素(特别是维生素 A)、苯二氮䓬类药的吸收,延迟或降低异烟肼类药的吸收。

【注意事项】

1. **低磷血症、严重肾功能不全、重症肌无力患者禁用。**

2. **阿尔茨海默病或其他类型痴呆症患者避免大剂量或长期用药。**

【常见错误处方及解析】

处方描述 诊断:慢性胃炎,重症肌无力。用药信息:铝碳酸镁片 1g t.i.d. p.o.。

处方问题 遴选药品不适宜。重症肌无力使用铝碳酸镁片不合理。

解析及处理 重症肌无力患者禁用铝碳酸镁。建议与医生沟通,调整治疗方案。

瑞巴派特

【适应证】

用于胃溃疡及改善急性胃炎及慢性胃炎急性加重期的胃黏

膜病变。

【用法用量】

口服,一次 0.1g,一日 3 次,早、晚及睡前服用。

【特殊人群用药】

孕妇或可能妊娠的妇女应权衡利弊;哺乳期妇女避免哺乳。

【常见错误处方及解析】

处方描述　诊断:胃溃疡。用药信息:瑞巴派特片 0.3g t.i.d. p.o.。

处方问题　用法、用量不适宜。瑞巴派特单次剂量 0.3g 不合理。

解析及处理　本品常规剂量每次 0.1g。建议与医生沟通,修改用量。

曲昔匹特

【适应证】

用于治疗胃溃疡及改善急性胃炎及慢性胃炎急性发作期的胃黏膜病变。

【用法用量】

口服,一次 0.1g,一日 3 次,餐后服用。

【特殊人群用药】

孕妇慎用;哺乳期妇女若用药,应停止哺乳。

【有临床意义的相互作用】

与 β 受体拮抗剂、抗心律失常药合用可增强心脏抑制作用。

【常见错误处方及解析】

处方描述　诊断:慢性胃炎。用药信息:曲昔派特片 0.3g t.i.d. p.o.。

处方问题　用法、用量不适宜。曲昔派特单次剂量 0.3g 不合理。

解析及处理　曲昔派特常规剂量每次 0.1g。建议与医生沟通，修改此用量。

伊索拉定

【适应证】

用于治疗胃溃疡及改善急性胃炎及慢性胃炎急性发作期的胃黏膜病变。

【用法用量】

口服，常规一日 4mg，分 1~2 次服用。视年龄、症状适当增减。

【特殊人群用药】

不推荐儿童使用，老年人应从小剂量（如一日 2mg）开始用药。

【常见错误处方及解析】

处方描述　诊断：急性胃炎。用药信息：伊索拉定片 2mg q.d. p.o.。患者信息：年龄 5 岁。

处方问题　遴选药品不适宜。儿童选用伊索拉定不适宜。

解析及处理　伊索拉定不推荐儿童使用。建议与医生沟通，更换为其他适宜儿童使用的药品。

L- 谷氨酰胺呱仑酸钠

【适应证】

用于治疗胃炎、胃溃疡、十二指肠溃疡。

【用法用量】

口服，一次 670mg，一日 3 次。应在餐前 30 分钟直接吞服。

【特殊人群用药】

高龄者用药应酌减剂量。

【常见错误处方及解析】

处方描述 诊断：胃炎。用药信息：L-谷氨酰胺呱仑酸钠颗粒 670mg q.i.d. p.o.。

处方问题 用法、用量不适宜。L-谷氨酰胺呱仑酸钠一日 4 次给药频次过大。

解析及处理 本品常规用药频次为一日 3 次。建议与医生沟通，调整用药频次。

第四节 胃肠促动药

胃肠促动药是促使胃肠道内容物向前移动的药物。常用的有外周性多巴胺 D_2 受体拮抗剂多潘立酮，通过乙酰胆碱起作用的莫沙必利、西沙必利和伊托必利等。

一、常用药物介绍

1. 多潘立酮 多潘立酮为外周多巴胺受体拮抗剂，防止胃食管反流，增强胃蠕动，促进胃排空，协调胃与十二指肠运动，抑制恶心、呕吐，并能有效地防止胆汁反流，不影响胃液分泌。

多潘立酮常见的不良反应：催乳素水平升高、兴奋、神经过敏、胃肠道不适。

2. 莫沙必利 莫沙必利为选择性 5-羟色胺 4(5-HT$_4$)受体激动剂，具有促进胃及十二指肠运动、加快胃排空的作用。

莫沙必利常见的不良反应：腹泻、腹痛、口干、皮疹及倦怠、头晕等。

3. 西沙必利 西沙必利可增强食管蠕动和下食管括约肌张力；可防止胃内容物反流入食管并改善食管的清除率；可增

加胃和十二指肠的排空;可加强肠的运动并促进小肠和大肠的转运。

西沙必利常见的不良反应:有极罕见(<1/10 000) 的 QT 间期延长和 / 或严重(个别致命性)室性心律失常的病例报道,如尖端扭转型室性心动过速和其他室性心动过速和心室颤动。

4. 伊托必利　本药通过拮抗多巴胺 D_2 受体而增加乙酰胆碱的释放,同时通过抑制乙酰胆碱酯酶而抑制已释放的乙酰胆碱分解,从而增强胃、十二指肠动力。本品具有良好的胃动力作用,可增强胃、十二指肠收缩力,加速胃排空,并有抑制呕吐的作用。

伊托必利常见的不良反应:腹泻、腹痛、便秘、唾液分泌增加、头痛、睡眠障碍、眩晕等。

二、审方要点

胃肠促动药的处方审核须重点关注如下几点:①处方描述用药与诊断是否相符,需要注意超适应证的药物,如莫沙必利用于治疗老年慢传输型便秘;②药物的用法、用量是否正确;③特殊人群用药,哺乳期妇女使用伊托必利时应暂停哺乳;④是否有重复给药和有临床意义的相互作用,如多潘立酮不能和 CYP3A4 酶的强效抑制剂伏立康唑一起服用;⑤是否有用药禁忌,需要保证患者用药安全,除了有过敏史禁用之外,如胃肠道出血、机械梗阻或穿孔者禁用伊托必利。各胃肠促动药的审方要点具体如下。

多潘立酮

【适应证】

1. 由胃排空延缓、胃食管反流、食管炎引起的消化不良症。

2. 功能性、器质性、感染性、饮食性、放射性治疗或化疗所引起的恶心、呕吐。用多巴胺受体激动剂(如左旋多巴、溴隐亭等）治疗帕金森病所引起的恶心和呕吐,为本品的特效适应证。

【用法用量】

片剂、胶囊剂、散剂、颗粒剂:口服,成人每日 3~4 次,每次 10mg,必要时剂量可加倍或遵医嘱。儿童(12 岁以上及 35kg 以上)每日 3~4 次,每次 0.3mg/kg。本品应在餐前 15~30 分钟服用,若在餐后服用,吸收会有所延迟。**本品日最高剂量为 80mg。**

【特殊人群用药】

1. <u>孕妇不宜使用</u>。

2. <u>肾功能不全的患者应根据肾功能不全的严重程度将服药频率减为每日 1~2 次</u>,同时剂量酌减,此类患者长期用药时需定期检查。

3. <u>中重度肝功能不全的患者禁用</u>。

【有临床意义的相互作用】

1. 与抗胆碱药合用会拮抗本品治疗消化不良的作用。

2. 抗酸药和抑制胃酸分泌药会降低本品的口服生物利用度,不宜与本品同时服用。

【常见错误处方及解析】

处方描述 诊断:胃肠炎。用药信息:多潘立酮片 10mg t.i.d. p.o.;甲氧氯普胺片 10mg t.i.d. p.o.。

处方问题 联合用药不适宜。多潘立酮片和甲氧氯普胺片同时使用属于重复用药。

解析及处理 多潘立酮片和甲氧氯普胺片都属于胃肠促动药,两者作用相似,联合使用属于重复用药,可增加不良反应的发生率。建议与医生沟通,停用其中一种药品。

莫沙必利

【适应证】

主要用于功能性消化不良、慢性胃炎伴有胃灼热、嗳气、恶心、呕吐、早饱、上腹胀、上腹痛等消化道症状者。

【用法用量】

片剂、胶囊剂、散剂、颗粒剂：口服，每次 5mg，每日 3 次，餐前服用。

【特殊人群用药】

1. 孫妇及哺乳期妇女应避免服用本品。

2. 老年患者发生不良反应时应减少剂量（如每日 7.5mg）并采取相应措施。

【有临床意义的相互作用】

与抗胆碱药（如硫酸阿托品、溴化丁基东莨菪碱等）合用可能减弱本品的作用。

【注意事项】

胃肠道出血、肠梗阻或穿孔者禁用。

【常见错误处方及解析】

处方描述　诊断：慢性胃炎，胃肠道出血。用药信息：莫沙必利片 5mg t.i.d. p.o.。

处方问题　遴选药品不适宜。胃肠道出血患者使用莫沙必利不合理。

解析及处理　该患者有胃肠道出血，应禁用莫沙必利。建议与医生沟通，更换药物品种，同时降低用药剂量。

西沙必利

【适应证】

对其他治疗不耐受或疗效不佳的严重胃肠道动力性疾病，如慢性特发性或糖尿病性胃轻瘫、慢性假性肠梗阻、胃食管反流病。

【用法用量】

片剂、胶囊剂、散剂、颗粒剂：口服，一日 15~30mg，分 2~3

次给药,一次 5mg(剂量可加倍),**最大日剂量为 30mg**。

【特殊人群用药】

1. 孕妇在妊娠前 3 个月应慎用,哺乳期妇女忌用。
2. 肝、肾功能不全的患者禁用。
3. 老年患者治疗剂量应酌减,慎用。
4. 婴幼儿禁用。

【有临床意义的相互作用】

1. **禁止合用 CYP3A4 酶抑制剂**,包括三唑类抗真菌药,如伊曲康唑、氟康唑;大环内酯类抗生素,如红霉素、克拉霉素。
2. 禁止本品与引起 QT 间期延长的药物合用,如抗心律失常药、三环类抗抑郁药等。
3. **在患者接受抗凝血药时,凝血时间可能会增加,因此,本品开始使用后几天内及停止使用时建议检查凝血时间以确定适宜的抗凝血药剂量。**

【注意事项】

1. 有水、电解质紊乱的患者禁用,特别是低钾血症或低镁血症者禁用。
2. 心动过缓者禁用。
3. 患有其他严重心脏节律性疾病者禁用。
4. 非代偿性心力衰竭患者禁用。
5. 先天 QT 间期延长或有长 QT 间期综合征家族史者禁用。

【常见错误处方及解析】

处方描述 诊断:胃食管反流病。用药信息:西沙必利片 5mg t.i.d. p.o.。患者信息:女性(哺乳期),31 岁。

处方问题 遴选药品不适宜。哺乳期使用西沙必利不合理。

解析及处理 西沙必利有部分会经乳汁排泄,所以哺乳期妇女忌用。建议与医生沟通,更换药物品种。

伊托必利

【适应证】

　　适用于功能性消化不良引起的各种症状,如上腹不适、餐后饱胀、食欲减退、恶心、呕吐等。

【用法用量】

　　片剂、胶囊剂、散剂、颗粒剂:成人每次 50mg,每日 3 次,餐前 20 分钟服用。

【特殊人群用药】

　　1. 哺乳期妇女避免使用。

　　2. 儿童避免使用。

【有临床意义的相互作用】

　　由于替喹溴铵、丁溴东莨菪碱等抗胆碱药可能使本品促进胃肠道运动的作用减弱,故本品应避免与上述药物合用。

【注意事项】

　　1. 本品可增强乙酰胆碱作用,使用时应注意。

　　2. 胃肠道出血、机械梗阻或穿孔时禁用。

　　3. 用药中需监测心电图。如出现心电图 QTc 间期延长应停药。

【常见错误处方及解析】

　　处方描述　诊断:功能性消化不良。用药信息:伊托必利片 150mg q.d. p.o.。

　　处方问题　用法、用量不适宜。伊托必利 150mg q.d. 用法不适宜。

　　解析及处理　依托必利片的常规用法是 50mg t.i.d.,该医嘱将一日的依托必利总量一次性服用,不合理。建议与医生沟通,更改每次剂量和给药频次。

第五节 氨基水杨酸类药

炎症性肠病（inflammatory bowel disease, IBD）是慢性非特异性肠道炎症性疾病，主要包含溃疡性结肠炎（ulcerative colitis）和克罗恩病（Crohn's disease）。主要治疗药物有 5- 氨基水杨酸类药、糖皮质激素类药物、抗生素和免疫调节药等。另外，镇痛药、抗胆碱药和止泻药在减轻患者症状、改善患者生活质量中起支持性作用。本节主要介绍 5- 氨基水杨酸类药，其他治疗药物有他克莫司、环孢素、硫唑嘌呤、巯嘌呤、甲氨蝶呤、阿达木单抗、英夫利西单抗等，参见相关章节。

一、常用药物介绍

1. 美沙拉嗪 本品主要成分及其化学名称为 5- 氨基水杨酸。用于溃疡性结肠炎的急性发作，防止复发；用于频繁发病的克罗恩病患者，预防急性发作。

本品在上消化道内被很快吸收，对于克罗恩病和溃疡性结肠炎的治疗，5- 氨基水杨酸必须在病变局部（远端回肠和结肠）发挥作用，因此缓释剂型可以使 5- 氨基水杨酸在上述病变局部释放，其血浆浓度极低，不良反应轻微。栓剂由缓释微囊组成，可以直达作用部位缓慢释放，局部浓度高。

2. 奥沙拉嗪 用于轻中度急慢性溃疡性结肠炎的治疗。本品以活性成分 5- 氨基水杨酸替代柳氮磺吡啶中无活性的磺胺吡啶，提高了疗效，降低了不良反应发生率。

有胃肠道反应者慎用。一旦发现漏服可马上补服，但不要在同一时间服用两倍剂量。

3. 巴柳氮钠 本品是 5- 氨基水杨酸（有效成分）和 4- 氨基苯甲酰 -β- 丙氨酸的前体药物，用于治疗轻度至中度活动性溃疡性结肠炎。

对已知肾功能障碍或有肾病史的患者应注意谨慎使用。应定期监测患者的肾功能(如血清肌酐),特别是在治疗初期。如患者在治疗期间出现肾功能障碍应为本品与 5- 氨基水杨酸引起的中毒性肾损害,可能出现出血、青肿、咽喉痛和发热、心肌炎以及气短伴随的发热和胸痛。若出现上述不良反应应与医师联系,并停止治疗。

二、审方要点

氨基水杨酸类药处方审核须重点关注以下几点:①处方用药与诊断是否相符,需要注意超适应证用药。审方中应遵循该类疾病治疗指南,判断超适应证用药的合理性。②药物的用法、用量是否正确。③特殊人群用药,需要关注药物对肾功能、妊娠的影响。④是否有重复给药和有临床意义的相互作用,如所有药物均是以 5- 氨基水杨酸产生作用,不建议同时使用。⑤是否有不适宜的联合用药。⑥是否存在交叉过敏,如对呋塞米、砜类、噻嗪类利尿药、磺酰脲类、碳酸酐酶抑制剂及其他磺胺类药物呈现过敏的患者,对柳氮磺吡啶亦会过敏。各个药品审方要点具体如下。⑦用于不同疾病时,使用剂量及频次有一定差异;如与常规用法用量不同,建议与处方医生沟通确认。

美沙拉嗪

【适应证】

口服剂型用于溃疡性结肠炎的急性发作,防止复发;用于频繁发病的克罗恩病患者,预防急性发作。栓剂和灌肠液用于直肠型溃疡性结肠炎的治疗。

【用法用量】

1. 口服制剂 口服;应吞服,不要咀嚼。下述剂量每日分3~4次口服,可餐时服用,用一杯水漱服。**溃疡性结肠炎急性**

期：**4g/d**，缓解期：**1.5g/d**。**克罗恩病急性发作期：1.5~4.5g/d，缓解期：2g/d**。

2. 栓剂 直肠给药。成人推荐用量：急性发作期治疗，根据临床个体病例需要，一次 0.5g，一日 3 次。维持治疗，一次 0.25g，一日 3 次。每日使用 3 次，分别在早、中、晚时肛塞置入直肠部位。

3. 灌肠液 每晚睡前用药，从肛门灌进大肠，每次一支 4g，或遵医嘱。

【**特殊人群用药**】

1. 哺乳期妇女用药需权衡利弊。

2. **以下患者禁用：对本品、其他水杨酸类药物及其赋形剂过敏者；严重肝和 / 或肾功能不全者**。

【**有临床意义的相互作用**】

同时使用其他肾毒性药物，如非甾体抗炎药和巯嘌呤可能增加肾脏不良反应的风险。

【**常见错误处方及解析**】

1. 处方描述 诊断：急性克罗恩病。用药信息：美沙拉嗪缓释片 500mg q.i.d. p.o.。

处方问题 用法、用量不适宜。美沙拉嗪缓释片 500mg q.i.d. 剂量偏小。

解析及处理 急性期常规应每次使用 1g。建议医生增加剂量为 1g q.i.d.。

2. 处方描述 诊断：急性胃溃疡。用药信息：美沙拉嗪肠溶片 500mg q.i.d. p.o.。

处方问题 适应证不适宜。美沙拉嗪肠溶片用于治疗急性胃溃疡不适宜。

解析及处理 本品不用于治疗胃溃疡。建议联系医生确认是诊断错误，还是用药错误。

奥沙拉嗪

【**适应证**】

用于轻中度急慢性溃疡性结肠炎的治疗。

【**用法用量**】

胶囊：治疗开始一日 1g(4 粒)，分 3~4 次服用，以后逐渐提高剂量至一日 3g(12 粒)，分 3~4 次服用。儿童剂量为一日 20~40mg/kg。长期维持治疗成人一次 0.5g(2 粒)，一日 2 次，儿童为一日 15~30mg/kg，或遵医嘱。**本品应在进餐时伴服**。

【**特殊人群用药**】

1. 孕妇、哺乳期妇女慎用。

2. 严重肝肾功能不全者禁用。

【**常见错误处方及解析**】

处方描述　诊断：慢性溃疡性结肠炎。用药信息：奥沙拉嗪胶囊 50mg b.i.d. 餐前口服。

处方问题　用法、用量不适宜。奥沙拉嗪餐前服用不适宜。

解析及处理　奥沙拉嗪应进餐时伴服。联系医生建议修改为餐中服用。

巴柳氮钠

【**适应证**】

轻度至中度活动性溃疡性结肠炎。

【**用法用量**】

片剂、胶囊、颗粒剂：口服，成人一次 2.25g，一日 3 次，直至症状消失，一般疗程 8 周，最多服用 12 周。

【**特殊人群用药**】

1. 孕妇及哺乳期妇女慎用。

2. 对已知肾功能障碍或有肾病史的患者和肝病患者应慎用。

【注意事项】

哮喘病患者慎用。

【常见错误处方及解析】

处方描述　诊断：胃溃疡。用药信息：巴柳氮钠2.25g t.i.d. p.o.。

处方问题　适应证不适宜。胃溃疡选用巴柳氮钠不适宜。

解析及处理　巴柳氮钠适应证为轻至中度活动性溃疡性结肠炎，不适用于胃溃疡。建议与处方医生沟通是否诊断错误，还是选药错误。

第六节　肝胆疾病辅助用药

本节所述药物包括治疗肝病（如肝性脑病、肝炎、肝硬化等）的药物和利胆药等。治疗肝炎、肝硬化药包括治疗肝炎辅助用药及其他药物。利胆药可分为两类，一类促进胆汁分泌，另一类促进胆囊排空。

一、常用药物介绍

1. 门冬氨酸鸟氨酸　门冬氨酸鸟氨酸在体内通过产生两种氨基酸（鸟氨酸和门冬氨酸），作用于两个主要的氨解毒途径：尿素合成和谷氨酰胺合成。用于治疗因急、慢性肝病引发的血氨升高及治疗肝性脑病，如伴发或继发于肝脏解毒功能受损（如肝硬化）的潜在性或发作期肝性脑病，尤其适用于治疗肝性脑病早期或昏迷期的意识模糊状态。

2. 谷氨酸钠　谷氨酸钠为氨基酸类药。重症肝炎或肝功能不全时，肝脏对由氨转化为尿素的环节发生障碍，导致血氨增高，出现脑病症状。谷氨酸的摄入有利于降低及消除血氨，从而改善脑病症状。用于治疗血氨过多所致的肝性脑病及其他精神症状。

3. 谷氨酸钾　谷氨酸钾用于治疗血氨过多所致的肝性脑病及其他精神症状。谷氨酸钾不与谷氨酸钠合用时注意产生高钾血症,为维持电解质平衡,常与谷氨酸钠以 1∶3 或 1∶2 混合应用。肾功能不全或无尿患者慎用,儿童、老年人、孕妇及哺乳期妇女慎用,碱血症者慎用或禁用。

4. 精氨酸　精氨酸又称蛋白氨基酸,是氨基酸类药。本品在人体内参与鸟氨酸循环,促进尿素的形成,使人体内产生的氨经鸟氨酸循环转变成无毒的尿素,由尿中排出,从而降低血氨浓度。本品有较高浓度的氢离子,有助于纠正肝性脑病时的酸碱失衡。

5. 多烯磷脂酰胆碱　多烯磷脂酰胆碱用于辅助改善中毒性肝损伤(如药物、毒物、化学物质和乙醇引起的肝损伤等)以及脂肪肝和肝炎患者的食欲减退、右上腹压迫感。在大剂量服用时偶尔会出现胃肠道紊乱,如胃部不适的主诉、软便和腹泻。在极罕见的情况下,可能会出现过敏反应,本品与抗凝血药之间的相互作用尚无法排除。因此,需要对抗凝血药的剂量进行调整。

6. 硫普罗宁　硫普罗宁是一种与青霉胺性质相似的含巯基药物,具有保护肝脏组织及细胞的作用。用于改善慢性肝炎患者的肝功能。血液系统少见粒细胞缺乏症,偶见血小板减少。如果外周白细胞计数降到 3.5×10^9/L 以下,或者血小板降到 10×10^9/L 以下,建议停药。

7. 复方甘草酸苷　复方甘草酸苷用于治疗慢性肝病,改善肝功能异常。与含甘草制剂并用时,容易出现假性醛固酮增多症。醛固酮增多症患者、肌病患者、低钾血症患者(可加重低钾血症和高血压)禁用。高龄患者、孕妇及哺乳期妇女慎用。

8. 腺苷蛋氨酸　腺苷蛋氨酸用于治疗肝硬化前和肝硬化

所致肝内胆汁淤积,也用于孕妇肝内胆汁淤积。

9. 熊去氧胆酸 口服熊去氧胆酸通过抑制胆固醇在肠道内的重吸收和降低胆固醇向胆汁中的分泌,从而降低胆汁中胆固醇的饱和度。

长期使用熊去氧胆酸可增加外周血小板的数量。如果治疗胆固醇结石中出现反复胆绞痛发作,症状无改善甚至加重,或出现明显结石钙化,则宜终止治疗,并进行外科手术。不能溶解胆色素结石、混合结石及 X 射线不能穿透的结石。

二、审方要点

肝胆系统辅助用药处方审核须重点关注如下几点:①是否有适应证,如胆囊结石胆囊炎患者行胆囊切除术后,无胆汁淤积性肝病,使用熊去氧胆酸属于无适应证用药;②药物的用法、用量是否正确,需要掌握常规药物的用法用量;③注射药物的溶媒是否正确,如腺苷蛋氨酸不可与碱性液体或含钙液体混合,多烯磷脂酰胆碱只能用不含电解质的葡萄糖溶液稀释;④特殊人群用药,如多烯磷脂酰胆碱注射剂含苯甲醇,禁用于新生儿和早产儿;⑤是否有用药禁忌,需要保证患者用药安全,尤其需要注意部分药物肝肾功能不全的患者禁忌使用。各药物的审方要点具体如下。

门冬氨酸鸟氨酸

【适应证】

用于因急、慢性肝病引发的血氨升高及治疗肝性脑病,尤其适用于治疗肝性脑病早期或昏迷期的意识模糊状态。

【用法用量】

1. 口服制剂 口服,成人常用量每次 5g,每日 2~3 次。

2. 注射剂 静脉滴注,用于急性肝炎,每日 5~10g;用于慢性肝炎或肝硬化,每日 10~20g,病情严重可适当增加剂量,但每日不得超过 40g;肝性脑病早期可视病情轻重,最多使用不超过 40g。

【特殊人群用药】

1. 孕妇及哺乳期妇女、儿童、老年人慎用。

2. 严重肾功能不全的患者(诊断标准是血清肌酐水平超过 30mg/L)禁用本品。

【常见错误处方及解析】

处方描述　诊断:肝性脑病。用药信息:门冬氨酸鸟氨酸注射液 5g t.i.d. i.v.gtt.。患者信息:eGFR14ml/min。

处方问题　遴选药品不适宜。患者严重肾功能不全,禁用门冬氨酸鸟氨酸。

解析及处理　严重肾功能不全的患者禁用本品。建议与医生沟通,更换药物。

谷氨酸钠

【适应证】

用于血氨过多所致的肝性脑病及其他精神症状。

【用法用量】

静脉滴注,每次 11.5g,每日不超过 23g,用 5% 葡萄糖注射液稀释后缓慢滴注。

【特殊人群用药】

肾功能不全者慎用。

【常见错误处方及解析】

处方描述　诊断:肝性脑病。用药信息:谷氨酸钠注射液 11.5g t.i.d. i.v.gtt.。

处方问题　用法、用量不适宜。谷氨酸钠注射液 11.5g t.i.d. 用量过大。每日用量不超过 23g。

解析和处理　谷氨酸钠注射液每日用量不超过 23g。11.5g

t.i.d. 用量过大。建议与医生沟通,更改药物剂量。

谷氨酸钾

【适应证】

用于血氨过多所致的肝性脑病及其他精神症状。

【用法用量】

1. 静脉滴注 用于治疗肝性脑病,将谷氨酸钾 18.9g 溶于 5% 或 10% 葡萄糖注射液 500~1 000ml 中缓慢滴注,每日 1~2 次,低钾血症患者适用。

2. 为维持电解质平衡,谷氨酸钾常与谷氨酸钠合用,以 1:3 或 1:2 混合应用。

【特殊人群用药】

肾功能不全者慎用。

【注意事项】

本品过量可致碱血症,故有碱血症者慎用或禁用。

【常见错误处方及解析】

处方描述 诊断:肝性脑病。用药信息:谷氨酸钾注射液 18.9g q.d. p.o.。

处方问题 剂型与给药途径不适宜。谷氨酸钾注射液口服给药途径不适宜。

解析及处理 谷氨酸钾应溶于 5% 或 10% 葡萄糖注射液 500~1 000ml 中缓慢滴注,建议与医生联系修改医嘱。

精 氨 酸

【适应证】

1. 口服给药 用于肝性脑病等疾病的辅助治疗。

2. 注射给药 用于肝性脑病;用于忌钠的患者;用于其他

原因引起血氨增高所致的精神症状治疗。

【用法用量】

1. 片剂　口服,一次 0.75~1.5g,一日 3 次。

2. 注射剂　临用前,用 5% 葡萄糖注射液 1 000ml 稀释后应用。静脉滴注,一次 15~20g 于 4 小时内滴完。

【特殊人群用药】

肾功能不全者禁用。

【注意事项】

1. 用药期间宜进行血气监测,注意患者的酸碱平衡。

2. 高氯性酸中毒、无尿患者禁用。

【常见错误处方及解析】

处方描述　诊断:肝性脑病。用药信息:精氨酸注射液 15g+5% 葡萄糖注射液 1 000ml q.d. i.v.gtt.。患者信息:无尿。

处方问题　遴选药品不适宜。肾功能不全、无尿患者禁用精氨酸。

解析及处理　精氨酸在无尿患者禁用,建议与医生联系修改医嘱。

多烯磷脂酰胆碱

【适应证】

1. 注射剂　各种类型的肝病,如慢性肝炎、肝坏死、肝硬化、肝性脑病;脂肪肝(也见于糖尿病患者);胆汁阻塞;中毒;预防胆结石复发;手术前后的治疗,尤其是肝胆手术;妊娠中毒,包括呕吐;银屑病、神经性皮炎、放射综合征。

2. 胶囊　辅助改善中毒性肝损伤以及脂肪肝和肝炎患者的食欲减退、右上腹压迫感。

【用法用量】

1. 口服制剂　口服,12 岁以上的儿童、青少年和成人开始时每日 3 次,每次 2 粒(456mg)。每日服用量最大不能超过 6 粒(1 368mg)。维持剂量:每日 3 次,每次 1 粒(228mg)。

2. 注射剂　静脉滴注,严重病例每日 232.5~465mg,如需要,可增加至 6~8 支(每支 232.5mg)。

【特殊人群用药】

1. 注射剂含苯甲醇,禁用于新生儿和早产儿。**12 岁以下儿童禁用**。

2. 苯甲醇可能会透过胎盘屏障,不建议孕妇使用。缺少母乳喂养相关研究,不建议在哺乳期使用。

【有临床意义的相互作用】

1. 严禁用电解质溶液(生理氯化钠溶液、乳酸钠林格注射液等)稀释。

2. 与注射用还原型谷胱甘肽、复方氨基酸注射液、维生素 K_1 注射剂、左氧氟沙星注射剂、注射用丁二磺酸腺苷蛋氨酸等药品存在配伍禁忌,联合用药时应分别静脉滴注,且需冲管或换管。

【常见错误处方及解析】

处方描述　诊断:肝功能异常。用药信息:多烯磷脂酰胆碱注射液 232.5mg+0.9% 氯化钠注射液 100ml q.d. i.v.gtt.。

处方问题　溶媒选择不适宜。多烯磷脂酰胆碱选用 0.9% 氯化钠注射液不适宜。

解析及处理　多烯磷脂酰胆碱禁用电解质溶液稀释。建议与医生沟通,溶媒修改为 5% 或 10% 葡萄糖溶液。

硫普罗宁

【适应证】

1. 注射给药　用于改善各类急慢性肝炎的肝功能;用于脂肪肝、酒精性肝炎、药物性肝损伤的治疗及重金属的解毒;用于降低放化疗的不良反应,并可预防放化疗所致的外周白细胞减少;用于老年性早期白内障和玻璃体浑浊。

2. 口服给药 可用于改善慢性乙型肝炎患者的肝功能。

【用法用量】

1. 注射给药 静脉滴注,一次 0.2g,一日 1 次,连续 4 周。

2. 口服给药 一次 0.1~0.2g,一日 3 次,疗程 2~3 个月,或遵医嘱。

【特殊人群用药】

1. 孕妇及哺乳期妇女禁用。

2. 肾功能不全患者谨慎使用药物。

3. 儿童禁用。

【注意事项】

用药期间注意全面观察患者状况,定期检查肝功能、外周血细胞计数、血小板计数、血红蛋白量、血浆白蛋白量、24 小时尿蛋白。治疗中每 3~6 个月检查一次尿常规。

【常见错误处方及解析】

处方描述 诊断:乙型肝炎,肝功能不全。用药信息:硫普罗宁片 0.2g t.i.d. p.o.。患者信息:WBC 1.8×10^9/L。

处方问题 遴选药品不适宜。患者外周白细胞计数小于 3.5×10^9/L,建议停药,不适合选用硫普罗宁。

解析和处理 对于白细胞低的患者,应慎用硫普罗宁。建议与医生沟通,停药或更换药物。

复方甘草酸苷

【适应证】

治疗慢性肝病,改善肝功能异常。

【用法用量】

1. 口服 成人通常每次 50~75mg(按甘草酸苷计),小儿每次 1 片,每日 3 次,餐后服。

2. 静脉注射　成人通常每日 1 次,10~40mg。慢性肝病可每日 1 次,80~120mg。

【特殊人群用药】

1. 孕妇及哺乳期妇女慎用。

2. 老年患者慎用,易诱发低钾血症。

【有临床意义的相互作用】

1. 与含甘草制剂并用时,容易出现假性醛固酮增多症,应予以注意。

2. 与袢利尿药、噻嗪类及类似降压利尿药时,可能出现低钾血症(乏力感、肌力低下),需充分注意观察血清钾值。

3. 与盐酸莫西沙星合用,可能引起室性心动过速、QT 间期延长。

【常见错误处方及解析】

处方描述　诊断:肝功能不全。用药信息:复方甘草酸苷片 50mg(按甘草酸苷计)t.i.d. p.o.。患者信息:钾 2.8mmol/L。

处方问题　遴选药品不适宜。患者低钾血症,不适合选用复方甘草酸苷。

解析和处理　复方甘草酸苷易引起低钾血症,本患者本身低钾,容易出现用药风险。建议与医生沟通,改善低钾或更换其他品种护肝药。

腺苷蛋氨酸

【适应证】

1. 肝硬化前和肝硬化所致肝内胆汁淤积。

2. 孕妇肝内胆汁淤积。

【用法用量】

1. 肌内或静脉注射　初始治疗,每日 0.5~1g,连续 2 周。

2. 口服 维持治疗,每日 1~2g。

【**有临床意义的相互作用**】

不可与碱性液体或含钙液体混合。

【**常见错误处方及解析**】

处方描述 诊断:肝功能异常。用药信息:注射用丁二磺酸腺苷蛋氨酸 1g+ 复方氯化钠注射液 500ml q.d. i.v.gtt.。

处方问题 溶媒选择不适宜。腺苷蛋氨酸使用复方氯化钠注射液为溶媒不适宜。

解析及处理 复方氯化钠注射液为含钙制剂,腺苷蛋氨酸不能使用含钙制剂作溶媒。与医生沟通,建议更改溶媒为 0.9% 氯化钠注射液。

熊去氧胆酸

【**适应证**】

用于胆固醇型胆结石、胆汁淤积性肝病、胆汁反流性胃炎。

【**用法用量**】

口服。治疗胆固醇型胆囊结石和胆汁淤积性肝病,成人按体重每日 8~10mg/kg,早、晚进餐时给予,疗程最短为 6 个月。治疗胆汁反流性胃炎,每晚 250mg,服用 10~14 日。

【**特殊人群用药**】

1. 孕妇及哺乳期妇女禁用。

2. 老年患者慎用,易诱发低钾血症。

3. 严重肝功能减退者禁用。

【**有临床意义的相互作用**】

1. 不应与考来烯胺、考来替泊、氢氧化铝和 / 或氢氧化铝三硅酸镁等药同时服用,如果必须服用上述药品,应与熊去氧胆酸至少间隔 2 小时。

2. 会增加环孢素在肠道的吸收,应作环孢素血清浓度的监测,必要时要调整服用环孢素的剂量。

【**常见错误处方及解析**】

处方描述　诊断:胆囊切除术后,妊娠状态。用药信息:熊去氧胆酸胶囊 250mg b.i.d. p.o.。患者信息:总胆红素 345μmol/L。

处方问题　遴选药品不适宜。患者为孕妇,使用熊去氧胆酸不适宜。

解析和处理　孕妇使用熊去氧胆酸不适宜。建议与医生沟通,更改给药方案。

第七章
心血管疾病治疗药物及审方要点

心血管疾病包括高血压、血脂异常、冠心病、心力衰竭、心律失常等。本章所阐述的药物主要为治疗上述心血管疾病的钙通道阻滞剂（calcium channel blocker，CCB）、血管紧张素转化酶抑制剂（angiotensin converting enzyme inhibitior，ACEI）、血管紧张素Ⅱ受体阻滞剂（angiotensin Ⅱ receptor blocker，ARB）、利尿药、β受体拮抗剂、调血脂药、抗心律失常药、抗血栓药、抗心肌缺血药、抗心力衰竭药。

第一节　钙通道阻滞剂

钙通道阻滞剂主要通过阻断血管平滑肌细胞上的钙离子通道发挥扩血管作用，按结构可分为二氢吡啶类CCB，如氨氯地平、硝苯地平、非洛地平、贝尼地平等，此类药物对血管平滑肌的选择性高，降低冠状动脉和全身血管的阻力，用于治疗高血压和心绞痛；非二氢吡啶类CCB，如地尔硫䓬和维拉帕米，对心脏选择性高，具有负性变时、负性传导及负性变力作用，用于治疗室上性心律失常、高血压和心绞痛。

一、常用药物介绍

1. 氨氯地平 氨氯地平通过扩张正常和缺血区的冠状动脉及冠状小动脉,扩张外周小动脉,使外周阻力(后负荷)降低,从而减少心肌耗能和氧需求。氨氯地平用于高血压、冠心病的治疗,使用应注意低血压、脚踝水肿、心率加快、面色潮红、头痛等不良反应。

2. 硝苯地平 硝苯地平可抑制钙离子进入心肌细胞和血管平滑肌,扩张外周血管,抑制心肌收缩,主要用于心绞痛、高血压、高血压危象的治疗。不良反应有脚踝水肿、心悸、胸闷等。

3. 非洛地平 非洛地平抑制小动脉平滑肌钙内流,对静脉无此作用,不引起直立性低血压,对心肌亦无明显的抑制作用,适应证主要为高血压、稳定型心绞痛,其不良反应类同硝苯地平、氨氯地平。

4. 贝尼地平 贝尼地平抑制钙离子内流使冠状动脉、外周动脉血管扩张,具有降血压、抗心绞痛及保护肾功能的作用。贝尼地平与结合部位的结合力强,解离速度缓慢,故具有持续的药理作用,且踝部水肿发生率较低。

5. 地尔硫䓬 地尔硫䓬抑制冠状动脉血管平滑肌细胞钙离子内流扩张血管,抑制房室结细胞钙离子内流延长房室结传导,用于室上性心动过速、术中高血压、高血压急症、不稳定型心绞痛等的治疗,使用时应警惕心率减慢或致二、三度房室传导阻滞。

6. 维拉帕米 维拉帕米扩张冠状动脉和外周血管,延长房室结有效不应期,减慢房室传导等,主要用于变异型心绞痛、心房颤动和/或心房扑动、预防阵发性室上性心动过速的反复发作及原发性高血压,不良反应类同地尔硫䓬。

二、审方要点

钙通道阻滞剂处方审核重点关注以下几点：①药物的用法用量是否正确，如氨氯地平半衰期为 35~50 小时，只要一日 1 次给药即可；②是否有用药禁忌，如维拉帕米对房室传导系统抑制作用较强，禁用于病窦综合征及二或三度房室传导阻滞的患者；③特殊人群用药，硝苯地平控释片禁用于怀孕 20 周以内的患者；④是否存在有临床意义的相互作用，如长期服用维拉帕米，使地高辛血药浓度增加 50%~75%，须减少地高辛剂量。

氨氯地平

【适应证】

1. 高血压。
2. 冠心病。

【用法用量】

片剂：口服，**2.5~10mg，一日 1 次**。6~17 岁儿童患者 2.5~5mg/d。

【特殊人群用药】

哺乳期妇女服药时应停止哺乳；重度肝功能不全者应缓慢加量；老年患者通常从低剂量开始使用。

【有临床意义的相互作用】

与 CYP3A4 强抑制剂（如伊曲康唑、利托那韦）同服可致氨氯地平血药浓度增加，必要时减量；与 CYP3A4 诱导剂合用，需监测血压，必要时调整剂量。**服用氨氯地平的患者应将辛伐他汀剂量限制在 20mg/d 以下。**

【注意事项】

严重的主动脉狭窄患者使用警惕症状性低血压。

【常见错误处方及解析】

处方描述　诊断：高血压。用药信息：氨氯地平片 5mg b.i.d. p.o.。

处方问题　用法、用量不适宜。使用氨氯地平一日 2 次不适宜。

解析及处理　氨氯地平应一日 1 次给药，处方误用为一日 2 次。建议与医生沟通，修改处方。

硝苯地平

【适应证】

1. 心绞痛。

2. 高血压。

【用法用量】

1. 普通片　口服，10~30mg，一日 3~4 次。最大剂量不宜超过 120mg/d。

2. 缓控释片　口服，一次 30~60mg，q.d.。不可掰开或嚼碎。

【特殊人群用药】

哺乳期妇女应停药或停止哺乳，因硝苯地平可分泌进入乳汁；肝功能不全的患者，需要减少剂量。

【有临床意义的相互作用】

1. 禁止合用利福平；葡萄柚汁抑制 CYP3A4，避免服药时进食葡萄柚或葡萄柚汁。

2. 苯妥英、卡马西平、苯巴比妥可诱导硝苯地平代谢，西咪替丁、大环内酯类抗生素（红霉素、克拉霉素）、地尔硫䓬、吡咯类抗真菌药（伊曲康唑、氟康唑）、蛋白酶抑制剂、丙戊酸、氟西汀等可抑制硝苯地平代谢。与上述药物合用时需监测硝苯地平临床疗效，必要时需增减剂量。

【注意事项】

1. 心源性休克禁用。
2. 直肠结肠切除后作回肠造口的患者禁用。
3. 胃肠道严重狭窄的患者应慎用硝苯地平控释片。

【常见错误处方及解析】

处方描述 诊断：高血压,吞咽障碍。用药信息：硝苯地平控释片 30mg q.d. 鼻饲。

处方问题 用法、用量不适宜。硝苯地平控释片不可掰开或碾碎服用。

解析及处理 硝苯地平控释片属于缓控释制剂,只有整片吞服才能恒速持续释放药物。建议与医生沟通,改用其他抗高血压药或静脉抗高血压药。

地尔硫䓬

【适应证】

1. 轻、中度高血压。
2. 心绞痛。
3. 阵发性室上性心动过速、心房颤动或心房扑动。

【用法用量】

1. 片剂 口服,起始剂量一次 30mg,一日 1~4 次,视病情调节剂量,餐前及睡前服药,每 1~2 日增加 1 次剂量,平均剂量范围为 90~360mg/d。

2. 注射剂 注射用盐酸地尔硫䓬(10mg 或 50mg)用 5ml 以上的 0.9% 氯化钠注射液或葡萄糖注射液溶解。静脉注射 10mg,约 3 分钟缓慢注射,静脉滴注 1~5μg/(kg·min),最大速度为 15μg/(kg·min)。

【特殊人群用药】

严重肝、肾功能障碍患者慎用;高龄患者从低剂量开始。

【有临床意义的相互作用】

1. 与 CYP3A4 抑制剂（如伊曲康唑、利托那韦）同服时应监测血压及心率。

2. 与抗高血压药、硝酸酯类等药物联用，可增强降压作用。

3. 与 β 受体拮抗剂联用，可能出现心动过缓、房室传导阻滞，需监测心电图。

【注意事项】

1. 严重低血压或心源性休克患者禁用。

2. 二和三度房室传导阻滞或病窦综合征、持续窦性心动过缓（心率小于 50 次 /min）、窦性停搏和窦房传导阻滞等禁用。

3. 严重心肌病患者禁用。

4. 伴有附加旁路的心房颤动、心房扑动患者禁用。

【常见错误处方及解析】

处方描述 诊断：心绞痛，心房颤动伴预激综合征。用药信息：盐酸地尔硫䓬片 60mg t.i.d. p.o.。

处方问题 遴选药品不适宜。地尔硫䓬禁用于心房颤动伴预激综合征的患者。

解析及处理 地尔硫䓬可延长房室结不应期，增加旁路前传，可促使心房颤动合并预激综合征的患者发生室性心动过速。建议联系处方医师，停用地尔硫䓬。

维拉帕米

【适应证】

1. 原发性高血压。

2. 室上性心律失常。

3. 心绞痛。

【用法用量】

1. 口服 普通片，一般剂量为维拉帕米 40~120mg/ 次

b.i.d./t.i.d.。安全有效的剂量为不超过 480mg/d。

2. 口服　缓释片,120~240mg q.d.,最大剂量为 240mg b.i.d.。

3. 静脉注射　起始剂量为 5~10mg,缓慢静脉注射至少 2 分钟,如效果不佳,15~30 分钟后可重复 5~10mg。

4. 静脉滴注　每小时 5~10mg,一日总量不超过 100mg。

【特殊人群用药】

严重肾功能不全患者,需要调整维拉帕米剂量,血液透析不能清除维拉帕米。严重肝功能不全,维拉帕米的清除半衰期延长至 14~16 小时,服用正常剂量的 30%。老年人或体型瘦小者从低剂量开始。

【有临床意义的相互作用】【注意事项】

见"地尔硫䓬"。

【常见错误处方及解析】

处方描述　诊断:心房颤动。查体:血压 90/60mmHg。用药信息:盐酸维拉帕米片 120mg b.i.d. p.o.。

处方问题　遴选药品不适宜。维拉帕米禁用于低血压的患者。

解析及处理　维拉帕米抑制房室结传导同时抑制心肌,扩张外周动脉血管,维拉帕米可用于心房颤动患者心率的控制,但同时也会降低血压。建议与医生沟通,修改处方。

第二节　血管紧张素转化酶抑制剂

ACEI 抑制血管紧张素转化酶,使血管紧张素Ⅱ生成减少,代表药物有卡托普利、依那普利、贝那普利、培哚普利、福辛普利等。ACEI 降压作用明确,尤其适用于伴慢性心力衰竭、心肌梗死伴心功能不全、糖尿病肾病、非糖尿病肾病、代谢综合征、蛋白尿或微量白蛋白尿患者。

一、常用药物介绍

1. 卡托普利　卡托普利为竞争性 ACEI,抑制血管紧张素 Ⅰ 转化为血管紧张素 Ⅱ,从而降低外周血管阻力,抑制醛固酮的分泌,减少水钠潴留;抑制缓激肽降解,从而扩张外周血管。卡托普利适用于冠心病、心力衰竭合并高血压等疾病的治疗,可减少心血管事件,改善患者预后,不良反应以高钾血症、咳嗽较为常见。

2. 依那普利　依那普利在体内代谢生成依那普利拉,作用机制类同卡托普利。依那普利主要用于高血压、高血压合并糖尿病、冠心病、心力衰竭的治疗,不良反应类同卡托普利。

3. 贝那普利　贝那普利为前体药,水解后生成活性代谢产物贝那普利拉。贝那普利主要用于高血压、冠心病伴高血压、心力衰竭伴高血压等心血管疾病的治疗,不良反应类同卡托普利。

4. 培哚普利　培哚普利为血管紧张素转化酶抑制剂,同时可抑制舒张血管的缓激肽降解为无活性的七肽,抑制醛固酮分泌。培哚普利主要用于高血压和充血性心力衰竭的治疗,不良反应类同卡托普利。

5. 福辛普利　福辛普利在体内转化为有药理活性的福辛普利拉,抑制血管紧张素转化酶,降低血管紧张素 Ⅱ 和醛固酮的浓度从而产生降压作用。福辛普利单用或与其他药物联合,用于治疗高血压和心力衰竭,不良反应类同卡托普利。

二、审方要点

ACEI 类药物在审方过程中应注意以下几类问题:①药物的用法用量是否正确,如卡托普利、依那普利应分次给药,单次给药降压效果不平稳。②特殊人群用药,ACEI 禁用于孕妇,易引起胎儿畸形或流产;禁用于双侧肾动脉狭窄、高钾血症以及发生过血管神经性水肿的患者。③是否存在有临床意义的药物相互作用,ACEI 与螺内酯联用均可导致血钾升高,心力衰竭患者使用过程中应注意监测血钾。④鉴别药物不良反应与患者自身疾病状况的改变,**ACEI 可能引起咳嗽,一些老年患者合并慢性阻塞性肺疾病或发生呼吸道感染的患者,可产生咳嗽的症状**。

卡托普利

【适应证】

1. 高血压。
2. 心力衰竭。
3. 急性 ST 段抬高心肌梗死。

【用法用量】

1. 口服 片剂,**成人初始剂量一次 12.5mg,一日 2~3 次**,根据耐受情况逐渐增至一次 50mg b.i.d./t.i.d.;近期大量服用利尿药者初始剂量一次 6.25mg t.i.d.。儿童初始剂量按体重一次 0.3mg/kg,一日 3 次,必要时每 8~24 小时增加 0.3mg/kg。

2. 静脉注射 常用量一次 25mg,溶于 10% 葡萄糖注射液 20ml,缓慢静脉注射 10 分钟,随后 50mg 溶于 10% 葡萄糖注射液 500ml,静脉滴注 1~4 小时。

【特殊人群用药】

孕妇:禁用;哺乳期妇女:权衡利弊后使用;肾功能不全患者:谨慎使用并监测,减少起始剂量或给药次数,缓慢递增;老年人:须酌减剂量;儿童:仅限于其他降压治疗无效时使用。

【有临床意义的相互作用】

与留钾利尿药(螺内酯)合用时应注意检查血钾。

【注意事项】

双侧肾动脉狭窄、有血管神经性水肿史禁用。

【常见错误处方及解析】

处方描述 诊断:高血压。用药信息:卡托普利片 25mg q.d. p.o.。

处方问题 用法、用量不适宜。卡托普利用药频次不适宜。

解析及处理 卡托普利为短效药物,应一日 2~3 次给药,审方中应注意给药频次。建议与医生沟通,修改处方。

依那普利

【适应证】
1. 原发性高血压。
2. 肾血管性高血压。
3. 心力衰竭。

【用法用量】
1. 原发性高血压 片剂,口服,初始剂量 5~10mg q.d.;维持剂量 10~20mg q.d.;最大日剂量 40mg,分 1~2 次口服。

2. 肾性高血压 片剂,口服,初始剂量一次 5mg 或以下 q.d.,根据需要调整剂量。

3. 心力衰竭 片剂,口服,初始剂量一次 2.5mg q.d.,根据耐受情况逐渐加量至一日 5~20mg,分 1~2 次服。

【特殊人群用药】
哺乳期妇女慎用;肝、肾功能不全,谨慎使用并监测;儿童慎用。

【有临床意义的相互作用】【注意事项】
见"卡托普利"。

【常见错误处方及解析】
处方描述 诊断:高血压,心力衰竭。用药信息:依那普利片 10mg b.i.d. p.o.。实验室检查:血钾 6.0mmol/L。

处方问题 遴选药品不适宜。患者血钾偏高,不建议使用依那普利。

解析及处理 依那普利可以抑制醛固酮分泌,减少钾离子排泄而升高血钾。建议与医生沟通,修改处方。

贝那普利

【适应证】

1. 高血压。

2. 充血性心力衰竭(纽约心功能分级即 NYHA 分级为 Ⅱ~Ⅳ级)。

【用法用量】

1. 高血压　片剂,口服,初始 10mg q.d.,可加至 20mg q.d.,最大剂量为 40mg q.d.。

2. 心力衰竭　片剂,口服,初始 2.5mg q.d.,根据耐受情况逐渐加量至 5~20mg q.d.。

【特殊人群用药】

<u>孕妇禁用</u>;哺乳期妇女不建议使用;肝、肾功能不全谨慎使用并监测。

【有临床意义的相互作用】【注意事项】

见"卡托普利"。

【常见错误处方及解析】

处方描述　诊断:孕 22 周,高血压。用药信息:贝那普利片 40mg q.d. p.o.。

处方问题　遴选药品不适宜。贝那普利禁用于孕妇。

解析及处理　ACEI 类可致胎儿或新生儿发病或死亡。建议与医生沟通,修改处方,如使用拉贝洛尔片。

培哚普利

【适应证】

1. 高血压。

2. 充血性心力衰竭。

【用法用量】

1. 原发性高血压　片剂,口服,4mg q.d.,酌情在 3~4 周内逐渐增量,最大剂量 8mg q.d.。

2. 肾性高血压　片剂,口服,2mg q.d.,根据病情调整剂量。

3. 充血性心力衰竭　片剂,口服,初始剂量 2mg q.d.,维持剂量 2~4mg q.d.;严重心力衰竭,初始剂量 1mg q.d.。

【特殊人群用药】

孕妇禁用。哺乳期妇女不建议使用。肾衰竭患者: **根据肌酐清除率调整剂量,定期监测血钾和血肌酐水平**。肌酐清除率>90ml/min,2~8mg q.d.;肌酐清除率 60~90ml/min 4mg q.d.;肌酐清除率 30~60ml/min 2mg q.d.;肌酐清除率 15~30ml/min 2mg q.o.d.;血液透析的患者(肌酐清除率<15ml/min),透析当天 2mg。

【有临床意义的相互作用】【注意事项】

见"卡托普利"。

【常见错误处方及解析】

处方描述　诊断:心力衰竭,肾功能不全(血液透析)。用药信息:培哚普利片 4mg qd. p.o.。

处方问题　用法、用量不正确,血液透析患者应根据说明书规定调整剂量。

解析及处理　肾功能不全患者培哚普利的体内清除受到影响,易发生血药浓度蓄积,透析患者于当日透析后给 2mg 即可。建议与医生沟通,修改处方。

福辛普利

【适应证】

1. 高血压。

2. 心力衰竭。

【**用法用量**】

片剂:口服,初始剂量 10mg q.d.,维持剂量一日 10~40mg。

【**特殊人群用药**】【**注意事项**】

同"卡托普利"。

【**常见错误处方及解析**】

处方描述　诊断:心力衰竭,咳嗽。用药信息:福辛普利片 10mg q.d. p.o.;复方甲氧那明胶囊 1 粒(按甲氧那明计,12.5mg) t.i.d. p.o.。

处方问题　遴选药品不适宜。福辛普利可导致咳嗽的不良反应,使用前应查明患者咳嗽原因。

解析及处理　ACEI 类药物抑制缓激肽的降解,导致呼吸道气管痉挛而发生咳嗽,建议联系医生修改处方或改用 ARB 类药物。

第三节　血管紧张素 II 受体阻滞剂

血管紧张素 II 受体阻滞剂(ARB)通过阻滞血管紧张素 II 的受体(AT$_1$ 受体)发挥降压作用,可改善心肌重构,减少心血管事件,降低糖尿病或肾病患者尿蛋白。ARB 适用于伴左心室肥厚、心力衰竭、心房颤动、糖尿病肾病、冠心病、代谢综合征患者,以及不能耐受 ACEI 患者的降压治疗,代表药物有氯沙坦、缬沙坦、厄贝沙坦、坎地沙坦酯、替米沙坦、奥美沙坦酯等。

一、常用药物介绍

1. 氯沙坦　氯沙坦选择性作用于 AT$_1$ 受体,不抑制缓激肽的降解,较少产生咳嗽的不良反应,用于原发性高血压、心力衰竭或心肌梗死伴心力衰竭的长期治疗。研究显示,氯沙坦可改善高血压合并心房颤动患者的临床结局;促进尿酸的排泄,适用于高血压合并高尿酸血症的患者。氯沙坦主要不良反应为低血压、高钾血症等,罕见血管神经性水肿。

2. 缬沙坦　缬沙坦选择性作用于 AT_1 受体,对 AT_1 受体的亲和力较 AT_2 强 20 000 倍,用于轻至中度原发性高血压、心力衰竭、心肌梗死后伴左心衰竭、肾病综合征等的治疗,不良反应类似氯沙坦。

3. 厄贝沙坦　厄贝沙坦对 AT_1 受体的拮抗作用较对 AT_2 的作用强 8 500 倍,用于原发性高血压、伴高血压的 2 型糖尿病肾病的治疗,主要不良反应同氯沙坦。

4. 坎地沙坦酯　坎地沙坦酯在体内水解为坎地沙坦,作用于 AT_1 受体,用于原发性高血压、心力衰竭、原发性高血压伴左心室肥厚、糖尿病肾病等疾病的治疗,不良反应同氯沙坦。

5. 替米沙坦　替米沙坦作用于 AT_1 受体,降压效果持久,且无任何激动效应。适应证为原发性高血压、不能耐受 ACEI 的心力衰竭或心肌梗死伴心力衰竭的治疗,不良反应同氯沙坦。

6. 奥美沙坦酯　奥美沙坦酯在体内水解为奥美沙坦,对 AT_1 受体的亲和力较对 AT_2 受体的亲和力强 12 500 多倍。奥美沙坦酯用于治疗高血压,亦可用于治疗射血分数降低的慢性心力衰竭,不良反应同氯沙坦。

二、审方要点

ARB 类药物审方过程中应注意以下几类问题:①药物的用法用量是否正确,如缬沙坦用于心力衰竭时给药频次为一日 2 次;②特殊人群用药,ARB 易引起胎儿畸形或流产,禁止用于孕妇;③是否有用药禁忌,禁用于双侧肾动脉狭窄、高钾血症以及发生过血管神经性水肿的患者;④是否存在有临床意义的药物相互作用,ARB 与螺内酯联用可导致血钾升高,心力衰竭患者使用过程中应注意监测血钾。

氯 沙 坦

【适应证】

1. 原发性高血压。

2. 不适用 ACEI 的慢性心力衰竭。

【用法用量】

片剂：口服，50~100mg q.d.，血管容量不足的患者初始剂量减为 25mg q.d.。

【特殊人群用药】

孕妇禁用；发现怀孕时，应尽早停用。哺乳期妇女：停止哺乳或停用药物；肾功能不全患者：谨慎使用并监测；**肝功能不全患者：减量；儿童：1 个月 ~16 岁可以使用，不推荐 eGFR<30ml/min 或肝功能受损的儿童使用**。

【有临床意义的相互作用】

与留钾利尿药合用时应注意检查血钾；与大量利尿药合用、非甾体抗炎药合用，肾功能不全风险增加，需监测肾功能。

【注意事项】

禁忌证：双侧肾动脉狭窄。

【常见错误处方及解析】

处方描述　诊断：高血压，肾功能不全。用药信息：氯沙坦钾片 50mg q.d. p.o.。患者信息：男，15 岁，血肌酐 300μmol/L。

处方问题　遴选药品不适宜。16 周岁以下青少年和儿童使用氯沙坦钾需关注肾功能，患者血肌酐高，若测得 eGFR<30ml/min 则禁用本品。

解析及处理　建议审方药师联系医生确认医嘱。

缬 沙 坦

【适应证】

1. 轻至中度原发性高血压。

2. 心力衰竭、心肌梗死后伴左心衰竭、肾病综合征。

【用法用量】

片剂：原发性高血压和肾病综合征 **80~160mg q.d. p.o.**；心力衰竭 40~160mg b.i.d. p.o.。

【特殊人群用药】

孕妇不应使用；哺乳期妇女不宜使用。

【有临床意义的相互作用】

同"氯沙坦"。

【注意事项】

同"氯沙坦"。

【常见错误处方及解析】

处方描述　诊断：高血压。用药信息：缬沙坦胶囊 160mg b.i.d. p.o.。

处方问题　用法、用量不适宜。缬沙坦用于高血压治疗给药频率为一日 1 次。

解析及处理　用于原发性高血压治疗，缬沙坦使用频次为一日 1 次即可，且剂量通常为 80~160mg，必要时增加至 320mg q.d.。建议审方药师与医生联系修改处方。

厄贝沙坦

【适应证】

1. 原发性高血压、伴高血压的 2 型糖尿病。

2. 慢性心力衰竭合并高血压、肾病综合征、左心室肥厚等。

【用法用量】

片剂：口服，150~300mg q.d.。

【特殊人群用药】

孕妇在妊娠 4~9 个月时、哺乳期妇女禁用；进行血液透析的患者，初始可考虑使用低剂量(75mg)并定期监测血清钾和肌酐；年龄超过 75 岁的患者，初始剂量为 75mg q.d.。

【有临床意义的相互作用】

同"氯沙坦"。

【注意事项】

同"氯沙坦"。

【常见错误处方及解析】

处方描述　诊断：围产期心肌病，心力衰竭。用药信息：厄贝沙坦片 150mg q.d. p.o.。

处方问题　遴选药品不适宜。厄贝沙坦禁用于孕妇。

解析及处理　厄贝沙坦在孕妇(特别是妊娠 4~9 个月期间)中使用可能导致胎儿畸形、流产或死胎，甚至出生后生理缺陷。建议与医生联系修改处方。

坎地沙坦酯

【适应证】

1. 原发性高血压。

2. 慢性心力衰竭合并高血压、肾病综合征、左心室肥厚等。

【用法用量】

片剂：口服。高血压：4~8mg q.d.，必要时可增加剂量至 12mg q.d.；心力衰竭：4~32mg q.d.，靶剂量 32mg q.d.。

【特殊人群用药】

孕妇禁用；肝肾功能不全：从小剂量开始，慎用；老年人：肝、肾功能正常者起始剂量 4mg, 肝、肾功能不全者起始剂量 2mg。

【有临床意义的相互作用】

同"氯沙坦"。

【注意事项】

同"氯沙坦"。

【常见错误处方及解析】

处方描述　诊断: 高血压, 心力衰竭, 高钾血症。用药信息: 坎地沙坦酯分散片 16mg q.d. p.o.。

处方问题　遴选药品不适宜。坎地沙坦酯禁用于高钾血症。

解析及处理　坎地沙坦酯可抑制醛固酮分泌故而减少钾离子的排泄, 高钾血症患者使用本品可进一步升高血钾。建议审方药师与医生联系修改处方。

替米沙坦

【适应证】

1. 原发性高血压。

2. 慢性心力衰竭合并高血压、肾病综合征、糖尿病肾病等。

【用法用量】

片剂: 口服。高血压: 40~80mg q.d.; 降低心血管系统疾病风险: 80mg q.d.。

【特殊人群用药】

妊娠中晚期禁用; 轻中度肝功能不全: 一日不应超过40mg; 儿童: 18 岁以下慎用。

【有临床意义的相互作用】

同"氯沙坦"。

【注意事项】

同"氯沙坦"。

【常见错误处方及解析】

处方描述　诊断：高血压，肝功能不全。用药信息：替米沙坦片 80mg q.d. p.o.。检查结果：GPT 180U/L，GOT 160U/L。

处方问题　遴选药品不适宜。肝功能不全的患者使用替米沙坦，日剂量不超过 40mg。

解析及处理　<u>轻至中度肝功能不全者以小剂量开始治疗，同时缓慢调整治疗剂量，日剂量不应超过 **40mg**</u>。建议审方药师与医生联系修改处方。

奥美沙坦酯

【适应证】

1. 高血压。
2. 慢性射血分数降低的心力衰竭。

【用法用量】

片剂：口服。

1. 高血压　20~40mg q.d.。

2. 心力衰竭　初始剂量 10mg q.d.，目标剂量 20~40mg q.d.。

【特殊人群用药】

孕妇禁用；育龄女性用药，发现妊娠时，应尽快停用；哺乳期妇女禁用。

【有临床意义的相互作用】

同"氯沙坦"。

【注意事项】

同"氯沙坦"。

【常见错误处方及解析】

处方描述　诊断：高血压，双侧肾动脉狭窄。用药信息：奥美沙坦酯片 20mg q.d. p.o.。

处方问题 遴选药品不适宜。双侧肾动脉狭窄患者不建议使用奥美沙坦酯。

解析及处理 奥美沙坦酯可能会引起双侧肾动脉狭窄患者的肌酐升高，不建议使用。建议审方药师与医生联系，修改处方。

第四节 利 尿 药

利尿药通过排尿作用降低高血容量负荷，从而发挥降压和抗心力衰竭作用。根据作用机制可分为：①袢利尿药，如呋塞米、托拉塞米和布美他尼；②噻嗪类利尿药，代表药物为氢氯噻嗪和吲达帕胺；③留钾利尿药，醛固酮受体拮抗剂（螺内酯、依普利酮）、阿米洛利和氨苯蝶啶；④血管升压素Ⅱ型（V_2）受体拮抗剂，托伐普坦。

一、常用药物介绍

1. 呋塞米 呋塞米作用于髓袢升支粗段髓质和皮质部，抑制 Na^+-K^+-$2Cl^-$ 同向转运，增加 Na^+、K^+、Cl^- 和水的排泄量，产生强大利尿作用。呋塞米可用于水肿性疾病、高血压、预防急性肾衰竭、高钾血症、高钙血症、稀释性低钠血症等。袢利尿药的剂量与效应呈线性关系，但剂量过大易导致肾功能恶化，使用期间需监测尿量、肾功能和电解质。

2. 托拉塞米 托拉塞米作用于髓袢升支粗段，利尿强度为呋塞米的 2 倍，对电解质的影响较小。托拉塞米的适应证及注意事项与呋塞米类同。

3. 氢氯噻嗪 氢氯噻嗪通过抑制远曲小管前段和近曲小管对氯化钠的重吸收，增加钠钾交换，使钾离子分泌增多，同时抑制水的重吸收。氢氯噻嗪用于水肿性疾病、高血压、尿崩症等的治疗，主要不良反应为电解质紊乱以及过敏。

4. 吲达帕胺 吲达帕胺为磺胺类衍生物，具有吲哚环结构,药理作用与噻嗪类利尿药相似,通过抑制肾皮质稀释段对钠、水的重吸收达到利尿作用。

5. 螺内酯　螺内酯为醛固酮的竞争性拮抗剂,作用于远曲小管和集合管,阻断钠钾和钠氢交换,使钠、氯和水排泄增多,钾、镁和氢排泄减少。螺内酯可用于高血压辅助治疗、心力衰竭二级预防,以及原发性醛固酮增多症的诊断和治疗,使用过程中需关注肾功能和血钾水平。

6. 托伐普坦　托伐普坦是选择性血管升压素 V_2 受体拮抗剂,使自由水清除增加,排尿增加,血清钠浓度升高,对血钾含量无明显影响,用于治疗高容量性和正常容量性低钠血症(血清钠<125mmol/L)或袢利尿药等利尿效果不佳的心力衰竭。

二、审方要点

针对利尿药,在审方时应注意以下几类问题:①是否有用药禁忌,如磺胺类过敏患者禁用呋塞米、氢氯噻嗪等;②是否存在重复给药的情况,如处方中同时存在呋塞米 20mg p.o. 和呋塞米 20mg i.v.,确认是否为重复医嘱;③特殊人群用药不适宜的,螺内酯用于孕妇可能有害,而托伐普坦在妊娠患者中尚缺乏有效数据;④是否存在有临床意义的药物相互作用,螺内酯联合 ACEI/ARB 升高血钾。

呋 塞 米

【适应证】

1. 水肿性疾病。
2. 高血压。
3. 急性肾衰竭。
4. 高钾血症及高钙血症。
5. 稀释性低钠血症。

6. 抗利尿激素分泌失调综合征。

7. 急性药物毒物中毒。

【用法用量】

1. 片剂 口服,最大量为 600mg/d。

2. 注射剂 静脉注射,每日总剂量不超过 1g。

3. 儿童用法用量 口服 2mg/kg 开始,必要时每 4~6 小时追加 1~2mg/kg。静脉注射 1mg/kg 开始,必要时每 2 小时追加 1mg/kg,最大剂量 6mg/(kg·d)。

【特殊人群用药】

孕妇在妊娠 3 个月内禁用;哺乳期妇女慎用;无尿或严重肾功能不全者,用药间隔时间应延长,以免出现耳毒性等不良反应;严重肝功能不全者可诱发肝性脑病;老年人较易发生低血压、电解质紊乱和肾功能不全。

【有临床意义的相互作用】

与两性霉素、头孢菌素、氨基糖苷类等抗生素合用,肾毒性和耳毒性增加;与锂合用肾毒性显著增加;与抗组胺药合用时耳毒性增加,易出现耳鸣、头晕、眩晕;与碳酸氢钠合用低氯性碱中毒机会增加。

【注意事项】

1. 可致血糖升高,使血尿酸和尿素氮水平暂时性升高,可使血浆 Na^+、Cl^-、K^+、Ca^{2+} 和 Mg^{2+} 浓度下降。

2. **磺胺类药、噻嗪类利尿药过敏者禁用。**

【常见错误处方及解析】

处方描述 诊断:心力衰竭,高血压。用药信息:呋塞米片 20mg q.d. p.o.。患者过敏史:磺胺类药物过敏史。

处方问题 遴选药品不适宜。对磺胺类药物过敏者禁用呋塞米。

解析及处理 对磺胺类药物或噻嗪类利尿药过敏者,对本药亦可能过敏。建议审方药师与医生联系修改处方,如换用氨氯地平片。

托拉塞米

【适应证】

1. 充血性心力衰竭、肝硬化、肾脏疾病所致的水肿。

2. 原发性高血压。

【用法用量】

1. 片剂 口服,起始剂量 10mg,一般每日最高剂量不超过 200mg。

2. 注射剂 静脉注射,充血性心力衰竭初始剂量 5~10mg,日最大剂量为 40mg;肾脏疾病所致的水肿每日最大剂量 100mg。

【特殊人群用药】

不推荐孕妇和哺乳期妇女使用;肝硬化腹水者可诱发肝性脑病,肝性脑病前期或肝性脑病患者禁用;肾衰竭无尿患者禁用;儿童是否安全有效尚不明确;老年患者用药应注意监测血压、电解质及有无排尿困难。

【有临床意义的相互作用】

非甾体抗炎药和丙磺舒可降低本品的利尿和降压作用。高剂量使用可能加重氨基糖苷类抗生素、头孢菌素和顺铂类药物的耳毒性与肾毒性。

【注意事项】

参见"呋塞米"。

【常见错误处方及解析】

处方描述 诊断:心力衰竭。用药信息:托拉塞米片 10mg q.d. p.o.;托拉塞米注射液 10mg q.d. i.v.。

处方问题 联合用药不适宜。医生开具重复医嘱。

解析及处理 建议审方药师联系医生修改医嘱,建议停止静脉注射托拉塞米注射液。

氢氯噻嗪

【适应证】

1. 水肿性疾病（充血性心力衰竭）。
2. 高血压。
3. 中枢性或肾性尿崩症。
4. 肾结石。

【用法用量】

片剂：口服，每日 25~100mg，分 1~2 次，或隔日治疗。儿童：每日按体重 1~2mg/kg 或按体表面积 30~60mg/m²，分 1~2 次服用。小于 6 个月的婴儿剂量每日 3mg/kg。

【特殊人群用药】

孕妇慎用，哺乳期妇女不宜服用；严重肝功能受损者可诱发肝性脑病；慎用于黄疸婴儿；老年人易发生低血压、电解质紊乱和肾功能不全。

【有临床意义的相互作用】

洋地黄类药物、胺碘酮等与本药合用时，预防低钾血症诱发心律失常。

【注意事项】

1. 与磺胺类药物有交叉反应。
2. 可致血糖、尿糖、血胆红素、血钙、血尿酸、血胆固醇、甘油三酯、低密度脂蛋白浓度升高。
3. 血镁、血钾、血钠及尿钙降低。

【常见错误处方及解析】

处方描述 诊断：心力衰竭，低钾血症。用药信息：氢氯噻嗪片 25mg q.d. p.o.。血钾：3.4mmol/L。

处方问题 遴选药品不适宜。患者有低钾血症。

解析及处理　氢氯噻嗪具有排钾作用,进一步降低血钾。建议联系医生修改医嘱。

吲达帕胺

【适应证】

高血压。

【用法用量】

片剂:口服,每日 1 次,每日不超过 2.5mg。

【特殊人群用药】

孕妇避免服用;母乳喂养期间不宜服用。严重肾衰竭患者禁用。儿童用药资料缺乏。老年人较易发生低血压、电解质紊乱。

【有临床意义的相互作用】

与Ⅰa类抗心律失常药、胺碘酮、索他洛尔等联用易引起尖端扭转型室性心动过速,低钾血症为诱因,加强血钾监测。<u>与锂剂合用时,有增加锂盐过量的表现,应当小心监测血锂</u>。

【注意事项】

1. <u>对磺胺过敏者禁用</u>。
2. <u>严重的肾功能不全者禁用</u>。
3. <u>肝性脑病者禁用</u>。
4. <u>低钾血症者禁用</u>。

【常见错误处方及解析】

处方描述　诊断:心力衰竭,躁狂。用药信息:吲达帕胺片1.25mg q.d. p.o.;碳酸锂片 0.5g b.i.d. p.o.。

处方问题　联合用药不适宜。吲达帕胺与碳酸锂存在相互作用。

解析及处理　吲达帕胺可增加血液中锂离子含量,出现锂盐过量的不良反应。必须密切监测,并根据检查结果调整剂量。

螺 内 酯

【适应证】

1. 水肿性疾病。

2. 高血压。

3. 原发性醛固酮增多症。

4. 低钾血症。

【用法用量】

　片剂：口服，服用剂量为 40~120mg，分 2~4 次服用；治疗原发性醛固酮增多症最大剂量可用至 400mg/d。儿童：最大剂量为每日 3~9mg/kg 或 90~270mg/m^2。

【特殊人群用药】

　孕妇应在医师指导下用药，用药时间尽量短。肝功能不全可诱发肝性脑病。无尿或肾功能不全者慎用。

【有临床意义的相互作用】

　与含钾制剂（库存血含钾 30mmol/L，库存 10 日以上含钾高达 65mmol/L）、ACEI、ARB 及环孢素等合用，发生高钾血症概率增加；使地高辛半衰期延长；与氯化铵合用易发生代谢性酸中毒。

【注意事项】

　可致血肌酐、尿素氮、肾素、钾、镁升高，高钾血症患者禁忌。**长期用药可致男性乳房发育、勃起功能障碍、性功能低下。**

【常见错误处方及解析】

　处方描述　患者，男性，38 岁。诊断：心力衰竭，乳房胀痛。用药信息：螺内酯片 10mg q.d. p.o.。

　处方问题　遴选药品不适宜。乳房胀痛是螺内酯引起的不良反应。

　解析及处理　长期使用螺内酯可致使男性患者乳腺发育。

建议医生停用螺内酯,可换用对激素和性功能影响较小的依普利酮。

托伐普坦

【适应证】

高容量性和正常容量性低钠血症,包括伴有心力衰竭、肝硬化以及抗利尿激素分泌失调综合征的患者。

【用法用量】

片剂:口服,起始剂量 15mg q.d.,最大剂量 60mg q.d.。

【特殊人群用药】

轻度或中度肝功能不全患者不需要调整剂量。Ccr 10~79ml/min 无须调整用量,未对 Ccr<10ml/min 或透析患者服用托伐普坦的情况进行评估。

【有临床意义的相互作用】

避免与强效 CYP3A 抑制剂(克拉霉素、伊曲康唑)、中效 CYP3A 抑制剂(红霉素、氟康唑、地尔硫䓬、维拉帕米)合用。与地高辛、利福平合用时,应加强监测。

【注意事项】

1. 急需快速升高血清钠浓度的患者禁用。

2. 对口渴不敏感或对口渴不能正常反应的患者禁用。

3. 低容量性低钠血症禁用。

4. 无尿症患者禁用。

5. 需经常监测血清电解质和血容量的变化,口渴时应及时饮水。

【常见错误处方及解析】

处方描述　诊断:心力衰竭,幽门螺杆菌感染。用药信息:托伐普坦片 30mg q.d. p.o.;克拉霉素片 0.25g b.i.d. p.o.。

处方问题　联合用药不适宜。克拉霉素与托伐普坦存在相互作用。

解析及处理 克拉霉素为强效 CYP3A4 抑制剂,可抑制托伐普坦的代谢,增加脱水的风险。因此,建议联系医生修改处方。

第五节 β受体拮抗剂

β受体拮抗剂用于伴快速性心律失常、冠心病、慢性心力衰竭、交感神经活性增高以及高动力状态的高血压患者。选择性 $β_1$ 受体拮抗剂气道不良反应较少,既可降低血压,又可保护靶器官,降低心血管事件风险。

一、常用药物介绍

1. 美托洛尔 美托洛尔为选择性 $β_1$ 受体拮抗剂,对心脏产生作用的剂量低于外周血管和支气管,可用于治疗高血压、心肌梗死、心绞痛、肥厚型心肌病、主动脉夹层、心律失常、甲状腺功能亢进等疾病,使用时需监测心率、血压等生命体征,定期复查心电图。

2. 比索洛尔 比索洛尔药理作用与美托洛尔基本相同,控制心率效果较强,对性功能影响比较小,其余类同美托洛尔。

3. 卡维地洛 卡维地洛兼有 $α_1$ 和非选择性肾上腺素受体拮抗作用,用于治疗原发性高血压和心力衰竭,特别是慢性肾性高血压,使用前要询问患者是否有哮喘、COPD 等疾病。

二、审方要点

β受体拮抗剂审方过程中应注意:①药物的用法、用量是否正确,如美托洛尔缓释片为缓释剂型,一天 1 次给药即可,可以掰开服用,但不可咀嚼或压碎鼻饲;②特殊人群用药,该类药物妊娠期用药安全性分级为 C 级,孕妇安全性数据有限,不建议哺乳期使用;③是否有用药禁忌,支气管哮喘患者,二、三度房室传导阻滞,一度房室传导阻滞 PR 间期>260 毫秒禁用;④是否存在有临床意义的药物相互作用,β 受体拮抗剂对心肌有抑制作用,与维拉帕米联用可诱发或加重心力衰竭;⑤是否存在重复用药问题,如临床偶见同时使用坦索罗辛和多沙唑嗪,在审方时,应拦截此类处方。

美托洛尔

【适应证】

用于治疗高血压、心绞痛、心肌梗死、心力衰竭、肥厚型心肌病、主动脉夹层、心律失常、甲状腺功能亢进、心脏神经症等。

【用法用量】

1. 小剂量开始,逐渐加量至最大耐受量。

2. 普通片　口服,一次 6.25~100mg,一日 2 次。

3. 缓释片　口服,一次 23.75~190mg,一日 1 次。

【特殊人群用药】

不建议哺乳期妇女使用。肝功能不全患者需调整剂量。

【有临床意义的相互作用】

避免与维拉帕米、地尔硫䓬合用,抑制心肌收缩诱发或加重心力衰竭。抑制 CYP2D6 的药物如帕罗西汀、氟西汀、舍曲林、塞来昔布、西咪替丁、普罗帕酮、胺碘酮等,可增加美托洛尔血药浓度。

【注意事项】

1. 避免突然停药,建议 1~2 周逐渐停药。

2. 禁用于心源性休克、二度Ⅱ型及以上房室传导阻滞、心率<50 次/min、病态窦房结综合征、急性心力衰竭伴血压偏低者、伴有坏疽危险的严重外周血管疾病。慎用于变异型心绞痛患者。

【常见错误处方及解析】

处方描述　诊断:高血压,变异型心绞痛。用药信息:美托洛尔缓释片 47.5mg q.d. p.o.。

处方问题 遴选药品不适宜。美托洛尔不适用于冠状动脉痉挛所致的变异型心绞痛。

解析及处理 变异型心绞痛为冠状动脉痉挛所致,而 β 受体拮抗剂降低心率,反射性引起血管收缩,加重痉挛。因此,变异型心绞痛患者不能使用美托洛尔治疗。

比索洛尔

【适应证】

1. 高血压。

2. 冠心病(心绞痛)。

3. 伴有左心室收缩功能减退(射血分数 ≤ 35%)的慢性稳定性心力衰竭。

【用法用量】

片剂:口服,常用剂量一次 1.25~10mg,**一日 1 次**。

【特殊人群用药】

孕妇避免使用。不建议哺乳期妇女使用。**严重肝功能异常和肾衰竭(肌酐清除率<20ml/min)患者,每日剂量不得超过10mg**。

【注意事项】

参见"美托洛尔"。

【常见错误处方及解析】

处方描述 诊断:冠心病,高血压。用药信息:比索洛尔片 5mg b.i.d. p.o.。

处方问题 用法、用量不适宜。比索洛尔给药频次不正确。

解析及处理 比索洛尔血浆半衰期为 10~12 小时,药效可维持 24 小时,一日 1 次给药即可。建议与医生沟通,修改医嘱。

卡维地洛

【适应证】

1. 原发性高血压。

2. 治疗有症状的充血性心力衰竭。

【用法用量】

片剂：口服，推荐初始剂量 12.5mg q.d.，之后每次 25mg q.d.，可在 2 周后将剂量增加到最大推荐量 50mg q.d. 或 b.i.d.。

【特殊人群用药】

卡维地洛及其代谢产物可通过乳汁分泌，哺乳期妇女避免使用。严重肝损伤患者禁用。

【有临床意义的相互作用】

与维拉帕米、地尔硫䓬合用时，心脏抑制作用可能增加。

【注意事项】

1. NYHA 分级Ⅳ级失代偿性心功能不全，需要静脉使用正性肌力药物患者禁用。

2. 气管痉挛或相关的气管痉挛状态禁用。

3. 二度或三度房室传导阻滞；病态窦房结综合征禁用。

4. 心源性休克禁用。

5. 严重心动过缓禁用。

6. 糖尿病酮症酸中毒、代谢性酸中毒禁用。

7. **慢性阻塞性肺疾病患者禁用**。

8. 严重低血压(收缩压<85mmHg)禁用。

【常见错误处方及解析】

处方描述　诊断：冠心病，高血压，哮喘。用药信息：卡维地洛片 12.5mg q.d. p.o.。

处方问题　遴选药品不适宜。哮喘患者禁用卡维地洛。

解析及处理　卡维地洛为选择性 α_1 受体拮抗剂和非选择

性 β 受体拮抗剂,可以阻断气管和支气管 $β_2$ 受体,诱发或加重哮喘,禁用于哮喘患者。建议与医生沟通,修改医嘱,如选用氨氯地平片。

第六节 调血脂药

血脂异常治疗的主要目的为降低心肌梗死、缺血性脑卒中或冠心病死亡等心脑血管事件风险。本节主要介绍两大类调血脂药:①主要降低胆固醇的药物,包括他汀类(阿托伐他汀、瑞舒伐他汀等)、胆固醇吸收抑制剂(依折麦布);②主要降低甘油三酯的贝特类药物。

一、常用药物介绍

1. 阿托伐他汀 阿托伐他汀抑制 HMG-CoA 还原酶而抑制胆固醇的合成,从而降低血浆胆固醇和脂蛋白水平,并通过增加肝脏细胞表面 LDL 受体而增加对 LDL 的摄取和代谢。阿托伐他汀用于心肌梗死、冠心病等动脉粥样硬化性心血管疾病(ASCVD)的二级预防治疗,是降脂治疗的基石,服药期间应定期复查血脂和肝功能,检查肌酸激酶以警惕横纹肌溶解,监测血糖以防止新发糖尿病。

2. 瑞舒伐他汀 瑞舒伐他汀药理机制与阿托伐他汀类似,降脂强度较阿托伐他汀大。瑞舒伐他汀仅 10% 经过肝脏代谢,对肾功能要求高(Ccr<30ml/min 禁用)。其适应证和不良反应与阿托伐他汀相似。

3. 依折麦布 依折麦布抑制肠道对脂肪的吸收产生降脂作用,主要用于对他汀不耐受或者他汀治疗后血脂仍不能达标的患者。依折麦布禁用于活动性肝病或原因不明的血清转氨酶持续升高的患者。

4. 非诺贝特 非诺贝特抑制甘油三酯(TG)和极低密度脂

蛋白(VLDL)的生成,增加其分解代谢,还可降低血尿酸,服药期间定期复查血脂和肝功能。

二、审方要点

降血脂药审核需根据患者具体情况进行分析,审方要点如下:①适应证不适宜,对低密度脂蛋白胆固醇(LDL-C)正常而 TG 含量高的血脂异常患者应选用贝特类药物而非他汀类;②用法用量不适宜,如急性心肌梗死指南推荐强化他汀治疗;③存在用药禁忌证,如肾功能不全 Ccr<30ml/min 患者禁用瑞舒伐他汀;④其他用药不适宜的,如孕妇和哺乳期妇女不宜使用瑞舒伐他汀。

阿托伐他汀

【适应证】

1. 治疗原发性高胆固醇血症,包括家族性高胆固醇血症(杂合子型)或混合性高脂血症及纯合子家族性高胆固醇血症。

2. 治疗冠心病或冠心病等危症及合并高胆固醇血症或混合型血脂异常。

【用法用量】

片剂:口服,10~80mg q.d.。可在一天内的任何时间 1 次服用,不受进餐影响。

【特殊人群用药】

孕妇及哺乳期妇女禁用;应慎用于过量饮酒和 / 或曾有肝脏疾病史患者;儿童用药:应只由专科医生在儿童 / 青少年中使用;老年用药:高龄是肌病的一个易感因素,定期复查相关指标。

【有临床意义的相互作用】

联用环孢素、吉非罗齐增加横纹肌溶解风险,避免合用。与

CYP3A4 强抑制剂如克拉霉素、伊曲康唑等联用,可升高阿托伐他汀血药浓度;阿托伐他汀可增加地高辛的血药浓度约 20%;葡萄柚汁增加阿托伐他汀血药浓度;联用贝特类增加横纹肌溶解风险。

【注意事项】

活动性肝病或原因不明的转氨酶持续升高者禁用。

【常见错误处方及解析】

处方描述　诊断:陈旧性心肌梗死(PCI 术后 3 个月),高血压。用药信息:阿托伐他汀钙片 20mg q.d. p.o.。肝功能:GPT 213U/L,GOT 200U/L。

处方问题　遴选药品不适宜。重度肝功能不全的患者禁用阿托伐他汀钙。

解析及处理　重度肝功能不全患者禁用他汀类降血脂药,否则会进一步加重肝损伤,也可增加横纹肌溶解的风险。

瑞舒伐他汀

【适应证】

1. 原发性高胆固醇血症(Ⅱa 型)或混合型血脂异常症(Ⅱb 型)。

2. 纯合子家族性高胆固醇血症的患者,作为饮食控制和其他降脂措施的辅助治疗。

【用法用量】

片剂:口服,常用起始剂量为 5mg,一日 1 次,进食或空腹时服用,最大剂量 20mg。

【特殊人群用药】

孕妇及哺乳期妇女禁用;**重度肾功能不全的患者禁用本品(Ccr<30ml/min)**;禁用于患有活动性肝病的患者;有肌病易患因素(高龄)推荐起始剂量 5mg;不建议儿童使用。

【有临床意义的相互作用】

1. 与环孢素合用,瑞舒伐他汀 AUC 升高 7 倍。

2. 联合使用华法林可致 INR 升高,需定期监测。

3. 与红霉素合用可使瑞舒伐他汀 AUC($0\sim t$)下降 20%,$C_{\max}$ 下降 30%。

4. 同时服用氢氧化铝镁抗酸药混悬液,瑞舒伐他汀血药浓度降低约 50%。

【注意事项】

参见"阿托伐他汀"。

【常见错误处方及解析】

处方描述 诊断:冠心病,CKD 4 期。用药信息:瑞舒伐他汀钙片 10mg q.d. p.o.。

处方问题 遴选药品不适宜。Ccr<30ml/min 者禁用瑞舒伐他汀。

解析及处理 **重度肾功能不全可使瑞舒伐他汀的血药浓度升高 3 倍,N-去甲基代谢产物的血药浓度升高 9 倍,不增加疗效却增加肝损伤和横纹肌溶解的风险。**建议与医师联系修改处方。

依折麦布

【适应证】

1. 单用或与他汀联合用于原发性高胆固醇血症。

2. 与他汀联合用于纯合子家族性高胆固醇血症(HoFH),可作为血浆置换法的辅助治疗。

3. 降低纯合子家族性胆固醇血症患者的胆固醇和植物固醇水平。

【用法用量】

片剂:口服 10mg,一日 1 次。

【特殊人群用药】

孕妇谨慎使用；不宜用于哺乳期妇女；肾功能不全无须调整剂量；中、重度肝功能不全不推荐使用；10 岁以下儿童不推荐；老年患者无须调整剂量。

【有临床意义的相互作用】

1. 与环孢素联用，检测环孢素血药浓度。

2. 与华法林联用，加强监测 INR。

3. 贝特类与依折麦布都能促进胆固醇向胆囊排泄，增加患胆石症的风险。

【注意事项】

参见"特殊人群用药"部分。

【常见错误处方及解析】

处方描述 诊断：冠心病，家族性高胆固醇血症。用药信息：依折麦布片 10mg q.d. p.o.；非诺贝特胶囊 200mg q.d. p.o.。

处方问题 联合用药不适宜。依折麦布与贝特类联用存在不良相互作用。

解析及处理 依折麦布与贝特类联用可增加胆石症发生的风险，需加强监测，若怀疑出现胆结石建议行胆囊检查，并考虑选用其他降血脂药。

非诺贝特

【适应证】

治疗成人饮食控制疗法效果不理想的高胆固醇血症（Ⅱa 型）、内源性高甘油三酯血症、单纯型（Ⅳ型）和混合型（Ⅱb 和 Ⅲ型）。特别是饮食控制后血中胆固醇持续升高，或是有其他并发症的危险因素时。

【用法用量】

1. 微粒化胶囊 口服，每次 200mg，每日 1 次，与餐同服。

2. 薄膜衣片 口服,每次 160mg,每日 1 次。**在进餐期间整片吞咽**。服用 200mg 微粒化胶囊患者可以直接转为服用 160mg 非诺贝特片(Ⅲ)。

【特殊人群用药】

孕妇禁用;**哺乳期妇女不建议使用[但通过饮食控制不能有效降低高甘油三酯(>10g/L)而增加母体急性胰腺炎危险情况除外]**;活动性肝病患者禁用;有胆囊疾病患者禁用;严重肾功能受损患者包括接受透析的患者禁用;儿童禁用;老年人推荐使用普通成人剂量。

【有临床意义的相互作用】

避免与他汀类合用。与环孢素联用需监测环孢素血药浓度;与华法林联用,监测 INR;**与秋水仙碱联用,应警惕肌病**;与依折麦布联用,易发生胆石症。

【注意事项】

参见"特殊人群用药"部分和"有临床意义的相互作用"。

【常见错误处方及解析】

处方描述 诊断:高甘油三酯血症,急性心包炎。用药信息:非诺贝特胶囊 200mg q.d. p.o.;秋水仙碱片 0.6mg q.d. p.o.。

处方问题 联合用药不适宜。非诺贝特与秋水仙碱之间有不良相互作用。

解析及处理 非诺贝特与秋水仙碱联用可增加肌病发生的风险,因此不推荐两者联合。建议与医师联系修改处方。

第七节 抗心律失常药

本节主要介绍抗快速型心律失常的药物,根据 Vaughan Williams 分类法,抗心律失常药物可分为以下几类。

Ⅰ类药物:钠通道阻滞剂,Ⅰa 类奎尼丁不良反应较多,目前少用;Ⅰb 类代表药物利多卡因和美西律,主要用于室性心律失常；Ⅰc 类常用普罗帕酮,对各种类型的心律失常均有效。

Ⅱ类药物：β 受体拮抗剂(参见本章第五节)。

Ⅲ类药物：胺碘酮适用于各类心律失常,可用于器质性心脏病患者。

Ⅳ类药物：非二氢吡啶类钙通道阻滞剂维拉帕米和地尔硫䓬(参见本章第一节)；

其他类药物：腺苷,主要用于阵发性室上性心动过速；洋地黄类强心苷,用于控制伴有快速心室率的心房颤动、心房扑动患者的心室率及室上性心动过速。

一、常用药物介绍

1. 利多卡因 利多卡因为Ⅰb 类,钠通道阻滞剂,也可促进钾离子的外流,降低心肌的自律性,从而产生抗室性心律失常作用。临床用于急性心肌梗死后室性期前收缩和室性心动过速,洋地黄中毒、心脏外科手术及心导管引起的室性心律失常。利多卡因本身也可导致心律失常,应注意避免药物剂量过大引起的窦性心动过缓和窦性停搏。

2. 美西律 美西律为Ⅰb 类,钠通道阻滞剂,具有抗心律失常、抗惊厥及局部麻醉作用,用于室性期前收缩、室性心动过速。用药期间应定期复查血压、心电图,最好能检测血药浓度。

3. 普罗帕酮 普罗帕酮为Ⅰc 类抗心律失常药,用于阵发性室性心动过速、阵发性室上性心动过速及预激综合征伴室上性心动过速。普罗帕酮可致严重的窦房性或房室性传导阻滞,若 QRS 或 QT 间期延长超过 25%,PR 间期延长超过 50%,心律失常加重或发作频繁,则应权衡利弊使用。

4. 胺碘酮 胺碘酮属于Ⅲ类抗心律失常药,可延长心肌组织的动作电位及有效不应期,有利于消除折返激动；兼具轻度非竞争性的 α、β 受体拮抗作用及轻度的Ⅰ类、Ⅳ类抗心律失常作用。胺碘酮用于各种类型的心律失常,特别是对器质性心脏病患者不增加死亡率。胺碘酮心脏外不良反应较多,如间质性肺病、甲状腺功能亢进/减退、眼角膜色素沉着等。

5. 腺苷 腺苷对房室结具有负性传导作用,快速静脉注射腺苷可减慢房室结传导,阻断房室结折返环,从而终止心动过速,重新建立窦性心律。腺苷主要用于治疗阵发性室上性心动过速,避免用于有支气管收缩或者痉挛的患者。

二、审方要点

抗心律失常药本身具有致心律失常风险,审方药师在审核这一类处方时主要关注以下几点:①药物的适应证是否正确,抗心律失常药只能用于确诊心律失常的患者;②用法用量是否正确,口服胺碘酮的剂量需要降阶梯给药,第 1 周 200mg t.i.d.,第 2 周 200mg b.i.d.,第 3 周 200mg q.d.;③联合用药不适宜的,利多卡因与巴比妥类药物合用易引起心动过缓和窦性停搏;④存在用药禁忌,严重器质性心脏病患者不可长期使用普罗帕酮,可增加心血管死亡风险。

利多卡因

【适应证】

急性心肌梗死后室性期前收缩和室性心动过速,洋地黄类中毒、心脏外科手术及心导管引起的室性心律失常的治疗。

【用法用量】

注射剂:负荷剂量 50~100mg,必要时每 5 分钟后重复静脉注射 1~2 次,1 小时之内的总量不得超过 300mg。静脉滴注一般以 5% 葡萄糖注射液配成 1~4mg/ml 药液滴注或用输液泵给药。

【特殊人群用药】

慎用于孕妇;老年人、心力衰竭、心源性休克、肝血流量减少、肝或肾功能障碍时减少用量,以每分钟 0.5~1mg 静脉滴注,每小时不超过 100mg。

【有临床意义的相互作用】

巴比妥类药物可促进利多卡因代谢,两药合用可引起心动过缓、窦性停搏,避免使用。与西咪替丁、β 受体拮抗剂合用时,利多卡因代谢受抑制,血浓度增加,可发生心脏和神经系统不良反应,应调整利多卡因剂量,监测血药浓度。

【注意事项】

阿斯综合征、预激综合征、严重心传导阻滞患者静脉禁用。

【常见错误处方及解析】

处方描述　诊断:心房颤动合并预激综合征。用药信息:利多卡因注射液 50mg i.v. st.。

处方问题　遴选药品不适宜。预激综合征患者禁用利多卡因。

解析及处理　利多卡因可以抑制房室结心电传导,促使旁路前传,诱发室性心动过速或者心室颤动。建议审方药师拒绝医嘱,并及时联系医师修改处方。

美 西 律

【适应证】

慢性室性心律失常,如室性期前收缩、室性心动过速的治疗。

【用法用量】

片剂:口服,起始剂量 100~150mg,一日 3 次;维持量一日 400~800mg,分 2~3 次服用;极量为一日 1 200mg,分 2~3 次口服。

【特殊人群用药】

哺乳期妇女禁用;低血压和严重充血性心力衰竭患者、肝功能异常者慎用；老年人用药监测肝功能。

【有临床意义的相互作用】

肝药酶诱导剂可降低美西律血药浓度。

【注意事项】

心源性休克、二或三度房室传导阻滞、病态窦房结综合征者禁用。

【常见错误处方及解析】

处方描述　诊断：心房扑动，房性心动过速。用药信息：美西律片 150mg t.i.d. p.o.。

处方问题　适应证不适宜。美西律适用于室性期前收缩、室性心动过速等室性心律失常。

解析及处理　美西律对心脏电信号的产生、传导作用较小，对房性心律失常的效果较差，主要用于室性心律失常。建议审方药师及时联系医师修改处方。

普罗帕酮

【适应证】

阵发性室性心动过速、阵发性室上性心动过速及预激综合征伴室上性心动过速、心房扑动或心房颤动的预防，也可用于各种期前收缩的治疗。

【用法用量】

1. 片剂　口服，治疗量一日 300~900mg，分 4~6 次服用；维持量一日 300~600mg，分 2~4 次服用。

2. 注射剂　静脉注射，成人常用量 1~1.5mg/kg 或以 70mg 加 5% 葡萄糖注射液稀释，于 10 分钟内缓慢注射，必要时 10~20 分钟重复 1 次，总量不超过 210mg。

【特殊人群用药】

孕妇和哺乳期妇女权衡利弊后使用；老年患者用药后可能

出现血压下降且易发生肝、肾功能不全,需谨慎应用。

【有临床意义的相互作用】

普罗帕酮可增加血清地高辛浓度,并呈剂量依赖。

【注意事项】

无起搏器保护的窦房结功能障碍、严重房室传导阻滞、双束支传导阻滞患者,**严重充血性心力衰竭、心源性休克、严重低血压及对该药过敏者禁用**。

【常见错误处方及解析】

处方描述　诊断:心房颤动,心力衰竭(心功能Ⅳ级)。用药信息:普罗帕酮片 150mg t.i.d. p.o.。

处方问题　遴选药品不适宜。严重充血性心力衰竭的患者禁用普罗帕酮。

解析及处理　普罗帕酮长期用于严重充血性心力衰竭患者可增加死亡风险。建议审方药师联系医生修改医嘱。

胺 碘 酮

【适应证】

室上性和室性心律失常的治疗。

【用法用量】

1. 片剂　口服一次 0.2g,一日 3 次,5~7 日后减量至 0.2g,一日 2 次,共 5~7 日,维持剂量为一日 0.1~0.4g,根据病情进行个体化治疗。

2. 注射剂　静脉注射负荷剂量为 3~5mg/kg,10~15 分钟后可重复,随后以 1~1.5mg/min 的速度静脉滴注 6 小时,根据病情逐渐减量至 0.5mg/min;24 小时内总量一般不超过 1.2g,最大可达 2.2g。

【特殊人群用药】

禁用于妊娠中 3 个月和后 3 个月期间;哺乳期妇女禁用。

【有临床意义的相互作用】

<u>禁止与易导致尖端扭转型室性心动过速的药物联用,包括Ⅰa类、Ⅲ类抗心律失常药及部分神经镇静药物。</u>与环孢素联用使循环中环孢素水平升高,需行环孢素血药浓度测定和监测肾功能;与注射用地尔硫䓬联用,有心动过缓和房室传导阻滞的危险,加强心电监测;与口服抗凝血药联用,密切监测国际标准化比值(INR);若需与他汀类药物联合,建议选用不经CYP3A4代谢的他汀类,减少不良反应。

【注意事项】

1. 未安置人工起搏器的窦性心动过缓、窦房传导阻滞、有窦房结疾病、高度房室传导障碍及双分支或三分支传导阻滞患者禁用。

2. 甲状腺功能异常禁用。

3. 严重低血压禁用。

【常见错误处方及解析】

处方描述　诊断:心房颤动,心力衰竭。用药信息:胺碘酮片200mg t.i.d. p.o.;索他洛尔片80mg b.i.d. p.o.。

处方问题　联合用药不适宜。胺碘酮与索他洛尔合用存在不良相互作用。

解析及处理　胺碘酮和索他洛尔联用显著增加尖端扭转型室性心动过速的发生风险。建议审方药师联系医生停用索他洛尔。

腺　苷

【适应证】

阵发性室上性心动过速的治疗。

【用法用量】

注射剂:快速静脉注射,成人起始剂量为6mg,若1~2分钟未见症状改善,可再次给予 6~12mg 直至症状改善。

【特殊人群用药】

孕妇应权衡利弊使用。

【有临床意义的相互作用】

作用于心脏的药物(β 受体拮抗剂、强心苷、钙通道阻滞剂)、腺苷受体拮抗剂(咖啡因、茶碱)与腺苷不宜在 5 个半衰期内合用。

【注意事项】

已知或估计有支气管狭窄或支气管痉挛的肺部疾病者、未安装起搏器的二度或三度房室传导阻滞、病态窦房结综合征患者禁用。

【常见错误处方及解析】

处方描述 诊断:阵发性室上性心动过速,哮喘。用药信息:腺苷注射液 6mg+0.9% 氯化钠注射液 3ml i.v. st.。

处方问题 遴选药品不适宜。哮喘患者禁用腺苷。

解析及处理 腺苷会导致哮喘患者的支气管收缩,引起呼吸困难,因此有哮喘的患者禁用。建议与医生联系修改医嘱。

第八节 抗血栓药

参见第四章第一节中抗血小板药和抗凝血药相关内容。

第九节 抗心肌缺血药

抗心肌缺血药主要分为传统药物,如硝酸酯类药物、β 受体拮抗剂、钙通道阻滞剂(CCB),以及其他新药,如曲美他嗪、尼可地尔、伊伐布雷定等,主要用于改善冠心病患者的症状。β 受体拮抗剂、CCB 的审方要点前面章节已经阐述,本节不再赘述。

一、常用药物介绍

1. 硝酸甘油　硝酸甘油为有机硝酸酯类,主要通过产生一氧化氮自由基激活鸟苷酸环化酶,增加平滑肌和其他组织中的cGMP,调节平滑肌扩张血管。硝酸甘油舌下含服用于预防和缓解冠状动脉狭窄或痉挛引起的心绞痛发作,还可用于心力衰竭、高血压的辅助治疗,使用过程中应该监测血压和心率。

2. 硝酸异山梨酯　硝酸异山梨酯为二硝酸异山梨酯,松弛血管平滑肌,使外周动脉和静脉扩张,对静脉扩张作用更强,也可以扩张冠状动脉,减少心肌耗氧量,缓解心绞痛。临床上主要用于心绞痛、心力衰竭、冠心病的治疗。硝酸异山梨酯与硝酸甘油相比少了一个硝基基团,半衰期更长,作用时间更久。

3. 单硝酸异山梨酯　单硝酸异山梨酯与硝酸甘油、单硝酸异山梨酯作用机制相同,仅有 1 个硝基,半衰期为 5 小时,比硝酸异山梨酯长,适应证和不良反应等均与硝酸异山梨酯类同。

4. 尼可地尔　尼可地尔通过增加细胞对 K^+ 的通透性,扩张冠状血管。尼可地尔用于治疗冠心病和心绞痛,尤其是 CCB或硝酸酯类控制不佳的冠状动脉痉挛或者冠状动脉微循环障碍所致的心绞痛。不良反应有头晕、低血压、皮疹等。

5. 曲美他嗪　曲美他嗪通过抑制脂肪酸的摄取和 / 或氧化,间接刺激葡萄糖的氧化代谢,保存缺血细胞内的能量代谢发挥抗心肌缺血的作用。曲美他嗪禁用于帕金森病及其他相关运动障碍的患者,以及严重肾功能不全患者。

二、审方要点

药师在审核含抗心肌缺血药处方过程中常见不合理问题主要包括:①选用药品是否适宜,如高血压患者长期口服硝酸甘油片;②药物用法用量是否正确,曲美他嗪的给药剂量需根据肾功能如肌酐清除率进行调整。

硝酸甘油

【适应证】

1. 冠心病心绞痛的治疗及预防。

2. 降低血压或治疗充血性心力衰竭。

【用法用量】

1. 片剂　成人一次用量为 0.25~0.5mg，<u>舌下含服</u>。每 5 分钟可重复 1 片，最多 3 片。

2. 注射剂　5% 葡萄糖注射液或 0.9% 氯化钠注射液稀释后静脉滴注，开始剂量 5μg/min，用输液泵恒速输入，根据患者血压、心率和其他血流动力学参数调整。

【特殊人群用药】

仅当有必要时，方可用于孕妇；哺乳期妇女慎用。

【有临床意义的相互作用】

禁止与磷酸二酯酶 -5 抑制剂如西地那非、伐地那非和他达拉非等合用。阿司匹林减少舌下含服硝酸甘油的清除，乙醇、抗高血压药或血管扩张药增强本品的降压作用。

【注意事项】

1. 心肌梗死早期、严重贫血、青光眼、颅内压增高或已知对硝酸甘油过敏的患者禁用。

2. 聚氯乙烯输液器可大量吸附硝酸甘油溶液，应选用玻璃瓶或其他非吸附型的特殊输液器；静脉滴注时需避光；含服时尽可能取坐位，以免加重低血压；舌下黏膜干燥时需水或盐水润湿后再含化。

【常见错误处方及解析】

处方描述　诊断：心绞痛。用药信息：硝酸甘油片 0.5mg q.d. p.o.。

处方问题　用法用量不适宜。硝酸甘油片应在心绞痛发作时舌下含服。

解析及处理　硝酸甘油舌下给药不经首过效应,2~3分钟起效,作用持续10~30分钟,一般只在心绞痛症状发作时含服。建议审方药师联系医生修改医嘱。

硝酸异山梨酯

【适应证】

1. 冠心病的长期治疗。
2. 心绞痛的预防。
3. 心肌梗死后持续心绞痛的治疗。
4. 慢性充血性心力衰竭。
5. 肺动脉高压的治疗。

【用法用量】

口服:预防心绞痛,一次5~10mg,一日2~3次,一日总量可达30mg,需个体化调整剂量。缓释片,一次20~40mg,一日2~3次,严重病例可用40mg,一日2~3次。

【特殊人群用药】

仅当有必要时,方可用于孕妇;哺乳期妇女慎用。

【有临床意义的相互作用】

参见"硝酸甘油"。

【注意事项】

急性循环衰竭禁用;严重低血压禁用;急性心肌梗死伴低充盈压(除非有持续血流动力学监测)禁用;梗阻性肥厚型心肌病禁用;缩窄性心包炎或心脏压塞禁用;严重贫血、<u>青光眼、颅内压增高禁用</u>;原发性肺动脉高压禁用。

【常见错误处方及解析】

处方描述　诊断:心绞痛,青光眼。用药信息:硝酸异山梨酯缓释片20mg q.d. p.o.。

处方问题 遴选药品不适宜。青光眼患者禁用硝酸异山梨酯。

解析及处理 硝酸酯类药物会使眼压进一步升高,眼痛加剧。建议审方药师联系医生修改处方。

单硝酸异山梨酯

【适应证】

1. 冠心病的长期治疗。

2. 心绞痛的预防。

3. 心肌梗死后持续心绞痛的治疗。

4. 与洋地黄和 / 或利尿药联合应用,治疗慢性充血性心力衰竭。

【用法用量】

口服:一次 10~20mg,一日 2~3 次,严重病例可用 40mg,一日 2~3 次。**缓释片,30~60mg/ 次,一日 1 次;最大剂量为 120mg/ 次,一日 1 次**。

【特殊人群用药】

参见"硝酸异山梨酯"。

【有临床意义的相互作用】

参见"硝酸异山梨酯"。

【注意事项】

参见"硝酸异山梨酯"。

【常见错误处方及解析】

处方描述 诊断:心力衰竭。用药信息:单硝酸异山梨酯缓释片 30mg b.i.d. p.o.。

处方问题 用法、用量不适宜。单硝酸异山梨酯缓释片应一日 1 次给药。

解析及处理 硝酸酯类药物在体内持续作用 24 小时易产

生耐药，至少保留 8 小时空白期。单硝酸异山梨酯缓释片作用持续时间约为 12 小时，一日 1 次给药即可。建议联系医生修改处方。

尼可地尔

【适应证】

心绞痛。

【用法用量】

片剂：口服，一次 5mg，一日 3 次。

【特殊人群用药】

孕妇或计划妊娠的妇女不建议使用本品；老年患者可从小剂量开始。

【有临床意义的相互作用】

禁止与磷酸二酯酶 -5 抑制剂如西地那非、伐地那非和他达拉非等合用。

【注意事项】

对本品、烟酸过敏者禁用；重症肝功能不全、青光眼、高龄患者慎用；在服用初期可能会由于血管扩张作用而发生搏动性头痛，可减量或停止给药；**尼可地尔使用期间，可能会出现口腔溃疡、舌溃疡等口腔不良反应，应终止给药，采取适当的处置**。

【常见错误处方及解析】

处方描述　诊断：变异型心绞痛，口腔溃疡。用药信息：尼可地尔片 5mg t.i.d. p.o.。

处方问题　其他用药不适宜。尼可地尔可能引起口腔溃疡不良反应。

解析及处理　使用尼可地尔后，部分患者发生口腔溃疡。建议联系医生修改处方，如改用单硝酸异山梨酯片。

曲美他嗪

【适应证】

在成人中作为附加疗法对一线抗心绞痛疗法控制不佳或无法耐受的稳定型心绞痛患者进行对症治疗。

【用法用量】

1. 普通片 口服,每日 3 次,每次 20mg(1 片),三餐时服用。

2. 缓释片 口服,每日 2 次,每次 35mg(1 片)。

【特殊人群用药】

孕妇和哺乳期妇女禁止使用;**中度肾功能不全:推荐普通片每次服用 20mg,每日 2 次,缓释片建议每日服用 35mg**。对于中度肾功能不全患者,推荐剂量为每次 20mg,每日 2 次;严重肾功能不全患者禁用。

【注意事项】

此药不作为心绞痛发作时的对症治疗用药,也不适用于不稳定型心绞痛或心肌梗死的初始治疗。帕金森病、帕金森综合征、震颤、不宁腿综合征,以及其他相关的运动障碍禁用本品。

【常见错误处方及解析】

处方描述 诊断:稳定型心绞痛。用药信息:盐酸曲美他嗪片 20mg t.i.d. p.o.。实验室检查:Ccr 44ml/min。

处方问题 用法、用量不适宜,肾功能不全患者使用曲美他嗪应减量。

解析及处理 根据说明书,Ccr 30~60ml/min 者的推荐剂量为每次服用 1 片 20mg 片剂,每日 2 次。建议联系医生修改处方。

第十节 抗心力衰竭药

根据心力衰竭发生的时间、速度、严重程度可分为急性心力衰竭和慢性心力衰竭。急性心力衰竭的治疗药物主要包括利尿药、血管扩张剂和/或正性肌力药。慢性心力衰竭的传统治疗药物主要包括利尿药、肾素-血管紧张素-醛固酮系统（renin-angiotensin-aldosterone system，RAAS）抑制药、β受体拮抗剂、地高辛、沙库巴曲缬沙坦钠（ARNI）和伊伐布雷定等。利尿药、ACEI/ARB和β受体拮抗剂在前面章节中已阐述，此部分不再赘述。

一、常用药物介绍

1. 硝普钠 硝普钠为一种速效和短时作用的硝酸酯类扩血管药，作用机制类似于硝酸甘油。通过扩张动静脉，改善心输出量，改善心力衰竭症状。硝普钠亦可用于高血压急症，降压迅速，使用时避免持续24小时给药，易产生耐药性。

2. 重组人脑利钠肽 重组人脑利钠肽又名奈西立肽，兼具扩血管和利尿作用。人脑利钠肽与特异性的利钠肽受体相结合，引起胞内环磷酸鸟苷（cGMP）的浓度升高和平滑肌舒张。

3. 地高辛 地高辛为洋地黄类药物，作用机制与去乙酰毛花苷相同，肾功能不全患者需进行血药浓度监测和剂量调整。地高辛中毒首先出现消化道症状，部分患者有红、绿视，心电图鱼钩样改变以及心律失常等表现。

4. 去乙酰毛花苷 去乙酰毛花苷为速效强心苷类药物，①正性肌力作用：抑制钠-钾泵（Na^+、K^+-ATP酶），增加胞内钙离子，增加心肌收缩力；②负性频率作用：抑制交感神经激活迷走神经；③负性传导：降低窦房结自律性，减慢房室结传导速度。临床上主要用于心力衰竭、心力衰竭伴快心室率心房颤动及室上性心动过速的患者,在体内肝脏代谢转化为地高辛,易中毒,需进行药学监护。

5. 多巴胺 多巴胺为多巴胺、α 受体和 β_1 受体激动剂:小剂量时[0.5~2μg/(kg·min)]利尿;中剂量时[2~10μg/(kg·min)]对心肌产生正性肌力作用;大剂量时[>10μg/(kg·min)]用于心源性休克。多巴胺一般微泵给药并需要同时进行心电监护。

6. 多巴酚丁胺 多巴酚丁胺属于儿茶酚胺类药,为选择性 β_1 受体激动剂,直接作用于心脏。临床使用过程中应严格控制给药剂量并密切关注患者生命体征。

7. 米力农 米力农为磷酸二酯酶抑制剂,属于变力扩血管药,几乎无变时作用。米力农只可短时用于改善患者心力衰竭症状,长期使用可增加患者死亡风险。

8. 左西孟旦 左西孟旦为钙离子增敏剂、新型变力扩血管药,增加心肌收缩力的同时不增加心肌耗氧量。左西孟旦可致低血压,收缩压低于 100mmHg 患者禁用。

9. 伊伐布雷定 伊伐布雷定特异性抑制心脏起搏电流 I_f 电流而降低心率,减少心肌耗氧量,对心房、心室未见明显影响。伊伐布雷定用于窦性心律、心率 ≥ 75 次/min 且伴有心脏收缩功能障碍的慢性心力衰竭,也可用于不恰当窦性心动过速和稳定型心绞痛。常见不良反应为窦性心动过缓。

10. 沙库巴曲缬沙坦钠 沙库巴曲缬沙坦钠(ARNI)为脑啡肽酶抑制剂沙库巴曲与缬沙坦的复方制剂,用于慢性心力衰竭及高血压的治疗。ARNI 显著降低心力衰竭患者的全因死亡率和再住院率,改善心力衰竭患者预后。ARNI 降压作用较强,可发生低血压,也可能引起高钾血症。

二、审方要点

审方药师在审核治疗心力衰竭药物时应注意以下几方面的问

题：①选用药品是否适宜，心力衰竭患者使用硝普钠应注意患者是否有冠状动脉狭窄，硝普钠可引起窃血综合征；②药物用法用量是否正确，沙库巴曲缬沙坦钠用于治疗心力衰竭一天 2 次给药；③是否有用药禁忌，如伊伐布雷定禁用于急性心力衰竭、心肌梗死急性期的患者，地高辛禁用于心房颤动伴预激综合征的患者；④是否存在有临床意义的药物相互作用。

硝 普 钠

【适应证】

　　1. 高血压急症。

　　2. 急性心力衰竭。

【用法用量】

　　注射剂：静脉滴注，开始每分钟按体重 0.5μg/kg。根据治疗反应以每分钟 0.5μg/kg 递增，逐渐调整剂量，常用剂量为每分钟按体重 3μg/kg，极量为每分钟按体重 10μg/kg。总量为按体重 3.5mg/kg。儿童：静脉滴注，每分钟按体重 1.4μg/kg，按效应逐渐调整用量。

【特殊人群用药】

　　肾功能不全且本品应用超过 48~72 小时者，每天须测定血浆中氰化物或硫氰酸盐，保持硫氰酸盐不超过 100μg/ml，氰化物不超过 3μmol/ml。

【有临床意义的相互作用】

　　避免与磷酸二酯酶 V 抑制剂同用，因会增强本品的降压作用。与多巴酚丁胺同用，可使心输出量增多，肺毛细血管楔压降低；与拟交感胺类同用，降压作用减弱。

【注意事项】

　　1. 代偿性高血压如动静脉分流或主动脉缩窄时禁用。

　　2. 本品对光敏感，溶液稳定性较差，速配速用。

【常见错误处方及解析】

处方描述　诊断：急性冠脉综合征，高血压。用药信息：注射用硝普钠 50mg+5% 葡萄糖注射液 250ml i.v.gtt. st.。

处方问题　遴选药品不适宜。急性冠脉综合征患者慎用硝普钠。

解析及处理　急性冠脉综合征患者存在冠状动脉供血不足，硝普钠具有强效扩张动静脉血管的作用，进一步导致冠状动脉血流减少，产生"窃血综合征"。建议审方药师联系医生修改处方，如换用乌拉地尔注射液等。

重组人脑利钠肽

【适应证】

急性失代偿心力衰竭患者。

【用法用量】

注射剂：先以负荷剂量 1.5~2μg/kg 静脉注射，随后以维持剂量 0.007 5~0.01μg/(kg·min) 进行静脉滴注，也可不采取负荷剂量，直接选择维持剂量。

【特殊人群用药】

肾功能不全无须调整剂量，急性肾衰竭和需要进行肾透析时，需监测血肌酐。

【注意事项】

1. 心源性休克或收缩压 <90mmHg 的患者禁用。

2. 配制后须在 24 小时内使用。

【常见错误处方及解析】

处方描述　诊断：急性心力衰竭。用药信息：冻干重组人脑利钠肽 50mg+0.9% 氯化钠注射液 50ml i.v.vp.，速度 0.007 5μg/(kg·min)，持续 24 小时。护理记录：血压 89/50mmHg。

处方问题　遴选药品不适宜。重组人脑利钠肽禁用于收缩压<90mmHg 的患者。

　　解析及处理　重组人脑利钠肽有排钠、排水、降压作用,该患者血压 89/50mmHg,继续使用重组人脑利钠肽可能引起低血压性休克。因此,建议审方药师联系医生修改医嘱,需综合考虑患者的具体心衰情况后选择适宜的治疗药物,如多巴酚丁胺等。

地 高 辛

【适应证】

　　1. 心功能不全。

　　2. 控制伴有快速心室率的心房颤动、心房扑动患者的心室率及室上性心动过速。

【用法用量】

　　口服,常用 0.125~0.5mg,每日 1 次;儿童按 5.5μg/kg 给药。血清浓度维持在 0.5~2ng/ml。

【特殊人群用药】

　　孕妇用药风险不能排除;老年人、肝肾功能不全者需减少剂量或延长给药间隔。

【有临床意义的相互作用】

　　地高辛相互作用较多,华法林、维拉帕米等药物可影响地高辛血药浓度。**低钾血症易引起地高辛中毒**。

【注意事项】

　　禁止与钙注射剂合用;任何洋地黄类制剂中毒者禁用;**室性心动过速、心室颤动、梗阻性肥厚型心肌病(若伴收缩功能不全或心房颤动仍可考虑)者禁用**;预激综合征伴心房颤动或扑动者禁用。

【常见错误处方及解析】

　　处方描述　诊断:心力衰竭,心房颤动合并预激综合征。用药信息:地高辛片 0.5mg q.d. p.o.。

处方问题 遴选药品不适宜。心房颤动合并预激综合征患者禁用地高辛。

解析及处理 地高辛有负性传导作用,可延缓房室结传导,促使心电旁路前传,诱发室性心律失常。建议审方药师联系医生修改处方。

去乙酰毛花苷

【适应证】

1. 心力衰竭。

2. 控制伴快速心室率的心房颤动、心房扑动患者的心室率。

【用法用量】

注射剂:用 5% 葡萄糖注射液稀释后缓慢注射,首剂 0.4~0.6mg,以后每 2~4 小时可再给 0.2~0.4mg,总量 1~1.6mg。儿童:早产儿和足月新生儿或肾功能不全、心肌炎患儿,肌内或静脉注射按体重 0.022mg/kg;2~3 岁,按体重 0.025mg/kg。

【特殊人群用药】

孕妇:药物可通过胎盘,晚期可增加剂量,分娩 6 周后减量;哺乳期妇女:可随乳汁排泄,权衡利弊使用。

【有临床意义的相互作用】

不宜与酸、碱类配伍,其他参见地高辛。

【注意事项】

参见"地高辛"。

【常见错误处方及解析】

处方描述 诊断:心房颤动,左心衰竭。用药信息:去乙酰毛花苷注射液 0.4mg+5% 葡萄糖注射液 5ml i.v. st.;10% 葡萄糖酸钙注射液 10ml i.v. st.。

处方问题 存在配伍禁忌。洋地黄类与静脉钙剂不推荐合用。

　　解析及处理　洋地黄类药物与钙剂合用,尤其是钙剂静脉注射时,可致心律失常或心脏传导阻滞。建议联系医生修改处方。

多巴胺

【适应证】

　　1. 休克。

　　2. 心力衰竭。

【用法用量】

　　注射剂:成人常用静脉注射方式,开始时每分钟按体重 $1\sim5\mu g/kg$,10 分钟内以每分钟 $1\sim4\mu g/kg$ 速度递增,最大剂量不超过每分钟 $500\mu g$。**小剂量利尿:$0.5\sim2\mu g/(kg\cdot min)$;中剂量正性肌力:$2\sim10\mu g/(kg\cdot min)$;大剂量抗休克:$>10\mu g/(kg\cdot min)$。**

【特殊人群用药】

　　孕妇权衡利弊后使用。

【有临床意义的相互作用】

　　β 受体拮抗剂可拮抗多巴胺对心脏 $β_1$ 受体的激动作用;三环类抗抑郁药可增加多巴胺的心律失常、心动过速、高血压不良反应;多巴胺给药前 $2\sim3$ 周曾接受单胺氧化酶抑制剂的患者,初量减到常用剂量的 1/10;与苯妥英钠同时静脉注射,可产生低血压与心动过缓,必须联用时,两药交替使用。

【注意事项】

　　嗜铬细胞瘤患者不宜使用。闭塞性血管病、室性心律失常患者谨慎使用。滴注前需稀释,给药的剂量、速度、浓度应个体化,滴注时须进行血压、心输出量、心电图及尿量的监测。

【常见错误处方及解析】

　　处方描述　诊断:心力衰竭,低血压。用药信息:多巴胺注射液 230mg+0.9% 氯化钠注射液 27ml once i.v.vp.,给药速度 0.5μg/(kg·min)。

处方问题 用法、用量不适宜。多巴胺 0.5μg/(kg·min)无法起到正性肌力作用。

解析及处理 患者心力衰竭合并低血压,中剂量多巴胺 2~10μg/(kg·min)才能产生正性肌力作用,建议联系医生调整剂量。

多巴酚丁胺

【**适应证**】

1. 心力衰竭。

2. 低灌注状态。

【**用法用量**】

每分钟 2.5~10μg/kg,在极少数情况下,静脉滴注速度需高达每分钟 40μg/kg。

【**特殊人群用药**】

儿童心率加快和血压升高的频率更高,需密切监测。

【**有临床意义的相互作用**】

与 β 受体拮抗剂同用,效能减弱;与全麻药环丙烷、氟烷等同用,室性心律失常机会增加。

【**注意事项**】

特发性肥厚性主动脉瓣下狭窄的患者禁用;心房颤动时使用多巴胺可能会加快房室传导,心室率加速。

【**常见错误处方及解析**】

处方描述 诊断:心力衰竭,心房颤动。用药信息:多巴酚丁胺注射液 180mg(18ml)+0.9% 氯化钠注射液 32ml i.v.vp. st.,给药速度 5μg/(kg·min)。

处方问题 其他用药不适宜。心力衰竭合并心房颤动患者慎用多巴酚丁胺。

解析及处理　多巴酚丁胺能加快房室传导,使心室率加速。建议联系医生调整药物。

米 力 农

【适应证】

急性心力衰竭。

【用法用量】

注射剂:负荷量 25~75μg/kg,5~10 分钟缓慢静脉注射,以后每分钟 0.25~1.0μg/kg 维持。每日最大剂量不超过 1.13mg/kg。

【特殊人群用药】

肾功能不全者宜减量。

【有临床意义的相互作用】

1. 与丙吡胺合用可导致血压过低。

2. 与硝酸酯类合用有相加效应。

3. 与呋塞米混合产生沉淀。

【注意事项】

低血压、心动过速禁用。不宜用于心肌梗死、严重瓣膜狭窄及梗阻性肥厚型心肌病患者。

【常见错误处方及解析】

处方描述　诊断:急性心肌梗死,心力衰竭。用药信息:米力农注射液(5ml:5mg)36ml+0.9% 氯化钠注射液 14ml i.v.vp. st.,给药速度 4μg/(kg·min)。

处方问题　其他用药不适宜。急性心肌梗死后心力衰竭患者慎用米力农。

解析及处理　米力农为正性肌力药物,可增加心肌耗氧量和加快心室率,故不推荐用于急性心肌梗死患者。

左西孟旦

【适应证】

急性心力衰竭。

【用法用量】

注射剂：静脉滴注，治疗的初始负荷剂量为 6~12μg/kg，时间应大于 10 分钟，之后持续滴注 0.05~0.2μg/（kg·min），持续给药时间通常为 24 小时。左西孟旦停药后，血流动力学效应可维持 9 天。

【特殊人群用药】

严重肝、肾功能不全患者禁用。

【有临床意义的相互作用】

左西孟旦可降低血压，与单硝酸异山梨酯合用易发生直立性低血压。

【注意事项】

显著影响心室充盈和 / 或射血功能的机械性阻塞性疾病禁用；严重低血压和心动过速患者禁用；有尖端扭转型室性心动过速病史的患者禁用。

【常见错误处方及解析】

处方描述　诊断：终末期心力衰竭，肾衰竭，糖尿病。用药信息：左西孟旦注射液 12.5mg（5ml）+5% 葡萄糖注射液 45ml 持续给药 24 小时 i.v.vp.。

处方问题　遴选药品不适宜。Ccr<30ml/min 禁用左西孟旦。

解析及处理　肾功能不全可能会导致活性代谢产物浓度增加，从而引起更明显、持久的血流动力学效应，严重肾功能不全者禁用左西孟旦。建议审方药师联系医生修改医嘱。

伊伐布雷定

【适应证】

与β受体拮抗剂联合,或者单独用于β受体拮抗剂禁忌或不耐受的以下慢性心力衰竭患者:窦性心律且心率≥75次/min,伴有心脏收缩功能障碍NYHA Ⅱ~Ⅳ级。

【用法用量】

片剂:口服,**一日2次,进餐时服用**,一次2.5~7.5mg。

【特殊人群用药】

孕妇、哺乳期妇女禁用;中度肝功能受损时慎用,重度肝功能不全患者禁用;肾功能不全,Ccr<15ml/min使用需谨慎。75岁或以上老年人应使用较低的起始剂量。

【有临床意义的相互作用】

禁止与强效CYP3A4抑制剂合并使用,如唑类抗真菌药物(伊曲康唑)、大环内酯类抗生素(克拉霉素、红霉素、泰利霉素)、蛋白酶抑制剂(奈非那韦、利托那韦)等。

【注意事项】

静息心率低于每分钟70次、心源性休克、急性心肌梗死、重度低血压(<90/50mmHg)、重度肝功能不全、病态窦房结综合征、窦房传导阻滞、不稳定性或急性心力衰竭、依赖起搏器起搏者(心率完全由起搏器控制)、不稳定型心绞痛、三度房室传导阻滞禁用。强效及中效CYP3A4抑制剂禁止与伊伐布雷定合用。**视网膜色素变性慎用**。

【常见错误处方及解析】

处方描述　诊断:冠心病,视网膜色素变性。用药信息:伊伐布雷定片5mg b.i.d. p.o.。

处方问题　其他用药不适宜。视物模糊可能为伊伐布雷定的不良反应。

解析及处理 伊伐布雷定有导致光幻视的风险,使用伊伐布雷定之前排除药源性的视物模糊。建议先停用伊伐布雷定。

沙库巴曲缬沙坦钠

【**适应证**】

1. 慢性心力衰竭。

2. 高血压。

【**用法用量**】

片剂:口服,治疗心力衰竭治疗时一日 **2** 次,一次 **50~200mg**;治疗高血压时一日 **1** 次,一次 **50~400mg**。

【**特殊人群用药**】

孕妇和哺乳期妇女不建议使用。重度肾功能不全慎用,重度肝功能不全、终末期肾病不推荐使用。老年人无须调整剂量。

【**有临床意义的相互作用**】

禁止与 ACEI 类药物合用,可增加血管神经性水肿的风险,必须使用时,停用 ACEI 36 小时后应用本品。

【**注意事项**】

遗传性或特发性血管性水肿患者禁用。

【**常见错误处方及解析**】

处方描述 诊断:心力衰竭。用药信息:沙库巴曲缬沙坦钠片 100mg q.d. p.o.。

处方问题 用法、用量不适宜。本品给药频次一日 1 次不合理。

解析及处理 沙库巴曲缬沙坦钠用于心力衰竭治疗一日 2 次给药,才能使心血管临床结局获益,降低全因死亡率和心力衰竭再入院率。建议审方药师联系医生修改医嘱。

第八章
内分泌代谢疾病治疗药物及审方要点

本章主要涉及的内分泌代谢疾病包括糖尿病、甲状腺疾病、骨质疏松及痛风。主要治疗药物包括二甲双胍等口服治疗糖尿病药物及注射用胰岛素,甲巯咪唑及丙硫氧嘧啶等甲状腺疾病治疗用药,阿仑膦酸钠等临床常用治疗骨质疏松用药,别嘌醇、秋水仙碱、非布司他等临床常用治疗痛风的药物。

第一节　降血糖药

糖尿病是以慢性高血糖为特征的一组异质性代谢性疾病,由胰岛素分泌缺陷和/或胰岛素作用缺陷所引起,以慢性高血糖伴碳水化合物、脂肪和蛋白质的代谢障碍为特征。大部分糖尿病患者可按照病因、发病机制分为1型和2型糖尿病。

糖尿病的药物治疗原则是控制高血糖及糖尿病的并发症,高血糖的药物治疗多基于纠正导致血糖升高的两个主要病理生理改变——胰岛素抵抗和胰岛素分泌受损。

一、常用药物介绍

1. 二甲双胍　二甲双胍具有多种作用机制,包括:①通过直接抑制肝脏的糖异生降低餐前血糖;②通过提高外周组织对葡萄糖的摄取和利用,降低餐后血糖;③减少小肠内葡萄糖吸收;④减轻胰岛素抵抗;⑤改善胰岛素敏感性,提高胰岛 β 细胞对血糖的应答;⑥提高胰高血糖素样肽 -1(GLP-1)水平。许多国家和国际组织制定的糖尿病诊治指南中均推荐二甲双胍作为 2 型糖尿病患者控制高血糖的一线用药和药物联合降血糖中的基础用药。

二甲双胍常见不良反应有腹泻、恶心、呕吐、胃胀、乏力、消化不良、腹部不适及头痛等;罕见乳酸酸中毒。药物使用过程中应定期检查肾功能,可减少乳酸酸中毒的发生,对老年患者尤应重视。注意接受外科手术和碘剂 X 线摄影检查前患者需暂停口服本品。二甲双胍可减少维生素 B_{12} 的吸收,应定期监测血常规及血清维生素 B_{12} 水平。单独接受本品治疗的患者在正常情况下不会产生低血糖,但与其他降血糖药联合使用、饮酒等情况下应警惕低血糖。

2. 格列齐特　格列齐特为第二代磺酰脲类口服降血糖药,用于胰岛 β 细胞尚有一定的胰岛素分泌功能的 2 型糖尿病患者。该药能与胰岛 β 细胞膜上的磺酰脲受体特异性结合,使 K^+ 通道关闭,引起膜电位改变,进而使 Ca^{2+} 通道开放,细胞液内 Ca^{2+} 浓度升高,从而促使胰岛素分泌,起到降低血糖的作用。

低血糖反应是格列齐特最常见的不良反应,使用期间应注意监测血糖变化。一旦发生应摄入碳水化合物、调整剂量和 / 或改变饮食来纠正,并进行严密监护。

3. 格列吡嗪　格列吡嗪为第二代磺酰脲类口服降血糖药,用于经饮食控制及体育锻炼 2~3 个月疗效不满意的轻、中度 2 型糖尿病。因此,接受该药物治疗的患者应当是胰岛 β 细胞尚有一定的胰岛素分泌功能且无急性并发症,不合并妊娠,无严重慢性并发症的患者。

格列吡嗪有多种口服剂型,剂量应个体化,对降血糖药更敏感的患者可由更低的起始剂量开始用药。格列吡嗪用药期间应定期检测尿酮体、尿蛋白、血糖、尿糖、血常规及肝肾功能,并进行眼科检查,治疗前和治疗 3 个月后应监测糖化血红蛋白,之后每 3 个月监测 1 次,并根据监测结果调整用药剂量。

4. 格列美脲　格列美脲为第三代磺酰脲类长效降血糖药,用于经饮食控制、体育锻炼及减轻体重均不能满意控制的 2 型糖尿病。格列美脲具有双重作用机制,除与胰岛 β 细胞表面的磺酰脲受体结合,促进胰岛素的释放外,还可以通过非胰岛素依赖的途径增加心脏葡萄糖的摄取,这可能是葡萄糖转运因子 1、4 两种蛋白质表达作用增加所致。

5. 吡格列酮　吡格列酮为噻唑烷二酮类降血糖药,通过提高胰岛素的敏感性而有效地控制血糖,用于 2 型糖尿病患者的治疗。本药的抗糖尿病作用是通过提高肝脏、肌肉和脂肪组织对胰岛素的敏感性,且在脂肪组织中使胰岛素调控的葡萄糖转运因子 GLUT-4 的基因表达增加实现的。

吡格列酮为口服制剂,可单独治疗,也可联合其他降血糖药治疗。心血管系统不良反应是吡格列酮最严重的不良反应。吡格列酮可引起或加重充血性心力衰竭,禁止用于心功能Ⅲ级或Ⅳ级的患者。由于吡格列酮可导致血容量增加,进而可因心脏前负荷增加而致心脏肥大。单用本药时,轻至中度水肿发生率为 4.8%;联用胰岛素时,水肿的发生率高于联用磺酰脲类降血糖药或二甲双胍。水肿更常见于女性。

6. 瑞格列奈　瑞格列奈为非磺酰脲类促胰岛素分泌的餐时血糖调节药,主要用于经饮食控制、降低体重及运动锻炼不能有效控制高血糖的 2 型糖尿病。该药具有起效快、作用时间短的特点。患者服用后,能够迅速吸收药物,药效在 1 小时内达最大值。与此同时,药物消退时间也比较短,可在 1.5 小时内消除。由于其作用时间较短,对空腹血糖高的患者起不到明显的治疗效果,较适合于餐后血糖高的患者。

7. 阿卡波糖 阿卡波糖为 α 葡糖苷酶和 α 淀粉酶的双重抑制剂,主要用于改善餐后血糖和高胰岛素血症。阿卡波糖能竞争性抑制糖类在空肠的迅速吸收,从而延缓了肠道内多糖、寡糖或双糖的降解,使来自碳水化合物的葡萄糖的降解和吸收入血速度变缓,降低餐后血糖,使平均血糖值下降。

阿卡波糖制剂口服给药,老年患者无须调整剂量。最常见的不良反应为胃肠道反应,可有肠鸣、腹胀、腹泻、腹痛等不良反应。此外,存在个别患者发现黄疸和 / 或肝炎合并肝损害的报道,用药期间定期检查肝功能。阿卡波糖通常不引起低血糖反应,但其可使蔗糖分解为果糖和葡萄糖的速度变慢,若发生急性的低血糖,应使用葡萄糖纠正低血糖反应,进食或口服糖水效果则较差。

8. 西格列汀 西格列汀是第一个上市的口服二肽基肽酶 4(DPP-4)抑制剂,可单独使用或与二甲双胍、噻唑烷二酮类药物联合使用,用于改善 2 型糖尿病患者的血糖控制。本药抑制肠促血糖素经 DPP-4 的降解,故能增强 GLP-1 的功能,增加胰岛素释放并降低循环中胰高血糖素的水平。

西格列汀为口服给药。轻度肾功能不全者无须调整剂量,轻、中度肝功能不全的患者无须调整剂量,重度肝功能不全的患者不推荐使用。西格列汀的不良反应包括过敏反应、血管性水肿、皮疹、荨麻疹、皮肤血管炎以及剥脱性皮肤损害、肝药酶升高等。由于药物需要经过肾脏代谢,建议在开始用药前及使用期间定期评估肾功能。在与磺酰脲类药物联合用药时,可增加低血糖发生的风险,应监测血糖变化。

9. 恩格列净 恩格列净是一种钠 - 葡萄糖协同转运蛋白 2(SGLT-2)选择性抑制剂,用于 2 型糖尿病患者的治疗。其作用机制与抑制葡萄糖在肾小管的重吸收有关。

恩格列净为长效口服制剂,每日 1 次,空腹或进食后给药。开始使用本品前建议评估肾功能,之后应定期评估。较常见的不良反应有低血压、肾损伤、低血糖、阴道真菌感染、尿路和生殖系统感染等。不良反应的报道主要集中在膀胱炎、尿路感染等生殖泌尿系统感染。推测可能与用药后尿糖增加,致使细菌滋生有关,但具体原因尚不十分明确。

10. 利拉鲁肽 利拉鲁肽是通过基因重组技术,利用酵母生成的人胰高血糖素样肽 -1(GLP-1)类似物。药物可活化 GLP-1 受体,增加细胞内的环磷酸腺苷,导致血糖浓度升高时机体分泌胰岛素;该药还可以胰岛素依赖的方式促进胰高血糖素分泌减少,引起胃排空延迟,故可降低进入循环的餐后血糖比例。单剂量皮下注射本药后,可降低整日空腹、餐前和餐后血糖。利拉鲁肽可以改善胰岛 β 细胞分泌胰岛素的数量和质量,因此有可能延缓糖尿病的发展进程。与大部分降血糖药不同,利拉鲁肽可有效减轻体重。

利拉鲁肽采用皮下给药,注射部位为大腿、腹部或上臂皮下,肝肾功能不全患者无须调整剂量。胃肠道不适是利拉鲁肽最常见的不良反应,表现为一过性的恶心、呕吐和腹泻,通常在 1 个月内缓解。

11. 胰岛素 主要用于 1 型、2 型糖尿病:①重度消瘦、营养不良者;②轻、中度经饮食和口服降血糖药治疗无效者;③合并严重代谢紊乱、重度感染、消耗性疾病(如肺结核、肝硬化)和进行性视网膜、肾、神经等病变,以及急性心肌梗死、脑血管意外者;④合并妊娠、分娩及大手术者,也可用于纠正细胞内缺钾。

短效胰岛素皮下吸收峰型较超短效胰岛素宽,和人正常生理分泌模式有一定差异。另外,注射部位可有皮肤发红、皮下结节和皮下脂肪萎缩等局部反应,故须经常更换注射部位。未开瓶使用胰岛素应在 2~10℃条件下冷藏保存,已开始使用的胰岛素注射液可在室温(最高 25℃)保存最长 4~6 周,冷冻后的胰岛素不可使用。

12. 低精蛋白锌胰岛素 低精蛋白锌胰岛素属中效胰岛

素,故一般与短效胰岛素配合使用,以提供胰岛素的日基础用量。低精蛋白锌胰岛素不可静脉注射。中效胰岛素最常用于皮下胰岛素强化治疗方案中,睡前给予,以控制空腹血糖。使用方法及剂量应个体化。

13. 精蛋白锌胰岛素 属长效胰岛素,一般也和短效胰岛素配合使用。长效胰岛素的特点是可减少注射次数,但由于长效制剂多是混悬液剂型,可能造成吸收和药效的不稳定,使用前轻轻摇动使药物混匀。因作用缓慢,不能用于抢救糖尿病酮症酸中毒及高渗性昏迷。使用方法及剂量应个体化,长效胰岛素一般皮下注射一日 1 次,以满足糖尿病患者的基础胰岛素需要量。

14. 预混胰岛素 30R、50R、70/30、50/50 预混胰岛素是指含有两种胰岛素的混合物,可同时具有短效和中效胰岛素的作用。制剂中的短效成分起效迅速,可以较好地控制餐后高血糖,中效成分持续缓慢释放,主要起替代基础胰岛素分泌的作用。预混胰岛素含有标示百分比的短效胰岛素和中效胰岛素,如 30R、70/30 是 70% 中效人胰岛素混悬液与 30% 人普通胰岛素的混合制剂;50R、50/50 是 50% 中效人胰岛素混悬液与 50% 人普通胰岛素的混合制剂等,其作用相当于短效和中效胰岛素的叠加;预混胰岛素的剂量根据病情而定,一般于早餐前半小时皮下注射 1 次,有时需要于晚餐前再次注射 1 次。预混胰岛素为混悬液,不能静脉注射。

15. 胰岛素类似物 胰岛素类似物由于改变了组成胰岛素的氨基酸的分子结构,具有类似胰岛素的降血糖作用,但在发挥作用的时间、体内的代谢速度等方面与人胰岛素有很大区别,因而能够更好地模拟生理性胰岛素分泌模式并减少低血糖发生风险。人体生理性胰岛素分泌包括餐时和基础分泌两部分,胰岛素类似物也按药效动力学分为速效、长效和预混三类。

二、审方要点

对降血糖药的处方审核须重点关注如下几点：①处方用药与诊断是否相符；②是否有用药禁忌；③是否存在配伍禁忌；④是否有重复给药、相互作用情况和有临床意义的相互作用，**比如两种作用机制相同的磺酰脲类降血糖药不建议合用**；⑤选用剂型与给药途径是否适宜，如长效胰岛素应皮下注射等；⑥**处方剂量、用法是否正确，如格列吡嗪控释片不可掰开服用**。各降血糖药的审方要点具体如下。

二甲双胍

【适应证】

用于单纯饮食控制及体育锻炼治疗无效的 2 型糖尿病，特别是肥胖的 2 型糖尿病。

【用法用量】

缓释片：从小剂量开始，开始 0.5g/ 次，每日 2 次，或 0.85g/ 次，每日 1 次，随餐服用；以后根据病情调整剂量，成人最大推荐剂量为 2.55g/d（或 0.85g/ 次，每日 3 次）。

【特殊人群用药】

1. 不推荐孕妇使用本品。哺乳期妇女应慎用本品，必须使用本品时，应停止哺乳。

2. 肾功能受损患者需调整剂量，eGFR ≥ 60ml/（min·1.73m^2）无须调整剂量，eGFR 范围在 45~59ml/（min·1.73m^2）减量，eGFR <45ml/（min·1.73m^2）禁用。

3. 不推荐 10 岁以下儿童使用。

4. 老年患者酌情减量，通常不使用最大剂量。

【有临床意义的相互作用】

1. 接受血管内注射碘化造影剂者，应暂时停用本品。

2. **与胰岛素合用时,需减少胰岛素的用量(开始时减少 20%~30%)。**

3. 可减少维生素 B_{12} 在肠道的吸收。

4. **本品可增强抗凝血药(如华法林等)的抗凝血作用,可致出血倾向。**

【注意事项】

二甲双胍单药不会引起低血糖,但是与胰岛素或其他口服降血糖药联合使用时应警惕低血糖。

【常见错误处方及解析】

处方描述 诊断:2 型糖尿病。用药信息:二甲双胍肠溶片 0.5g t.i.d. 餐后口服。

处方问题 用法、用量不适宜。二甲双胍肠溶片不宜餐后给药。

解析及处理 因二甲双胍片胃肠道反应较多,普通片剂建议餐中、餐后给药,而肠溶片建议餐前半小时服用,肠溶片能减轻胃肠道反应。审方中需特别注意,建议与医生沟通,修改处方。

格列齐特

【适应证】

单用饮食疗法、运动治疗和减轻体重不足以控制血糖水平的成人非胰岛素依赖型糖尿病。

【用法用量】

口服,仅用于成人。普通片剂:起始剂量 40mg,每日 2 次,最大日剂量 320mg。**缓释片及胶囊每日 1 次,剂量为 30~120mg**,首次建议剂量为每日 30mg,最大剂量不得超过 120mg。建议于早餐时服用。缓释片及胶囊建议吞服,不应粉碎或咀嚼。

【特殊人群用药】

严重的肝脏或肾脏衰竭的患者禁用。

【有临床意义的相互作用】

禁止与咪康唑联用。

【注意事项】

1. 伴有酮症酸中毒或糖尿病昏迷前期的糖尿病患者禁用。

2. 磺胺过敏的患者禁用。

3. 在肝或肾功能不全的患者中,格列齐特的药代动力学和 / 或药效学数据会有变化。如果这些患者发生低血糖,那么会有低血糖持续的危险,应改用合适的治疗方法。

4. 用磺酰脲类药物治疗时会发生低血糖,有些病例会很严重或持续很长时间。

【常见错误处方及解析】

处方描述　诊断: 2 型糖尿病。用药信息:格列齐特缓释片 60mg b.i.d. p.o.。

处方问题　用法、用量不适宜。格列齐特缓释片不宜每日 2 次给药。

解析及处理　格列齐特缓释片每日 1 次,剂量为 30~120mg。建议于早餐时服用,整片吞服,不可咀嚼和压碎。审方中需特别注意,建议与医生沟通,修改处方。

格列吡嗪

【适应证】

经饮食控制及体育锻炼疗效不满意的轻、中度 2 型糖尿病。

【用法用量】

片剂、分散片、缓释 / 控释片:剂量因人而异,一般餐前 30 分钟服用。起始剂量一日 2.5~5.0mg,一日最大剂量不超过 20~30mg,分 2~3 次餐前服用。<u>控释片不能掰开服用</u>。

【特殊人群用药】

1. 孕妇慎用。

2. 肝功能不全者、伴或不伴昏迷的糖尿病酮症酸中毒患者禁用。

3. 老年患者推荐起始剂量为 2.5mg。

【有临床意义的相互作用】

乙醇、β 受体拮抗剂、可乐定和利血平可能会增强或减弱本品的降血糖作用。本品与这些药物合用时需要增加监测频率。

【注意事项】

下列患者禁用：对磺胺类药物过敏者，已明确诊断的 1 型糖尿病患者，2 型糖尿病患者伴有酮症酸中毒、昏迷、严重烧伤、感染、外伤和重大手术等应激情况。

【常见错误处方及解析】

处方描述　诊断：2 型糖尿病。用药信息：格列吡嗪控释片（5mg × 14 片）2.5mg q.d. p.o.。

处方问题　用法、用量不适宜。格列吡嗪控释片不能掰开服用。

解析及处理　格列吡嗪控释片须整片吞服，不能嚼碎、分开和碾碎。审方中需特别注意，建议与医生沟通，修改处方。

格列美脲

【适应证】

适用于控制饮食、运动疗法及减轻体重均不能充分控制血糖的 2 型糖尿病。

【用法用量】

该药须以适量的液体送服，整片吞服，不得咀嚼。一般一日 1 次顿服即可，根据血糖控制情况增加剂量。最大日剂量 8mg。

【**特殊人群用药**】

1. 孕妇慎用。

2. 肝肾功能不全者慎用。

3. 不推荐儿童应用本品。

4. 老年人推荐起始剂量为 1mg 口服,每日 1 次。

【**有临床意义的相互作用**】

避免同时服用考来维仑和格列美脲,两者联合使用降低格列美脲在胃肠道中的吸收。服用格列美脲至少 4 个小时后服用考来维仑,因此,本品应比考来维仑至少提前 4 个小时服用。

【**注意事项**】

1. 本品须在进餐前即刻或进餐中服用。

2. 伴或不伴昏迷的糖尿病酮症酸中毒患者禁用。

【**常见错误处方及解析**】

处方描述　诊断:2 型糖尿病。用药信息:格列美脲片 2mg b.i.d. p.o.。

处方问题　用法、用量不适宜。格列美脲片每日 1 次给药即可。

解析及处理　格列美脲片易引起低血糖,一般每日 1 次给药即可。审方中需特别注意,建议与医生沟通,修改处方。

吡格列酮

【**适应证**】

口服降血糖药,可单独使用,当饮食控制、体育锻炼和单药治疗不能满意控制血糖时,也可与磺酰脲类、二甲双胍或胰岛素合用。

【**用法用量**】

每日服用 1 次,服药与进食无关。初始剂量为 15mg 或 30mg,一日 1 次,可增至 45mg,一日 1 次。

【特殊人群用药】

1. 孕妇和哺乳期妇女禁用。

2. **患者出现活动性肝病的临床表现或 GPT > 健康人群高限（ULN）2.5 倍时，不应服用本品。**

3. 严重肾功能障碍的患者禁用。

【有临床意义的相互作用】

1. 本品可能会使口服避孕药的避孕作用消失，所以，对于同时使用盐酸吡格列酮和口服避孕药的患者，避孕应更谨慎。

2. 吡格列酮的代谢需细胞色素 P450 的 CYP3A4 同工酶，关注药物代谢的影响。

【注意事项】

NYHA 分级为 Ⅲ、Ⅳ 级的心力衰竭患者禁用。

【常见错误处方及解析】

处方描述　诊断：2 型糖尿病，活动性乙型肝炎。用药信息：吡格列酮片 30mg q.d. p.o.。

处方问题　遴选药品不适宜。吡格列酮片不宜用于活动性乙型肝炎患者。

解析及处理　患者有活动性肝疾病的临床证据或血清转氨酶（GPT）水平超过 2.5 倍 ULN 时，不应用盐酸吡格列酮治疗。审方中需特别注意，建议与医生沟通，修改处方。

瑞格列奈

【适应证】

适用于饮食控制、减轻体重及运动锻炼不能有效控制的 2 型糖尿病患者。

【用法用量】

1. 本品应在餐前服用，通常在餐前 15 分钟内服用，剂量因人而异，推荐起始剂量 0.5mg，最大推荐单次剂量为 4mg，进餐时服用,最大日剂量不应超过 16mg。

2. 严重肾功能不全者的起始剂量为 0.5mg。

【特殊人群用药】

孕妇或哺乳期妇女、18 岁以下儿童、严重肝肾功能不全的患者禁用。

【有临床意义的相互作用】

1. 体外研究表明,瑞格列奈的代谢受 CYP2C8 和 CYP3A4 的影响。CYP2C8 抑制剂吉非罗齐(每日 2 次,每次 600mg)与瑞格列奈(单剂量 0.25mg)同服,可能导致瑞格列奈降糖作用增强及作用时间延长,应避免将吉非罗齐与瑞格列奈合用。

2. 甲氧苄啶(每日 2 次,每次 160mg)是一种弱 CYP2C8 抑制剂,与瑞格列奈(单剂 0.25mg)同服,可使瑞格列奈的 AUC、C_{max} 和生物半衰期有轻微的增加。由于尚无瑞格列奈剂量高于 0.25mg 与甲氧苄啶剂量高于 320mg 的合用的安全性数据,应避免将瑞格列奈与甲氧苄啶合用。

3. 下列药物可能增强和 / 或延长瑞格列奈的降血糖作用:克拉霉素、伊曲康唑、其他类型降血糖药、单胺氧化酶抑制剂、非选择性 β 受体拮抗剂、血管紧张素转化酶抑制剂、乙醇以及促合成代谢的激素,需加强监测。

4. 下列药物可能减弱瑞格列奈的降血糖作用:口服避孕药、利福平、苯巴比妥和卡马西平、噻嗪类药物、肾上腺皮质激素类药物、达那唑、甲状腺激素、奥曲肽和拟交感神经药。β 受体拮抗剂会掩盖低血糖症状。当接受瑞格列奈治疗的患者使用或停止使用这些药物时,应密切监测患者血糖的变化。

【注意事项】

当瑞格列奈与其他主要由胆汁分泌的药物合并用药时,应注意任何潜在的相互作用。

【常见错误处方及解析】

处方描述　诊断:2 型糖尿病。用药信息:瑞格列奈片

1mg t.i.d. p.o.；格列吡嗪控释片 5mg q.d. p.o.。

处方问题 联合用药不适宜。瑞格列奈片不宜联用格列吡嗪控释片。

解析及处理 瑞格列奈及格列吡嗪均为刺激胰岛素分泌的药物,作用机制相似,不建议联合使用。审方中需特别注意,建议与医生沟通,修改处方。

阿卡波糖

【适应证】

用于治疗 2 型糖尿病。可降低糖耐量减低者的餐后血糖。

【用法用量】

用餐前即刻整片吞服或与前几口食物一起咀嚼服用,剂量因人而异。一般推荐剂量:起始剂量一次 50mg,一日 3 次,以后逐渐增加至一次 0.1g,一日 3 次。个别情况下,可增至一次 0.2g,一日 3 次。

【特殊人群用药】

1. 孕妇及哺乳期妇女禁用。

2. 严重肾功能不全(肌酐清除率<25ml/min)的患者禁用。

3. 18 岁以下患者禁用。

【有临床意义的相互作用】

服用本品期间,避免同时服用考来烯胺、肠道吸附剂和消化酶类制剂,以免影响本品的疗效。

【注意事项】

1. 本品可使蔗糖分解为果糖和葡萄糖的速度更加缓慢,因此如果发生急性的低血糖,不宜使用蔗糖,而应该使用葡萄糖纠正低血糖反应。

2. 有明显消化和吸收障碍的慢性胃肠功能紊乱患者,患有由于肠胀气而可能导致病情恶化的疾病患者禁用。

【常见错误处方及解析】

处方描述　诊断：2 型糖尿病，肠梗阻。用药信息：阿卡波糖片 100mg t.i.d. p.o.。

处方问题　遴选药品不适宜。阿卡波糖片不宜用于肠梗阻患者。

解析及处理　阿卡波糖片对于有明显消化和吸收障碍的慢性胃肠功能紊乱患者禁用。患有由于肠胀气而可能导致病情恶化的疾病（如胃心综合征即 Roemheld 综合征及严重的疝、肠梗阻和肠溃疡）的患者禁用。审方中需特别注意，建议与医生沟通，修改处方。

西格列汀

【适应证】

可单药治疗或与二甲双胍联合使用，配合饮食控制和运动，用于改善 2 型糖尿病患者的血糖控制。

【用法用量】

本品单药或与二甲双胍联合治疗的推荐剂量为 100mg，每日 1 次，可与或不与食物同服。

【特殊人群用药】

1. 西格列汀能够从哺乳期大鼠的乳汁中分泌，本品不宜应用于哺乳期妇女。

2. **中度肾功能不全患者推荐单次剂量 50mg**。**重度肾功能不全患者推荐单次剂量 25mg**。

3. 尚未确定本品在 18 岁以下儿童患者中使用的安全性和有效性。

4. 临床研究中，本品不需要依据年龄进行剂量调整。老年患者更易存在肾功能不全，同其他年龄患者一样，严重肾功能不全患者需进行剂量调整。

【注意事项】

1. 如果怀疑出现胰腺炎,则应停止使用西格列汀和其他可疑的药物。

2. 如怀疑发生超敏反应(包括过敏反应、血管性水肿和剥脱性皮肤损害,如重症多形红斑即 Stevens-Johnson 综合征),停止使用本品。

【常见错误处方及解析】

处方描述 诊断:2 型糖尿病,肾功能不全。用药信息:西格列汀片 100mg q.d. p.o.。实验室检查:肌酐清除率 40ml/min。

处方问题 用法、用量不适宜。中度肾功能不全的患者服用本品时,剂量调整为 50mg,每日 1 次。

解析及处理 该药需要根据患者肾功能调整剂量,因此开始使用本品治疗之前建议对患者肾功能进行评估。轻度肾功能不全患者,不需要调整剂量;中度肾功能不全的患者剂量调整为 50mg,每日 1 次;严重肾功能不全的患者或需要血液透析或腹膜透析的终末期肾病患者服用本品时,剂量调整为 25mg,每日 1 次。审方中需特别注意,建议与医生沟通,修改处方。

利拉鲁肽

【适应证】

适用于成人 2 型糖尿病。单用二甲双胍或磺酰脲类药物最大可耐受剂量治疗后血糖仍控制不佳的患者,与二甲双胍或磺酰脲类药物联合应用。

【用法用量】

起始剂量 0.6mg,每日 1 次皮下注射,最大日剂量为 1.8mg。

【特殊人群用药】

1. 动物研究已经表明,本品具有生殖毒性,本品不得在妊娠期间使用。

2. 由于缺少相关经验,本品不得在哺乳期内使用。

3. 轻度肾功能不全的患者不需要进行剂量调整。在中度肾功能不全患者中的治疗经验有限。目前不推荐该药用于包括终末期肾病患者在内的重度肾功能不全患者。

4. 肝功能不全患者 在肝功能不全患者中的治疗经验有限,因此不推荐用于轻、中、重度肝功能不全患者。

5. 儿童 由于缺乏相关数据,不推荐本品用于 18 岁以下儿童和青少年。

【**注意事项**】

胰腺炎病史者慎用。

【**常见错误处方及解析**】

处方描述 诊断:2 型糖尿病。用药信息:利拉鲁肽注射液 1.2mg q.d. i.m.。

处方问题 用法、用量不适宜。利拉鲁肽注射液不宜肌内注射。

解析及处理 利拉鲁肽需经皮下注射给药,注射部位可选择腹部、大腿或者上臂,不可静脉注射或肌内注射。审方中需特别注意,建议通过审方规则限制该用法。

第二节 甲状腺疾病治疗药物

甲状腺疾病的药物治疗原则是控制疾病症状,目前临床上常用左甲状腺素钠用于甲状腺功能减退(简称甲减)的替代疗法。甲状腺功能亢进(简称甲亢)的药物治疗为抗甲状腺药,主要有甲巯咪唑、丙硫氧嘧啶。无内在拟交感活性的 β 受体拮抗剂如普萘洛尔、美托洛尔、阿替洛尔等是甲亢及甲状腺危象的辅助治疗药物。β 受体拮抗剂主要用于改善甲亢初期症状,对抗甲亢所致的心率加快、心收缩力增强等交感神经活动增强作用。

一、常用药物介绍

1. 左甲状腺素钠(levothyroxine sodium,LT₄) LT₄是治疗甲状腺功能减退的主要替代药物。长期应用经验证明,LT₄具有疗效可靠、不良反应小、依从性好、肠道吸收好、血清半衰期长、治疗成本低等优点。

LT₄替代治疗的起始剂量及随访间期可因患者的年龄、体重、心脏情况以及甲减的病程和程度而不同。一般应从小剂量开始,成年患者LT₄替代剂量50~200μg/d,平均125μg/d。儿童需要较高的剂量,大约2.0μg/(kg·d);老年患者则需要较低的剂量,大约1.0μg/(kg·d);妊娠时的替代剂量需要增加30%~50%;甲状腺癌术后的患者需要剂量约2.2μg/(kg·d),以抑制促甲状腺激素在防止肿瘤复发中需要的水平。

应用本品如果按医嘱服药并监测临床和甲状腺相关指标,一般不会出现不良反应。如超过个体耐受剂量或者过量服药,特别是由于治疗开始时剂量增加过快,可能出现下列甲亢的临床症状,包括心动过速、心律失常、心绞痛、头痛、肌肉无力和痉挛、潮红、发热、呕吐、月经紊乱、震颤、失眠、多汗、体重下降和腹泻。在上述情况下,应减少患者每日剂量或停药几日。

2. 抗甲状腺药 硫脲类是最常用的抗甲状腺药,可分为:①硫氧嘧啶类,包括甲硫氧嘧啶和丙硫氧嘧啶;②咪唑类,包括甲巯咪唑和卡比马唑。

硫脲类抗甲状腺药通过抑制甲状腺内过氧化物酶,从而阻碍甲状腺素(T₄)合成。硫脲类抗甲状腺药还可抑制T₄在外周组织中脱碘生成T₃,丙硫氧嘧啶能迅速控制血清中生物活性较强的T₃,故在重症甲亢、甲状腺危象时,丙硫氧嘧啶为首选,而甲巯咪唑的这种作用相对较弱。

硫脲类抗甲状腺药不良反应包括皮疹、皮肤瘙痒、白细胞减少、粒细胞减少、中毒性肝病和血管炎等。甲巯咪唑（MMI）不良反应呈剂量依赖性，丙硫氧嘧啶（PTU）则呈非剂量依赖性。两药交叉反应发生率 50%。中毒性肝病的发生率为0.1%~0.2%，多在用药后 3 周发生，表现为变态反应性肝炎。PTU 可引起 20%~30% 的患者转氨酶升高，升高幅度为正常值的 1.1~1.6 倍。还有一种罕见的 MMI 导致的胆汁淤积性肝病，肝脏活体检查肝细胞结构存在，小胆管内可见胆汁淤积，外周有轻度炎症，停药后可完全恢复。

3. 碘及碘化物　不同剂量碘化物对甲状腺功能可产生不同作用。小剂量碘是合成甲状腺激素的原料，可预防单纯性甲状腺肿。大剂量碘（>6mg/d）有抗甲状腺作用。碘剂适应证为甲状腺次全切除准备、甲状腺危象、严重甲状腺毒症心脏病、甲亢患者接受急诊外科手术。大剂量碘剂的抗甲状腺作用快而强，用药 2~7 日起效，10~15 日达最大效应，但碘化物不能单独治疗甲亢。

碘剂的不良反应：长期服用可出现口腔、咽喉部烧灼感、流涎、金属味和齿龈疼痛、胃部不适、剧烈头痛等碘中毒症状；也可出现高钾血症，表现为神志模糊、心律失常、手足麻木刺痛、下肢沉重无力。

二、审方要点

甲状腺疾病治疗药物的处方审核须重点关注如下几点：①处方用药与诊断是否相符；②是否有用药禁忌，如患者是否为孕妇；③是否存在配伍禁忌；④是否有重复给药、相互作用情况和有临床意义的相互作用；⑤处方剂量、用法是否正确，如左甲状腺素片的服用方法等。各甲状腺疾病治疗药物的审方要点具体如下。

左甲状腺素钠

【适应证】

适用于治疗非毒性的甲状腺肿(甲状腺功能正常);甲状腺肿切除后预防甲状腺肿复发;甲状腺功能减退的替代治疗;抗甲状腺药治疗甲状腺功能亢进症的辅助治疗;甲状腺癌术后的抑制治疗;甲状腺抑制试验。

【用法用量】

口服。甲状腺肿(甲状腺功能正常者)、预防甲状腺切除术后甲状腺肿复发:75~200μg;成人甲状腺功能减退:初始剂量25~50μg/d,维持剂量100~200μg;抗甲状腺功能亢进的辅助治疗:50~100μg;甲状腺癌切除术后:150~300μg;甲状腺抑制试验:200μg。<u>于早餐前半小时,空腹将一日剂量一次性用适当液体送服</u>。

【特殊人群用药】

1. 孕妇及哺乳期妇女　在甲状腺替代治疗期间,必须严密监护,避免造成过低或过高的甲状腺功能,以免对胎儿及婴儿造成不良影响。微量的甲状腺激素可从乳汁中排出。

2. 儿童　新生儿和儿童甲状腺功能降低或克汀病建议使用剂量(每日):0~6个月25~50μg(8~10μg/kg);7~12个月50~70μg(6~8μg/kg);2~5周岁75~100μg(5~6μg/kg);6~12周岁100~150μg(4~5μg/kg);12岁以上150~200μg(2~3μg/kg)。用药后2~4周增加1个剂量(12.5~25μg),至临床表现及甲状腺激素水平完全正常。

3. 老年人　对老年患者应用左甲状腺素钠片在剂量上必须十分慎重,应从小剂量开始,剂量增加的间隔要长些,即缓慢增加服用剂量,且应定期监测血甲状腺素水平。

【有临床意义的相互作用】

1. 左甲状腺素钠会增加抗凝血药作用。

2. 左甲状腺素钠会升高血中苯妥英钠水平。

3. 抗惊厥药如卡马西平和苯妥英钠加快左甲状腺素钠代谢,可将甲状腺素从血浆蛋白中置换出来。

4. 本品与强心苷一起使用,须相应调整强心苷用量。

5. 左甲状腺素钠也会增加拟交感神经药的作用。

6. 左甲状腺素钠增加儿茶酚胺受体敏感性,因此会增强三环类抗抑郁药的作用。

7. 考来烯胺减少左甲状腺素钠吸收。

【注意事项】

只有在对甲状腺功能亢进症进行抗甲状腺药治疗时,本品可以进行伴随的补充治疗,否则,在甲状腺功能亢进的情况下,不得单独使用左甲状腺素。

【常见错误处方及解析】

处方描述 诊断:甲状腺功能减退症。用药信息:左甲状腺素钠片 50μg b.i.d. p.o.。

处方问题 用法、用量不适宜。左甲状腺素钠片一般每日给药 1 次。

解析及处理 左甲状腺素钠片须于早餐前半小时,空腹将一日剂量一次性用适当液体(例如半杯水)送服。审方中需特别注意,建议通过审方规则限制该用法。

甲巯咪唑

【适应证】

本品为咪唑类抗甲状腺药,适用于甲状腺功能亢进症的药物治疗、各种类型的甲状腺功能亢进症的手术前准备、甲状腺功能亢进症患者拟采用放射性碘治疗时的准备用药、放射碘治疗后间歇期的治疗。可用于甲状腺功能亢进症的长期治疗。对于必须使用碘照射(如使用含碘造影剂检查)的有甲状腺功能亢进病史的患者和功能自主性甲状腺瘤患者作为预防性用药。

【用法用量】

通常服用本品可在餐后用适量液体整片送服。甲状腺功能亢进症保守治疗:初始剂量 20~40mg/d,每日 1 次或每日 2 次(每日总剂量相同)。如在治疗后第 2~6 周病情得到改善,可按需逐步调整剂量。

【特殊人群用药】

1. 孕妇在妊娠 3 个月内禁用。

2. 肾功能不全、肝损伤的患者用量尽可能低,并进行严密监测。

3. 老年患者(尤其是肾功能不全),用药剂量应减少。

【有临床意义的相互作用】

1. 与抗凝血药合用增强抗凝作用。

2. 对氨基水杨酸、保泰松、巴比妥类、酚妥拉明、维生素 B_{12}、磺胺类、磺酰脲类等可抑制甲状腺功能,引起甲状腺肿大,合用需谨慎。

【注意事项】

1. 本品禁用于已知对硫脲类衍生物过敏的患者、血细胞计数有改变(粒细胞减少)的患者、治疗开始前已有胆汁淤积的患者、在使用卡比马唑或甲巯咪唑治疗后发生骨髓损伤的患者。

2. **使用本品须对血细胞计数严密监测,如果出现粒细胞缺乏症,必须停药**。

【常见错误处方及解析】

处方描述　诊断:甲状腺功能亢进症,妊娠 10 周。用药信息:甲巯咪唑片 10mg q.d. p.o.。

处方问题　遴选药品不适宜。妊娠 10 周患者禁用甲巯咪唑片。

解析及处理　孕妇在妊娠 3 个月内禁用甲巯咪唑片。审方中需特别注意,建议通过审方规则限制该用法。

丙硫氧嘧啶

【适应证】

抗甲状腺药。适用于各种类型的甲状腺功能亢进症,尤其适用于:病情较轻,甲状腺轻至中度肿大患者;青少年及儿童、老年患者;甲状腺手术后复发,又不适于放射性碘[131I]治疗者;手术前准备;作为碘[131I]放疗的辅助治疗。

【用法用量】

口服。用于治疗成人甲状腺功能亢进症,开始剂量一般为一日 300mg,视病情轻重介于 150~400mg,分 3 次口服,一日最大量 600mg。病情控制后逐渐减量,维持量一日 50~150mg,视病情调整;儿童开始剂量每日按体重 4mg/kg,分 3 次口服,维持量酌减。

【特殊人群用药】

肾功能不全、老年患者(尤其是肾功能不全者),用药剂量应减少。若发现甲状腺功能减退,应及时减量或加用甲状腺片。

【有临床意义的相互作用】

1. 与口服抗凝血药合用可致后者疗效增加。

2. 磺胺类、对氨基水杨酸、保泰松、巴比妥类、酚妥拉明、维生素 B_{12}、磺酰脲类等都有抑制甲状腺功能和致甲状腺肿大的作用,故合用本品需注意。

3. 高碘的摄入可使甲亢病情加重,故在服用本品前应避免服用碘剂。

【注意事项】

1. <u>严重肝功能不全、白细胞严重缺乏、对硫脲类药物过敏者禁用</u>。

2. 外周血白细胞偏低、肝功能异常患者慎用。

3. 转氨酶水平超过 3 倍 ULN,1 周内重复检测不见好转,不宜行 PTU 起始治疗。

【常见错误处方及解析】

处方描述 诊断:甲状腺功能亢进症,粒细胞缺乏症。用药信息:丙硫氧嘧啶片 100mg t.i.d. p.o.。实验室检查中性粒细胞 1.1×10^9/L。

处方问题 遴选药品不适宜。粒细胞缺乏症患者不宜选用丙硫氧嘧啶。

解析及处理 丙硫氧嘧啶最严重的不良反应为粒细胞缺乏症,故用药期间应定期检查血象,白细胞数低于 4×10^9/L 或中性粒细胞低于 1.5×10^9/L 时,应按医嘱停用或调整用药。审方中需特别注意,建议通过审方规则限制该用法。

第三节 抗骨质疏松药

美国国立卫生研究院将骨质疏松定义为以骨强度下降和骨折风险增加为特征的骨骼疾病,提示骨量降低是骨质疏松性骨折的主要危险因素。骨质疏松症初期通常没有明显的临床表现,但随着病情进展,骨量不断丢失,骨微结构破坏,患者会出现骨痛、脊柱变形,甚至发生骨质疏松性骨折等后果。

骨质疏松症的防治措施主要包括改变生活方式和药物干预。改变生活方式包括戒烟、限酒、少喝咖啡和碳酸饮料、规律运动。骨质疏松的药物治疗原则是抑制骨吸收、促进骨形成。

一、常用药物介绍

1. 双膦酸盐 双膦酸盐与骨骼羟磷灰石的亲和力高,能够特异性结合到骨重建活跃的骨表面,抑制破骨细胞功能,从而抑制骨吸收。双膦酸盐安全性较好,但需关注以下问题:①胃肠道反应,口服双膦酸盐后少数患者可能发生轻度胃肠道反应。故除严格按说明书提示的方法服用外,有活动性胃及十二指肠溃疡、反流性食管炎者、功能性食管活动障碍者慎用。②一过性"流感样"症状。③肾脏毒性,严重肾功能不全患者禁用。④下颌骨坏死。⑤非典型股骨骨折,对于长期使用双膦酸盐患者,一旦出现大腿或者腹股沟部位疼痛,应明确是否存在非典型股骨骨折。⑥低钙血症者和严重维生素 D 缺乏者在使用前需注意补充足量的钙剂和维生素 D。

2. 选择性雌激素受体调节剂　雷洛昔芬为选择性雌激素受体调节剂。选择性雌激素受体调节剂与雌激素受体结合后,对雌激素作用的组织有选择性激动或拮抗活性。雷洛昔芬对骨骼和部分胆固醇代谢发挥类雌激素作用,抑制骨吸收,增加骨密度,降低椎体骨折发生的风险;但对下丘脑、子宫和乳腺组织则产生拮抗作用。

3. 降钙素类　降钙素是一种甲状腺滤泡旁细胞分泌的钙调节激素,能抑制破骨细胞的生物活性,减少破骨细胞数量,减少骨量丢失并增加骨量。降钙素类药物还可以明显缓解骨痛,对骨质疏松症及其骨折引起的骨痛有效。

4. 绝经激素治疗　绝经激素治疗类药物能抑制骨转换,减少骨丢失。临床研究已证明,包括雌激素补充疗法和雌、孕激素补充疗法,能减少骨丢失,降低骨质疏松性椎体、非椎体及髋部骨折的风险,是防治绝经后骨质疏松的有效治疗措施。雌、孕激素有口服、经皮和阴道给药多种制剂。激素治疗的方案、剂量、制剂选择及治疗期限等,应根据患者个体情况而定。

5. 特立帕肽　特立帕肽的作用包括直接作用于成骨细胞刺激骨骼形成,间接增加肠道钙的吸收,增加肾小管钙的重吸收和增强磷酸盐在肾脏的排泄。适用于有骨折高发风险的绝经后骨质疏松的治疗,可显著降低绝经后妇女椎骨和非椎骨骨折风险,但对降低髋骨骨折风险的效果未经证实。

6. 活性维生素 D 及其类似物　目前,国内上市用于治疗骨质疏松症的活性维生素 D 及其类似物有 1α- 羟基维生素 D_3(阿法骨化醇) 和 $1,25$- 二羟基维生素 D_3(骨化三醇) 两种。活性维生素 D 及其类似物更适用于老年人、肾功能不全以及 1α- 羟化酶缺乏或减少的患者,具有提高骨密度、减少跌倒、降低骨折风险的作用。

7. 钙剂　适量的钙可减缓骨丢失,改善骨矿化,对绝经后骨质疏松和老年性骨质疏松症患者有益。绝经后妇女和老年人每日钙摄入推荐量为 1 000mg,尚无充分证据表明单纯补钙可以替代其他抗骨质疏松药治疗。目前常用的治疗骨质疏松的口服钙剂主要为碳酸钙 D_3 片。

8. 维生素 K　四烯甲萘醌是维生素 K_2 的一种同型物,可促进骨形成,并有一定抑制骨吸收的作用,能够轻度增加骨质疏松症患者的骨量。患者在应用后出现皮疹、皮肤发红、瘙痒时,应停止用药。四烯甲萘醌禁用于正在使用华法林抗凝治疗的患者,可能会使华法林疗效减弱。

9. 锶盐　锶是人体必需的微量元素之一。雷奈酸锶是合成锶盐,体外实验和临床研究均证实雷奈酸锶可同时作用于成骨细胞和破骨细胞,具有抑制骨吸收和促进骨形成的双重作用,可降低椎体和非椎体骨折的发生风险。

二、审方要点

抗骨质疏松药的处方审核须重点关注如下几点:①处方用药与诊断是否相符;②是否有用药禁忌;③是否存在配伍禁忌;④是否有重复给药和有临床意义的相互作用;⑤处方剂量、用法是否正确,如阿仑膦酸钠片的服用方法等。抗骨质疏松药的审方要点具体如下。

阿仑膦酸钠

【适应证】

适用于治疗绝经后骨质疏松,以预防髋部和脊柱骨折(椎骨压缩性骨折)。适用于治疗男性骨质疏松以增加骨量。

【用法用量】

阿仑膦酸钠片 70mg 规格制剂,每周 1 次,口服。本品只能在每周固定的一天晨起时使用。本品必须在每天的第 1 次进食、喝饮料或应用其他药物治疗之前的半个小时用一满杯白水送服。在服药后至少 30 分钟之内和当天第 1 次进食前,应避免躺卧。

【特殊人群用药】

1. 孕妇、哺乳期妇女和儿童不宜使用。

2. 轻中度肾功能不全无须调整剂量,肌酐清除率<35ml/min 的患者不推荐应用。

【有临床意义的相互作用】

1. 如果同时服用钙补充剂、抗酸药和其他口服药物可能会干扰本品吸收。

2. 由于非甾体抗炎药会引起胃肠刺激,当与阿仑膦酸钠同时使用时应谨慎。

【注意事项】

1. 导致食管排空延迟的食管异常,例如食管狭窄或弛缓不能、不能站立或坐直至少 30 分钟者、低钙血症患者禁用。

2. **如果发生食管疾病的症状(如吞咽困难或疼痛、胸骨后疼痛或新发胃灼热或胃灼热加重),应该停服本品并请医生诊断治疗**。

3. **不应单独应用本品治疗维生素 D 缺乏**。

【常见错误处方及解析】

处方描述　诊断:男性骨质疏松症。用药信息:阿仑膦酸钠维 D_3 片 70mg q.d. p.o.。

处方问题　用法、用量不适宜。该药用于男性骨质疏松症以增加骨量推荐剂量是 70mg,每周 1 次口服。

解析及处理　阿仑膦酸钠相关制剂有 10mg、70mg 等规格,70mg 每周 1 次口服即可。审方中需特别注意。

唑来膦酸

【适应证】

治疗绝经后骨质疏松和佩吉特病。

【用法用量】

对于骨质疏松的治疗:推荐剂量为一次静脉滴注 5mg 唑来膦酸(无水物),100ml 0.9% 氯化钠注射液以输液管恒定速度静脉滴注,每年 1 次。滴注时间不得少于 15 分钟。不可与任何含钙溶液接触,不能与其他治疗药物混合或同时静脉滴注。

【特殊人群用药】

1. 本品是否会分泌进入乳汁尚不清楚,因为本品能与骨骼长期结合,孕妇及哺乳期妇女禁用本品。

2. 轻中度肾功能不全的患者无须调整剂量,肌酐清除率<35ml/min 者禁用。

3. 不适用于儿童。

【有临床意义的相互作用】

当本品与显著影响肾功能的药物(如氨基糖苷类或能导致脱水的利尿药)合用时应谨慎。

【常见错误处方及解析】

处方描述　诊断:绝经后骨质疏松。用药信息:注射用唑来膦酸 4mg+0.9% 氯化钠注射液 100ml i.v.gtt. st.。

处方问题　用法、用量不适宜。注射用唑来膦酸用于骨质疏松的治疗：推荐剂量为一次静脉滴注 5mg。

解析及处理　注射用唑来膦酸只有 5mg 规格适用于骨质疏松的治疗。审方中需特别注意，建议通过审方规则限制该用法。

鲑降钙素

【适应证】

适用于预防突然固定引起的急性骨缺失，例如骨质疏松症、佩吉特病、高钙血症和高钙血症危象、神经营养不良症［痛性神经营养不良或反射性交感神经营养不良综合征（Sudeck 病）］。

【用法用量】

本品可通过鼻内、皮下、肌内途径给予。①骨质疏松症：注射剂，每日 50 单位或隔日 100 单位，皮下或肌内注射。鼻喷剂，每日或隔日 100/200 单位单次或分 1~2 次给药。②佩吉特病：每日 100 单位皮下或肌内注射；鼻喷剂，每日 200 单位，一次或分 1~2 次给药。

【特殊人群用药】

孕妇、哺乳期妇女禁用。

【有临床意义的相互作用】

降钙素与锂合用可能导致血浆中锂浓度下降，锂的剂量可能需要调整。

【注意事项】

本品是一种多肽，有可能发生全身性过敏反应，对有过敏倾向的患者，用药前应皮试。

【常见错误处方及解析】

处方描述　诊断：骨质疏松症，妊娠 4 个月。用药信息：鲑降钙素注射液 50 单位 q.d. i.m.。

处方问题　遴选药品不适宜。孕妇禁用鲑降钙素注射液。

解析及处理　孕妇、哺乳期妇女禁用鲑降钙素注射液。审方中需特别注意,建议通过审方规则限制该用法,可以考虑换用碳酸钙、维生素 D_3。

碳酸钙 D_3

【适应证】

用于孕妇和哺乳期妇女、更年期妇女、老年人等的钙补充剂,并防治骨质疏松症。

【用法用量】

碳酸钙 D_3 片:每片含碳酸钙 1.5g(相当于钙 600mg)、维生素 D_3 125 单位。成人一般口服,1 片 / 次,1~2 次 /d。

【特殊人群用药】

心、肾功能不全者慎用。

【有临床意义的相互作用】

1. 不宜与洋地黄类药物合用。维生素 D、避孕药、雌激素能增加钙的吸收。

2. 与苯妥英钠类及四环素类同用,两者吸收减低。

3. 与噻嗪类利尿药合用时,因增加肾小管对钙的重吸收而易发生高钙血症。

4. 与含钾药物合用时,应注意心律失常。

【注意事项】

高钙血症、高尿酸血症、含钙肾结石或有肾结石病史者禁用。

【常见错误处方及解析】

处方描述　诊断:佝偻病。用药信息:碳酸钙 D_3 片 600mg t.i.d. p.o.。

处方问题　用法、用量不适宜。成人一般口服,1 片 / 次,

1~2 次 /d。

解析及处理　碳酸钙 D_3 片过量服用可发生高钙血症,表现为高钙血症、碱中毒及肾功能不全。审方中需特别注意,建议通过审方规则限制该用法。

雷洛昔芬

【适应证】
预防和治疗绝经后骨质疏松。**不适宜其他骨质疏松症**。

【用法用量】
推荐剂量为口服,每天 1 次,每次 60mg。可以在一天中的任何时候服用且不受进餐的限制。

【特殊人群用药】
1. 雷洛昔芬在有妊娠可能的妇女中禁用。孕妇摄入雷洛昔芬可能引起胎儿损害。
2. 哺乳期妇女不推荐使用雷洛昔芬。
3. 严重肾功能不全者禁用。
4. 肝功能减退包括胆汁淤积者禁用。

【有临床意义的相互作用】
因为与全身雌激素合用的安全性信息有限,因此不推荐同时使用。

【注意事项】
1. 患有或既往患有静脉血栓栓塞(VTE)性疾病者,包括深静脉血栓、肺栓塞和视网膜静脉血栓者禁用。
2. 原因不明的子宫出血者禁用。
3. 不能用于有子宫内膜癌症状和体征的患者。

【常见错误处方及解析】
处方描述　诊断:骨质疏松症。用药信息:雷洛昔芬片 60mg q.d. p.o.。患者信息:性别,男。

处方问题 遴选药品不适宜。雷洛昔芬用于男性骨质疏松不适宜。

解析及处理 因雷洛昔芬适应证限用于预防和治疗绝经后骨质疏松。审方中需特别注意,建议通过审方规则限制该用法。

阿法骨化醇

【适应证】

适用于骨质疏松症、肾性骨病(肾病性佝偻病)、甲状旁腺功能亢进(伴有骨病者)、甲状旁腺功能减退、营养和吸收障碍引起的佝偻病和骨软化症、假性缺钙的佝偻病和骨软化症。

【用法用量】

胶囊:0.25~1.0μg,每日 1 次,口服。

【特殊人群用药】

肾结石患者慎用。

【有临床意义的相互作用】

1. 与钙剂合用可能会引起血钙升高,应监测血钙。

2. 噻嗪类利尿药可促进肾脏对钙的吸收,合用时有发生高钙血症的危险。

3. 应用洋地黄类药物的患者若出现高钙血症易诱发心律失常,若与本药合用应严密监测血钙。

4. 巴比妥类抗惊厥药可加速活性维生素 D 在肝内代谢,降低药效,故应适当加大本药剂量。

5. 胃肠吸收抑制剂如考来烯胺或含铝抗酸药可减少本药吸收,两者不宜同服,应间隔 2 小时先后服药。

6. 本品与大剂量磷剂合用,可诱发高磷血症。

【注意事项】

高钙血症者禁用。

【常见错误处方及解析】

　　处方描述　诊断：骨质疏松症。用药信息：阿法骨化醇胶囊 1µg b.i.d. p.o.。

　　处方问题　用法、用量不适宜。阿法骨化醇胶囊一般成人的用法用量为口服，一日 0.25~1µg。

　　解析及处理　因阿法骨化醇胶囊超大剂量服药可能出现胃肠道、肝脏、精神、神经系统、循环系统等方面的不良反应。如胃痛、便秘、肝药酶升高、头痛、血压轻度升高等。审方中需特别注意，建议通过审方规则限制该用法。

第四节　抗痛风药

　　痛风是一种单钠尿酸盐沉积所致的晶体相关性关节病，与嘌呤代谢紊乱及 / 或尿酸排泄减少所致的高尿酸血症直接相关，属于代谢性风湿病范畴。

　　痛风自然病程可分为无症状期、急性发作期、间歇发作期、慢性痛风石病变期。药物治疗原则：①迅速缓解和消除急性发作症状；②预防急性关节炎复发；③纠正高尿酸血症，促使组织中沉积的尿酸盐晶体溶解，并防止新晶体形成，从而逆转和治愈痛风；④治疗其他伴发疾病。调整生活方式和饮食结构是治疗基础：①避免高嘌呤饮食；②对于肥胖者，建议采用低热量、平衡膳食，增加运动量，以保持理想体重；③严格戒饮各种酒类，尤其是啤酒；④每日多饮水以保持适当尿量。必要时可选择手术治疗，以提高生活质量。痛风的药物治疗应按照临床分期进行，并遵循个体化原则。

一、常用药物介绍

　　1. 非甾体抗炎药　非甾体抗炎药（NSAID）通过抑制环加氧酶（COX-1 和 COX-2）阻断花生四烯酸转化为前列腺素，从而达到抗炎和镇痛作用。可分为：①非选择性 COX 抑制剂，如吲哚美辛、双氯芬酸钠等；②选择性 COX-2 抑制剂，如塞来昔布、依托考昔等。

2. 秋水仙碱 秋水仙碱可阻止趋化因子释放和有丝分裂纺锤体形成，抑制微管的形成，也可对粒细胞的活动起到非常好的影响，有特异性消炎作用，是治疗痛风急性发作的传统药物。

3. 糖皮质激素类药物 糖皮质激素类药物能抑制炎性渗出、炎性递质释放，减轻关节充血水肿，适合于症状严重或反复发作的痛风患者。常用药物包括复方倍他米松、醋酸泼尼松等。由于痛风患者停止使用糖皮质激素类药物后症状易复发，注意逐渐减量避免其停药反跳。

4. 抑制尿酸合成药 别嘌醇及其体内代谢产物氧嘌呤醇对黄嘌呤氧化酶有很强的抑制作用，可以阻止黄嘌呤和次黄嘌呤代谢为尿酸，从而减少尿酸的生成。使血和尿中的尿酸含量降低到溶解度以下水平，防止尿酸形成结晶沉积，也有助于尿酸结晶重新溶解。

非布司他是新型非嘌呤类选择性黄嘌呤氧化酶抑制剂。用于治疗具有痛风症状的高尿酸血症，不推荐用于治疗无症状性高尿酸血症。

5. 促进尿酸排泄药 这类药物通过抑制肾小管中尿酸的重吸收，增加尿酸的排出，从而降低血中尿酸的水平，防止尿酸形成结晶沉积，也有助于尿酸结晶重新溶解，如苯溴马隆和丙磺舒。苯溴马隆通过抑制肾小管尿酸转运体 1（URAT1），抑制尿酸盐在肾小管的主动重吸收。苯溴马隆促尿酸排泄作用强于丙磺舒，在有效性和安全性方面优于丙磺舒。

二、审方要点

痛风治疗药物中的糖皮质激素类药物和非甾体抗炎药将在

第九章中介绍,本节主要介绍另外几类痛风治疗药物的审方要点。处方审核须重点关注如下几点:①处方用药与诊断是否相符;②是否有用药禁忌,如别嘌醇不能用于急性发作期;③是否存在配伍禁忌;④是否有重复给药、相互作用情况和有临床意义的相互作用;⑤处方剂量、用法是否正确。痛风治疗药物的审方要点具体如下。

秋水仙碱

【适应证】

治疗痛风性关节炎的急性发作,预防复发性痛风性关节炎的急性发作。

【用法用量】

口服。急性期:成人常用量为每 1~2 小时服 0.5~1mg,直至关节症状缓解,或出现腹泻或呕吐,达到治疗量一般为 3~5mg,24 小时内不宜超过 6mg,停服 72 小时后一日量为 0.5~1.5mg,分 1~3 次服用,共 7 日。预防:一日 0.5~1.0mg,分 1~2 次服用,但疗程酌定,如出现不良反应则随时停药。

【特殊人群用药】

1. 孕妇及哺乳期妇女禁用,服药期间及停药以后数周内不得妊娠。

2. 骨髓造血功能不全、严重心脏病、肾功能不全及胃肠道疾患者慎用。

3. 儿童用药剂量尚不明确,不推荐使用。

4. 老年人应减少剂量。

【有临床意义的相互作用】

1. 本品可导致可逆性的维生素 B_{12} 吸收不良。

2. 本品可使中枢神经系统抑制药增效,拟交感神经药的反应性加强。

【注意事项】

如发生呕吐、腹泻等反应,应减小用量,严重者应立即停药。

【常见错误处方及解析】

处方描述 诊断:痛风性关节炎急性发作。用药信息:秋水仙碱片 0.5mg t.i.d. p.o.。实验室检查:WBC 2.1×10^9/L,Hb 70g/L

处方问题 遴选药品不适宜。患者白细胞、血红蛋白低,不宜选用秋水仙碱片。

解析及处理 秋水仙碱可引起骨髓抑制,出现血小板减少、中性粒细胞下降,甚至再生障碍性贫血等,此类人群慎用。审方中需特别注意,可改用非甾体抗炎药。

别 嘌 醇

【适应证】

原发性和继发性高尿酸血症,尤其是尿酸生成过多而引起的高尿酸血症;反复发作或慢性痛风者;痛风石;尿酸性肾结石和 / 或尿酸性肾病;有肾功能不全的高尿酸血症。

【用法用量】

成人常用量:口服,初始剂量一次 50mg,一日 1~2 次,每周可递增 50~100mg,至 200~300mg/d,分 2~3 次服。日最大量不得大于 600mg。

儿童治疗继发性高尿酸血症常用量:口服,6 岁以内一次 50mg,一日 1~3 次;6~10 岁,一次 100mg,一日 1~3 次。剂量可酌情调整。

【特殊人群用药】

1. 孕妇及哺乳期妇女禁用。

2. 肾、肝功能不全者及老年人应谨慎用药,并减量。

3. 严重肝肾功能不全和明显血细胞低下者禁用。

【有临床意义的相互作用】

1. 氯噻酮、依他尼酸、呋塞米或噻嗪类利尿药均可增加血清中尿酸含量。对高血压或肾功能差的患者,与噻嗪类利尿药同用可诱发肾衰竭及过敏。

2. 与排尿酸药合用可加强疗效,不宜与铁剂同服。

【注意事项】

1. **不能控制痛风性关节炎的急性炎症症状,不能作为抗炎药使用**。

2. 宜餐后服用,服药期间应多饮水,并使尿液呈中性或碱性以利于尿酸排泄。本品必须由小剂量开始,逐渐递增至有效量维持正常血尿酸和尿尿酸水平,以后逐渐减量,用最小有效量维持较长时间。

3. 用药前及用药期间要定期检查血尿酸及 24 小时尿尿酸水平,以此作为调整药物剂量的依据。

4. 用药期间应定期检查血象及肝肾功能。

【常见错误处方及解析】

处方描述 诊断:痛风性关节炎的急性发作。用药信息:别嘌醇片 50mg b.i.d. p.o.。

处方问题 适应证不适宜。别嘌醇片不宜用于痛风性关节炎的急性发作。

解析及处理 因别嘌醇不能控制痛风性关节炎的急性炎症症状,不能作为抗炎药使用。审方中需特别注意,建议通过审方规则限制该用法,急性发作建议选择秋水仙碱或者非甾体抗炎药。

苯溴马隆

【适应证】

原发性高尿酸血症、痛风性关节炎间歇期及痛风结节肿等。

【用法用量】

成人每次口服 50mg(1 片),每日 1 次,早餐后服用。用药 1~3 周检查血清尿酸,在后续治疗中,成人和 14 岁以上的年轻人每日 50~100mg(1~2 片)。

【特殊人群用药】

1. 孕妇、有可能妊娠的妇女以及哺乳期妇女禁用。

2. 禁用于中至重度肾功能不全者(肾小球滤过率低于 20ml/min)及患有肾结石的患者。

【有临床意义的相互作用】

1. 应避免同其他潜在的肝毒性药物合用。

2. 苯溴马隆可能会增加香豆素类抗凝血药的抗凝作用。

【注意事项】

痛风性关节炎急性发作期禁单独使用。

【常见错误处方及解析】

处方描述 诊断:痛风性关节炎。用药信息:苯溴马隆片 50mg t.i.d. p.o.。

处方问题 用法用量不适宜。苯溴马隆片不宜每日 3 次给药。

解析及处理 苯溴马隆片成人每次口服 50mg,每日 1 次,早餐后服用。审方中需特别注意,建议通过审方规则限制该用法。

┌─────────────────┐
│   **非布司他**   │
└─────────────────┘

【适应证】

适用于痛风患者高尿酸血症的长期治疗。

【用法用量】

口服推荐剂量为 40mg 或 80mg,每日 1 次。推荐非布司他片的起始剂量为 40mg,每日 1 次。如果 2 周后血尿酸水平仍不低于 60mg/L(约 360μmol/L),建议剂量增至 80mg,每日 1 次。给药时,无须考虑食物和抗酸药的影响。

【特殊人群用药】

1. 肝功能不全者　轻、中度肝功能不全(CTP 评分为 A 和 B 级)的患者无须调整剂量。重度肝功能不全者(CTP 评分为 C 级)慎用。

2. 肾功能不全者　轻、中度肾功能不全(Clcr<30~89ml/min)的患者无须调整剂量。

【有临床意义的相互作用】

1. 虽然非布司他与其他通过黄嘌呤氧化酶(XO)代谢的药物(如硫唑嘌呤、巯嘌呤)相互作用尚无研究。由非布司他引起的 XO 抑制可能会提高这些药物在血浆中的浓度,从而导致中毒。因此,非布司他禁用于正在接受硫唑嘌呤或巯嘌呤治疗的患者。

2. 非布司他改变茶碱(XO 的一种底物)在人体内的代谢,与茶碱联用时应谨慎。

【注意事项】

1. 在开始非布司他治疗 2 周后,就可评估血尿酸水平是否达到目标值(小于 60mg/L)。

2. 为预防服用非布司他起始阶段的痛风发作,建议同时服用非甾体抗炎药或秋水仙碱。

【常见错误处方及解析】

处方描述　诊断:痛风,高尿酸血症。用药信息:非布司他片 80mg b.i.d. p.o.。

处方问题　用法、用量不适宜。非布司他片每日 2 次给药不适宜。

解析及处理　本品推荐用药频次为每日 1 次,剂量为 40mg 或 80mg。审方中需特别注意,建议通过审方规则限制该用法。

第九章
免疫及炎症性疾病治疗药物及审方要点

　　机体免疫功能异常或缺陷可导致多种疾病的发生,如风湿免疫性疾病、器官移植排斥反应、免疫缺陷病等。免疫性疾病与炎症性疾病之间存在较多的关联,恰当的免疫调节以及抗炎治疗可使大多数患者达到病情缓解。本章阐述的免疫及炎症性疾病治疗药物主要包括临床常用的免疫抑制剂、具有免疫抑制作用的生物制剂、免疫增强剂、非甾体抗炎药(nonsteroidal antiinflammatory drug,NSAID)和糖皮质激素(glucocorticoid,GC)类药物。

第一节　免疫抑制剂

　　免疫抑制剂是一类通过抑制细胞及体液免疫反应而使组织损伤得以减轻的化学或生物物质,可抑制机体异常的免疫反应,主要应用于器官移植抗排斥反应和风湿免疫性疾病的治疗。

　　20 世纪由于器官移植治疗的开展,免疫抑制剂如环孢素、吗替麦考酚酯、他克莫司相继出现,成为预防或治疗器官移植后排斥反应的基石。免疫抑制剂也是治疗风湿免疫性疾病不可缺少的药物,尤其是传统的缓解病情抗风湿病药(disease modifying anti-rheumatic drug,DMARD),可改善患者临床症状和预后,延长其生存期。

一、常用药物介绍

1. 甲氨蝶呤　甲氨蝶呤(methotrexate,MTX)为叶酸还原酶抑制剂,主要抑制二氢叶酸还原酶而使二氢叶酸不能还原成有生理活性的四氢叶酸,从而使嘌呤核苷酸和嘧啶核苷酸生物合成过程中一碳基团的转移作用受阻,导致 DNA 的生物合成受到抑制,同时具有抗炎作用。MTX 是目前治疗类风湿关节炎(rheumatoid arthritis,RA)首选的传统 DMARD。此外,对于银屑病关节炎(psoriatic arthritis,PsA)的皮损和关节炎症状均有效;对关节炎、肌炎和皮肤损害为主的系统性红斑狼疮(systemic lupus erythematosus,SLE)也有效。

MTX 治疗过程中可能出现肝药酶上升,治疗期间补充叶酸可减少肝功能不全等不良反应。长期服用出现感染的机会增多。MTX 可导致周围血白细胞计数和 / 或血小板减少,轻者停药恢复,严重者骨髓抑制。

2. 环磷酰胺　环磷酰胺(cyclophosphamide,CTX)本身无活性,进入体内后在肝脏微粒体中转化为有活性的磷酰胺氮芥。目前已知的作用机制是通过与 DNA 鸟嘌呤的第 7 位氮共价结合,产生 DNA 双链内的交叉联结或 DNA 同链内不同碱基的交叉联结,使细胞从 G 期进入 S 期延迟,大剂量对各周期的细胞和非增殖细胞均有杀伤作用。此外,其还可诱导细胞凋亡。治疗剂量对 B 淋巴细胞和 T 淋巴细胞均有抑制作用,对 B 淋巴细胞作用强于 T 淋巴细胞。CTX 不仅被广泛应用于肿瘤化疗中,在风湿免疫性疾病的治疗中也应用广泛,如重型 SLE、狼疮性肾炎、血管炎、多发性肌炎 / 皮肌炎(PM/DM)、系统性硬化(systemic scleredema,SSc)、干燥综合征(Sjögren syndrome,SS)等。

CTX 的代谢产物对泌尿系统有刺激性,为预防肾及膀胱毒性,应鼓励患者用药后大量饮水,必要时静脉补液,也可给予尿路保护剂美司钠。用药期间定期监测血尿常规、肝肾功能和血清尿酸水平。CTX 水溶液仅能稳定 2~3 小时,需现用现配。

3. 硫唑嘌呤 硫唑嘌呤(azathioprine,Aza)是 6-巯基嘌呤的咪唑衍生物,在体内几乎全部转化成 6-巯基嘌呤,后者具有免疫抑制作用,主要抑制 T 淋巴细胞,因此可抑制迟发过敏反应及器官移植排斥反应。其转化过程较慢,因而发挥作用缓慢,疗效在使用数周或数月后出现。Aza 临床主要用于中等严重程度的 SLE、RA、DM、自身免疫性慢性活动性肝炎、结节性多动脉炎、自身免疫性溶血性贫血、原发免疫性血小板减少症,以及预防器官移植排斥反应。

使用 Aza 应注意:①检查全血细胞计数以监测骨髓抑制征象,监测频率在最初服用时,需每 4 周 1 次,之后可减少至每 3 个月 1 次;大剂量用药和肝肾功能不全患者可增加监测频率;出现出血、感染、肝功能不全时应立即减量或停药。②原有肝肾功能不全患者或老年人需降低用药剂量。③该药会增加非霍奇金淋巴瘤、皮肤癌、肉瘤和原位宫颈癌的发生危险性。

4. 来氟米特 来氟米特(leflunomide,LEF)为具有抗增殖活性的异噁唑类衍生物,口服吸收后在肠壁和肝脏内通过打开异噁唑环迅速转化为活性代谢产物而发挥主要的药理作用。与其他免疫抑制剂相比,LEF 具有多环节作用的特点(抑制嘧啶合成,抑制蛋白酪氨酸激酶活性等),并具有抗病毒作用。LEF 可有效地控制 RA 疾病的进展,阻止骨质破坏,减轻患者体征。另外,LEF 治疗狼疮性肾炎也有较好的疗效及安全性。

LEF 的不良反应主要关注:①胃肠道反应;②肝药酶升高;③白细胞减少;④其他反应,如脱发、乏力、血压升高、头晕、皮疹、瘙痒、呼吸道感染。

5. 雷公藤多苷 雷公藤多苷具有抗炎、免疫调节、抗生育、抗菌等活性,是目前临床上使用较多的非甾体类的免疫抑制剂,被广泛用于治疗 RA、PsA、SLE 和肾病综合征等。

雷公藤多苷影响生育功能,对男女均有影响,故服药时应避孕。拟生育者必须停药 3 个月以上。对各种风湿免疫性疾病,必须在医师指导下应用。用药过程中应定期监测血象和肝肾功能,必要时停药。

6. 白芍总苷 白芍总苷具有多途径抑制自身免疫反应以及抗炎、止痛、护肝的作用,对 RA 有确切疗效,对自身免疫性疾病具有较好的治疗前景。白芍总苷有确切的免疫抑制和抗炎作用,且不良反应少,同时具有肝脏保护作用,是联合用药的合理选择。另外,在某些自身免疫性疾病的早期及缓解期,不宜应用强效免疫抑制剂或 GC 类药物治疗的患者,白芍总苷可能是满意的选择。由于少数患者服药初期出现大便性状改变,可小剂量开始,1 周后加到常规量。

7. 羟氯喹 羟氯喹的作用机制尚不完全清楚,可能包括巯基的相互作用,干扰酶的活性,与 DNA 结合,稳定溶酶体膜,抑制前列腺素的形成,抑制多形核细胞趋化作用和吞噬细胞作用,干扰单核细胞 IL-1 形成和抑制中性粒细胞超氧化物释放。羟氯喹最初被用于治疗疟疾,后来广泛用于治疗 RA、青少年慢性关节炎、盘状红斑狼疮和 SLE,以及由阳光引发的皮肤病变加剧。

长期应用羟氯喹可致视网膜黄斑病变,发生率很低,氯喹较羟氯喹更多见。因此连续服用 1 年者应做眼底及视野筛查,视网膜病变与超剂量服用有关。羟氯喹可引起葡萄糖 -6- 磷酸脱氢酶缺乏者溶血性贫血。

8. 柳氮磺吡啶 柳氮磺吡啶(sulfasalazine,SSZ)是 5- 氨基水杨酸与磺胺吡啶(sulfapyridine,SP)的偶氮化合物,具有抗炎和免疫调节作用。其抗风湿作用可能是通过 SP 抑制肠道中某些抗原性物质的产生,从而抑制 RA 和强直性脊柱炎(ankylosing spondylitis,AS)的免疫过程。SSZ 在胃肠道几乎不吸收,对结缔组织有特别的亲和力,并从肠壁结缔组织中释放出 SP。本品作为一种价廉而疗效确切的传统 DMARD,是治疗 RA 的最常用药物之一。SSZ 尚可改善强直性脊柱炎的关节疼痛、肿胀和发僵,并可降低血清 IgA 水平及其他实验室活动性指标,特别适用于改善 AS 患者的外周关节炎。

应用 SSZ 期间,精子减少或精子活力下降较常见,并可能导致不育,但停药可恢复。由小剂量开始递增可减少不良反应。

9. 环孢素　环孢素(cyclosporin,CsA)主要通过选择性抑制 T 淋巴细胞的活化而产生免疫抑制作用,常用于预防及治疗器官移植后的排异作用;也常与 GC 类药物或免疫抑制剂合用,以治疗难治性或重症自身免疫性结缔组织病、RA 等。

CsA 治疗窗窄,其血药浓度与疗效及毒副作用密切相关,突出的不良反应为血肌酐和血压上升,服药期间宜严密监测血药浓度、肝肾功能等。

10. 他克莫司　他克莫司(tacrolimus,Tac,别名 FK506)主要通过抑制 IL-2 的释放,全面抑制 T 淋巴细胞的作用。主要用于预防和治疗肝脏或肾脏移植术后的移植物排斥反应。临床试验表明,其在心、肺、肠、骨髓等移植中也有很好的疗效。同时,Tac 在治疗特应性皮炎、SLE、自身免疫性眼病等自身免疫性疾病中也发挥着积极的作用。

与静脉滴注相比,Tac 口服给药不良反应的发生率明显降低。Tac 的毒副作用与血药浓度密切相关,大部分不良反应在停药或减量后均能消失。因此,使用此药时,必须加强对血药浓度的监测。

11. 吗替麦考酚酯　吗替麦考酚酯(mycophenolate mofetil,MMF)可抑制嘌呤从头合成途径,从而抑制淋巴细胞活化,适用于接受同种异体肾脏或肝脏移植的患者中预防器官排斥反应。此外,MMF 还可用于治疗难治性或重症自身免疫性结缔组织病、RA 等。

MMF 最大的特点是无肝毒性、肾毒性和神经毒性。其常见的不良反应包括消化道症状、血液系统损害和感染。

12. 西罗莫司　西罗莫司(sirolimus,SRL,别名雷帕霉素)主要通过阻断 IL-2 启动的 T 淋巴细胞增殖发挥抗排斥作用。SRL 突出的优势是具有抗肿瘤作用,抑制细胞周期从 G_1 期到 S 期的转换,通过减少血管内皮生长因子的分泌来阻止肿瘤血管的生成,对患有肿瘤的移植患者具有重要意义。

SRL 是肾毒性很低的免疫抑制剂,不良反应小,无神经毒性。主要的不良反应为影响伤口愈合、高脂血症及引起蛋白尿等。

二、审方要点

免疫抑制剂的处方审核须重点关注以下几点:①处方用药与诊断是否相符,需要注意药物超适应证用药,如甲氨蝶呤、环磷酰胺虽然是化疗药,也可以用于治疗免疫系统疾病。审方中应遵循该类疾病的治疗指南,判断超适应证用药的合理性。②药物的用法、用量是否正确,需要掌握药物的常规用法用量,如注射用环磷酰胺应静脉滴注使用,注意充分水化,以减轻肾毒性;治疗 RA 时甲氨蝶呤应为 7.5~20mg q.w. 使用。③特殊人群用药,免疫系统疾病好发于育龄期女性,需要关注药物对生殖系统、妊娠的影响,如雷公藤不建议育龄期女性使用;吗替麦考酚酯对胎儿有致畸性,孕妇禁用。④是否有重复给药和有临床意义的相互作用,如他克莫司和环孢素均为钙调磷酸酶抑制剂,不建议同时使用。⑤是否有用药禁忌,除了有过敏史禁用之外,更应该关注药物是否会加重患者病情,如血细胞过低的患者不建议使用具有骨髓抑制作用的吗替麦考酚酯。最后,还需要注意免疫抑制剂均不建议与减毒疫苗同时使用。其他审方要点见具体药物。

甲氨蝶呤

【适应证】

　　1. 肿瘤化疗　血液系统肿瘤,如各种急性白血病、恶性淋巴瘤等;以及各种实体肿瘤,如头颈部癌、肺癌、软组织肉瘤、乳腺癌、卵巢癌等。

　　2. 银屑病。

　　3. 超说明书适应证　类风湿关节炎、系统性红斑狼疮、异位妊娠。

【用法用量】

　　1. 片剂　口服,**常用剂量 7.5~20mg q.w.,为了减轻药物的毒副作用,可于次日补充叶酸 5mg。免疫性疾病可根据其严重程度调整用药剂量**。用于治疗恶性肿瘤的用法用量各异,常规成人口服每次 5~10mg,每周 1~2 次,一疗程安全量 50~100mg;急性淋巴细胞白血病维持治疗,成人和儿童均 15~20mg/m^2 q.w.。

　　2. 注射剂　中枢性狼疮可鞘内注射 **10mg q.w.,共 2~3 次**。异位妊娠,**肌内注射 0.4mg/kg q.d.**,5 日为一疗程。恶性肿瘤中 MTX 注射剂可供静脉、肌内、动脉、鞘内注射,根据肿瘤种类及严重程度使用剂量 10~30mg,频次每周 1 次 ~ 每日 1 次,如与常规用法用量不符,请与医生沟通。

【特殊人群用药】

　　1. MTX 具有生殖系统毒性,**孕妇和准备妊娠的妇女均禁用**。育龄期患者慎用。有生育计划的患者,女性建议停药 6 个月以上,男性建议停药 3 个月以上;药物可从乳汁排出,故**服药期间禁止哺乳**。

2. 肾功能不全患者

（1）eGFR＞50ml/min 无须调整。

（2）eGFR 范围是 10~50ml/min 时，使用 50% 常规剂量。

（3）eGFR＜10ml/min 避免使用。

3. 肝功能不全患者

（1）胆红素范围在 31~50mg/L 或 GOT＞180U/L，使用 75% 常规剂量。

（2）胆红素＞50mg/L，避免使用。

【有临床意义的相互作用】

膦甲酸钠可增加甲氨蝶呤的肾毒性，避免同时使用。

有以下情况建议提醒医生：

1. 甲氨蝶呤血浆蛋白结合率高，与抗凝血药、NSAID 合用会提高游离药物浓度。

2. 与弱有机酸和水杨酸盐等合用，可抑制本品的肾排泄，而导致血清药物浓度提高，继而毒性增加。

3. 治疗剂量的复方磺胺甲噁唑会减少甲氨蝶呤的清除，导致毒性增加。

4. 叶酸可能会降低甲氨蝶呤的作用效果，为预防甲氨蝶呤的不良反应给予叶酸片，建议于甲氨蝶呤给药 24 小时后服用，每周补充 1 次。

【注意事项】

1. 银屑病或类风湿关节炎患者伴有酒精中毒、酒精性肝病或其他慢性肝病，或免疫缺陷综合征患者禁用。

2. 全身极度衰竭、恶病质或并发感染，及心、肺、肝、肾功能不全时，禁用本品。

3. 周围血象如白细胞＜3.5×10^9/L 或血小板＜50×10^9/L 时不宜使用本品。

【常见错误处方及解析】

1. 处方描述　诊断：类风湿关节炎。用药信息：甲氨蝶呤片 12.5mg q.d. p.o.。

处方问题 用法、用量不适宜。甲氨蝶呤用药频次不适宜。

解析及处理 甲氨蝶呤应一周 1 次给药,处方描述中误用为一日 1 次,审方中需特别注意审核给药频次。建议与医生沟通,修改处方。

2. 处方描述 诊断:类风湿关节炎。用药信息:甲氨蝶呤片 10mg q.w. p.o.。实验室检查:WBC 2.1×10^9/L。

处方问题 遴选药品不适宜。患者白细胞低,选用甲氨蝶呤不适宜。

解析及处理 使用甲氨蝶呤易加重患者骨髓抑制,<u>白细胞<3.5×10^9/L</u>,不适宜选用本品。建议与医生沟通不选用本品,可考虑使用其他 DMARD。

环磷酰胺

【适应证】

1. 肿瘤化疗,包括白血病、恶性淋巴瘤及转移性和非转移性的恶性实体瘤。

2. 自身免疫性疾病 类风湿关节炎、银屑病关节炎、系统性红斑狼疮、硬皮病、全身性脉管炎、某些类型的肾小球肾炎、重症肌无力、自身免疫性溶血性贫血、冷凝集素病。

3. 器官移植免疫抑制治疗。

【用法用量】

1. 片剂 口服。成人常用剂量每日 2~4mg/kg,连用 10~14 日,休息 1~2 周重复。

2. 注射剂 将适量的 0.9% 氯化钠注射液加入瓶内配制成注射溶液用于静脉滴注,持续性治疗建议 3~6mg/(kg·d),间断性治疗 10~15mg/kg,间隔 2~5 日,大剂量冲击治疗 20~40mg/kg 间隔 21~28 日。白血病或同种异体骨髓移植前预处理:环磷酰胺联合全身放疗或白消安,60mg/kg,连续 2 日静脉注射。

注:本品在不同情况下使用的剂量及频次差异较大,如与常规用法用量不同,建议与医生沟通。

【**特殊人群用药**】

药物具有生殖系统毒性,育龄期患者慎用;有生育计划的患者,女性建议停药 6 个月以上,男性建议停药 3 个月以上。女性患者服药期间禁止妊娠及哺乳。

【**有临床意义的相互作用**】

避免与链霉素、庆大霉素、卡那霉素等肾毒性较强的药物合用。

以下情况建议提醒医生:

1. 本品会增加磺酰脲类降血糖药的降血糖作用。

2. 与蒽环类和戊糖苷的合并使用,可能会加强环磷酰胺潜在的心脏毒性。

【**注意事项**】

1. 凡有骨髓抑制、严重感染患者禁用。

2. 膀胱炎症、尿路感染患者禁用。

3. **大剂量使用时建议水化排尿以降低对膀胱的毒性。**

【**常见错误处方及解析**】

1. 处方描述　诊断:系统性红斑狼疮。用药信息:注射用环磷酰胺 0.6g + 0.9% 氯化钠注射液 250ml once i.v.gtt.。患者信息:妊娠。

处方问题　遴选药品不适宜。患者为妊娠状态,不适合选用环磷酰胺。

解析及处理　环磷酰胺具有生殖系统毒性,禁用于孕妇患者。建议与医生沟通,换用孕妇可以使用的免疫抑制剂,如利妥昔单抗。

2. 处方描述　诊断:系统性红斑狼疮。用药信息:注射用环磷酰胺 0.6g+0.9% 氯化钠注射液 100ml once i.v.gtt.。

处方问题 溶媒选择不适宜。环磷酰胺具有泌尿系统毒性,使用时应充分水化。

解析及处理 使用时为了减轻药物对泌尿系统的毒性,需要充分水化,建议用 250ml 0.9% 氯化钠注射液稀释,或用一组0.9% 氯化钠注射液。

硫唑嘌呤

【适应证】

1. 防止器官移植(肾移植、心脏移植及肝移植)患者发生排斥反应。

2. 严重的类风湿关节炎、系统性红斑狼疮、皮肌炎、自身免疫性慢性活动性肝炎、原发免疫性血小板减少症等免疫系统疾病。

【用法用量】

口服 50~100mg,一日 1 次。

【特殊人群用药】

1. 本品有危害人类胎儿的明确证据,**但在严重的、危及生命的疾病,没有更安全的药物可供使用时,本品在孕妇中使用被认为是可接受的,建议低剂量[[<2mg/(kg·d)]。审方中发现此种情况,建议与医生沟通是否已评估利弊。**

2. 肾功能不全及老年人建议使用推荐剂量范围的下限值。

【有临床意义的相互作用】

禁止非布司他与硫唑嘌呤合用。

以下情况建议提醒医生:

1. 别嘌醇会增加硫唑嘌呤活性代谢产物浓度,增加毒性,应尽量避免使用,如必须合用,建议硫唑嘌呤减量至 1/4~1/3。

2. 柳氮磺吡啶、美沙拉嗪与硫唑嘌呤合用,增加骨髓抑制风险。

3. 本品可引起华法林抗凝血作用的减弱。

【注意事项】

1. 白细胞计数持续偏低或有其他骨髓抑制征象的患者须减少剂量或慎用本品；如果减少剂量后全血细胞计数仍异常，考虑停止治疗；使用第 1 个月建议每周检查血常规，一旦出现骨髓抑制，建议减量或停用。

2. 如有条件，服药前检测 *TPMT*3*、*NUDT15* 的基因型，以调整用药剂量。

【常见错误处方及解析】

1. 处方描述　诊断：系统性红斑狼疮；用药信息：硫唑嘌呤片 50mg q.d. p.o.。实验室检查：WBC 2.2×10^9/L。

处方问题　遴选药品不适宜。患者白细胞低，选用硫唑嘌呤加重骨髓抑制作用。

解析及处理　使用硫唑嘌呤容易加重患者骨髓抑制，对于白细胞低的患者，建议与医生沟通此情况。此外，如若必须使用本品控制 SLE，需要提醒患者第 1 个月每周检查血常规，以便及时发现骨髓抑制。

2. 处方描述　诊断：系统性红斑狼疮，痛风。用药信息：硫唑嘌呤片 50mg q.d. p.o.；别嘌醇片 0.1g q.d. p.o.。

处方问题　联合用药不适宜。硫唑嘌呤和别嘌醇有严重相互作用。

解析及处理　别嘌醇、非布司他均为黄嘌呤氧化酶抑制剂，与硫唑嘌呤合用，会严重增加硫唑嘌呤的血药浓度，增加骨髓抑制风险。建议与医生沟通，调整用药方案。

来氟米特

【适应证】

1. 适用于成人类风湿关节炎，有改善病情作用。

2. 狼疮性肾炎。

【用法用量】

口服 10~20mg q.d.,初治前 3 日给予负荷剂量 50mg/d;狼疮性肾炎 20~40mg q.d.。

【特殊人群用药】

1. 孕妇禁用,有妊娠计划,建议停药后检测血清浓度至<0.02mg/L,如有必要,可服用考来烯胺加速清除。

2. 年龄小于 18 岁的患者建议不要使用。

3. 用药前存在肝脏疾病和 / 或 GPT 升高且大于 2 倍 ULN 的患者,不推荐本品。

【有临床意义的相互作用】

禁止与特立氟胺合用。

以下情况建议提醒医生:

1. 考来烯胺或活性炭会加速来氟米特代谢。

2. 利福平可能会增加来氟米特的血药浓度。

【注意事项】

定期检测血常规,白细胞计数下降至 3.0×10^9/L 时宜停药,范围在 $(3.0~3.5) \times 10^9$/L 时则减量。

【常见错误处方及解析】

1. 处方描述　诊断:类风湿关节炎。用药信息:来氟米特片 10mg b.i.d. p.o.。

处方问题　用法、用量不适宜。来氟米特常规一日 1 次给药。

解析及处理　来氟米特的药物半衰期较长,通常建议一日 1 次给药,无须一日 2 次给药。建议与医生沟通,修改给药频次。

2. 处方描述　诊断:类风湿关节炎。用药信息:来氟米特片 20mg q.d. p.o.。患者信息:肝功能不全,GPT 128U/L。

处方问题　遴选药品不适宜。本患者肝功能不全,选用来氟米特不适宜。

解析及处理　肝药酶升高为来氟米特的常见不良反应,根据肝功能情况决定是否选用来氟米特及使用剂量。本患者肝功能不全,肝药酶上升明显,不适宜选用来氟米特。建议与医生沟通,换用其他 DMARD,如柳氮磺吡啶、羟氯喹。

羟 氯 喹

【适应证】

1. 类风湿关节炎。

2. 青少年慢性关节炎。

3. 盘状红斑狼疮和系统性红斑狼疮。

4. 由阳光引发或加剧的皮肤病变。

【用法用量】

片剂:口服,200~400mg/d,最大日剂量 400mg 或 6.5mg/kg,餐时服用。

【特殊人群用药】

1. 孕妇尽量避免应用羟氯喹,除非根据医生的评估,认为潜在治疗益处大于潜在风险时方可应用。哺乳期妇女应慎用。

2. 6 岁以下儿童禁用。

【有临床意义的相互作用】

以下情况建议提醒医生:利福平会降低羟氯喹浓度。

【注意事项】

1. 使用前和使用后每年 1 次检查眼睛,先前存在眼睛黄斑疾病的患者禁用,使用后出现视力障碍,建议停药。

2. 如日剂量>6.5mg/kg、肾功能不全、累积剂量大于 200g、老年人,增加眼部检查的频次。

3. 定期检查血常规,如有骨髓抑制,不建议使用。

【常见错误处方及解析】

处方描述　诊断:干燥综合征。用药信息:羟氯喹片 200mg b.i.d. p.o.。患者信息:体重 55kg,病史 10 年,长期持续服用羟氯喹。

处方问题　用法、用量不适宜。患者体重 55kg,日剂量 400mg 已超出 6.5mg/kg,长期大剂量服用羟氯喹,其累积剂量已大于 200g。

解析及处理　羟氯喹半衰期长,容易在组织蓄积,当患者使用日剂量大,且使用时间久,羟氯喹的眼毒性常见,建议询问患者使用疗程,累积剂量是否大于 200g,是否常规进行眼部检查,并与医生核实本处方的安全性。

柳氮磺吡啶

【适应证】

溃疡性结肠炎、克罗恩病、类风湿关节炎。

【用法用量】

常规口服 500~1 000mg b.i.d.。起始 500mg q.d.,逐渐加量。最大日剂量 3g。

【特殊人群用药】

1. 孕妇慎用,除非根据医生的评估,认为潜在获益大于潜在风险时方可应用。哺乳期妇女禁用。

2. 新生儿及 2 岁以下小儿禁用。

【有临床意义的相互作用】

1. 柳氮磺吡啶增加硫唑嘌呤、巯嘌呤的毒性,禁止同时使用。

2. 柳氮磺吡啶和美沙拉嗪都属于水杨酸类药物,不建议合用。

以下情况建议提醒医生:

1. 柳氮磺吡啶(剂量 1 000mg/d 以上)会增加磺酰脲类降

血糖药作用,引起低血糖。

2. 柳氮磺吡啶降低华法林的抗凝作用。

3. 利福平降低柳氮磺吡啶的作用。

【注意事项】

1. **磺胺类药物过敏者禁用**。

2. 肠梗阻及尿路阻塞者、卟啉病患者禁用。

【常见错误处方及解析】

1. 处方描述　诊断:强直性脊柱炎。用药信息:柳氮磺吡啶胶囊 500mg b.i.d. p.o.。患者信息:磺胺类药物过敏史。

处方问题　遴选药品不适宜。磺胺类药物过敏史患者禁用柳氮磺吡啶。

解析及处理　柳氮磺吡啶的化学结构包含磺胺基团,会与其他磺胺类药物发生交叉过敏,因此磺胺类药物过敏史的患者不得使用柳氮磺吡啶。建议与医生沟通,修改处方。

2. 处方描述　诊断:强直性脊柱炎,克罗恩病。用药信息:柳氮磺吡啶胶囊 500mg b.i.d. p.o.;美沙拉嗪片 500mg t.i.d. p.o.。

处方问题　联合用药不适宜。柳氮磺吡啶和美沙拉嗪合用为重复用药。

解析及处理　美沙拉嗪为 5-氨基水杨酸,是柳氮磺吡啶的活性代谢产物,虽然强直性脊柱炎通常选择柳氮磺吡啶,炎症性肠病选择美沙拉嗪,但两者均为水杨酸制剂,建议与医生沟通停用一种。

艾拉莫德

【适应证】

活动性类风湿关节炎。

【用法用量】

口服 25mg b.i.d.。

【特殊人群用药】

不建议孕妇、哺乳期妇女和有生育需求的妇女使用。

【有临床意义的相互作用】

以下情况建议提醒医生：

1. <u>艾拉莫德会增强华法林抗凝作用，引起出血，不建议合用</u>。

2. <u>药物对 COX-2 有抑制作用，与 NSAID 合用需警惕消化性溃疡的发生</u>。

【注意事项】

1. 艾拉莫德有肝损伤作用，可能会导致原有肝病进一步恶化。

2. 艾拉莫德有导致粒细胞缺乏的风险。

【常见错误处方及解析】

1. 处方描述 诊断：类风湿关节炎。用药信息：艾拉莫德片 25mg b.i.d. p.o.；依托考昔片 60mg b.i.d. p.o.。

处方问题 联合用药不适宜。艾拉莫德和依托考昔合用增加不良反应风险。

解析及处理 艾拉莫德具有与 NSAID 相似的作用机制，与 NSAID 合用时，可能会增加消化性溃疡的风险，常规不建议同时使用。建议与医生沟通，告知风险，或加用口服 PPI。

2. 处方描述 诊断：类风湿关节炎，心房颤动。用药信息：艾拉莫德片 25mg b.i.d. p.o.；华法林片 3mg q.d. p.o.。

处方问题 联合用药不适宜。艾拉莫德和华法林合用增加不良反应。

解析及处理 艾拉莫德与 NSAID 一样具有较高的血浆蛋白结合率，竞争性结合血浆蛋白，可导致华法林的血药浓度增加，增加出血风险。建议与医生沟通，告知风险，停用艾拉莫德改为其他 DMARD 或密切监测 INR。

环 孢 素

【适应证】

1. 器官移植、骨髓移植。

2. 内源性葡萄膜炎、银屑病、特应性皮炎、类风湿关节炎。

3. 肾病综合征。

4. 超说明书适应证　系统性红斑狼疮、干燥综合征、重度溃疡性结肠炎。

【用法用量】

口服制剂：常用剂量 2.5~5mg/（kg·d），分 2 次口服。注射剂：缓慢静脉滴注，常用剂量 3~5mg/（kg·d）。

不同疾病使用剂量有一定差异，需要结合血药浓度调整药物剂量；若使用剂量与常规不符，建议与处方医生联系确认。

【特殊人群用药】

1. 怀孕期间不应使用本品，除非能证明对母体的利益大于对胎儿潜在的风险。

2. 肝肾功能不全者慎用。

【有临床意义的相互作用】

不应与他克莫司联用。

以下情况建议提醒医生：

1. 可提高环孢素血药浓度　唑类抗真菌药、地尔硫䓬、维拉帕米、五味子、大环内酯类、多西环素、口服避孕药、胺碘酮等。

2. 可降低环孢素血药浓度　巴比妥酸盐、卡马西平、苯妥英、安乃近、利福平。

3. 可增加环孢素肾毒性　阿昔洛韦、氨基糖苷类、两性霉素 B、环丙沙星、呋塞米、万古霉素、NSAID 等。

4. 增加他汀类和秋水仙碱对肌肉的潜在不良反应。

【注意事项】

1. 严重肝肾功能不全、未控制的高血压、感染或恶性肿瘤者禁用或慎用。

2. 建议监测血药浓度、肝肾功能。

【常见错误处方及解析】

1. 处方描述 诊断:系统性红斑狼疮,肺部感染。用药信息:环孢素软胶囊 100mg b.i.d. p.o.;伏立康唑片 200mg b.i.d. p.o.。

处方问题 联合用药不适宜。伏立康唑会增加环孢素血药浓度。

解析及处理 环孢素通过 CYP3A4 代谢,CYP3A4 酶抑制剂或诱导剂与环孢素使用存在相互作用,伏立康唑是 CYP3A4 的强效抑制剂,能明显增加环孢素药物浓度。建议与医生沟通,告知风险,监测环孢素的药物浓度,及时调整剂量。

2. 处方描述 诊断:系统性红斑狼疮,高脂血症。用药信息:环孢素软胶囊 100mg b.i.d. p.o.;阿托伐他汀钙片 20mg q.d. p.o.。

处方问题 联合用药不适宜。环孢素和阿托伐他汀合用会增加不良反应。

解析及处理 环孢素能升高他汀类药物的血清药物浓度,因此两药合用会增加他汀类药物横纹肌溶解的发生率。建议与医生沟通,告知风险,让医生权衡是否使用阿托伐他汀。

他克莫司

【适应证】

1. 预防或治疗肝脏、肾脏移植术后的移植物排斥反应。

2. 外用制剂 特应性皮炎。

3. 超说明书适应证 肾病综合征,类风湿关节炎、系统性红斑狼疮等免疫性疾病。

【用法用量】

1. 口服制剂　普通胶囊剂：**常用剂量为 0.05~0.3mg/（kg·d），分 2 次口服**；缓控释胶囊：一日 1 次服用。

2. 注射剂　用 5% 葡萄糖注射液或 0.9% 氯化钠注射液稀释成浓度在 0.004~0.100mg/ml 范围内，用于静脉滴注，24 小时总输液量应在 20~250ml 范围。

以上两种制剂建议通过血药浓度监测进行剂量调整。不同疾病有不同使用剂量，若与常规不符，请与处方医生沟通。

3. 软膏剂 / 乳膏剂　外用，在患处皮肤涂上一薄层本品，一日 2 次。

【特殊人群用药】

1. 孕妇因治疗需要，如果没有其他更安全的疗法，经医生评估对母体潜在的益处大于对胎儿的潜在风险时，可以使用本品。

2. 肝肾功能不全者　根据血药浓度调整剂量。

【有临床意义的相互作用】【注意事项】

与环孢素类似，建议参考"环孢素"。

【常见错误处方及解析】

1. 处方描述　诊断：肾移植术后。用药信息：他克莫司胶囊 5mg q.d. p.o.。

处方问题　用法、用量不适宜。他克莫司给药频次不适宜。

解析及处理　他克莫司普通胶囊将一日剂量分 2 次口服，间隔 12 小时，除非剂量特别小，不能分为一日 2 次服用。建议与医生沟通，调整处方成 2.5mg b.i.d. p.o.。

2. 处方描述　诊断：系统性红斑狼疮，肺部感染。用药信息：他克莫司胶囊 3mg b.i.d. p.o.；氟康唑片 400mg q.d. p.o.。患者信息：体重 60kg。

处方问题　联合用药不适宜。氟康唑会增加他克莫司血药浓度。

解析及处理 他克莫司通过 CYP3A4 代谢,CYP3A4 酶抑制剂或诱导剂与他克莫司使用存在相互作用。氟康唑是 CYP3A4 的强效抑制剂,能明显增加他克莫司药物浓度。而患者目前使用常用剂量,可能未经剂量调整,建议与医生沟通,及时调整剂量,并监测他克莫司药物浓度。

吗替麦考酚酯

【适应证】

1. 接受同种异体肾脏或肝脏移植的患者中预防器官的排斥反应。

2. 超说明书适应证 肾病综合征,系统性红斑狼疮、皮肌炎等免疫性疾病。

【用法用量】

口服制剂:口服,一次 0.25~1g,一日 2 次。

【特殊人群用药】

有致畸性,备孕患者建议提前半年停药;禁用于哺乳期妇女。

【有临床意义的相互作用】

以下情况建议提醒医生:

1. 与阿昔洛韦合用,两药血浓度均升高。

2. 同时服用抗酸药,本品吸收减少。

3. 提高吗替麦考酚酯 AUC 的药物有考来烯胺、艾沙康唑或其他影响肝肠循环的药物合用。

4. 降低吗替麦考酚酯 AUC 的药物有替米沙坦、利福平、司维拉姆。

【注意事项】

用药后第 1 个月每周检测血常规,中性粒细胞<1.3×10^9/L 时停药。

【常见错误处方及解析】

处方描述　诊断：系统性红斑狼疮。用药信息：吗替麦考酚酯胶囊 500mg b.i.d. p.o.。患者信息：女性，28 岁（备孕）。

处方问题　遴选药品不适宜。备孕患者禁用吗替麦考酚酯。

解析及处理　吗替麦考酚酯具有致畸、致突变的毒性。建议与处方医生沟通，调整治疗方案，并告知患者停用 6 个月方可考虑备孕。

西罗莫司

【适应证】

适用于 13 岁或以上的接受器官移植的患者。

【用法用量】

口服，常用剂量 1~2mg，**一日 1 次**。临床可根据受者免疫情况调整剂量。

【特殊人群用药】

1. 女性在服用西罗莫司时不应怀孕或计划怀孕。孕妇用药请医生权衡利弊。

2. 不适用于 13 岁以下儿童患者。

3. 肝功能不全需适度减少剂量。

【有临床意义的相互作用】

泊沙康唑与西罗莫司联合使用，可能会导致西罗莫司血药浓度升高幅度过大（有研究提示可升高 **9** 倍），不建议同时使用。

以下情况建议提醒医生：所有影响 CYP3A4 同工酶的药物都可能影响西罗莫司的代谢，如唑类抗真菌药、大环内酯类、地尔硫䓬、利福平等。

【注意事项】

1. 慎用于切口不易愈合、BMI>30kg/m^2、2 型糖尿病、有广泛盆腔手术史或放疗史的患者。

2. 避免用于因局灶节段性肾小球硬化、膜增生性肾小球肾炎等易于复发的肾脏疾病而行肾移植治疗的患者。

【常见错误处方及解析】

　　处方描述　诊断：肾移植术后，曲霉感染。用药信息：西罗莫司片 1mg q.d. p.o.；泊沙康唑混悬液 5ml t.i.d. p.o.。

　　处方问题　联合用药不适宜。西罗莫司和泊沙康唑有严重相互作用，不宜同时使用。

　　解析及处理　西罗莫司通过 CYP3A4 代谢，药物相互作用较多。泊沙康唑可将西罗莫司浓度提高数倍，显著增加西罗莫司的药物不良反应，两者不宜同时使用。建议与医生沟通，调整免疫抑制剂或调整抗真菌的方案。

雷公藤多苷

【适应证】

　　用于类风湿关节炎、肾病综合征、白塞综合征、麻风反应、自身免疫性肝炎等免疫性疾病。

【用法用量】

　　口服 10~20mg，一日 2~3 次。

【特殊人群用药】

1. 育龄期有孕育要求者、孕妇和哺乳期妇女禁用。

2. 儿童禁用。

【注意事项】

　　合并以下疾病患者禁用：心、肝、肾功能不全者；严重贫血、白细胞和血小板降低者；胃、十二指肠溃疡活动期患者；严重心律失常者。

【常见错误处方及解析】

　　1. 处方描述　诊断：类风湿关节炎。用药信息：雷公藤多苷片 10mg t.i.d. p.o.。患者信息：女性，25 岁，备孕中。

处方问题　遴选药品不适宜。雷公藤不宜用于备孕期女性。

解析及处理　雷公藤具有生殖毒性，会导致闭经，影响生育功能，不建议用于备孕期年轻女性。建议与医生沟通，调整方案。

2. 处方描述　诊断：类风湿关节炎。用药信息：雷公藤多苷片 10mg t.i.d. p.o.。患者信息：实验室检查 WBC 1.1×10^9/L，PLT 30×10^9/L。

处方问题　遴选药品不适宜。雷公藤不宜用于骨髓抑制患者。

解析及处理　雷公藤具有血液系统的毒性，不建议用于血象减少的患者，以防止出现严重骨髓抑制。建议与医生沟通并调整方案。

白芍总苷

【适应证】

类风湿关节炎。

【用法用量】

口服，一次 0.6g，一日 2~3 次。

【注意事项】

偶有软便，不需要处理，可以自行消失。

【常见错误处方及解析】

处方描述　诊断：类风湿关节炎。用药信息：白芍总苷胶囊 0.6g q.d. p.o.。

处方问题　用法、用量不适宜。白芍总苷的给药频次不正确。

解析及处理　白芍总苷的常规给药频次为 b.i.d. 或 t.i.d.，

q.d. 给药不正确。建议与医生沟通,进行调整。

第二节　免疫抑制生物制剂

生物制剂是指用微生物、细胞、动物或人体组织和体液为起始原料,用生物学技术制成作为预防、治疗和诊断人类疾病的制品。临床使用的生物制剂包括具有免疫抑制作用的生物制剂,主要应用于风湿免疫性疾病及器官移植等疾病中。

具有免疫抑制作用的生物制剂主要是针对特定致病靶分子的拮抗物,靶向阻断疾病的发生和发展进程。生物制剂在以 RA 为代表的风湿病中的应用取得了重大突破,具有里程碑的意义。TNF-α 被认为是 RA 免疫反应众多细胞因子中最关键的一个,因此 TNF-α 拮抗剂是目前证据较为充分、应用较为广泛的治疗 RA 的生物制剂,可控制 RA 炎症反应,阻止疾病发展过程。此外,TNF-α 拮抗剂还被批准用于治疗强直性脊柱炎、克罗恩病等其他炎症性疾病。另一类应用于免疫及炎症性疾病的生物制剂是以 T、B 淋巴细胞为靶点的生物制剂,包括利妥昔单抗、巴利昔单抗、抗人胸腺细胞免疫球蛋白,主要应用于器官移植排斥反应的治疗与预防。具有免疫抑制作用的生物制剂与传统的免疫抑制剂相比,具有药效强、起效快的特点。该类生物制剂均有增加患者感染及肿瘤的风险,建议患者在应用此类药物前及应用期间必须采取预防措施并进行严密观察。

一、常用药物介绍

1. 依那西普　依那西普即重组人 Ⅱ 型肿瘤坏死因子受体 - 抗体融合蛋白,可特异性阻断 TNF-α 与其细胞表面受体的相互作用而发挥明显抗炎效应。临床用于治疗活动性 RA、PsA、活动性 AS 等。

使用时应注意过敏反应的发生,包括血管性水肿、荨麻疹以及其他严重反应,根据具体情况给予抗过敏药或停药;本品曾有导致充血性心力衰竭的患者病情恶化的报道,因此重度心力衰竭患者不宜使用。

2. 英夫利西单抗 英夫利西单抗是针对 TNF-α 的特异性 IgG_1 单克隆抗体(由人 Ig 稳定区和鼠 Ig 可变区组成的嵌合体),可特异性结合可溶性及膜结合型 TNF-α,阻断 TNF-α 与其受体结合,从而抑制 TNF-α 引起的免疫及炎症反应。适用于治疗活动性 RA、活动性 AS、PsA。

3. 阿达木单抗 阿达木单抗为首个成功开发的重组全人源化免疫球蛋白(IgG)单克隆抗体,与 TNF-α 结合阻断其与 p55 和 p75 细胞表面 TNF 受体的相互作用,进而有效抑制 TNF-α 的致炎活性,发挥临床疗效。与甲氨蝶呤合用,用于治疗对传统 DMARD(包括甲氨蝶呤)疗效不佳的成年中重度活动性 RA 患者,或用于常规治疗效果不佳的成年重度活动性 AS 患者。

4. 利妥昔单抗 利妥昔单抗(rituximab,RTX)是一种抗 CD20 的嵌合人/鼠单克隆抗体,是抑制 B 淋巴细胞的靶向生物制剂,能清除 B 淋巴细胞,使多数患者出现至少持续 4~12 个月的外周血 B 淋巴细胞减少,但其治疗效果并不完全与 B 淋巴细胞清除相关。1997 年,RTX 首先用于治疗非霍奇金淋巴瘤,以消除癌性 B 淋巴细胞。本品的超说明书用药适应证多,可用于治疗难治性 SLE 或 TNF-α 拮抗剂无效的 RA 等。

5. 巴利昔单抗 巴利昔单抗是抗 CD25 单克隆抗体,用于预防移植术后的早期急性器官排斥。巴利昔单抗是 T 淋巴细胞活化第三信号的阻滞剂,能特异地与活化的 T 淋巴细胞上的 CD25 抗原结合,阻断 T 淋巴细胞与 IL-2 结合,使细胞停留在 G_0 期 $/G_1$ 期而不能进入 S 期,T 淋巴细胞不能增殖,发挥降低急性排斥反应发生率和延缓急性排斥反应发生时间的作用。理论上只能用于排斥反应的预防,而对已经活化了的淋巴细胞所引起的急性排斥反应无逆转效应。

巴利昔单抗不良反应相对较少。未见细胞因子释放综合征,故不必使用糖皮质激素类药物预防。

6. 兔抗人胸腺细胞免疫球蛋白 兔抗人胸腺细胞免疫球蛋白(rabbit anti-human thymocyte immunoglobulin,ATG)是作用于 T 淋巴细胞的选择性免疫抑制剂,在补体协助下对淋巴细胞产生细胞溶解作用。T 淋巴细胞可被补体依赖性溶解,也可被单核细胞和吞噬细胞作用形成的 Fc 依赖性调理素机制从而使循环中的 T 淋巴细胞耗竭。注射 ATG 后即对淋巴细胞进行攻击,T 淋巴细胞约 6 小时由循环中消除。ATG 主要用于免疫高危患者的急性排斥反应的预防,以及治疗激素抵抗性急性排斥反应。

用药期间可能会引起不同程度的过敏反应,故使用前要询问既往过敏史,注射前需预防性应用抗组胺药、退热药及糖皮质激素类药物,使用期间以及停药 2 周内均应进行密切观察,某些不良反应可能与滴速过快有关。此外,还可能出现白细胞减少和血小板减少,治疗结束后应继续观察 2 周血细胞计数。ATG必须用于住院患者并在严密监测状态下使用。

二、审方要点

对于包含具有免疫抑制作用的生物制剂的处方,在处方审核时应重点关注药物的适应证、用法、用量是否正确。**生物制剂有较多超适应证用法**,如利妥昔单抗说明书适应证仅用于特定情况的淋巴瘤治疗,而临床基于循证也应用于以下适应证,如慢性移植物抗宿主病、难治性重症系统性红斑狼疮、类风湿关节炎等。**若发现生物制剂应用于不常见的适应证,建议与医生沟通获取循证医学证据。生物制剂常因疾病严重程度及患者的个体特点,有不同的用药剂量及给药频次,审方药师要注意是否超出常规的用法用量**,比如巴利昔单抗应为 20mg once,不应为

20mg q.d.。**静脉滴注生物制剂,如利妥昔单抗、兔抗人胸腺细胞免疫球蛋白易发生输液反应,要注意滴注速度,所以对溶媒的容量有一定要求;使用前建议用地塞米松或抗组胺药静脉滴注作为预处理。**此外,此类生物制剂引起免疫抑制,会增加机会性感染或感染加重的风险,如促使结核潜伏感染复发或播散,促使乙型或丙型肝炎活动,因此使用前应对患者的感染情况进行评估;使用期间不可接种活疫苗。其他审方要点见具体药物。

依那西普

【适应证】

1. 类风湿关节炎　中度至重度活动性类风湿关节炎的成年患者,对包括甲氨蝶呤在内的 DMARD 无效时,可用依那西普与甲氨蝶呤联用治疗。

2. 强直性脊柱炎　重度活动性强直性脊柱炎的成年患者对常规治疗无效时。

【用法用量】

推荐剂量为 **25mg,一周 2 次,或 50mg,一周 1 次,皮下注射。**

【特殊人群用药】

1. 建议育龄妇女采用合适的避孕,避免在依那西普治疗期间或停止治疗后 3 周内怀孕;不推荐孕妇使用,审方中发现孕妇中使用,请与医生沟通让医生权衡利弊;哺乳期妇女需考虑是否停止哺乳或停用依那西普。

2. 儿童不适用。

【有临床意义的相互作用】

以下情况建议提醒医生:

1. 与阿那白滞素合用,患者严重感染的发生率更高。

2. 依那西普和阿巴西普联合治疗导致严重不良事件的发

生率增加。

3. 与柳氮磺吡啶合用患者的平均白细胞计数显著下降。

【常见错误处方及解析】

处方描述　诊断：类风湿关节炎。用药信息：依那西普注射液 25mg q.d. i.h.。

处方问题　用法、用量不适宜。依那西普用药频次不适宜。

解析及处理　依那西普 25mg 应一周 2 次给药，50mg 应一周 1 次给药。本处方中 25mg 一天 1 次，给药频次错误。建议与医生沟通，修改处方。

英夫利西单抗

【适应证】

1. 类风湿关节炎。

2. 克罗恩病。

3. 瘘管性克罗恩病。

4. 强直性脊柱炎。

【用法用量】

1. 用法　用 10ml 无菌注射用水溶解后微泵注射或者再用 0.9% 氯化钠注射液稀释后静脉滴注，<u>不适合皮下注射</u>。

2. 用量　①类风湿关节炎：首剂 3mg/kg；中重度活动性克罗恩病、瘘管性克罗恩病首剂 5mg/kg，而后在第 2 周和第 6 周及以后每隔 8 周各给予 1 次相同剂量。应与甲氨蝶呤合用。对于疗效不佳的患者，可考虑将剂量调整至 10mg/kg，和/或将用药间隔调整为 4 周。②强直性脊柱炎：首剂 5mg/kg，而后在第 2 周和第 6 周及以后每隔 6 周各给予 1 次相同剂量。

【特殊人群用药】

育龄妇女、孕妇及哺乳期妇女用药同依那西普。

【有临床意义的相互作用】

　　与托珠单抗联合使用,增加免疫抑制和感染风险,建议避免联用。不建议本品与其他具有相同适应证的生物制剂联用。

　　以下情况建议提醒医生:与阿那白滞素(IL-1 拮抗剂)或阿巴西普合用时可能增加严重感染、中性粒细胞减少症的风险。

【注意事项】

　　对于患有中重度心力衰竭的患者禁用。

【常见错误处方及解析】

　　处方描述　诊断:强直性脊柱炎。用药信息:注射用英夫利西单抗 300mg once i.h.。

　　处方问题　用法、用量不适宜。注射用英夫利西单抗采用皮下注射不适宜。

　　解析及处理　注射用英夫利西单抗为注射用无菌粉末,应将每瓶药品用 10ml 无菌注射用水溶解后微泵注射或者再用 0.9% 氯化钠注射液稀释后静脉滴注。建议与医生沟通,修改医嘱。

阿达木单抗

【适应证】

　　1. 类风湿关节炎　与甲氨蝶呤合用,用于治疗对 DMARD 疗效不佳的成年中重度活动性类风湿关节炎患者。

　　2. 强直性脊柱炎　用于常规治疗效果不佳的成年重度活动性强直性脊柱炎患者。

【用法用量】

　　推荐剂量 40mg b.i.w. 或 q.w.,皮下注射,治疗的过程中,应继续使用甲氨蝶呤。

【特殊人群用药】【有临床意义的相互作用】【注意事项】

　　同"英夫利西单抗"。

【常见错误处方及解析】

处方描述 诊断：类风湿关节炎。用药信息：阿达木单抗注射液 40mg q.w. i.h.。患者信息：首次确诊为类风湿关节炎，未使用过传统 DMARD。

处方问题 适应证不适宜。初诊为类风湿关节炎的患者选药不适宜。

解析及处理 阿达木单抗用于治疗对 DMARD 疗效不佳的成年中重度活动性类风湿关节炎患者。本患者为初诊患者，建议先用传统 DMARD 如甲氨蝶呤等治疗。

利妥昔单抗

【适应证】

1. 复发或耐药的滤泡性中央型淋巴瘤。

2. 先前未经治疗的 CD20 阳性，Ⅲ~Ⅳ期滤泡性非霍奇金淋巴瘤，患者应联合化疗。

3. CD20 阳性弥漫大 B 细胞淋巴瘤（DLBCL）应与标准 CHOP 化疗（环磷酰胺、多柔比星、长春新碱、泼尼松）8 个周期联合治疗。

4. 超说明书适应证 慢性移植物抗宿主病、慢性淋巴细胞白血病、难治性重症系统性红斑狼疮、类风湿关节炎、韦格纳肉芽肿病、显微镜下多血管炎。

【用法用量】

1. 滤泡性非霍奇金淋巴瘤 推荐剂量为 375mg/m² q.w.，静脉滴注，在 22 天内使用 4 次。

2. 弥漫大 B 细胞淋巴瘤 推荐剂量为 375mg/m²，静脉滴注，每个化疗周期的第 1 天使用。

注意：①请勿静脉注射或肌内注射；②用 0.9% 氯化钠注射液或 5% 葡萄糖注射液稀释至终浓度 1~4mg/ml，请勿与其他药物混合或稀释；③根据疾病种类及严重程度，用药剂量及给药频次有差异，但给药间隔至少间隔 7 天。

【特殊人群用药】

哺乳期禁用。

【注意事项】

1. 利妥昔单抗可以引起输液反应。<u>建议预先使用解热镇痛药（如对乙酰氨基酚）和抗组胺药（如苯海拉明）。还应该预先使用糖皮质激素类药物，尤其所使用的治疗方案不包括糖皮质激素类药物时，使用中注意控制输液速度。</u>

2. 将利妥昔单抗用于中性粒细胞计数 $<1.5 \times 10^9/L$ 和 / 或血小板计数 $<75 \times 10^9/L$ 的患者的治疗时，应该慎重。

【常见错误处方及解析】

处方描述　诊断：难治性重症系统性红斑狼疮。用药信息：利妥昔单抗注射液 500mg+0.9% 氯化钠注射液 100ml q.w. i.v.gtt.。

处方问题　溶媒选择不适宜。本患者使用 500mg 利妥昔单抗，选择 100ml 的 0.9% 氯化钠注射液为溶媒，存在静脉滴注浓度过高及时间过短的风险。

解析及处理　利妥昔单抗易引起输液反应，除进行预处理外，还须控制给药速度。500mg 的利妥昔单抗建议静脉滴注时间一般 4 小时以上，用 100ml 的 0.9% 氯化钠注射液溶解，浓度过高，静脉滴注时间易短而出现输液反应。请与医生沟通，建议开具 500ml 的溶媒。

巴利昔单抗

【适应证】

1. 预防肾移植术后的早期急性器官排斥。

2. 超说明书适应证　肝移植抗排斥反应的预防。

【用法用量】

推荐方案为 **20mg/ 次,移植术前 2 小时及术后 4 天各 1 次**。经配制后的巴利昔单抗,可一次性静脉注射,亦可在 20~30 分钟内作静脉滴注。

【特殊人群用药】

1. 使用最后一剂巴利昔单抗 4 个月内,避免进行母乳喂养。

2. 儿童　体重**<35kg,剂量减半**;体重 ≥ 35kg,推荐剂量与成人相同。

【注意事项】

应使用单独的输液系统给药,不应与其他药物 / 物质混合使用。

【常见错误处方及解析】

处方描述　诊断:肾衰竭。用药信息:注射用巴利昔单抗 20mg once i.v.。患者信息:儿童患者拟行肾移植术,体重 30kg。

处方问题　用法、用量不适宜。体重<35kg 的儿童患者使用 20mg 不适宜。

解析及处理　体重<35kg 的儿童患者使用 20mg 易增加不良反应。请与医生沟通,建议减半为 10mg 使用。

兔抗人胸腺细胞免疫球蛋白

【适应证】

1. 移植用免疫抑制剂　预防和治疗器官免疫排斥反应。

2. 治疗激素耐受的移植物抗宿主病(GVHD)。

3. 血液学疾病　治疗再生障碍性贫血。

【用法用量】

预防排斥反应的用量 **1.25~2.5mg/(kg·d),治疗排斥反应的剂量 2.5~5mg/(kg·d)**,用 5ml 无菌注射用水将药粉稀释成 5mg/ml 溶液后,再用等渗稀释液(0.9% 氯化钠注射液或 5% 葡萄糖注射液)稀释每日剂量的药物至 50~500ml。**选择大静脉滴注。调节静脉滴注速度,使总滴注时间不短于 4 小时。**

【有临床意义的相互作用】

　　配伍禁忌:本品与肝素、氢化可的松在葡萄糖溶液中会产生沉淀,因而不推荐联合使用。**不可与其他药品混合静脉滴注。**

【注意事项】

　　白细胞减少症 [(2~3) × 10^9/L] 或血小板减少 [(50~75) × 10^9/L] 应减少一半的剂量;白细胞少于 2 × 10^9/L 或血小板少于 50 × 10^9/L,应考虑停止使用本品。

【常见错误处方及解析】

　　处方描述　诊断:肾衰竭。用药信息:兔抗人胸腺细胞免疫球蛋白 100mg+0.9% 氯化钠注射液 500ml q.d. i.v.gtt.。患者信息:体重 60kg,拟行肾移植术,白细胞为 2.1 × 10^9/L。

　　处方问题　用法、用量不适宜。患者白细胞偏低,应注意减量。

　　解析及处理　兔抗人胸腺细胞免疫球蛋白易引起白细胞下降,增加感染风险。本患者基础白细胞低,建议减量使用,并注意监测血常规及感染体征。

第三节　免疫增强剂

　　免疫增强剂是指单独使用或同时与抗原使用时能增强机体免疫应答的物质。能激活免疫活性细胞,增强机体的非特异性和特异性免疫功能,或起佐剂作用增强合用抗原的免疫原性,加速诱导免疫应答反应;或代替体内缺乏的免疫活性成分,发挥免疫替代作用;或对机体的免疫功能产生双向调节作用,使过高或过低的免疫功能趋于正常。临床主要用于免疫缺陷性疾病、恶性肿瘤以及难治性细菌或病毒感染。免疫增强剂在临床疾病治疗中使用相对少,本节只作简单介绍。

一、常用药物介绍

1. 胸腺肽　胸腺肽可以促进淋巴细胞的转化。增强巨噬细胞的吞噬活性。对机体免疫功能既具有增强作用又有抑制作用,是一种高效的免疫调节剂。临床常用的主要有胸腺法新和胸腺五肽。主要用于治疗慢性乙型肝炎,以及作为免疫损害病者的疫苗增强剂。

2. 干扰素　干扰素(interferon,IFN)由英国科学家 Isaacs 于 1957 年利用鸡胚绒毛尿囊膜研究流感病毒干扰现象时首先发现,是生物细胞受干扰素诱生剂作用后产生的一类高活性多功能的蛋白质,除对免疫应答调节作用外,还有抗肿瘤及广谱抗病毒的作用。

IFN 蛋白家族基于基因序列、染色体定位和受体特异性分为 3 型,即Ⅰ型、Ⅱ型和Ⅲ型干扰素,Ⅰ型的 IFN-α/β 在哺乳动物中是多基因家族。利巴韦林联合 IFN-α 治疗丙型肝炎,对 40% 慢性丙型肝炎患者具有不同程度的疗效。聚乙二醇干扰素,由于其独特的药动学特点,在机体内耐受性和疗效优于普通干扰素。

临床常用干扰素制剂的审方要点见第一章第三节,本章不再赘述。

3. 白细胞介素　白细胞介素(interleukin,IL)是由多种细胞产生并作用于多种细胞从而产生重要调节作用的一类细胞因子。IL 作用于 T 淋巴细胞、B 淋巴细胞及 NK 细胞等多种靶细胞,通过靶细胞上的受体来传递免疫信息,激活、调控血细胞的生长、分化和增殖成熟,参与机体的免疫应答,参与某些疾病的病理过程。其中的 IL-2 和 IL-11 可用于治疗恶性肿瘤,IL-2 和 IL-6 也是制备疫苗的重要佐剂。

4. 卡介菌多糖核酸　卡介菌多糖核酸在抗感染、抗肿瘤、抗过敏等免疫治疗中功效卓著。一方面能增强单核巨噬细胞的功能,增加人体血中 T 淋巴细胞总数,提高 NK 细胞的活性,提高补体 C3 含量,增强免疫功能低下患者的免疫功能;另一方面,卡介菌多糖核酸通过提高 Th1/Th2 的比值,稳定肥大细胞膜,产生抗体封闭作用等,对免疫功能过强所致的疾病也有很好的疗效。

二、审方要点

免疫增强剂在临床中使用相对较少,并非常规审方的重点关注药物,审方中主要在于要把握适应证,减少滥用的风险。此外,有关其药物特点的研究数据较少,在审方中主要是关注其用法用量是否与说明书相符。常见免疫增强剂的审方要点如下。

胸腺法新

【适应证】

1. 慢性乙型肝炎。

2. 作为免疫损害病者的疫苗增强剂。

【用法用量】

推荐量是每针 1.6mg **皮下注射,每周 2 次**,两剂量相隔 3~4 日。

本品不应作肌内注射或静脉注射,应使用随盒的 1.0ml 注射用水溶解后马上皮下注射。

【特殊人群用药】

1. 哺乳期妇女慎用。

2. 18 岁以下患者安全性和有效性未确立。

【有临床意义的相互作用】

与干扰素 α 联用时可能比单用本品或单用干扰素增加应答率。

本品不应与任何其他药物混合后作注射用。

【注意事项】

器官移植受者中禁用,除非治疗带来的好处明显优于风险。

【常见错误处方及解析】

处方描述 诊断:肝癌。用药信息:注射用胸腺法新 1.8mg q.d. i.h.。

处方问题 用法、用量不适宜。注射用胸腺法新用药频次每日 1 次不适宜。

解析及处理 胸腺法新推荐量是每次 1.6mg,皮下注射,每周 2 次,两剂量相隔 3~4 日。本医嘱每日 1 次使用,频次不合理。建议与医生联系修改医嘱。

重组人白介素 -11

【适应证】

用于实体瘤,非髓性白血病化疗后Ⅲ、Ⅳ度血小板减少症的治疗。

【用法用量】

注射剂,推荐剂量为 25~50μg/kg,用灭菌注射用水溶解后,**皮下注射,每日 1 次**,疗程一般 7~14 日。血小板计数恢复后应及时停药。

【特殊人群用药】

孕妇一般不宜使用。哺乳期妇女应慎重使用。

【注意事项】

本品有严重过敏反应风险。有过敏史者慎用,使用时注意监测过敏反应风险。

【常见错误处方及解析】

处方描述 诊断:白血病。用药信息:注射用重组人白介素 -11 1.5mg q.d. i.v.。患者信息:PLT 49×10^9/L。

处方问题 用法、用量不适宜。重组人白介素 -11 采用静脉注射的给药途径不适宜。

解析及处理　重组人白介素 -11 宜皮下注射,不宜使用静脉注射。建议与医生联系修改医嘱。

卡介菌多糖核酸

【适应证】

预防和治疗慢性支气管炎、感冒及哮喘。

【用法用量】

注射剂,每次 1ml,每周 2~3 次,<u>肌内注射</u>。3 个月为一疗程。小儿酌减或遵医嘱。

【注意事项】

患急性传染病(如麻疹、百日咳、肺炎等)、急性眼结膜炎、急性中耳炎、有严重过敏体质者暂不宜使用。

【常见错误处方及解析】

处方描述　诊断:慢性支气管炎。用药信息:卡介菌多糖核酸注射液 1ml b.i.w. i.v.。

处方问题　用法、用量不适宜。卡介菌多糖核酸采用静脉注射的给药途径不适宜。

解析及处理　卡介菌多糖核酸宜肌内注射,不宜使用静脉注射。建议与医生联系修改医嘱。

第四节　非甾体抗炎药

NSAID 是一类不含有甾体结构的抗炎药,具有抗炎、镇痛、解热作用,临床应用广泛,是炎性关节病、软组织风湿的常用药物。

一、常用药物介绍

NSAID 通过抑制环加氧酶(cyclo-oxygenase,COX)而减

少疼痛介质前列腺素 E_2 和前列腺素 I_2 的生物合成,发挥抗炎、解热、镇痛作用。COX 有两种重要的同工酶,COX-1 和 COX-2。COX-1 是构成性酶,在多种正常组织中广泛分布,而 COX-2 是诱导性酶,在炎症反应时才表现出高活性。根据对 COX-1 和 COX-2 抑制的强度,NSAID 分为非选择性 COX 抑制剂和选择性 COX-2 抑制剂。非选择性 COX 抑制剂包括吲哚美辛、美洛昔康、双氯芬酸、布洛芬等;选择性 COX-2 抑制剂包括塞来昔布、艾瑞昔布、依托考昔等。选择性 COX-2 抑制剂主要阻断炎症部位 COX-2 的活性,而对生理性表达的 COX-1 抑制较少,与非选择性 COX 抑制剂相比,对消化道黏膜及血小板活性的影响较小。

二、审方要点

对 NSAID 审方时应注意以下几点:①**不宜同时服用 2 种以上 NSAID**,会增加胃肠道不适及出血等风险;②不同 NSAID 的半衰期不同,使用的频次不一样,要注意用药频次的合理性;③ NSAID 具有天花板效应,不能因为疼痛的控制不佳而不断增加剂量,建议**不超过说明书中的最大剂量**;④本类药物存在肾功能不全风险,在肾功能不全患者中慎用,**在严重肾功能不全患者中禁用**;⑤**昔布类 NSAID 具有磺酰基结构,与磺胺类药物具有交叉过敏反应,禁用于对磺胺类药物过敏的患者**;⑥**有活动性消化性(或曾复发)溃疡/出血的患者**,严重血液学异常的患者,**重度心力衰竭患者**,服用阿司匹林或其他非甾体抗炎药后诱发哮喘、荨麻疹或过敏反应,**冠状动脉旁路移植术(CABG)围手术期的患者禁用**。其他审方要点见具体药物。

洛索洛芬

【适应证】

下述疾患及症状的消炎和镇痛:类风湿关节炎、骨关节炎、腰痛症、肩关节周围炎、胸廓出口综合征（又称为颈肩综合征）、牙痛；外伤后及拔牙后的镇痛和消炎；急性上呼吸道炎。

【用法用量】

口服制剂，通常剂量为 60mg t.i.d. p.o.。出现症状时可 1 次口服 60~120mg。**日用量不超过 180mg**。

【特殊人群用药】

1. 孕妇在妊娠晚期禁用。

2. 严重肝肾功能不全者禁用。

3. 儿童禁用。

【常见错误处方及解析】

处方描述　诊断：冠状动脉旁路移植术后疼痛。用药信息：洛索洛芬钠片 60mg b.i.d. p.o.。

处方问题　遴选药品不适宜。洛索洛芬钠禁用于冠状动脉旁路移植术围手术期。

解析及处理　联系医生修改医嘱，本类药品禁用于冠状动脉旁路移植术围手术期。建议选择其他类别止痛药物。

布 洛 芬

【适应证】

用于缓解轻至中度疼痛，如头痛、关节痛、偏头痛、牙痛、肌肉痛、神经痛、痛经。也用于普通感冒或流行性感冒引起的发热。

【用法用量】

1. 片剂　口服，成人 0.2~0.4g，一日 3 次，或遵医嘱。持续疼痛或发热，可间隔 4~6 小时重复用药 1 次，24 小时不超过 4 次。

2. 混悬液　20mg/ml 为例，口服，成人一次 10ml；**儿童按体重计算，单次剂量不超过 10ml**。持续疼痛或发热，可间隔 4~

6 小时重复用药 1 次,24 小时不超过 4 次。

3. 外用 按照疼痛部位大小,使用适量轻轻揉搓,每日 3~4 次。

【特殊人群用药】

1. 孕妇及哺乳期妇女禁用。

2. 严重肝肾功能不全者或严重心力衰竭者禁用。

【常见错误处方及解析】

处方描述 诊断:发热。用药信息:布洛芬混悬液 15ml b.i.d. p.o.。患者信息:儿童,4 岁。

处方问题 用法、用量不适宜。儿童患者使用 15ml 用量,超过了儿童极量。

解析及处理 4 岁儿童单次剂量一般为 5ml,本患者使用 15ml,超过极量,易出现不良反应。联系医生修改医嘱,并可在审方软件中设置儿童患者的单次极量。

双氯芬酸

【适应证】

1. 缓解脊柱关节病、痛风性关节炎、风湿性关节炎等各种慢性关节炎的急性发作期或持续性的关节肿痛症状。

2. 各种软组织风湿性疼痛,如肩痛、肩周炎、滑囊炎、肌腱炎及腱鞘炎。

3. 急性的轻中度疼痛,如手术、创伤、劳损等的疼痛,原发性痛经、牙痛、头痛等。

【用法用量】

成人常规推荐剂量 100~150mg,对轻度患者或需要长期治疗的患者,每日剂量为 75~100mg。缓控释制剂,一日 1~2 次服用,整片吞服,不可分割或咀嚼后服用。其他口服剂型,一日分 2~3 次服用。

【特殊人群用药】

同"洛索洛芬"。

【常见错误处方及解析】

处方描述　诊断：骨髓炎。用药信息：双氯芬酸钠缓释片 75mg t.i.d. p.o.。

处方问题　用法、用量不适宜。本患者的给药频次每日 3 次不适宜。

解析及处理　本品宜一日给药 1 次，每次 75mg；最大剂量为 150mg，分 2 次服用。联系医生修改医嘱，建议本患者给药频次改为每日 2 次。

吲哚美辛

【适应证】

用于风湿性关节炎、类风湿关节炎、强直性脊椎炎、骨关节炎及急性痛风发作等。

【用法用量】

1. 栓剂　直肠给药，50~100mg，一日 1 次。

2. 贴剂　一日 1~2 次，揭掉塑料薄膜贴于患处。每日不超过 2 次。

3. 口服制剂　口服。抗风湿，成人常用剂量一次 25~50mg，一日 2~3 次，一日最大量不应超过 150mg。退热，一次 6.25~12.5mg，一日不超过 3 次。小儿常用量一日按体重 1.5~2.5mg/kg，分 3~4 次。

【特殊人群用药】

孕妇在妊娠的后 3 个月禁用；哺乳期妇女禁用。

【常见错误处方及解析】

处方描述　诊断：膝关节痛。用药信息：吲哚美辛栓 50mg once 塞肛；塞来昔布胶囊 0.2g once p.o.。

处方问题 联合用药不适宜。吲哚美辛栓与塞来昔布胶囊均为非甾体抗炎药,不宜合用。

解析及处理 联系医生修改医嘱,非甾体抗炎药不宜同时使用,用一种即可。

美洛昔康

【适应证】

1. 骨关节炎症状加重时的短期症状治疗。

2. 类风湿关节炎和强直性脊柱炎的长期症状治疗。

【用法用量】

口服制剂:常用剂量 7.5mg,每日 1~2 次,口服。每日剂量不得超过 15mg。

【特殊人群用药】

同 "洛索洛芬"。

【常见错误处方及解析】

处方描述 诊断:骨关节炎,胃溃疡。用药信息:美洛昔康片 7.5mg q.d. p.o.;奥美拉唑肠溶片 20mg q.d. p.o.。

处方问题 遴选药品不适宜。有活动性消化性(或曾复发)溃疡/出血的患者不适宜用美洛昔康。

解析及处理 联系医生修改医嘱,换其他治疗骨关节炎的药物。

依托考昔

【适应证】

1. 治疗骨关节炎急性期和慢性期的症状和体征。

2. 治疗急性痛风性关节炎。

【用法用量】

片剂：**常用剂量为 30mg q.d.**，可依据疾病症状增加剂量，最大推荐剂量为**每日不超过 120mg**，最长使用 8 日。

【特殊人群用药】

同"洛索洛芬"。

【常见错误处方及解析】

处方描述　诊断：膝关节痛，胃溃疡。用药信息：依托考昔片 60mg q.d. p.o.。

处方问题　遴选药品不适宜。依托考昔片不适合有胃溃疡病史的患者。

解析及处理　依托考昔片对于活动性胃溃疡患者禁用。联系医生修改医嘱，换用其他止痛类药物或评估目前胃溃疡情况，加强胃黏膜保护。

塞来昔布

【适应证】

缓解骨关节炎的症状和体征，成人类风湿关节炎的症状和体征，成人急性疼痛，强直性脊柱炎的症状和体征。

【用法用量】

胶囊：口服，常用剂量 200mg，分 1~2 次服用，每日最大量 400mg。

【特殊人群用药】

同"洛索洛芬"。

【注意事项】

塞来昔布不可用于已知对磺胺类药物过敏者。

【常见错误处方及解析】

处方描述　诊断：胆囊结石伴胆囊炎。用药信息：塞来昔布胶囊 0.2g b.i.d. q.d.。患者信息：磺胺类药物过敏。

　　处方问题　遴选药品不适宜。本患者磺胺类过敏,塞来昔布禁用。

　　解析及处理　塞来昔布具有磺酰基结构,与磺胺类药物具有交叉过敏反应,禁用于对磺胺类药物过敏的患者。联系医生修改医嘱,换其他 NSAID 如依托考昔。

对乙酰氨基酚

【适应证】

　　用于普通感冒或流行性感冒引起的发热,也用于缓解轻至中度疼痛,如头痛、关节痛、偏头痛、牙痛、肌肉痛、神经痛、痛经。

【用法用量】

　　口服制剂:常用剂量 250~500mg,口服,可间隔 4~6 小时重复用药 1 次,24 小时内不得超过 4 次。缓释片:每 8 小时 1 次,24 小时不超过 3 次。**一日总剂量不超过 2g**。

【特殊人群用药】

　　严重肝肾功能不全者禁用。**在孕妇、哺乳期妇女、儿童、老年患者中,较其他 NSAID 的使用依据更多**。

【注意事项】

　　应尽量避免合并使用含有对乙酰氨基酚或其他解热镇痛药的药品,以避免药物过量或导致毒性协同作用。

【常见错误处方及解析】

　　处方描述　诊断:肝功能异常,关节痛。用药信息:对乙酰氨基酚片 1g t.i.d. p.o.。

　　处方问题　用法、用量不适宜。本患者使用日剂量为 3g,日剂量太大,且该患者肝功能异常。

　　解析及处理　过量使用对乙酰氨基酚可引发严重肝损伤,一日最大量不宜超过 2g。且该患者肝功能异常,用量 3g,易引起肝功能不全加重等风险。建议医生修改医嘱,调整剂量。

第五节　糖皮质激素类药物

糖皮质激素(glucocorticoid,GC)类药物在临床广泛使用,主要用于抗炎、抗毒、抗休克和免疫抑制,其应用涉及临床多个专科,在免疫及炎症性疾病中应用尤为广泛。应用糖皮质激素类药物要非常谨慎。正确、合理应用糖皮质激素类药物是提高其疗效、减少不良反应的关键。

一、常用药物介绍

1. GC 类药物的种类　内源性 GC 类药物是由肾上腺皮质合成和分泌的甾体类化合物,包括氢化可的松和可的松,其合成和分泌受促肾上腺皮质激素调节。内源性 GC 类药物经化学结构改造得到人工合成的外源性 GC 类药物,常用的有泼尼松、泼尼松龙、甲泼尼龙、曲安西龙、倍他米松、地塞米松等化合物。

GC 类药物的临床应用包括全身性使用和局部使用。全身性 GC 类药物指通过口服、肌内注射或静脉途径给药而起全身性作用,其在临床使用中发挥显著疗效的同时常伴随发生严重不良反应的可能,本节着重阐述全身性 GC 类药物。

2. GC 类药物的生理和药理作用及作用机制　生理量 GC 类药物主要调节体内的糖代谢,也具有弱的盐皮质激素样作用。外源性 GC 类药物在超生理剂量下还具有强大的抗炎、抗过敏、抗休克和免疫抑制等药理作用。其广泛的生理和药理作用造成 GC 类药物具有众多不良反应。此外,GC 类药物仅为对症治疗药物,在紧急情况下可挽救生命,缓解疾病症状,但不能治愈疾病。因此,使用 GC 类药物时需强调综合治疗,既不能忽视原发疾病的治疗,还要充分考虑使用 GC 类药物过程中可能带来的不良反应。

表 9-1 汇总了常用 GC 类药物的抗炎作用、等效剂量、糖代

谢、水盐代谢、半衰期和作用持续时间对比数据。GC 类药物的剂量换算以抗炎作用为换算依据,供应 GC 类药物的制剂规格同样来源于此,如泼尼松片 5mg、甲泼尼龙片 4mg、地塞米松片 0.75mg,单规格都是等效的。

表 9-1　常用糖皮质激素类药物的抗炎作用、等效剂量、糖代谢、水盐代谢、半衰期和作用持续时间

类别	药物	对相应受体亲和力	水盐代谢(比值)	糖代谢(比值)	抗炎作用(比值)	等效剂量/mg	血浆半衰期/min	作用持续时间/h
短效	氢化可的松	1.00	1.0	1.0	1.0	20.00	90	8~12
	可的松	0.01	0.8	0.8	0.8	25.00	30	8~12
中效	泼尼松	0.05	0.8	4.0	3.5	5.00	60	12~36
	泼尼松龙	2.20	0.8	4.0	4.0	5.00	200	12~36
	甲泼尼龙	11.90	0.5	5.0	5.0	4.00	180	12~36
	曲安西龙	1.90	0	5.0	5.0	4.00	>200	12~36
长效	地塞米松	7.10	0	20.0~30.0	30.0	0.75	100~300	36~54
	倍他米松	5.40	0	20.0~30.0	25.0~35.0	0.60	100~300	36~54

　　一般认为给药剂量(以泼尼松为例)可分为:长期服用维持剂量,2.5~15.0mg/d;小剂量,<0.5mg/(kg·d);中等剂量,0.5~1.0mg/(kg·d);大剂量,>1.0mg/(kg·d);冲击剂量(以甲泼尼龙为例),7.5~30.0mg/(kg·d)。不同的疾病 GC 类药物疗程不同,一般可分为冲击治疗(疗程多小于 5 日,须配合其他有效治疗措施,可迅速停药,若无效,大部分情况下不可在短时间内重复冲击治疗)、短程治疗(疗程小于 1 个月,包括应激性治疗,须配合其他有效治疗措施,停药时需逐渐减量至停药)、中程治疗(疗程

3 个月以内,生效后减至维持剂量,停药时需要逐渐递减)、长程治疗(疗程大于 3 个月,可采用每日或隔日给药,停药前亦应逐步过渡到隔日疗法后逐渐停药)以及终身替代治疗等。

二、审方要点

糖皮质激素类药物临床应用广泛,审方中需要注意以下几点:①**注意适应证**,如单纯以退热和止痛为目的使用糖皮质激素类药物,特别是在感染性疾病中以退热和止痛为目的的使用,认为不合理。②**注意给药途径,如使用甲泼尼龙等注射剂型用于吸入使用**,认为不合理。可供 5 岁以下儿童使用的唯一糖皮质激素类药物吸入剂型为吸入用布地奈德混悬液。糖皮质激素类药物局部使用剂型,避免全身用药。③**注意有无重复用药**,如开具两种以上糖皮质激素类药物,采用不同的给药方式,肌内注射 / 静脉滴注 + 口服;雾化 + 口服;注射 / 口服 + 外用。④下列情况一般不宜使用,特殊情况应权衡利弊使用,但应注意病情恶化可能:**严重的精神病(过去或现在)和癫痫,活动性消化性溃疡,新近胃肠吻合手术,骨折,创伤修复期,角膜溃疡,肾上腺皮质功能亢进症,高血压,糖尿病,孕妇,抗感染药物不能控制的感染如水痘、麻疹、真菌感染,较重的骨质疏松等**。⑤禁止对正在接受皮质类固醇类免疫抑制剂量治疗的患者使用活疫苗或减毒疫苗。其他审方要点见具体药物。

氢化可的松

【适应证】

1. 注射剂 肾上腺皮质功能减退症及垂体功能减退症,也用于过敏性和炎症性疾病,抢救危重中毒性感染。

2. 片剂 主要用于肾上腺皮质功能减退症的替代治疗及先天性肾上腺皮质增生症。

【用法用量】

1. 注射剂　常规一次 50~100mg,用 0.9% 氯化钠注射液或 5% 葡萄糖注射液 500ml 混合均匀后静脉滴注。对于严重疾病,可用至每日 300mg,疗程不超过 3~5 日。

2. 片剂　口服,一日 20~30mg,清晨服 2/3,午餐后服 1/3,在应激状况时,应适量加量,可增至一日 80mg,分 1~3 次服用。小儿的治疗剂量一日 20~25mg/m^2,分 3 次服用。

【特殊人群用药】

孕妇及哺乳期妇女在权衡利弊情况下,尽可能避免使用。

【注意事项】

氢化可的松注射液制剂辅料含有 50% 乙醇,用药过程需注意稀释至 0.2mg/ml 后供静脉滴注。需用大剂量时应改用不含乙醇的氢化可的松琥珀酸钠。

【常见错误处方及解析】

处方描述　诊断:肾上腺肿瘤。用药信息:氢化可的松注射液 100mg+0.9% 氯化钠注射液 250ml q.d. i.v.gtt.。

处方问题　溶媒选择不适宜。氢化可的松注射液 100mg 化入 0.9% 氯化钠注射液 250ml 中浓度过高。

解析及处理　因为氢化可的松辅料含有乙醇,使用前要 25 倍的氯化钠注射液或者葡萄糖注射液稀释至 0.2mg/ml 后静脉滴注。高浓度易引起酒精过敏、中毒等不良反应。联系医生修改医嘱,溶媒改成 500ml 氯化钠注射液或者葡萄糖注射液。

甲泼尼龙

【适应证】

1. 非内分泌失调症　风湿性疾病、胶原病、皮肤疾病、过敏性疾病、眼部疾病、呼吸道疾病、血液病、肿瘤、水肿、胃肠道疾病、神经系统疾病、器官移植。

2. 内分泌失调疾病 原发或继发性肾上腺皮质功能不全、先天性肾上腺增生、非化脓性甲状腺炎、癌症引起的高钙血症。

3. 超说明书适应证

(1) 继发于肾上腺皮质功能不全的休克,或因可能存在的肾上腺皮质功能不全而使休克对常规治疗无反应。

(2) 对常规治疗无反应的失血性、创伤性及手术性休克。

【用法用量】

1. 片剂 口服,根据不同疾病的治疗需要,剂量可在每天 4mg 到 48mg 之间调整。临床上需要用较高剂量治疗的疾病包括多发性硬化症(200mg/d)、脑水肿(200~1 000mg/d)和器官移植[可达 7mg/(kg·d)]。

2. 注射剂 依临床疾病及严重程度,剂量 10~1 000mg 不等,静脉注射。给药频次每日 1 次或间隔用药。

【特殊人群用药】

参见"氢化可的松"。

肝功能不全者可以使用甲泼尼龙(无须经肝脏代谢活化),不宜选用泼尼松。

【有临床意义的相互作用】

甲泼尼龙琥珀酸钠应与其他静脉注射给药的化合物分开进行给药。

以下情况建议提醒医生:

1. 与排钾利尿药、两性霉素 B、黄嘌呤或 β_2 受体激动剂同用会增加低钾血症的风险。

2. 增加非甾体抗炎药诱导的胃肠道出血和溃疡的发生率;合用后停药增加高剂量阿司匹林水杨酸中毒的风险。

【常见错误处方及解析】

1. 处方描述 诊断:红斑狼疮。用药信息:醋酸泼尼松龙注射液 500mg+5% 葡萄糖注射液 250ml q.d. i.v.gtt.。

处方问题 遴选药品不适宜。冲击治疗选用了泼尼松龙注射液。

解析及处理 唯一可以短期大剂量冲击治疗的糖皮质激素类药物是甲泼尼龙,不能选择泼尼松。联系医生修改医嘱,建议换成甲泼尼龙。

2. 处方描述 诊断:肾上腺切除术后。用药信息:醋酸泼尼松片 10mg q.d. p.o.。患者信息:肝功能不全。

处方问题 遴选药品不适宜。本患者肝功能不全选择泼尼松不适宜。

解析及处理 泼尼松需经肝脏代谢,肝功能不全患者不适合选择泼尼松。对于肝功能不全患者,建议选择氢化可的松或者甲泼尼龙等不需经过肝脏代谢即可发挥作用的糖皮质激素类药物。联系医生修改医嘱,建议更换为甲泼尼龙。

地塞米松

【适应证】

1. 用于过敏性与自身免疫性炎症性疾病。多用于结缔组织病、活动性风湿病、类风湿关节炎、红斑狼疮、严重支气管哮喘、严重皮炎、溃疡性结肠炎、急性白血病等,也用于某些严重感染及中毒、恶性淋巴瘤的综合治疗。

2. 超说明书适应证

(1)缓解化疗药物所致呕吐,根据不同的化疗方案使用不同的剂量。

(2)突发性聋。

【用法用量】

1. 口服制剂 口服,视病情而定,常用 0.75~3mg,一日 1~4 次。

2. 注射剂 **静脉滴注时,应以 5% 葡萄糖注射液稀释**,也可静脉注射或肌内注射。常用剂量每次 2~20mg,一日 1 次,也可间断给药。对不宜手术的脑肿瘤,首剂可静脉注射 50mg。用于鞘内注射每次 5mg,间隔 1~3 周注射 1 次;关节腔内注射一般每次 0.8~4mg,间断给药。

【特殊人群用药】

见"氢化可的松"。

【常见错误处方及解析】

　　处方描述　　诊断:急性荨麻疹。用药信息:地塞米松磷酸钠注射液 20mg+ 复方氯化钠注射液 100ml q.d. i.v.gtt.。

　　处方问题　　溶媒选择不适宜。地塞米松不能用复方氯化钠注射液作溶媒。

　　解析及处理　　地塞米松注射液为磷酸盐,与含钙溶液配伍易形成磷酸钙沉淀,100ml 复方氯化钠注射液中含 33mg 的钙。联系医生修改医嘱,建议改用 5% 葡萄糖注射液。

PHARMACIST

第十章
血液系统疾病治疗药物及审方要点

血液系统疾病指原发(如白血病)或主要累及(如缺铁性贫血)血液和造血组织及器官的疾病。血液或造血器官发生病理变化时可能累及多个组织器官,产生多种不同的症状和体征。反映造血系统病理生理以及血浆成分发生异常的疾病均属于血液系统疾病,习惯上称为血液病。本章阐述的血液系统疾病治疗药物主要包括抗贫血药、升白细胞药、升血小板药、促凝血药、抗纤维蛋白溶解药等。抗血小板药及抗凝血药见第四章。

第一节　抗贫血药

外源性营养物质与造血生长因子的不足是贫血的重要病因,常见的有缺铁性贫血和巨幼细胞贫血。前者主要补充铁制剂,后者主要补充维生素 B_{12} 和 / 或叶酸。

一、常用药物介绍

1. 甲钴胺　甲钴胺是一种内源性的辅酶 B_{12},口服给药偶见恶心、呕吐、腹泻等;少见过敏反应。注射给药偶见皮疹、头痛、出汗、发热等。还可引起血压下降、呼吸困难等严重不良反应。

2. 叶酸　叶酸用于各种巨幼细胞贫血,尤适用于由营养不良或婴儿期、妊娠期叶酸需要量增加所致的巨幼细胞贫血。

叶酸主要在空肠近端吸收,十二指肠也有一定吸收作用。在肾功能正常患者,本品很少发生中毒现象,偶见过敏反应。有些患者长期服用叶酸后可出现食欲缺乏、恶心、腹胀等胃肠道症状。**大量服用叶酸时,可引起黄色尿。**

3. 口服铁剂　用于慢性失血所致的缺铁性贫血,如月经过多、痔出血、子宫肌瘤出血等。也可用于营养不良、妊娠末期、儿童发育期等引起的缺铁性贫血。

常见不良反应为胃肠刺激症状,如恶心、呕吐、上腹疼痛、便秘。**餐后服用可减轻胃肠刺激症状。**

常用的口服铁剂有多糖铁复合物、硫酸亚铁、富马酸亚铁、葡萄糖酸亚铁、琥珀酸亚铁、蛋白琥珀酸铁口服液。其中,多糖铁复合物元素铁含量比较高,蛋白琥珀酸铁口服液对胃肠道反应比较小。

4. 静脉铁剂　适用于不能耐受口服铁剂的缺铁性贫血患者或需要迅速纠正缺铁者,使用时应停用口服铁剂;感染未控制者不宜使用。临床常用的静脉制剂包括右旋糖酐铁和蔗糖铁。肌内注射可有局部疼痛;静脉注射可见局部静脉炎和静脉痉挛。另外,偶可引起过敏或过敏样反应。可有口腔金属味、头痛、恶心、呕吐、腹泻、低血压等不良反应。

5. 重组人促红素　重组人促红素是由肾脏分泌的一种活性糖蛋白,作用于骨髓中红系造血祖细胞,能促进其增殖、分化。

较常见的不良反应为高血压、心动过速、头痛、胸痛、肌痛、骨关节痛、水肿、疲乏、恶心及呕吐。

6. 罗沙司他　罗沙司他是小分子低氧诱导因子脯氨酰羟化酶抑制剂(HIF-PHI)类治疗肾性贫血的口服药物。耐受性好,不良反应少,常见的有头痛、背痛、疲劳和腹泻等。

二、审方要点

贫血治疗药物审方要点：①治疗药物是否与患者疾病诊断相符；②是否有禁忌证，如感染未控制患者忌用注射用铁剂；③药物用法用量、给药途径是否合适，特别是针对特殊患者，如儿童、肝肾功能不全患者等；④**是否有不良相互作用或配伍禁忌，如口服铁剂不宜与钙剂、碳酸氢钠等一起服用**。⑤是否有其他需要注意的事项，如**注射用铁剂静脉滴注时溶媒不得超过20倍**。各抗贫血药的审方要点具体如下。

甲 钴 胺

【适应证】

1. 巨幼细胞贫血。

2. 神经炎的辅助治疗。

【用法用量】

1. 口服制剂　口服，一次 500μg，一日 3 次。

2. 注射剂　供静脉或肌内注射，一次 500μg，**一周 3 次**，可按年龄、症状酌情增减。

【注意事项】

1. 注射剂开封后立即使用，保存和使用时都应避光。

2. 从事须接触汞及其化合物工作的人员，不宜长期大量服用本药。

【常见错误处方及解析】

处方描述　诊断：外周神经病变。用药信息：甲钴胺注射液 0.5mg q.d. i.m.。

处方问题　用法、用量不适宜。甲钴胺注射液用药频次不适宜。

解析及处理　甲钴胺注射液应一次 0.5mg，一周 3 次。建议与医生沟通,修改给药频次。

叶　酸

【适应证】

1. 主要用于因叶酸缺乏所致的巨幼细胞贫血。

2. 预防叶酸缺乏症。

【用法用量】

1. 治疗用　成人一次 5~10mg,一日 15~30mg,口服,用至红细胞数量恢复正常为止;维持量,一日 2.5~10mg。

2. 预防用　成人一次 0.4mg,一日 1 次,口服。

3. 儿科用法与用量　口服,一次 5mg,一日 3 次。

【特殊人群用药】

孕妇用药每日剂量建议<0.8mg。

【有临床意义的相互作用】

1. 口服维生素 C 可能抑制叶酸在胃肠道中的吸收。

2. 叶酸可降低苯妥英钠的抗癫痫作用,减少柳氮磺吡啶、胰酶的吸收。

3. 甲氨蝶呤、乙胺嘧啶等可终止叶酸的治疗作用。

4. 使用大剂量叶酸,会影响甲氨蝶呤的疗效。为预防甲氨蝶呤的不良反应给予叶酸片,建议于甲氨蝶呤给药 24 小时后服用,每周补充 1 次。

【注意事项】

诊断性治疗时,叶酸每日用量不超过 **0.4mg**。

【常见错误处方及解析】

处方描述　诊断:妊娠。用药信息:叶酸片 5mg q.d. p.o.。患者信息:孕 24 周。

处方问题　用法、用量不适宜:患者妊娠,无贫血,选用叶酸片 5mg 预防使用,剂量不合理。

解析及处理 妊娠用叶酸片选择 5mg 剂量过大,应选择预防剂量 0.4mg。与医师沟通,建议将叶酸片调整为 0.4mg。

琥珀酸亚铁

【适应证】

缺铁性贫血。不用于非缺铁性贫血(如地中海贫血)患者。

【用法用量】

口服,成人一日 0.2~0.6g,儿童 0.1~0.3g,分 1~3 次服用。预防用,剂量可酌情减少。

【特殊人群用药】

肝肾功能严重损害,尤其伴有未经治疗的尿路感染者禁用。

【有临床意义的相互作用】

1. 磷酸盐类、四环素类及鞣酸等可妨碍铁的吸收。

2. 碳酸氢钠使 pH 升高,减少铁剂的吸收,建议不要同时使用。

3. 本品可减少左旋多巴、卡比多巴、甲基多巴及喹诺酮类药物的吸收。

【注意事项】

1. 铁负荷过高、血色病或含铁血黄素沉着症患者禁用。

2. 以下情况慎用:酒精中毒、肝炎、急性感染、肠道炎症、胰腺炎、胃与十二指肠溃疡、溃疡性结肠炎。

【常见错误处方及解析】

处方描述 诊断:胃炎,贫血。用药信息:琥珀酸亚铁片 0.1g t.i.d. p.o.;碳酸氢钠片 0.5g t.i.d. p.o.。

处方问题 联合用药不适宜。琥珀酸亚铁与碳酸氢钠片合用减少前者吸收。

解析及处理 碳酸氢钠使 pH 提高,减少铁剂的吸收。患者胃炎,可以使用其他胃黏膜保护药,避免不良药物相互作用。联系医师,建议将碳酸氢钠改为替普瑞酮胶囊 50mg t.i.d. p.o. 或请医生做好分开服用的交代。

蔗 糖 铁

【适应证】

蔗糖铁(注射液)主要用于治疗口服铁不能有效缓解的缺铁性贫血。

【用法用量】

1. 以静脉滴注或缓慢静脉注射的方式给药,或直接注射到透析器的静脉端。

(1)静脉滴注:只能用 **0.9%** 氯化钠注射液稀释不超过 **20 倍**。

(2)静脉注射或直接注射到透析器的静脉端:可不经稀释缓慢静脉注射。速度为每分钟 1ml,一次最大注射剂量是 10ml(200mg 铁)。

2. 常用剂量 成人,一次 5~10ml(100~200mg 铁元素);儿童,按铁计一次 3mg/kg,可根据血红蛋白水平略作调整,**一周 2~3 次**。

【特殊人群用药】

孕妇在妊娠前 **3 个月不建议使用**。

【有临床意义的相互作用】

本药不宜与口服铁剂同时应用,应在停用本药 5 天后再开始口服铁剂治疗。

【注意事项】

1. 本品注射速度宜慢,过快可致低血压发生,并谨防静脉外漏。

2. 急、慢性感染者慎用。

【常见错误处方及解析】

处方描述 诊断:缺铁性贫血。用药信息:蔗糖铁注射液

100mg+5% 葡萄糖注射液 100ml t.i.w. i.v.gtt.。

处方问题 溶媒选择不适宜。蔗糖铁注射液的溶媒选择 5% 葡萄糖注射液不适宜。

解析及处理 蔗糖铁注射液的溶媒只能选择 0.9% 氯化钠注射液。与医生联系,建议调整为 0.9% 氯化钠注射液。

重组人促红素

【适应证】

1. 肾功能不全所致贫血。
2. 外科围手术期的红细胞动员。
3. 非骨髓恶性肿瘤应用化疗引起的贫血。

【用法用量】

静脉注射、皮下注射。常用剂量一日 50~100 单位 /kg,一周 2~3 次。可根据血红蛋白水平调整用药剂量。

【特殊人群用药】

哺乳期妇女不宜使用。

【注意事项】

1. **合并感染者,宜控制感染后再使用本品**。
2. **治疗前后患者的最大血红蛋白浓度不超过 120g/L**。
3. 未控制的高血压患者,一般不应使用。
4. 癫痫患者、脑血栓形成者慎用。

【常见错误处方及解析】

处方描述 诊断:肾功能不全,维持性血液透析。用药信息:重组人促红素注射液 1 万单位 b.i.w. i.h.。患者信息:目前血红蛋白水平为 130g/L。

处发问题 其他用药不适宜。根据目前的血红蛋白水平,需要减量或停药。

解析及处理 使用促红细胞生成素期间,需要监测血红蛋白水平,如果超过 120/L,需要减量或停药。与医生沟通,是否考虑暂停使用促红细胞生成素或减量。

罗沙司他

【适应证】

用于治疗慢性肾病患者贫血。

【用法用量】

根据体重选择起始剂量:透析患者为每次 100mg(45~60kg)或 120mg(≥60kg),非透析患者为每次 70mg(40~60kg)或 100mg(≥60kg),口服给药,**每周 3 次**。

【有临床意义的相互作用】

1. 不应与促红细胞生成素同时使用。

2. 应在磷结合剂、口服铁、含镁 / 铝的抗酸药或其他含多价阳离子药物和矿物质补充剂使用前后至少间隔 1 小时服用罗沙司他。该限制不适用于碳酸镧。

3. 与吉非罗齐或丙磺舒合并用药时会增加罗沙司他血浆暴露量,需定期监测血红蛋白水平并相应调整剂量。

【注意事项】

1. 高血压控制不佳的患者慎用本品。

2. 运动员慎用。

【常见错误处方及解析】

处方描述　诊断:维持性血液透析,肾性贫血。用药信息:罗沙司他胶囊 70mg q.d. p.o.。

处方问题　用法、用量不适宜。罗沙司他胶囊给药频次每日 1 次不合理。

解析及处理　罗沙司他应一周服用 3 次。与医生联系,建议修改给药频次为每周 3 次。

第二节 升白细胞药

白细胞减少症为常见血液病。凡外周血液中白细胞数持续低于 4×10^9/L 时,统称为白细胞减少症,外周血中性粒细胞绝对值低于 0.5×10^9/L,甚至消失者,称为粒细胞缺乏症,属于白细胞减少症。升白细胞药主要针对各种原因引起的白细胞减少症,提升白细胞数量,达到缓解症状的目的。

一、常用药物介绍

1. 利可君 利可君可用于预防和治疗肿瘤放化疗引起的白细胞减少症和再生障碍性贫血。本品有促进骨髓内粒细胞生长和成熟的作用,可促进白细胞再生。推荐剂量下不良反应罕见。

2. 重组人粒细胞刺激因子和重组人粒细胞巨噬细胞刺激因子 适用于各种原因引起的中性粒细胞减少症、移植前的干细胞或祖细胞动员等。与粒系祖细胞及成熟中性粒细胞表面的特异性受体结合,促进前者的增殖分化,增强后者的趋化、吞噬及杀伤功能。本品不良反应常见骨痛、关节肌肉酸痛,偶见急性发热性嗜中性皮肤病(Sweet syndrome 综合征),长期用药者有时出现脾大。

3. 聚乙二醇化重组人粒细胞刺激因子注射液 适用于非髓性恶性肿瘤患者在接受抗肿瘤治疗时,降低感染的发生率。作用机制是粒细胞刺激因子与造血细胞的表面受体结合后作用于造血细胞,从而刺激增殖、分化、定型与成熟细胞功能活化。本品主要不良反应如骨骼肌肉痛、便秘、恶心呕吐、腹泻、乏力等。

4. 小檗胺 系从小檗属植物根中分离得到的一种双苄基异喹啉类生物碱。用于防治放化疗等引起的白细胞减少症。少数患者服药后出现头痛、无力、便秘、口干、呕吐、皮疹、药物热并伴有阵发性腹痛、腹胀等症状；偶见心慌，咳喘。

二、审方要点

升白细胞药的审方要点主要包括：①所使用的治疗药物是否与患者疾病诊断相符；②是否有禁忌证，如孕产妇；③所使用的药物用法用量是否事宜，特别是针对不同的适应证以及白细胞计数指标调整剂量等；④是否有相互作用或配伍禁忌；⑤是否有其他需要注意的事项，如滴注重组人粒细胞巨噬细胞刺激因子是否与化疗间隔 24 小时以上。

利 可 君

【适应证】

用于预防、治疗白细胞减少症及血小板减少症。

【用法用量】

口服，一次 20mg，一日 3 次。

【注意事项】

急、慢性髓细胞性白血病患者慎用。

【常见错误处方及解析】

处方描述　诊断：白细胞减少症。用药信息：利可君片 100mg q.i.d. p.o.。

处方问题　用法、用量不适宜。利可君使用 100mg q.i.d.，剂量和用药频次不适宜。

解析及处理　利可君常用剂量为一次 20mg，一日 3 次，本患者一日 4 次，一次 100mg，一日总剂量 400mg 远超正常使用量 60mg。建议与医生沟通，修改用法用量，若因为治疗效果不佳而选择超剂量治疗，建议联用或换用其他升白细胞药。

重组人粒细胞刺激因子

【适应证】

1. 各种原因引起的中性粒细胞减少症。

2. 移植前的干细胞或祖细胞动员等。

3. 骨髓增生异常综合征（MDS）、再生障碍性贫血、抗艾滋病药、严重感染等引起的中性粒细胞减少。

【用法用量】

静脉注射或皮下注射。静脉注射需 5% 葡萄糖注射液稀释。常用剂量 2~5μg/kg，一日 1 次。

【特殊人群用药】

孕妇或哺乳期妇女一般不建议应用。严重肝肾功能障碍者禁用。新生儿和婴幼儿建议不用。

【有临床意义的相互作用】

1. **本品不宜与化疗药同时使用，建议化疗后 24~48 小时使用**。

2. **当中性粒细胞数回升至 $5 \times 10^9/L$（白细胞计数 $10 \times 10^9/L$）以上时，停止给药**。

【常见错误处方及解析】

处方描述 诊断：骨髓增生异常综合征，伴中性粒细胞减少。用药信息：重组人粒细胞刺激因子注射液 600μg q.d. i.h.。患者信息：女，25 岁，体重 60kg。

处方问题 用法、用量不适宜。本患者使用 600μg q.d.，剂量过大。

解析及处理 重组人粒细胞刺激因子对于白血病化疗患者应按体重一日 2~5μg/kg，该患者 60kg，每日使用剂量不宜超过 300μg，且该患者 600μg q.d. 使用，每日剂量远超正常使用量，存在中性粒细胞大量上升风险。与医生沟通，建议修改使用日剂量。

聚乙二醇化重组人粒细胞刺激因子

【适应证】

适用于非髓性恶性肿瘤患者降低以发热性中性粒细胞减少症为表现的感染的发生率。不用于造血干细胞移植的外周血祖细胞动员。

【用法用量】

皮下注射,单次注射 6mg 或 100μg/kg。

【特殊人群用药】

1. 哺乳期妇女应慎用。

2. 常规剂量不推荐用于婴儿、儿童和体重低于 45kg 的发育期青少年。

【有临床意义的相互作用】

见"重组人粒细胞刺激因子"。

【注意事项】

1. 对大肠埃希菌表达的其他制剂过敏者禁用。

2. 严重肝、肾、心、肺功能障碍者禁用。

【常见错误处方及解析】

处方描述　诊断:肺恶性肿瘤术后化疗。用药信息:聚乙二醇化重组人粒细胞刺激因子注射液 6mg i.m. st.。

处方问题　剂型与给药途径不适宜。本品采用肌内注射不合理。

解析及处理　本品应皮下注射,不能肌内注射。建议与医生沟通,修改给药途径。

小 檗 胺

【适应证】

用于防治肿瘤患者由于化疗或放疗引起的白细胞减少症，苯中毒、放射性物质及药物等引起的白细胞减少症。

【用法用量】

口服，成人一次 50mg，一日 3 次。

【特殊人群用药】

孕妇及哺乳期妇女慎用，尤其是妊娠早期妇女。

【有临床意义的相互作用】

1. 与氨硫脲并用能增强氨硫脲的抗结核疗效。

2. 对环磷酰胺的抗肿瘤疗效有相加作用。

【注意事项】

溶血性贫血患者、葡萄糖 -6- 磷酸脱氢酶缺乏的儿童禁用。

【常见错误处方及解析】

处方描述 诊断：白细胞减少症。用药信息：小檗胺片 50mg t.i.d. p.o.。患者信息：25 岁，孕 9 周。

处方问题 遴选药品不适宜。本患者为妊娠早期患者，不适合选择小檗胺。

解析及处理 小檗胺在孕妇及哺乳期妇女中慎用，尤其是妊娠早期妇女。建议与医生沟通是否考虑换用其他药物，如利可君。

第三节 升血小板药

升血小板药通过促进血小板生成，升高血中的血小板数量，如通过刺激骨髓抗原表达，激动血小板生成素受体等方法达到提升血小板的目的。

一、常用药物介绍

1. 重组人白介素 -11 重组人白介素 -11 用于实体瘤和白血病放、化疗后血小板减少症的预防和治疗,及其他原因引起的血小板减少症的治疗。本品可直接刺激造血干细胞和巨核祖细胞的增殖,诱导巨核细胞的成熟分化,增加体内血小板的生成,从而提高血液血小板计数。有 10% 的临床患者会出现乏力、疼痛、寒战、腹痛等。

2. 重组人血小板生成素 重组人血小板生成素(recombinant human thrombopoietin,rhTPO)用于治疗实体瘤化疗后所致的血小板减少症。本品能特异地增加人骨髓单个核细胞 CD41 分化抗原的表达,促进巨核细胞集落形成,并进一步使巨核细胞增殖分化,直至生成血小板。TPO 的不良反应发生率低,程度轻,绝大多数无须停药或需特殊处理,在连续用药数次后或疗程结束时消失。

3. 糖皮质激素类药物 肾上腺皮质激素类药包括地塞米松、甲泼尼龙等,主要用于过敏性与自身免疫性炎症性疾病。本类药品适用于危重型系统性红斑狼疮、重症多肌炎、皮肌炎、血管炎、哮喘急性发作、严重急性感染及器官移植术造成的血小板显著低下。较大量服用时,易引起糖尿病及类库欣综合征。本类药物具体见第九章。

4. 艾曲泊帕 艾曲泊帕是一种血小板生成素受体激动剂,适用于治疗慢性原发免疫性血小板减少症患者的血小板减少,以及对糖皮质激素类药物、人免疫球蛋白或脾切除反应不佳的患者。本品最常见不良反应是恶心、呕吐、月经过多、肌肉痛等。类似的药物还有阿伐曲泊帕、艾曲泊帕乙醇胺等。

二、审方要点

对于升血小板药的审方要点主要包括:①治疗药物是否与

患者疾病诊断相符,比如艾曲泊帕仅用于原发免疫性血小板减少症患者的血小板减少,不适宜用于继发于药物的血小板减少患者。②是否有禁忌证,如孕产妇是否适合选用。③药物用法用量是否合适,不建议因追求快速起效而超剂量使用。还应注意注射剂的给药途径,皮下用的制剂不能用于肌内注射。④是否有相互作用或配伍禁忌,比如艾曲泊帕与多价阳离子药物联合使用,影响艾曲泊帕的吸收。⑤是否有其他需要注意的事项,如是否可以与化疗药物同时使用等。

重组人白介素 -11

【适应证】

化疗后Ⅲ、Ⅳ度血小板减少症或者下次化疗前的预防。

【用法用量】

用 1~2ml 注射用水稀释后立即皮下注射。每次 25~50μg/kg,每日 1 次。

【特殊人群用药】

孕妇一般不宜使用,哺乳期妇女应慎重使用。

【注意事项】

1. 对血液制品及大肠埃希菌表达的其他生物制剂有过敏史者慎用。

2. 本品应在化疗后使用,不宜在化疗前或化疗疗程中使用。建议化疗后 24~48 小时后使用。

3. 器质性心脏病患者,尤其充血性心力衰竭及心房颤动、心房扑动病史的患者慎用。

【常见错误处方及解析】

处方描述 诊断:血小板减少症。用药信息:注射用重组人白介素 -11 6mg q.d. i.h.。患者信息:47 岁,体重 62kg。

处方问题 用法、用量不适宜。本患者采用 6mg 本品治疗剂量不适宜。

　　解析及处理　本品应用剂量为 25~50μg/kg,每日 1 次,疗程为 7~14 日。根据本患者体重,使用剂量不应超过 3.1mg,本处方中采用 6mg,远超正常使用量。建议与医生沟通,更改药物剂量。

重组人血小板生成素

【适应证】

　　防治实体瘤患者化、放疗后血小板的明显减少。

【用法用量】

　　300 单位 /kg,一般使用 1 支(15 000 单位),每日 1 次,<u>皮下注射</u>。

【特殊人群用药】

　　孕妇慎用,哺乳期妇女使用本药应停止哺乳。

【注意事项】

　　1. <u>患血栓性疾病或有血栓病史者慎用;严重感染者慎用,宜在感染控制后应用</u>。

　　2. <u>本品不宜在化疗前后 24 小时内或放疗前后 12 小时内使用</u>。

【常见错误处方及解析】

　　处方描述　诊断:血小板减少。用药信息:重组人血小板生成素注射液 15 000 单位 q.d. i.m.。患者信息:62 岁,体重 50kg。

　　处方问题　剂型与给药途径不适宜。本品不适宜选择肌内注射。

　　解析及处理　重组人血小板生成素仅限皮下注射使用,不能肌内注射。建议与医生沟通,修改给药途径。

艾曲泊帕

【**适应证**】

　　经糖皮质激素类药物、免疫球蛋白治疗无效或脾切除术后慢性原发免疫性血小板减少症患者的血小板减少。

【**用法用量**】

　　餐前口服,常用剂量为每次 50mg,每日 1 次。**每日剂量不要超过 75mg**。

【**特殊人群用药**】

　　1. 孕妇使用,可能引起胎儿伤害。哺乳期,应作出决策是中断艾曲泊帕或是停止哺乳。

　　2. 中重度肝功能不全患者,每次剂量减为 25mg。

【**有临床意义的相互作用**】

　　1. **多价阳离子(如铁、钙、铝、镁、硒和锌)显著减低艾曲泊帕的吸收,必须在服用任何含多价阳离子药物如抗酸药、乳制品和矿物补充剂后至少 4 小时后服用艾曲泊帕**。

　　2. 艾曲泊帕是 OATP1B1 转运蛋白的抑制剂。与作为 OATP1B1 底物的药物(如瑞舒伐他汀)合用,要注意降低这些药物的剂量。

【**常见错误处方及解析**】

　　处方描述　诊断:慢性原发免疫性血小板减少症,腹胀。用药信息:艾曲泊帕片 50mg q.d. p.o.; 铝碳酸镁咀嚼片 0.5g t.i.d. p.o.。

　　处方问题　联合用药不适宜。艾曲泊帕与多价阳离子药物联合使用不适宜。

　　解析及处理　多价阳离子显著减低艾曲泊帕的吸收,必须在服用任何含多价阳离子药物如抗酸药、乳制品和矿物补充剂后至少 4 小时后服用艾曲泊帕。而本患者铝碳酸镁咀嚼片每日

3 次服用,很难做到与艾曲泊帕片间隔 4 小时服用。建议与医生沟通,换用护胃药物或请医生与患者交代间隔用药时间。

第四节　促凝血药

促凝血药(止血药)是指能加速血液凝固或降低毛细血管通透性,促使出血停止的药物。止血药可通过影响某些凝血因子活性或抑制纤维蛋白溶解系统而止血,也可通过降低毛细血管通透性而止血。治疗时,首先明确诊断,正确判断出血的原因,如血管因素、血小板因素,还是凝血因子数量或质量异常,然后根据病因应用药物。

一、常用药物介绍

1. 维生素 K_1　维生素 K_1 是维生素 K 的一种形式。维生素 K 是一种微粒体酶的重要辅助因子,催化维生素 K 依赖性凝血因子(Ⅱ、Ⅶ、Ⅸ和 Ⅹ因子)的肝脏生物合成,从而促进止血的作用。可用于各种原因所致凝血酶原过低等引起的出血或预防长期口服广谱抗生素类药物引起的维生素 K 缺乏症。

2. 特利加压素　本品的主要作用是收缩内脏血管平滑肌,减少内脏血流量。其不良反应包括:①面色苍白、血压上升等;②偶见头痛;③极少见低钠血症和低钙血症;④个别患者可有支气管痉挛并可引起呼吸困难;⑤可有子宫痉挛、子宫内膜血液循环障碍;⑥常见恶心、腹痛、腹泻等(因肠道蠕动加快);⑦偶见注射部位组织坏死。

3. 尖吻蝮蛇血凝酶　本品通过水解纤维蛋白原使其转变为纤维蛋白而增强机体凝血功能。在完整无损的血管内无促进血小板聚集作用。可用于外科手术浅表创面渗血的止血。本品可罕见心悸、胸闷、血压降低、皮疹、皮肤瘙痒、红斑等过敏反应。

4. 人凝血因子Ⅷ / 重组人凝血因子Ⅷ　通过内源性凝血

途径发挥作用。其不良反应包括：①过敏反应；②注射局部可有烧灼感或炎症反应；③偶有头晕、疲乏、口干、鼻出血、恶心及呕吐等；④大量静脉滴注时偶见溶血或肺水肿。

5. 人纤维蛋白原 本品主要用于治疗先天性或获得性纤维蛋白原减少症。少数病例使用本品出现过敏反应或畏寒、发热。

6. 人凝血酶原复合物 本品能够促使纤维蛋白原转化为纤维蛋白，应用于创口，使血液凝固而止血。其不良反应包括：①过敏反应，严重者血压下降或过敏性休克；②快速滴注可出现一过性发热、寒战、头痛、耳鸣、嗜睡、冷漠、潮红或刺激感、恶心、呕吐及气短，减慢静脉滴注速度常可缓解；③大量静脉滴注时，偶可发生溶血。

二、审方要点

对于促凝血药的处方审核主要注意以下几点：①应审查所使用的治疗药物是否与诊断相符，判断出血的原因，如血管因素、血小板因素，还是凝血因子数量或质量异常，然后根据病因应用药物；②审查是否有禁忌证，特别要注意该患者是否有血栓病史，如注射用白眉蛇毒血凝酶等药物有血栓病史者禁用；③审查所使用药物的用法用量是否合适，本类药物多为注射剂型，需要注意溶媒选择和容量。

维生素 K_1

【适应证】
1. 维生素 K 缺乏引起的出血。
2. 香豆素类、水杨酸钠等所致的低凝血酶原血症。
3. 新生儿出血。
4. 长期应用广谱抗生素所致体内维生素 K 缺乏。

【用法用量】

1. 注射剂　肌内注射或深部皮下注射,一次 10mg,一日 1~2 次,24 小时内总量不超过 40mg。预防新生儿出血:可于分娩前 12~24 小时给母亲肌内注射或缓慢静脉注射 2~5mg。也可在新生儿出生后肌内或皮下注射 0.5~1mg,8 小时后可重复。<u>用于重症患者静脉注射时,应缓慢注射药物,给药速度不应超过 1mg/min</u>。

2. 口服制剂　口服,一次 10mg,一日 3 次或遵医嘱。

【特殊人群用药】

<u>严重肝脏疾患或肝功能不良者禁用</u>。

【注意事项】

本品对肝素引起的出血倾向无效。<u>外伤出血不必使用本品</u>。

【常见错误处方及解析】

1. 处方描述　诊断:低凝血酶原血症。用药信息:维生素 K_1 注射液 10mg q.d. i.m.。患者信息:肝衰竭。

处方问题　遴选药品不适宜。患者肝衰竭选用维生素 K_1 不适宜。

解析及处理　肝衰竭患者禁用本品。建议与医生沟通,告知肝衰竭患者禁用本品。

2. 处方描述　诊断:低凝血酶原血症。用药信息:维生素 K_1 注射液 10mg q.d. i.v.。

处方问题　剂型与给药途径不适宜。10mg 维生素 K_1 注射液采用静脉注射时需注意给药速度,不额外加溶媒,直接静脉注射不适宜。

解析及处理　维生素 K_1 注射液静脉注射给药时,应缓慢注射药物,给药速度不超过 1mg/min。因此,10mg 维生素 K_1 注射液应加溶媒,然后采用微泵静脉注射或者静脉滴注的方式,以保证给药时间超过 10 分钟。建议与医生沟通,修改处方,改为肌内注射或皮下注射的给药途径,或者采用加溶媒静脉滴注的方式给药。

特利加压素

【适应证】

用于胃肠道出血、泌尿生殖系统出血、妇科术后局部出血、手术后出血。

【用法用量】

1. 静脉注射 常用剂量每次 1mg,缓慢进行静脉注射(超过 1 分钟),每 4~6 小时 1 次,直至出血得到控制。可根据疾病及出血情况,酌情增加。**建议每日最大剂量 120~150μg/kg**。如出血还未得到控制,应考虑采用其他治疗方法。

2. 局部给药 妇科手术局部给药,一次 0.4mg,以 **0.9% 氯化钠注射液**稀释至 10ml,于宫颈内或宫颈旁给药。

【特殊人群用药】

孕妇禁用。

【注意事项】

感染性休克患者禁用。

【常见错误处方及解析】

处方描述 诊断:食管 - 胃底静脉曲张出血。用药信息:注射用特利加压素 1mg q.6h. i.v.。患者信息:妊娠。

处方问题 遴选药品不适宜。孕妇禁用本品。

解析及处理 孕妇禁用本品。建议与医生沟通,告知孕妇禁用本品。

尖吻蝮蛇血凝酶

【适应证】

辅助用于外科手术浅表创面渗血的止血。

【用法用量】

　　每次 2 单位,用 2ml 注射用水溶解,静脉注射,时间不少于 1 分钟。手术预防止血应术前 15~20 分钟给药。

【注意事项】

　　1. 有血栓病史者禁用。

　　2. 弥散性血管内凝血(DIC)及血液病所致的出血不宜使用。

【常见错误处方及解析】

　　处方描述　诊断:断指术后。用药信息:注射用尖吻蝮蛇血凝酶 2 单位 + 注射用水 2ml,一次,i.v.。患者信息:下肢静脉血栓史。

　　处方问题　遴选药品不适宜。有血栓病史者禁用。

　　解析及处理　有血栓病史者禁用本品,增加血栓风险。建议与医生沟通,修改处方。

人凝血因子Ⅷ / 重组人凝血因子Ⅷ

【适应证】

　　1. 血友病 A 和获得性凝血因子Ⅷ缺乏症伴发的出血的防治,包括该类患者手术中及手术后的出血。

　　2. 其冷沉淀物亦可用于治疗血管性血友病。

　　3. 低纤维蛋白原血症及凝血因子Ⅷ缺乏症。

　　4. 弥散性血管内凝血。

【用法用量】

　　本品专供静脉滴注,按瓶签标示量注入适量灭菌注射用水(自带),轻轻摇动,使制品完全溶解,然后用带有滤网装置的输血器进行静脉滴注。一般使用剂量 8~40 单位 /kg,严重出血可用至 50 单位 /kg。具体用量及给药频次视病情、患者体重、出血类型、需要提高的凝血因子Ⅷ血浆浓度及体内是否存在抗体而定。

【特殊人群用药】

孕妇和哺乳期妇女使用应权衡利弊。

【注意事项】

1. 对蛋白过敏者,对本品可能发生过敏。

2. **对血友病 B(凝血因子Ⅸ缺乏)及血友病 C(凝血因子Ⅺ缺乏)无效。**

3. 用药期间应定期监测抗体和凝血因子Ⅷ浓度,为用药剂量提供依据。

【常见错误处方及解析】

处方描述　诊断:出血。用药信息:注射用重组人凝血因子Ⅷ200 单位 q.d. i.v.。患者信息:血友病 B。

处方问题　遴选药品不适宜。本品对血友病 B 无效。

解析及处理　本品对血友病 B 无效,不建议选用。建议与医生沟通,告知本品对血友病 B 无效,建议使用注射用重组人凝血因子Ⅸ。

人纤维蛋白原

【适应证】

遗传性 / 获得性纤维蛋白原减少症。

【用法用量】

按瓶签标示量(25ml)注入预温的灭菌注射用水(自带),使制品全部溶解后,用带有滤网装置的输液器进行静脉滴注。**常用剂量 0.5~2g,具体用量及给药频次视实际能达到止血目的时所需的纤维蛋白原水平($>1g/L$)而定。**

【注意事项】

静脉或动脉血栓、血栓性静脉炎或无尿症者应慎用或禁用。

【常见错误处方及解析】

处方描述　诊断:纤维蛋白原减少。用药信息:人纤维蛋白原 2g i.v.gtt. q.d.。患者信息：纤维蛋白原 2.1g/L。

处方问题　其他用药不适宜。本患者纤维蛋白原已上升至 2.1g/L，此时仍使用人纤维蛋白原 2g 不适宜。

解析及处理　人纤维蛋白原用至能达到止血所需的纤维蛋白原水平，本患者纤维蛋白原已上升至 2.1g/L，已不需要补充本品。建议与医生沟通，停用药物。

人凝血酶原复合物

【适应证】
1. 预防和治疗因凝血因子 Ⅱ、Ⅶ、Ⅸ 及 Ⅹ 缺乏导致的出血。
2. 逆转抗凝血药如香豆素类及茚满二酮等诱导的出血。
3. 预防和治疗已产生因子 Ⅷ 抑制性抗体的血友病 A 患者。

【用法用量】
专供静脉滴注，按瓶签标示量注入预温的灭菌注射用水或 5% 葡萄糖注射液，再用 0.9% 氯化钠注射液或 5% 葡萄糖注射液稀释成 50~100ml。使用剂量和给药频次因凝血因子缺乏程度而异，一般每 1kg 体重静脉滴注 10~20 血浆当量单位，间隔 6 小时以上静脉滴注。

【特殊人群用药】
1. 孕妇及哺乳期妇女、婴幼儿应慎用。
2. 肝功能不全或近期接受过外科手术的患者，易发生血栓、血管内凝血或纤维蛋白溶解，应权衡利弊，斟酌使用。

【注意事项】
本品对血友病 C 无效。

【常见错误处方及解析】
处方描述　诊断：腹腔出血。用药信息：人凝血酶原复合物 200 单位 q.12h. i.v.gtt.。

处方问题　用法、用量不适宜。本品不加溶媒无法进行静脉滴注。

解析及处理　人凝血酶原复合物需要用溶媒溶解后再缓慢静脉滴注。建议与医生沟通，开具 0.9% 氯化钠注射液或 5% 葡萄糖注射液。

第五节　抗纤维蛋白溶解药

本类药物抑制纤溶酶原各种激活因子，使纤溶酶原不能转变为纤溶酶，或直接抑制纤维蛋白溶解而达到止血作用，主要用于手术创伤、体外循环、肝脏疾病或肿瘤等引起的纤溶亢进或原发性纤溶活性增强所引起的出血。

一、常用药物介绍

1. 氨甲环酸　氨甲环酸可阻抑纤维蛋白分解而起到止血作用。不良反应有腹泻、恶心及呕吐。由于本品可进入脑脊液，注射后可有视物模糊、头痛、头晕、疲乏等中枢神经系统症状，尤其与注射速度有关，但很少见。也可能引起休克。

2. 酚磺乙胺　本品用于预防和治疗外科手术出血过多，血小板减少性紫癜或过敏性紫癜以及其他原因引起的出血。本品毒性低，可有恶心、头痛、皮疹、血栓形成、暂时性低血压等，偶有静脉注射后发生过敏性休克的报道。

二、审方要点

本类药物主要介绍氨甲环酸和酚磺乙胺，其审方要点见具体药品。

氨甲环酸

【适应证】

本品主要用于急性或慢性、局限性或全身性原发性纤维蛋白溶解亢进所致的各种出血。

【用法用量】

1. 口服制剂　口服，成人一次 1~1.5g，儿童一次 0.25g，一日 2~4 次。

2. 注射剂　静脉注射或滴注，一次 0.25~0.5g，一日 1~4 次。静脉注射液以 25% 葡萄糖注射液稀释，静脉滴注液以 5%~10% 葡萄糖注射液稀释。

【特殊人群用药】

慢性肾功能不全患者用药量酌减。

【药物相互作用】

口服避孕药、雌激素或凝血酶原复合物浓缩剂禁与本品合用。与青霉素或者输血有配伍禁忌。

【注意事项】

1. 有血栓形成倾向及有心肌梗死倾向者慎用。

2. 一般不单独用于弥散性血管内凝血（DIC）所致继发性纤溶性出血，为防进一步血栓形成，特别是急性肾衰竭者，应在肝素化的基础上应用本品。

3. 本品可导致继发性肾盂肾炎和输尿管凝血块阻塞，大量血尿患者禁用或慎用。

【常见错误处方及解析】

处方描述　诊断：支气管扩张。用药信息：氨甲环酸注射液 0.5g+5% 葡萄糖注射液 250ml q.d. i.v.gtt.；屈螺酮炔雌醇片（每片含炔雌醇 0.03mg 和屈螺酮 3mg）q.d. p.o.。

处方问题　联合用药不适宜。口服避孕药与氨甲环酸合用,有增加血栓形成的危险。

解析及处理　口服避孕药、雌激素或凝血酶原复合物浓缩剂与氨甲环酸合用,有增加血栓形成的危险。建议与医生沟通是否需要使用本品。

酚磺乙胺

【**适应证**】

防治各种术前术后出血,也用于血小板功能不良、血管脆性增加引起的出血等。

【**用法用量**】

肌内注射 / 静脉注射:一次 0.25~0.5g,一日 2~3 次。静脉滴注:稀释后使用,一次 0.25~0.75g,一日 2~3 次。

【**有临床意义的相互作用**】

1. 与氨基己酸混合注射时,可引起中毒。

2. 与右旋糖酐同用,可降低本品疗效。

【**注意事项**】

慎用于血栓栓塞性疾病或有此病史者、肾功能不全者。

【**常见错误处方及解析**】

处方描述　诊断:咯血。用药信息:酚磺乙胺注射液 0.25g+氨基己酸注射液 2g+0.9% 氯化钠注射液 100ml q.12h. i.v.gtt.。

处方问题　存在配伍禁忌。酚磺乙胺注射液和氨基己酸注射液配伍不适宜。

解析及处理　酚磺乙胺和氨基己酸混合注射可引起中毒。建议与医生沟通,修改处方,改为单用或分开静脉滴注。

第十一章
妇产科疾病治疗药物及审方要点

　　妇产科是专门研究女性特有的生理、病理变化以及生殖调控的一门临床学科,包括妇科、产科、计划生育和辅助生殖四大部分。妇产科疾病治疗药物主要包括子宫收缩药及引产药、抗早产药、性激素及其类似合成药物,以及促性腺激素及促性腺激素释放激素类似物。本章主要对妇产科疾病治疗药物及审方要点作简要阐述。

第一节　子宫收缩药及引产药

　　子宫收缩药及引产药是一类能选择性地兴奋子宫平滑肌的药物,包括垂体后叶制剂(垂体后叶激素,主要包括缩宫素和血管升压素)、麦角制剂、前列腺素制剂等。药物的品种不同、用药剂量不同和子宫所处的生理状态不同,对子宫产生的效应也不相同,用药后可表现为子宫节律性收缩或强直性收缩。引起子宫节律性收缩的药物可用于引产和分娩时的催产;引起子宫强直性收缩的药物多用于产后止血或产后子宫复旧。垂体后叶激素因含血管升压素量较多,可致血压升高,现产科已较少应用。

一、常用药物介绍

1. 缩宫素及卡贝缩宫素 缩宫素是由神经垂体分泌的多肽类激素,对子宫平滑肌有较强的兴奋作用,可引起子宫收缩。小剂量缩宫素可激发并增强子宫节律性收缩,适用于引产和产时的子宫收缩乏力;大剂量缩宫素则引起子宫强直性收缩,适用于产后出血、难免流产及不全流产后的出血。卡贝缩宫素是一种合成的长效缩宫素九肽类似物,与缩宫素相比增加了子宫收缩的频率和张力,用于预防子宫收缩乏力和产后出血。缩宫素的一般剂量对心血管系统无不良影响,大剂量应用时可能引起高血压和心率加快。

2. 麦角新碱 麦角新碱对子宫平滑肌有强大的兴奋作用,产生长时间的强直性收缩,临床上多用于预防或治疗产后子宫出血和子宫复旧不良,也适用于月经过多或流产时出血过多。因存在胎儿供血障碍引起死亡和危害母体的可能,不作引产和催产用。其不良反应有呕吐、血压升高,大量使用可产生急性中毒,严重的可致昏迷等。

3. 前列腺素类药物 前列腺素(PG)类药物能选择性地兴奋子宫平滑肌,使其产生节律性收缩,并软化和扩张子宫颈,促使宫口开全和胎儿娩出,临床用于抗早孕、中期引产、足月妊娠引产,及过期妊娠、葡萄胎和死胎的引产等。目前,用于临床的 PG 类药物,有米索前列醇(PGE_1)、地诺前列酮(PGE_2)、卡前列素氨丁三醇($PGF_{2\alpha}$)、卡前列甲酯($PGF_{2\alpha}$)等。PG 类药物使用时不良反应主要是恶心、呕吐、腹痛、腹泻等。

二、审方要点

子宫收缩药与引产药的处方审核须关注以下几点:①用药与诊断是否相符,需要特别注意超适应证用药,如米索前列醇超说明书适应证的多剂量、多频次给药。审方中应遵循该类疾病诊疗指南,判断超适应证用药的合理性。②用法、用量和给药途径是否正确,如缩宫素用于引产和产后出血的使用剂量、给药速度和频次等各不相同。③**是否有重复给药,如各种子宫收缩药联合使用可使子宫张力过高,存在子宫破裂和/或子宫颈撕裂的风险**。④是否有用药禁忌,除了有过敏史者禁用之外,更应该关注药物是否会加重患者病情,如青光眼、高血压和哮喘患者应禁用 $PGF_{2\alpha}$ 制剂。各子宫收缩药与引产药的审方要点具体如下。

缩　宫　素

【适应证】

用于引产、催产、产后及流产后因宫缩无力或缩复不良而引起的子宫出血。

【用法用量】

1. 引产或催产　静脉滴注,一次 2.5~5 单位。

2. 控制产后出血　胎盘排出后可静脉滴注或肌内注射 5~10 单位。

【有临床意义的相互作用】

其他子宫收缩药与缩宫素同时使用,可引起子宫张力过高,产生子宫破裂和/或子宫颈撕裂的风险。

【注意事项】

缩宫素是治疗产后出血的一线药物,但仍有 3%~25% 的患者需要再次给予其他子宫收缩药。

【常见错误处方及解析】

处方描述　诊断:产后出血。用药信息:卡前列甲酯栓 1mg 塞阴 st.;缩宫素注射液 10 单位 i.m. st.。

处方问题　联合用药不适宜。卡前列甲酯和缩宫素不能同时使用。

解析及处理　同时使用这两种药物,可使子宫张力过高,易引起子宫颈撕裂或子宫破裂风险。卡前列甲酯说明书提示在阴道用前列腺素类药物的 6 小时内禁用缩宫素。

卡贝缩宫素

【适应证】

卡贝缩宫素用于剖宫产术后,以预防子宫收缩乏力和产后出血。

【用法用量】

单剂量静脉注射 100μg。卡贝缩宫素可以在胎盘娩出前或娩出后给予。

【特殊人群用药】

孕妇禁用,妊娠期和胎儿娩出前均禁止使用该药。

【注意事项】

不能重复给予卡贝缩宫素。但用附加剂量的其他子宫收缩药进行更进一步的治疗是允许的。

【常见错误处方及解析】

处方描述　诊断:试管婴儿妊娠状态,孕 39$^+$ 周。用药信息:卡贝缩宫素注射液 200μg b.i.d. i.m.。

处方问题　用法、用量不适宜;剂型与给药途径不适宜。卡贝缩宫素不能重复给药;卡贝缩宫素不宜肌内注射。

解析及处理　卡贝缩宫素重复用药可使子宫张力过高,易引起子宫颈撕裂或子宫破裂风险。建议停长期医嘱,改为 100μg,单剂量使用,且将肌内注射更改为静脉注射。

米索前列醇

【适应证】

1. 用于治疗十二指肠溃疡和胃溃疡。

2. 与抗孕激素药米非司酮序贯应用,用于终止早期妊娠。

3. 超说明书适应证 软化宫颈、促宫颈成熟、引产、产后出血。

【 用法用量 】

1. 治疗十二指肠溃疡和胃溃疡 每日 0.8mg,分 1~2 次服用。

2. 终止早期妊娠 服用米非司酮 36~48 小时后,顿服米索前列醇 0.6mg。

【 特殊人群用药 】

孕妇禁用。

【 有临床意义的相互作用 】

抗酸药(尤其是含镁抗酸药)与本药合用时会加重本药所致的腹泻、腹痛等不良反应。

【 注意事项 】

本药可引起腹泻,对高危患者,应注意监测有无脱水。

【 常见错误处方及解析 】

处方描述 诊断:足月引产后大出血,伴呕吐。用药信息:米索前列醇片 0.2mg p.o. st.;铝碳酸镁咀嚼片 0.5g p.o. t.i.d.。

处方问题 联合用药不适宜。米索前列醇与含镁的抗酸药合用增加不良反应。

解析及处理 米索前列醇联合使用铝碳酸镁时会增加胃肠道不良反应,建议医生更换其他止吐药物。

地诺前列酮

【 适应证 】

足月妊娠的引产;用于妊娠 38 周后其宫颈 Bishop 评分不高于 6 分时促宫颈成熟。

【用法用量】

栓剂：如引产前宫颈不成熟，于前一日晚阴道内置入 10mg 的控释阴道栓剂，以促宫颈成熟。足月引产首次剂量为 10mg，如 8~12 小时无效可重复 10mg，通常 10~20mg 即有效。第 2 枚放置时间不超过 12 小时，一个疗程不超过 20mg。

【特殊人群用药】

不适用于孕周不足 37 周的孕妇。

【有临床意义的相互作用】

与其他子宫收缩药同时使用时需防止子宫过度收缩，不建议和其他子宫收缩药合用。

【常见错误处方及解析】

1. 处方描述　诊断：患者孕 40^+ 周，Bishop 评分 4 分。用药信息：地诺前列酮栓 10mg 塞阴 st.；缩宫素注射液 2.5 单位 + 0.9% 氯化钠注射液 500ml i.v.gtt. st.。

处方问题　联合用药不适宜。地诺前列酮不宜与缩宫素同时使用。

解析及处理　两种子宫收缩药同时使用，可能引起子宫过度收缩导致胎儿发生意外。建议避免同时使用。

2. 处方描述　诊断：患者孕 35^+ 周，活胎，引产。用药信息：地诺前列酮栓 10mg 塞阴 st.。

处方问题　适应证不适宜。本品不适用于未足月引产。

解析及处理　患者未足月引产，建议用其他方法引产，比如使用缩宫素、行水囊引产术等。

卡前列素氨丁三醇

【适应证】

1. 用于中期妊娠流产。

2. 用于常规处理方法无效的子宫收缩弛缓引起的产后出

血现象。

【用法用量】

　　1. 中期妊娠流产　起始剂量 250μg,深部肌内注射。此后根据子宫反应,间隔 1.5~3.5 小时再次注射 250~500μg,开始时可使用选择性的测试剂量 100μg,多次间隔注射 250μg 剂量后子宫收缩力仍不足时,剂量可增至 500μg。总剂量不得超过 12mg,且不建议连续使用 2 天以上。

　　2. 产后子宫出血　起始剂量为 250μg,**深部肌内注射**。24 小时总剂量不得超过 2mg。

【有临床意义的相互作用】

　　与其他子宫收缩药同时使用时需防止子宫过度收缩。

【注意事项】

　　青光眼、哮喘、高血压患者禁忌。

【常见错误处方及解析】

　　处方描述　诊断:患者孕 38⁺ 周,剖宫产术后出血。用药信息:卡前列素氨丁三醇注射液 250μg+5% 葡萄糖注射液 500ml i.v.gtt. st.。

　　处方问题　剂型与给药途径不适宜。卡前列素氨丁三醇采用静脉滴注的方式给药不适宜。

　　解析及处理　卡前列素氨丁三醇仅供肌内注射。建议联系医生修改静脉滴注为肌内注射。

卡前列甲酯

【适应证】

　　1. 终止早期或中期妊娠。

　　2. 预防和治疗子宫收缩乏力所引起的产后出血。

【用法用量】

　　栓剂:置于阴道后穹隆处。

(1)中期引产:一次 1mg,2~3 小时重复 1mg,直至流产(平均用量约为 6mg)。

(2)抗早孕:与米非司酮联合用药。第 1 日服米非司酮 200mg,第 3 日放置本品 1mg。或第 1 日服米非司酮 25~50mg,一日 2 次,连续服用 2~3 日,总量 150mg。第 3~4 日放置本品 1mg。

(3)产后出血:于胎儿娩出后,将卡前列甲酯栓 1mg 放入阴道。

【注意事项】

1. 青光眼、哮喘、高血压患者禁忌。

2. 不得用于足月引产。

【常见错误处方及解析】

处方描述 患者孕 40$^+$ 周,胃溃疡病史,阴道分娩观察期间出血 200ml。用药信息:卡前列甲酯栓 1mg 塞阴 st.。

处方问题 遴选药品不适宜。胃溃疡患者选用卡前列甲酯栓不适宜。

解析及处理 卡前列甲酯是前列腺素 $PGF_{2\alpha}$ 的衍生物,说明书提示有胃溃疡者禁用。建议医师更换其他药物,引产可考虑使用地诺前列酮,产后止血可试用米索前列醇。

第二节 抗早产药

早产儿各器官发育不成熟,患病率及死亡率不同程度升高。抗早产的目的是抑制宫缩,延长孕周,促进胎肺成熟。此类药物包括宫缩抑制剂、硫酸镁以及促胎肺成熟的糖皮质激素类药物等。抑制宫缩是治疗早产的主要方法,临床常用的宫缩抑制剂包括 β 受体激动剂如利托君、钙通道阻滞剂如硝苯地平、前列腺素合成酶抑制剂如吲哚美辛、缩宫素受体拮抗剂如阿托西班等。当延长孕周或使用宫缩抑制剂本身对母胎所面临的风险较早产风险大时,应停止使用宫缩抑制剂。

一、常用药物介绍

1. 利托君　利托君是一种注射、口服均有效的 β_2 受体激动剂,临床上用于预防妊娠 22 周以后的早产。利托君可抑制子宫肌纤维收缩,同时使血管平滑肌松弛,动脉血管扩张,子宫胎盘血流量增加,改善宫内供氧环境,防止流产。利托君不良反应在母体方面主要有心率加快、心悸、头痛、低钾血症、血糖升高等;对胎儿及新生儿的不良反应主要有心动过速、低血压、高胆红素等,用药时需做好母胎监护。

2. 硝苯地平　硝苯地平抗早产属于超适应证用药。硝苯地平是一种钙通道阻滞剂,可抑制子宫平滑肌兴奋性收缩,增加子宫胎盘灌注,改善胎儿供血供氧,在各国指南中均为一线推荐。使用孕周相对宽泛,但目前尚缺乏循证依据。硝苯地平不良反应较少,可见低血压、踝关节水肿和头痛,用药期间密切注意孕妇心率及血压变化,防止血压过低。

3. 吲哚美辛　吲哚美辛抗早产属于超适应证用药。吲哚美辛是一种前列腺素抑制剂,通过抑制环加氧酶,减少花生四烯酸转化为前列腺素,从而抑制子宫收缩。吲哚美辛主要用于妊娠 32 周前的早产。妊娠 32 周后用药,需要监测羊水量及胎儿动脉导管宽度。吲哚美辛不良反应在母体方面主要为恶心、胃酸反流、胃炎等;在胎儿方面,吲哚美辛可引起新生儿坏死性小肠结肠炎、胎儿动脉导管关闭,还因减少胎儿肾血流量而使羊水量减少等。

4. 阿托西班　阿托西班是一种选择性缩宫素受体拮抗剂,在目前临床应用的宫缩抑制剂中,阿托西班是唯一具有子宫特异性的宫缩抑制剂。阿托西班主要用于妊娠 24~33 足周的早产。阿托西班引起母体产生的不良反应一般都较轻,常见恶心呕吐、头痛头晕、潮热心悸、低血压和高血糖等。

5. 硫酸镁 2016 年美国妇产科学院（ACOG）实践简报：《早产的管理（No.159）》（临时更新）指出,硫酸镁作为一种短期宫缩抑制剂应用于妊娠 32 周前早产临产者胎儿神经系统的保护治疗。由于硫酸镁的有效浓度与中毒浓度接近,用药期间应密切监测患者呼吸、尿量、膝反射,同时需监测胎儿心率。

二、审方要点

抗早产药的处方审核须关注以下几点：①用药与诊断是否相符,需要特别注意超适应证用药,如硝苯地平和吲哚美辛的抗早产使用。审方中应遵循该类疾病诊疗指南,判断超适应证用药的合理性。②用法、用量以及给药途径是否正确。③**特殊人群用药,孕妇使用需要注意药物适用的孕周**。④是否有用药禁忌,如甲亢及重度高血压患者禁用利托君。各抗早产药的审方具体如下。

利 托 君

【适应证】

预防妊娠 22 周以后的早产。

【用法用量】

1. 静脉滴注 起始剂量 0.05~0.1mg/min,每 10~15 分钟可提高滴注速度 0.05mg/min,最大剂量不超过 0.35mg/min,持续滴注至宫缩停止,之后继续维持用药至少 12 小时,逐渐减量改为口服维持治疗。维持治疗应于静脉滴注结束前 30 分钟开始。

2. 口服 最初 24 小时,一次 10mg,每 2 小时 1 次；此后,一次 10~20mg,每 4~6 小时 1 次。常用维持量一日 80~120mg,一日总量不超过 120mg,每 4~6 小时给药 1 次。

【有临床意义的相互作用】

和硫酸镁同时使用,可加重对心血管的影响,应避免同时使用。

【注意事项】

1. 妊娠期甲状腺功能亢进、心脏病、子痫或严重先兆子痫、支气管哮喘、重度高血压、未控制的糖尿病妇女禁用。

2. 严密观察液体出入量,避免摄入液体过多。

【常见错误处方及解析】

处方描述　诊断:先兆流产,孕 24$^+$ 周,妊娠糖尿病。用药信息:利托君注射液 100mg+5% 葡萄糖注射液 500ml i.v.gtt. st.。

处方问题　溶媒选择不适宜。糖尿病患者不宜用葡萄糖注射液作溶媒。

解析及处理　患者妊娠糖尿病,利托君使用过程中可能会出现血糖升高,选用葡萄糖注射液作溶媒,患者的血糖波动风险增加。建议医生将溶媒葡萄糖注射液改成氯化钠注射液。

硝苯地平

【适应证】

1. 用于心绞痛和高血压。

2. 超说明书适应证　先兆早产。

【用法用量】

1. 心绞痛和高血压　从小剂量开始服用,一般起始剂量每次 10mg,每日 3 次;常用的维持剂量为每次 10~20mg,每日 3 次。

2. 先兆早产　先兆早产抑制宫缩:起始剂量为 20mg 口服,然后每次 10~40mg,每日 3~4 次,根据宫缩情况调整。

【常见错误处方及解析】

处方描述　诊断:先兆早产,孕 34$^+$ 周,无高血压史。用药信息:硝苯地平控释片 30mg q.8h. p.o.。

处方问题　用法、用量不适宜。硝苯地平控释片每 8 小时

1 次用药不适宜。

　　解析及处理　硝苯地平控释片药物的释放是在 24 小时内恒速进行,只适合每日 1 次给药,每 8 小时 1 次的给药会导致严重的不良反应发生。硝苯地平抗早产属于超适应证用药。如果临床确实需要,建议用硝苯地平普通片。

吲哚美辛

【适应证】

　　1. 用于解热、镇痛、抗炎等。

　　2. 超说明书适应证　先兆早产。

【用法用量】

　　1. 根据适应证不同,用药频次和剂量不等。

　　2. 超说明书适应证　先兆早产抑制宫缩:第一次 50~100mg,以后 25~50mg/4~6h,**限于妊娠 32 周前使用,且连续使用不超过 3 日**。

【特殊人群用药】

　　孕妇在妊娠早期和妊娠晚期不宜使用。

【注意事项】

　　吲哚美辛抗早产使用可引起羊水量减少及胎儿动脉导管提前关闭,用药时需监测羊水量及胎儿动脉导管宽度。

【常见错误处方及解析】

　　处方描述　诊断:孕 34[+] 周,抗早产。用药信息:吲哚美辛片 25mg q.6h. p.o.。

　　处方问题　适应证不适宜。吲哚美辛不适合孕 32 周后使用。

　　解析及处理　吲哚美辛可通过胎盘,大剂量长期使用可使胎儿动脉导管提前关闭,导致肺动脉高压;且有使肾血管收缩、抑制胎尿形成、使胎儿肾功能受损、羊水减少的严重不良反应。

建议更换其他抗早产药。

阿托西班

【适应证】

用于孕龄 24~33 周、胎儿心率正常的孕妇。

【用法用量】

静脉注射或静脉滴注：常用量初始一次 6.75mg，静脉注射，注射时间不少于 1 分钟；紧接着以 300μg/min 的速度静脉滴注 3 小时；然后以 100μg/min 的速度静脉滴注适当时间，最长可滴注 45 小时。整个疗程总剂量不宜超过 330mg。

【注意事项】

1. 孕龄小于 **24** 周或大于 **33** 足周的孕妇禁用。

2. 大于 30 孕周的胎膜早破者禁用。

【常见错误处方及解析】

处方描述　诊断：胎膜早破，孕 33+ 周，抗早产。用药信息：阿托西班注射液 6.75mg i.v. st.。

处方问题　遴选药品不适宜。孕 33+ 周选择阿托西班不适宜。

解析及处理　阿托西班注射液禁用于大于 30 周的胎膜早破孕妇。建议与医生沟通，更换药物，如利托君、硝苯地平等。

硫 酸 镁

【适应证】

用于预防和治疗子痫前期或子痫的抽搐；用于早产（小于孕 32 周）前保护胎儿神经系统；短期延长妊娠时间（最多 48 小时），使 7 天内可能早产的妇女能够完成产前糖皮质激素类药物的使用。

【用法用量】

硫酸镁应在治疗监测下给药。首次负荷量为4g,用25%葡萄糖注射液20ml稀释后5分钟内缓慢静脉注射,以后用25%硫酸镁注射液60ml,加于5%葡萄糖注射液1 000ml中静脉滴注,速度为1~2g/h,24小时总量不超过30g,建议应用硫酸镁时间不超过48小时。

【有临床意义的相互作用】

抗早产治疗时,不宜与β受体激动剂同时使用,否则容易引起心血管的不良反应。

【注意事项】

1. 孕妇如连续使用硫酸镁注射液超过5~7日可能导致发育中的胎儿低钙和骨骼异常。

2. 如出现急性镁中毒现象,可用钙剂静脉注射解救,常用的为10%葡萄糖酸钙注射液10ml缓慢注射。

【常见错误处方及解析】

处方描述　诊断:宫内生长受限,孕31[+]周,有早产迹象。用药信息:25%硫酸镁注射液16ml+0.9%氯化钠注射液100ml i.v.gtt. st.;利托君注射液100mg+5%葡萄糖注射液500ml i.v.gtt. st.。

处方问题　联合用药不适宜。硫酸镁不宜与其他宫缩抑制剂一起使用。

解析及处理　硫酸镁不宜与β受体激动剂如利托君同时使用,否则容易引起心血管的不良反应。建议与医生沟通,修改医嘱,停用利托君,换用其他抑制宫缩的药物。

第三节　性激素及其类似合成药物

性激素是一类由性腺分泌的甾体激素,包括雌激素、孕激素和雄激素(雄激素兼具蛋白同化作用),主要用于妇科内分泌治疗、药物避孕、围绝经期综合征、围产医学、妇科肿瘤、辅助生殖领域等疾病的治疗。性激素类药物有天然、人工合成及其衍生物。这类药物常见的不良反应有恶心、呕吐、眩晕、乳房胀痛、水钠潴留、体重增加,严重者肝功能受损。雌激素还可引起血脂改变、血栓形成、心脑血管疾病增加、子宫内膜癌以及乳腺癌的风险增加等。雄激素可引起女性出现男性化特征如多毛等不良反应发生。性激素类药物的不良反应与给药剂量、给药途径、疗程长短密切相关。因此,需根据个体情况正确选择适合的药物,且长期使用者需定期随诊并监测相关指标。

一、常用药物介绍

1. 戊酸雌二醇 戊酸雌二醇是临床常用的外源性雌激素制剂,单用或联合孕激素使用,在建立规律的月经周期、修复子宫内膜损伤、缓解更年期症状等过程中应用广泛。戊酸雌二醇长期治疗,尤其是单独用药时,静脉血栓栓塞、乳腺癌和子宫内膜癌等风险会增加;绝经 10 年及以上或 60 岁以上女性,冠心病和缺血性脑卒中的风险有所增加,且这些风险与年龄大小和使用时间长短密切相关。

2. 地屈孕酮 地屈孕酮对孕激素受体选择性高,在体内完全被代谢,口服后吸收迅速,使子宫内膜转化,可以对抗雌激素引起的子宫内膜增生和癌变风险。**因此,对于有子宫的女性,在开展绝经激素治疗时,应加用孕激素保护子宫内膜。**

3. 黄体酮 黄体酮口服吸收差,存在肝脏首过效应,生物利用度低。**黄体酮给药途径多样化,采用注射给药或阴道给药可避免首过效应。**微粒化处理的黄体酮制剂提高了胃肠道吸收率和生物利用度,还可通过阴道黏膜吸收直接转运到子宫,因此,微粒化黄体酮既可口服,又可阴道局部应用。

4. 屈螺酮炔雌醇 屈螺酮炔雌醇是含有雌激素和孕激素的复方制剂,兼具有雌、孕激素的不良反应。另外,屈螺酮具有一定的抗盐皮质激素作用,可拮抗雌激素引起的血管紧张素原合成时的醛固酮升高,从而减轻雌激素水钠潴留的不良反应,但这一特性也可导致血钾升高。

二、审方要点

性激素类药物的处方审核须关注以下几点:①**用药与诊断是否相符**,需要注意超适应证用药,如戊酸雌二醇可用于绝经期激素替代治疗,但用于辅助生殖过程中改善子宫内膜容受性(endometrial receptivity)则为超适应证用药。**审方中应遵循该类疾病诊疗指南,判断超适应证用药的合理性。**②用法、用量是否正确,性激素类药物根据疾病不同,使用剂量、频次或给药途径等也各不相同。③特殊人群用药,需要关注性激素药物对生殖功能和妊娠的影响,如绝大多数雌激素和人工合成的孕激素可能会造成胎儿出生缺陷,非必要情况妊娠期禁用。④有临床意义的相互作用,如性激素大多通过细胞色素 P450 代谢,与CYP3A4 诱导剂和抑制剂可发生相互作用;雌激素对凝血系统和糖代谢等均有影响,在合并使用抗凝血药、降血糖药时均需调整剂量。⑤是否存在用药禁忌,关注药物对患者病情的影响,性激素对脂代谢、血栓形成风险、肝功能不全和心血管疾病的影响,合并使用有以上相同风险的药物时需加强监测,或对于既往有相关疾病者用药需警惕。各性激素药物的审方要点具体如下。

戊酸雌二醇

【适应证】

1. 与孕激素联合使用建立人工月经周期,补充与自然或人工绝经相关的雌激素缺乏。

2. 预防原发性或继发性雌激素缺乏造成的骨质丢失。

3. 超说明书适应证 用于辅助生殖胚胎移植周期改善内

膜、异常子宫出血和宫腔粘连。

【用法用量】

1. 激素替代疗法　口服,1mg/d。根据个体情况选择间断治疗(连续 20~25 天)或连续治疗(无任何中断)。对于没有切除子宫的患者,每个周期至少加用 12 天的孕激素治疗。

2. 超说明书适应证　适应证不同,剂量及使用频次有较大差异。

【特殊人群用药】

1. 禁用于孕妇,但现有的指南和文献认为用于辅助生育治疗时,早孕期间可以使用。雌激素制剂可抑制乳汁分泌,哺乳期妇女不宜使用。

2. 老年人无须调整剂量,但发生不良反应的风险增加。

3. 不用于儿童和青少年。

【有临床意义的相互作用】

可增强丙米嗪和环孢素的效应和不良反应。

【常见错误处方及解析】

处方描述　诊断:人工流产术后,宫腔粘连。用药信息:戊酸雌二醇片 1mg q.d. p.o.。

处方问题　用法、用量不适宜。戊酸雌二醇给药剂量不适宜。

解析及处理　雌激素能促进子宫内膜生长与再生,根据指南和专家共识,戊酸雌二醇用于子宫内膜修复时,推荐剂量为 2~4mg/d,有时可达到 8mg/d。建议与医生沟通,调整给药剂量或增加给药频率。

地屈孕酮

【适应证】

1. 痛经、子宫内膜异位症、继发性闭经、月经周期不规则、功能失调性子宫出血、经前期综合征、围绝经期综合征、孕激素缺乏所致的先兆流产或习惯性流产、黄体不足所致的不孕症。

2. 用于辅助生殖技术中黄体支持。

【用法用量】

口服,10mg b.i.d.。在治疗先兆流产或用于辅助生殖技术黄体支持时,每日剂量 30mg,分 3 次服用。

【特殊人群用药】

禁用于哺乳期妇女。

【注意事项】

有抑郁症病史者,使用时需密切观察。

【常见错误处方及解析】

处方描述　诊断:围绝经期综合征。用药信息:戊酸雌二醇片 1mg q.d. p.o. 服用 25 天;地屈孕酮片 10mg b.i.d. p.o. 于服用戊酸雌二醇片最后 5 天联合使用。

处方问题　用法、用量不适宜。地屈孕酮用药时间过短,可使子宫内膜转化不完全。

解析及处理　治疗围绝经期综合征,有子宫的女性在补充雌激素时,应加用足量足疗程孕激素以保护子宫内膜。雌孕激素周期序贯治疗方案中,地屈孕酮通常在服用雌激素的后 10~14 天加用。建议与医生沟通,修改地屈孕酮用药时间。

黄 体 酮

【适应证】

1. 先兆流产、习惯性流产及黄体支持。

2. 月经失调,如功能性子宫出血或闭经、经前期综合征。

3. 与雌激素联合使用治疗围绝经期综合征。

【用法用量】

1. 胶囊和软胶囊　常用剂量为 200~300mg/d,分 1~2 次口服。**每次剂量不得超过 200mg**,且远隔进餐时间。用于辅助妊娠治疗时,最高日剂量可提高至 600mg,分 3 次给药。**软胶囊还可阴道给药,常用剂量相同**。

2. 注射剂　肌内注射,常用剂量 10~20mg/d。在用于辅助生殖技术黄体支持时,可超说明书剂量用药,日剂量可达 60~100mg,分 1~2 次使用。

【有临床意义的相互作用】

可增加环孢素的血药浓度,增强不良反应。

【常见错误处方及解析】

处方描述　诊断:孕 28 周,试管婴儿妊娠状态,先兆早产,妊娠合并肝内胆汁淤积。用药信息:黄体酮软胶囊 200mg q.d. p.o.。

处方问题　用法、用量不适宜。黄体酮软胶囊给药途径不适宜。

解析及处理　黄体酮进入体内,90% 以上与性激素蛋白结合经肝脏代谢灭活,口服用药可能加重患者肝功能不全。妊娠 3 个月后使用微粉化黄体酮,应尽量采取阴道给药方式。由于患者辅助生殖后妊娠,考虑到前期已使用多种药物,建议与医生沟通,告知风险,修改给药方式。

屈螺酮炔雌醇

【适应证】

1. 女性避孕。

2. 超说明书适应证　异常子宫出血、多囊卵巢综合征。

【用法用量】

1. 用于避孕　口服,每次 1 片,每天 1 次。在月经来潮的第 1 天开始服药,也可在第 2~5 天开始服药,连服 21 天,停药 7 天。

2. 超说明书适应证 不同疾病的起始服药时间和使用剂量有一定差异。

【特殊人群用药】

1. 禁用于已知妊娠或怀疑妊娠的妇女、哺乳期妇女。

2. 禁用于尚未出现月经初潮和绝经后女性。

【有临床意义的相互作用】

1. 与奥比他韦（ombitasvir）、利托那韦等药物合用时，有GPT升高的风险。

2. 本品可显著降低拉莫三嗪血药浓度。

3. 可影响环孢素、他克莫司、咪达唑仑、茶碱、华法林等药物的血药浓度，增加上述药物的不良反应。

【注意事项】

1. 35岁以上女性在服用本品期间避免吸烟。

2. 如有大型手术或严重创伤需长期制动的情况，择期手术前至少停药4周，直到完全恢复活动2周后方可再次服用本品。

【常见错误处方及解析】

处方描述 诊断：经期延长，避孕，甲状腺功能减退。用药信息：屈螺酮炔雌醇片（每片含炔雌醇0.03mg和屈螺酮3mg）q.d. p.o.；左甲状腺素钠片75μg q.d. p.o.。

处方问题 联合用药不适宜。屈螺酮会降低左甲状腺素血浆浓度。

解析及处理 由于屈螺酮炔雌醇导致甲状腺结合球蛋白（TBG）的血清浓度升高，循环中甲状腺素增加，从而使左甲状腺素的疗效降低。建议与医生沟通，监测甲状腺功能指标，及时调整剂量。

第四节　促性腺激素及促性腺激素释放激素类似物

促性腺激素(Gn)和促性腺激素释放激素类似物(GnRHa)通过垂体影响卵泡刺激素(FSH)和黄体生成素(LH)分泌,从而调节体内的生殖内分泌系统。GnRHa 根据与受体作用的方式不同,又可分为 GnRH 激动剂(GnRH-a)和 GnRH 拮抗剂(GnRH-ant)。Gn 和 GnRHa 在临床主要用于辅助生殖技术、妇科内分泌疾病、激素依赖性肿瘤以及中枢性性早熟等方面的治疗。这两类药物制剂大多为注射剂,最常见的不良反应为注射部位的局部皮肤反应。除此之外,常见的不良反应还包括辅助生殖技术中控制卵巢刺激相关的不良反应,如腹胀、盆腔疼痛、卵巢过度刺激综合征等。

一、常用药物介绍

1. 尿促性素　尿促性素(HMG)主要作用为促卵泡发育,还可促进男性生精小管(又称曲细精管)发育、生精细胞分裂和精子成熟。**尿促性素需肌内注射,高纯度的尿促性素除肌内注射外还可皮下注射,两种给药方式对卵泡生长和雌二醇水平作用相同。**尿促性素刺激排卵时,常引起多个卵泡同时发育,导致多胎妊娠。反复周期性治疗可产生抗 HMG 抗体,治疗效果下降。

2. 绒促性素　绒促性素(HCG)主要用于辅助生殖技术中卵泡发育、诱发排卵,以及黄体功能不全、先兆流产等。HCG 在促排卵过程中模拟 LH 峰诱发排卵,由于半衰期长以及 HCG 可促进血管内皮生长因子分泌,因此,HCG 容易诱发卵巢过度刺激综合征。

3. 曲普瑞林　曲普瑞林使用初始会刺激垂体分泌 FSH 和 LH,促进卵巢合成和分泌雌激素,在持续用药后会导致 GnRH

受体的下调。在不同疾病状态下,曲普瑞林体内清除存在差异,肾功能不全会降低曲普瑞林总清除率。由于性激素水平被抑制,曲普瑞林最常见的不良反应主要表现为潮热面红、性欲减退、阴道干燥、月经样出血、骨盆疼痛和睡眠紊乱等症状。

4. 西曲瑞克 西曲瑞克是 GnRH 拮抗剂,通过与内源性 GnRH 竞争性结合受体,呈剂量依赖性地抑制 LH 和 FSH 的释放,从而推迟排卵。西曲瑞克给药后立即生效,无 LH 和 FSH 的初始上升效应,停药后的拮抗激素作用可完全逆转。

二、审方要点

促性腺激素及促性腺激素释放激素类似物有非常个体化的给药方案,审方时要注意是否超出常规的用法用量,发现用于不常见的治疗方案,要及时与临床医生沟通获取循证医学证据,以判断超说明书用药的合理性。此外,需重点关注大剂量或长期用药带来的不良反应,如促性腺激素引发的卵巢过度刺激综合征;长期使用促性腺激素释放激素类似物带来的低雌激素状态及远期的不良反应,如骨质疏松症。各促性腺激素类药物的审方要点具体如下。

尿促性素

【适应证】

1. 治疗促性腺激素减退所致的原发性或继发性闭经、无排卵及其引起的不孕症。

2. 与绒促性素合用,治疗男性原发性或继发性促性腺激素分泌功能减退症。

【用法用量】

1. 用于不孕症 肌内注射,75~225 单位/d,具体给药剂量取决于卵巢反应,根据患者情况进行剂量调整。指南和文献支持,范围可调整至 37.5~450 单位 /d。

2. 用于男性性腺功能低下　肌内注射,75~150 单位 / 次,每周 2~3 次。

【**特殊人群用药**】

1. 禁用于孕妇。本品虽然不太可能通过乳汁分泌,但哺乳期妇女不推荐使用。

2. 禁用于儿童和老年人。

【**常见错误处方及解析**】

处方描述　诊断:继发不孕。用药信息:注射用尿促性素 75 单位 q.d.×5 i.m.;来曲唑片 2.5mg q.d.×3 p.o.;月经第 3 天起用尿促性素,之后用来曲唑。

处方问题　其他用药不适宜。尿促性素和来曲唑用药顺序不适宜。

解析及处理　尿促性素和来曲唑用于促排卵治疗方案,在月经第 2~6 天先用来曲唑,如卵巢无反应可联合使用促性腺激素,增加卵巢对促性腺激素的敏感性。因此,先用来曲唑,后用尿促性素;或两药同时使用。建议与医生沟通,修改用药顺序。

绒促性素

【**适应证**】

1. 促排卵,用于女性不孕。

2. 黄体功能不全的治疗,如妊娠早期先兆流产、习惯性流产、功能性子宫出血。

3. 男性垂体功能低下所致的不育。

4. 青春期前隐睾症的诊断和治疗。

【**用法用量**】

重组人绒促性素(r-HCG),皮下注射;尿源人绒促性素(u-HCG),肌内注射。不同情况下给药剂量及使用频次差异较大。

【特殊人群用药】

1. 哺乳期妇女不推荐使用。

2. 儿童用药可引起性早熟、骨骺早期闭合。

【注意事项】

本品可使妊娠试验出现假阳性,应在用药 10 天后进行检查。

【常见错误处方及解析】

处方描述 诊断:不孕症,多囊卵巢综合征(PCOS),体外受精(IVF)。用药信息:注射用醋酸西曲瑞克 0.25mg q.d. i.h.;注射用绒促性素 10 000 单位 once(10p.m.)i.m.。

处方问题 遴选药品不适宜;用法、用量不适宜。

解析及处理 PCOS 患者在常规刺激下,容易发生卵巢过度刺激综合征(OHSS),在选择拮抗剂方案促排卵时,可以选择 GnRH-a 作扳机诱发排卵。绒促性素易引发 OHSS,如确需使用,可使用低剂量绒促性素(通常不超过 5 000 单位)加 GnRH-a 作双重扳机。建议与医生沟通,修改用药方案。

曲普瑞林

【适应证】

1. 用于不育治疗下的垂体降调节。

2. 激素依赖性肿瘤,如前列腺癌、乳腺癌等。

3. 子宫内膜异位症、子宫肌瘤术前治疗。

4. 儿童中枢性性早熟。

5. 超说明书适应证 用于黄体支持(为 **0.1mg** 的短效制剂)。

备注:用于上述适应证的 2~4 条均为 **3.75mg** 的长效制剂。

【用法用量】

1. 用于垂体降调节 根据患者情况在不同的治疗方案中,

给药剂量及使用频次有所差异。

2. 用于子宫内膜异位症、子宫肌瘤术前治疗及激素依赖性肿瘤 通常 3.75mg，4 周 1 次，月经周期的第 1~5 天开始，如与常规用法用量不同，建议与医生沟通。

3. 用于儿童中枢性性早熟 每 4 周注射 1 次，按体重给药。

0.1mg 的曲普瑞林皮下注射，3.75mg 的曲普瑞林因厂家不同给药途径也有所差异，有分皮下 / 肌内注射和仅肌内注射两种。

【特殊人群用药】

孕妇和哺乳期妇女禁用。

【有临床意义的相互作用】

与奎尼丁、胺碘酮、索他洛尔、美沙酮、莫西沙星等药物合用时，可能延长 QT 间期。

【常见错误处方及解析】

处方描述 诊断：继发不孕，辅助生殖技术（ART）。用药信息：注射用绒促性素 10 000 单位 once（10p.m.）i.m.；黄体酮注射液 60mg q.d. i.m.；注射用曲普瑞林 3.75mg i.m.，移植后使用。

处方问题 用法、用量不适宜；遴选药品不适宜。用于黄体支持时选择 3.75mg 长效制剂不适宜。

解析及处理 在诱导排卵后，使用 0.1mg 的曲普瑞林短效制剂，在移植后添加使用，可起到黄体支持的作用。**3.75mg 的长效曲普瑞林抑制 LH 水平，造成低激素状态，不用于黄体支持**。审方中需特别注意，建议与医生沟通，修改处方。

西曲瑞克

【适应证】

用于辅助生殖技术控制性卵巢刺激的治疗中，防治提前排卵。

【用法用量】

腹部皮下注射,通常 0.25mg q.d.。根据患者个体情况,给药剂量及使用频次会有所差异。

【特殊人群用药】

1. 孕妇和哺乳期妇女禁用。

2. 中至重度肝功能不全者禁用。

【注意事项】

本品不能与其他肠外溶液配伍,只能用注射用水溶解。

【常见错误处方及解析】

处方描述　诊断:继发不孕。用药信息:注射用醋酸西曲瑞克 0.25mg q.d. i.h.;注射用绒促性素 3 000 单位 once(10p.m.) i.m.;醋酸曲普瑞林注射液 0.2mg once(10p.m.) i.h.。

处方问题　其他用药不适宜。注射用绒促性素在诱导排卵后使用西曲瑞克不适宜。

解析及处理　拮抗剂方案诱导排卵后,通常无须再使用西曲瑞克来抑制 LH 峰。本处方中拮抗剂方案单次使用,而西曲瑞克连用 3 天,可能存在用药错误。建议与医生沟通,明确患者是否存在过度刺激而需采用冻胚移植方案。

参考文献

［1］国家药典委员会. 中华人民共和国药典临床用药须知: 化学药和生物制品卷. 2020 年版. 北京: 中国医药科技出版社, 2022.

［2］《中国国家处方集》编委会. 中国国家处方集: 化学药品和生物制品卷. 2 版. 北京: 科学出版社, 2020.

［3］国家基本药物临床应用指南和处方集编委会. 国家基本药物处方集(化学药品和生物制品). 2018 年版. 北京: 人民卫生出版社, 2019.

［4］陈新谦, 金有豫, 汤光. 陈新谦新编药物学. 18 版. 北京: 人民卫生出版社, 2019.

［5］姜远英, 文爱东. 临床药物治疗学. 4 版. 北京: 人民卫生出版社, 2016.

［6］广东省药学会. 超药品说明书用药目录 (2020 年版新增用法). 今日药学, 2020, 30 (9): 577-583.

［7］汪复, 张婴元. 实用抗感染治疗学. 3 版. 北京: 人民卫生出版社, 2020.

［8］《抗菌药物临床应用指导原则》修订工作组. 抗菌药物临床应用指导原则. 北京: 人民卫生出版社, 2015.

［9］GILBERT D N, CHAMBERS H F, SAAG M S, et al. 热病: 桑福德指南抗微生物治疗. 50 版. 范宏伟, 译. 北京: 中国协和医科大学出版社, 2020.

［10］国家卫生健康委员会. 新型抗肿瘤药物临床应用指导原则 (2019 年版). 肿瘤综合治疗杂志, 2020, 6 (1): 16-47.

［11］梅丹, 于建春. 临床药物治疗学: 营养支持治疗. 北京: 人民卫生出版

社, 2017.

［12］赵彬, 老东辉, 商永光. 规范肠外营养液配制. 协和医学杂志, 2018, 9 (4): 320-331.

［13］中华医学会神经病学分会, 中华医学会神经病学分会脑血管病学组. 中国急性缺血性脑卒中诊治指南 2018. 中华神经科杂志, 2018, 51 (9): 666-682.

［14］中华医学会神经病学分会, 中华医学会神经病学分会脑血管病学组. 中国重症脑血管病管理共识 2015. 中华神经科杂志, 2016, 49 (3): 192-202.

［15］中华医学会神经病学分会帕金森病及运动障碍学组. 中国帕金森病治疗指南 (第三版). 中华神经科杂志, 2014, 47 (6): 428-433.

［16］中华医学会神经病学分会, 中国医学会神经病学分会睡眠障碍学组. 中国成人失眠诊断与治疗指南 (2017 版). 中华神经科杂志, 2018, 51 (5): 324-335.

［17］李德爱, 孙伟, 童荣生. 呼吸内科治疗药物的安全性应用. 北京: 人民卫生出版社, 2012.

［18］中华医学会呼吸病学分会哮喘学组. 支气管哮喘防治指南 (2020 年版). 中华结核和呼吸杂志, 2020, 43 (12): 1023-1048.

［19］中华医学会呼吸病学分会慢性阻塞性肺疾病学组, 中国医师协会呼吸医师分会, 慢性阻塞性肺疾病工作委员会. 慢性阻塞性肺疾病诊治指南 (2021 年修订版). 中华结核和呼吸杂志, 2021, 44 (3): 170-205.

［20］中华医学会消化病学分会炎症性肠病学组. 中国炎症性肠病治疗药物监测专家共识意见. 中华消化杂志, 2018, 38 (11): 721-727.

［21］国家卫生计生委合理用药专家委员会, 中国医师协会高血压专业委员会. 高血压合理用药指南 (第 2 版). 中国医学前沿杂志 (电子版), 2017, 9 (7): 28-126.

［22］国家卫生计生委合理用药专家委员会, 中国药师协会. 冠心病合理用药指南 (第 2 版). 中国医学前沿杂志 (电子版), 2018, 10 (6): 1-130.

［23］童荣生, 李刚. 药物比较与临床合理选择: 心血管疾病分册. 北京: 人民卫生出版社, 2013.

［24］中华医学会糖尿病学分会. 中国 2 型糖尿病防治指南 (2020 年版). 中华糖尿病杂志, 2021, 13 (4): 315-409.

［25］中华医学会骨质疏松和骨矿盐疾病分会. 原发性骨质疏松症诊疗指南 (2022). 中华骨质疏松和骨矿盐疾病杂志, 2022, 15 (6): 573-611.

［26］中华医学会风湿病学分会. 2018 中国类风湿关节炎诊疗指南. 中华内科杂志, 2018, 57 (4): 242-251.

［27］广东省药学会风湿免疫用药专家委员会. 风湿免疫疾病 (系统性红斑狼疮) 超药品说明书用药专家共识. 今日药学, 2014, 24 (9): 630-636.

［28］中华医学会风湿病学分会, 国家皮肤与免疫疾病临床医学研究中心, 中国系统性红斑狼疮研究协作组. 2020 中国系统性红斑狼疮诊疗指南. 中华内科杂志, 2020, 59 (3): 172-185.

［29］缪丽燕, 马满玲, 吴德沛. 临床药物治疗学: 血液系统疾病. 北京: 人民卫生出版社, 2017.

［30］王建祥. 血液系统疾病诊疗规范. 2 版. 北京: 中国协和医科大学出版社, 2020.

［31］谢幸, 孔北华, 段涛. 妇产科学. 9 版. 北京: 人民卫生出版社, 2018.

［32］中华医学会妇产科学分会产科学组. 早产临床诊断与治疗指南 (2014). 中华妇产科杂志, 2014, 49 (7): 481-485.

［33］STRAUSS J F, BARBIERI R L. 生殖内分泌学. 乔杰, 译. 7 版. 北京: 科学出版社, 2019.

［34］中国医师协会生殖医学专业委员会. 孕激素维持妊娠与黄体支持临床实践指南. 中华生殖与避孕杂志, 2021, 41 (2): 95-105.

［35］中华医学会妇产科学分会妇科内分泌学组. 排卵障碍性异常子宫出血诊治指南. 中华妇产科杂志, 2018, 53 (12): 801-807.

［36］排卵障碍性异常子宫出血诊治路径共识专家组, 中华预防医学会生育力保护分会生殖内分泌生育保护学组. 排卵障碍性异常子宫出血诊治路径. 生殖医学杂志, 2020, 29 (6): 703-715.

［37］复方口服避孕药临床应用中国专家共识专家组. 复方口服避孕药临床应用中国专家共识. 中华妇产科杂志, 2015, 50 (2): 81-91.